安徽省省级规划教材
安徽省一流教材建设项目

药物流行病学

（供医学类、药学类、中药学类专业使用）

主　　编　吕雄文

副 主 编　沈爱宗　韩　军　解雪峰

编　　者（以姓氏笔画为序）

吕雄文（安徽医科大学）
杨克红（蚌埠医学院）
杨雅茹（安徽医科大学第二附属医院）
吴红燕（安徽医科大学）
沈爱宗（中国科学技术大学附属第一医院）
范引光（安徽医科大学）
夏　泉（安徽医科大学第一附属医院）
彭晓清（安徽医科大学）
韩　军（皖南医学院）
解雪峰（安徽医科大学）

编写秘书　朱　倩　臧洪梅

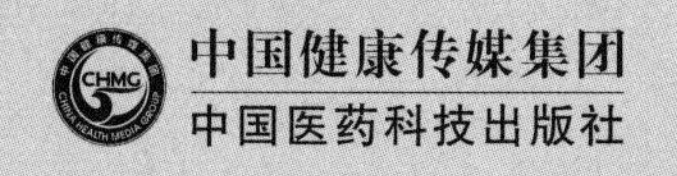

中国健康传媒集团
中国医药科技出版社

内容提要

本教材是“安徽省省级规划教材”，2020年获批“安徽省一流教材建设项目”。全书共分十四章，内容涉及药物流行病学的研究方法、研究设计、因果关系评价、药品不良反应监测、药物利用研究、药物有益作用研究、药物经济学研究、药物警戒与合理用药以及分子药物流行病学研究等。各章均设置“教学目标”“学习要求”“本章小结”“思考题”等模块，使读者对章节内容一目了然，教学内容明确、便于掌握。

本教材紧密结合高等院校药学、临床药学专业培养目标，结合药物流行病学研究的发展以及国家对于临床药学服务实践需求，主要供我国高等医药院校医学类、药学类、中药学类各专业本、专科学生使用，也适用于各级各类药学专业人员的学习参考和培训。

图书在版编目（CIP）数据

药物流行病学/吕雄文主编．—北京：中国医药科技出版社，2021.11
安徽省省级规划教材　安徽省一流教材建设项目
ISBN 978-7-5214-2751-6

Ⅰ.①药…　Ⅱ.①吕…　Ⅲ.①药物流行病学-医学院校-教材　Ⅳ.①R181.3

中国版本图书馆CIP数据核字（2021）第217738号

美术编辑　陈君杞
版式设计　友全图文

出版　**中国健康传媒集团**｜中国医药科技出版社
地址　北京市海淀区文慧园北路甲22号
邮编　100082
电话　发行：010-62227427　邮购：010-62236938
网址　www.cmstp.com
规格　889mm×1194mm $^{1}/_{16}$
印张　17 $^{3}/_{4}$
字数　440千字
版次　2021年11月第1版
印次　2021年11月第1次印刷
印刷　廊坊市海玉印刷有限公司
经销　全国各地新华书店
书号　ISBN 978-7-5214-2751-6
定价　55.00元

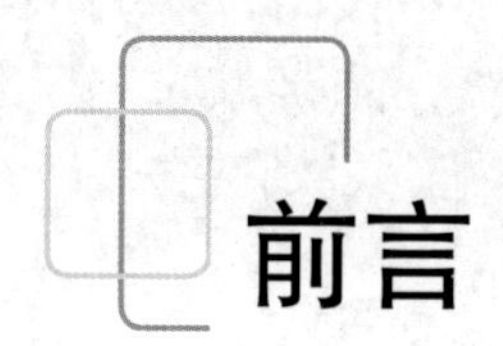

前言

药物流行病学是一门应用性较强的交叉学科，该学科运用现代流行病学的原理和方法，研究人群中药物的利用及其效应分布。药物流行病学的理论和专业实践对科学评价药物的安全性、有效性、经济性及适用性，促进临床合理用药，及早发现和避免药源性疾病对公众的危害有着重要的现实意义。

1996年，以我国著名药学家周元瑶教授为首的一批医药学专家，面对当时国内外医药事业发展的形势和药品安全监督管理的现实需求，编写出版了《药物流行病学》专著，为我国药物流行病学学科的建立、发展和药品安全监管工作作出了重要贡献。2007年周文教授组织编写了《药物流行病学》教材，满足了临床药师以及医药院校的广大师生的迫切需求。2016年曾繁典、詹思延等国内外一批热爱并关注药物流行病学事业发展的医药界专家，总结了全球医药卫生事业进步及我国医药监督管理工作发展的经验，出版了《药物流行病学》专著（第2版）。

近年来，药物流行病学学科的发展日新月异。随着我国医药卫生事业的不断发展和健康中国战略的实施，对药品安全监管、合理用药等提出了新的挑战。为了适应国内外医药卫生事业发展的新形势和人才培养的新需求，更有针对性地开展临床药师培训和相关专业人才培养，我们组织了一批热爱并关注药物流行病学事业发展的医药界同行，总结国内外药物流行病学学科的最新理论和最新发展经验，组织编写了《药物流行病学》教材，旨在为临床药师以及医药院校的广大师生提供一本能在临床实践中科学评价药物、指导合理用药的专业参考书，满足广大读者的迫切需求。

本教材借鉴国内外药物流行病学相关领域最新研究成果，全面系统地介绍了药物流行病学的基本知识、基本方法和基本技能。全书共分14章，内容涉及药物流行病学的研究方法、研究设计、因果关系评价、药品不良反应监测、药物利用研究、药物有益作用研究、药物经济学研究、药物警戒与合理用药以及分子药物流行病学研究等。

本教材紧密结合高等院校药学、临床药学专业培养目标，结合药物流行病学研究的发展以及国家对于临床药学服务实践需求，主要读者对象是高等医药院校医药学、临床药学等专业学生、临床药学硕士研究生、全国临床药师培训基地学员及带教老师，还可作为全国执业药师继续教育培训教材。教材结构科学系统、内容丰富，将理论与实践紧密结合，旨在培养读者合理用药的理论和实践技能，也是一本十分有用的工具书和参考书。

教材参考了大量国内外专著及文献，在此向这些专著文献的作者致以由衷的谢意。尤其感谢周文教授等药物流行病学教材建设工作的前辈和所有编者们，正是由于他们的优秀作品为本教材的编写提供了非常宝贵的基础。在教材的编写过程中，编写秘书朱倩老师和臧洪梅老师做了大量的辅助性工作，在此一并致以谢意。

限于学科发展迅速和编者水平，书中难免有疏失错漏，恳请读者惠予批评指正！

编　者

2021年8月

目录

第一章 绪 论

教学目标：本章介绍药物流行病学的概念，药物流行病学学科的形成和发展，学科的定义、性质以及与其他相关交叉学科的关系，药物流行病学理论和实践研究与应用的主要领域。旨在使同学们对药物流行病学学科的重要性及其主要内容有一个初步的认识，为今后学习本门课程奠定基础。

学习要求

掌握 药物流行病学的概念；药物流行病学的任务和作用。

熟悉 药物流行病学实践应用的领域；药物流行病学和其他学科的关系。

了解 药物流行病学产生的背景；国内外药物流行病学的发展简史。

随着我国医疗卫生水平的迅速发展，大批新药接踵问世，药物上市后的安全性和有效性日益受到国民的关注。当某种药品在临床上广泛应用，其药物疗效如何，药品使用的风险有哪些，风险如何科学地评估和管理，药品不良反应以及其他有关药物使用所出现的问题，亟待研究与解决。在此背景下，药物流行病学（pharmacoepidemiology）这一新兴交叉学科快速形成与发展起来，并被越来越多地应用于卫生保健系统、干预措施及健康相关行为的评价中。本章讨论药物流行病学学科的形成和发展，学科的定义、性质及与其他相关交叉学科的关系，以及药物流行病学理论和实践研究与应用的主要领域。

第一节 药物流行病学概述

一、药物流行病学的定义

药物流行病学是近些年来由临床药理学与流行病学两个学科相互渗透、延伸而发展起来的新的医学研究领域，也是流行病学的一个新分支，是指采用流行病学的研究方法研究药物在人群中的使用情况和使用效果。

2019 年中国药学会制定的《中国药物流行病学研究方法学指南》中对药物流行病学的定义为：运用流行病学原理与方法，研究人群中药品的利用及其效应的应用科学。药物流行病学的研究对象是广大人群；研究内容包括药物、疾病与健康在人群中的分布，药品不良反应（adverse drug reaction，ADR），药源性疾病，药物利用，药物警戒和药品风险管理以及循证药学等；为医疗单位、预防保健机构、药政管理部门及社会大众提供有关人群中药物利用及药品

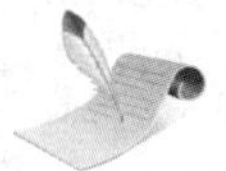

安全性、有效性的信息，为合理用药提出有助于医疗预防保健、药事管理和卫生行政决策的意见和建议，从而使药品的开发、生产、经营、管理及使用更趋合理。

二、药物流行病学产生的背景

（一）药物作用的两重性

药物效应（或作用）包含有益作用和不良作用，这两个矛盾而统一的方面共同构成了药物效应（或作用）的两重性。药物的使用价值首先是其有益作用，如治疗、预防和诊断，然而几乎所有的药物在临床应用时，都会呈现多种效应，再加上患者的个体差异的影响，使得药物的作用范围有可能超出药物的治疗范围，在产生有益作用的同时，伴随着不良作用的发生，而这在某些特殊人群中则会表现得更为突出。药品不良反应在临床上表现为一些症状、体征、综合征或疾病，在没有进行因果关系评价前统称为不良事件（adverse drug event，ADE），ADE 的发生可能归于药物本身的药理作用，如，阿托品解痉引起口干和耐药性差，抗过敏药引起困倦，也有可能是药物使用不当所致。个别情况下由于用药者体质异常，以致在以常规用量用法给予正常营养成分（例如注射葡萄糖或氯化钠）时也会引起严重 ADR；曾有静脉注射高渗葡萄糖液诱发哮喘，静脉滴注生理盐水引起肺水肿的报道，一直以来的维生素、水、盐、葡萄糖等营养物质对人体没有不良作用的观点已逐渐被否定。对药物作用两重性的认知是正确评价药物和合理用药的理论基础。

（二）药源性危害

药源性危害（drug misadventure）或药害指的是 ADR 以及不合理用药所致的药物不良事件，在医药事业高速发展的同时，随之而来药害日趋成为威胁人类生命和健康的重大问题，严重药害可能会危及生命。20 世纪国外曾发生 16 起重大药害事件，累计死亡达 2 万余人，伤残万余人。

这些事件增加了医药界对药物作用两重性的认识，引发了社会各界对药品安全的重视与思考，尤其要警惕潜伏期长的药害（例如对子代的损害和慢性器官毒性）。有些常用药如银、汞、铊制剂的严重毒性会在人群中使用一两代人、历时数十年才被发现。

ADR 的出现与发现及采取措施之间存在一定的滞后期（时滞），时滞的产生原因可能来自于 ADR 监管的松懈，导致应能较早发现与处理的问题得不到及时处理；也可能由于药害的出现有较长的潜伏期，如为了保胎而使用己烯雌酚，使宫内受到药物作用的女性胎儿在出生后 13～22 年才发生阴道腺癌。因此，若不良反应潜伏期长，药政管理又相对落后，再加上缺乏药物流行病学的研究基础，导致有些严重的药害出现较长的时滞。

ADR 的发生与个体的易感性有关，因此，要确定 ADE 的原因离不开流行病学病因论，尤其是多病因论的指导。流行病学是从群体水平探讨疾病病因，药物流行病学对 ADE 和 ADR 的研究亦是如此。

药物流行病学是伴随药政管理机构和药企希望正确处理药物安全问题的要求逐渐形成和发展起来的。1989 年 11 月，卫生部 ADR 监察中心宣告成立，并于 1990 年在上海、北京、湖北、广东、黑龙江等省市和解放军总医院组织了国内第二次 ADR 自愿报告监察试点工作。1992 年 9 月，《药物流行病学杂志》在湖北省武汉市创刊。1995 年 4 月，中国药学会药物流行病学专

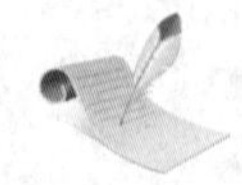

业委员会成立暨首届中国药物流行病学学术会议在湖北省武汉市召开。2019 年 9 月，由药物流行病学专业委员会发起并牵头制定的《中国药物流行病学研究方法学指南》正式发布，为国内开展药物流行病学研究提供了参考依据。

（三）药物效应的影响因素

在新药研究过程中，一般病例样本数较少，且对参与的志愿者试验条件有较严格限制，临床试验中药物用法统一而规范，多不联用其他药物，使用药者完全处于严格控制的环境中，以利于观察。但是，当药物通过新药临床试验，推向社会广大用药人群之后，临床实际用药条件将发生很大变化，尤其是非处方药物的使用。例如，不同的性别与年龄、不同的职业环境、多种疾病与多种药物的相互影响、不同的地区与经济文化背景等因素都会对最终的药物疗效与不良反应产生影响。除了某些效应可以通过新药研究预测之外，更多的效应只有通过大规模、多样性的人群用药实践才能发现，这种药物上市后的用药监测是药物流行病学的重要研究内容之一。

1. 种族与遗传因素 种族差异对药物效应有显著影响。例如，乙酰化是药物在体内进行生物转化的重要方式之一，*N*-乙酰基转移酶 2（*N*-acetyltransferase 2 gene，NAT2）是人体内重要的Ⅱ相代谢酶，可催化芳香胺类和杂环胺类物质的乙酰化过程，NAT2 基因的多态性存在显著的地域和种族差异，使其乙酰化的速率具有明显的种族差异性，研究显示，我国人群中 NAT2 慢乙酰化频率为 12.5%，高加索人慢乙酰化频率约为 75%，丹麦人慢乙酰化频率为 56.5%，日本人的慢乙酰化频率为 10%。很多报道认为 NAT2 慢乙酰化型会使柳氮吡啶、磺胺甲噁唑等的不良反应增加，而快乙酰化者使用氨萘非特时会增加骨髓毒性，慢乙酰化者使用相同剂量的异烟肼时，血液中的异烟肼浓度长时间处于较高水平时，可通过与维生素 B_6 的竞争而干扰周围神经的正常代谢，使得末梢神经炎的发生率显著升高。

可见，不同种族的个体，在不同的联合用药情况下产生的 ADR 存在较大差异。遗传因素对药物效应的影响是临床药理学研究中发展最为迅速的领域。药物基因组学（pharmacogenomics）能够帮助了解甚至预测是否会发生药品不良反应，以及药物在常规治疗剂量下是否会出现严重毒性作用。对遗传因素的研究主要集中在药物代谢、药物转运和药物作用等三个方面。

药物代谢酶的遗传多态性可能导致药品不良反应或者药效减弱。如 CYP2C19 强代谢型患者使用其底物药物奥美拉唑合并阿莫西林治疗幽门螺杆菌感染性消化道溃疡时，其愈合率明显低于弱代谢者，原因可能是奥美拉唑代谢产物的毒性较强，弱代谢者体内的原型药物停留时间较长，使得疗效增强，不良反应发生率降低。CYP2C19 还参与多种抗抑郁药的代谢，如舍曲林、依地普仑等，弱代谢者在服药时，应注意调整给药剂量，减少毒性反应的发生。CYP2D6 慢代谢型患者在服用可待因时，将其代谢为吗啡的能力较弱，故镇痛效果不佳。药物受体的基因多态性可能导致药物效应的变异，如 β_2 肾上腺素能受体多态性导致机体对支气管舒张药失去反应；5-HT_{2A}受体基因变异导致机体对抗精神病药氯氮平呈现耐药性。药物效应的遗传多态性可预示不良反应的风险程度。例如多基因突变与“长 Q-T 间期综合征”相关，临床应用抗组胺药、大环内酯类抗生素及西沙必利时，可能发生室性心律失常。

2. 病理因素 病理因素会改变药物的正常体内过程与药理作用，可导致药效与毒性的改变；例如，消化系统疾病可能影响口服药物的吸收速率和程度。

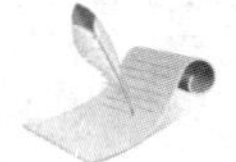

肝脏是人体最大的代谢器官，肝功能不全可使主要在肝脏内代谢的药物代谢减弱，血药浓度升高，继而改变药物的药理效应，甚至产生不良反应。例如，乙肝病毒感染常引起肝功能减退，使药物的代谢减慢，在肝脏中蓄积，进而导致药源性肝损伤。我国肝炎发病率较高，这可能是导致我国氟烷、氯丙嗪等药物所致肝损伤高发的原因之一。

心脏功能不全会影响非血管给药途径的药物吸收、分布和排泄过程，从而改变药物的药效。肾脏是药物排泄的重要器官，肾功能不全会影响主要通过肾脏排泄的药物的消除过程，导致药物蓄积及蓄积性中毒等严重后果。

3. 药物相互作用 药物相互作用（drug-drug interactions，DDIs）是指两种或两种以上的药物同时或先后应用时，药物之间的相互影响和干扰可改变药物的体内过程及机体对药物的反应性，从而使药物的药理效应或毒性发生变化。药物的相互作用包括两个方面：一是不影响药物在体液中的浓度，但改变其药理作用，表现为药效动力学的相互作用，使原有的效应增强（协同作用）或减弱（拮抗作用）；二是通过影响药物的体内过程（吸收、分布、代谢和排泄），改变药物在作用部位的浓度进而影响药物作用，表现为药物代谢动力学相互作用。世界卫生组织曾指出，全球死亡患者中有三分之一死于不合理用药，而非疾病本身。据统计，我国住院患者的 ADR 发生率为 10% ~20%，每年有 500 万 ~1000 万人因 ADR 入院，每年 ADR 的致死人数有 20 万之多。DDIs 所致严重药品不良反应是药物撤市和不被批准上市的最常见原因之一，如特非那定在与 CYP3A4 的抑制剂联用时，可导致尖端扭转型室性心动过速的风险增加，因此，特非那定被停止使用并撤出市场。

联合用药在临床上应用广泛，如喹诺酮类药物与磷霉素配伍联合使用时，由于磷霉素能够破坏细菌的细胞壁，从而增强了喹诺酮类药物治疗耐药伤寒等疾病的疗效。但当喹诺酮类药物与黄嘌呤类药物联合使用时，则会产生胃肠道与神经系统的不良反应，因为喹诺酮类药物是肝药酶抑制剂，会使黄嘌呤类药物的体内代谢降低。联合用药所引起的药物相互作用可能使药物效应发生改变，可能是效应强度的变化，也可能是作用性质的变化，如使原有的效应增强，即协同作用；使原有的效应减弱，即拮抗作用；产生不良反应，即毒副作用。

研究证明，如果患者联合用药种类达 3 种或 3 种以上，或 >50 岁的患者联合用药种类达 2 种或 2 种以上，则可大幅度提高 DDIs 的发生率。目前公认的结果是联用药物品种数与药物相互作用或 ADR 发生率呈正相关。

随着我国传统医药事业的发展，中医药在国内外引起越来越多的关注与讨论，在疾病治疗上，中草药常常作为西药的有力补充。尤其在新冠肺炎疫情期间，中医药充分发挥疾病预防、治疗以及康复的重要作用，显示出中西医协同这一新医学模式的生命力。西药具有明确的作用部位，而中药材是由多种化学成分构成的复杂体系，重在调理机体的功能状态，故中西药联用机制往往是中药通过调控靶部位的生理状态，创造更有利于化学药物代谢处置、发挥药效的微环境。有研究表明，中西药联用能够起到增效减毒的效果，如冬凌草中的冬凌草素和甘草中的甘草次酸在与阿霉素联用后，可通过其抗血管生成作用，增强阿霉素的抗肿瘤效果，同时降低阿霉素的心脏毒性；治疗肺炎时应用抗生素的同时联用具有益气养阴、化痰平喘等作用的清肺汤、小柴胡汤等，可提高患者机体免疫力，有效增强疗效。当然，联合用药治疗是利弊共存的，中西药联用的过程中，不同药物可能会存在很多配伍禁忌，可能是西药与中药联用中后者改变了西药的主要活性成分，影响了西药在体内的药物代谢动力学过程，从而引起药效上的改

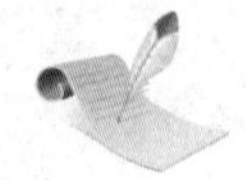

变和不良反应的增加。如在服用镇静类硫喷妥钠的同时联用杏仁会增加前者抑制呼吸作用而可能产生严重呼吸系统 ADR；将复方枇杷糖浆等含有麻黄碱的中药制剂与洋地黄类强心药联用，可能因麻黄碱成分对心肌受体的刺激而增强西药强心药效，引发心力衰竭等 ADR；将各种抗生素、生物碱类的西药与石榴皮、大黄、五倍子等含鞣质多组分的中药联用，可能因体内发生药物间不可逆结合而导致中、西药均失去药效。

在药物相互作用研究方面，对两种药物联用的研究比较普遍及深入，而对多种药物联用的药动学、药效学、药剂学的研究资料等方面则十分缺乏。面对十分普遍的多种药物联用的现状，药物流行病学的首要任务是向人们提示具有首选地位和合理性的治疗方案，并需要指出盲目联用多种药物的潜在危险性。

4. 其他因素 药品不良反应对人体的损伤不仅取决于药物本身的性质，患者的疾病因素和生理因素，还与心理－社会因素相关的各种心理因素有关，患者的心理状态，医生在患者心中的信任度、患者对所用药物的信任度等多种心理－社会因素影响着药物的效应。在临床实践中，心理因素影响药效的现象普遍存在，用药心理作为临床心理学的崭新内容已引起重视。在正常人群中，生理和心理状况的差异，生活和工作条件的悬殊，以及经济和文化背景的不同，都会对药物作用产生明显影响。正常人或患者，无论是否用药，都会出现某些不适，且随着试验样本增大，上述表现更为常见，甚至使用安慰剂也可引起皮疹。曾报道 414 名健康人在没有用药的情况下，回顾 72 小时内出现的某些不适，如失眠、不安、心悸、嗜睡、头昏、耳鸣、眼花、兴奋、抑郁、乏力、纳差、便秘或皮疹等，结果 79% 的人回答曾出现过 1 种以上不适的经历，其中 30 人曾出现过 6 种以上不适。由此可见在进行药物流行病学方法学研究时，设立可靠的对照组和对照指标的重要性和必要性。

有研究指出，心理干预可以在一定程度上减少 ADR 的发生，甚至可以起到提高药物治疗效果的作用。心理干预联合药物治疗相对于单一药物治疗抑郁症更有效，心理干预可以帮助患者缓解抑郁症状，调动其积极性，有效降低抑郁症的复发率。研究表明，对 40 例急性心梗的住院患者在常规药物治疗的基础上联合心理干预治疗，通过必要的病情解释，为患者建立可靠的家庭支持系统使患者的心理焦虑和抑郁水平显著降低，从而有效避免了因心理应激导致的治疗 ADR 高发状态，患者焦虑、抑郁、失眠等负性心理反应明显减少，从而有效缩短了住院时间，明显降低患者平均治疗费用。

第二节 药物流行病学的发展简史

一、国外药物流行病学的发展

随着药物品种和数量的不断增加，对药物评价和药事管理水平的要求越来越高，药源性危害逐渐引起了社会和政府有关部门的关注。在这一背景下，药物流行病学得到了较快的发展。由于一些新药上市后，不断出现药品不良反应事件，瑞典首先于 1956 年开设了临床药理专业，该专业的首要任务是提高新药研究水平，并促进合理用药与专业教学；1964 年，世界卫生组织的技术报告充分肯定了设置临床药理专业的必要性。经过 20 多年的努力，临床药理学在发

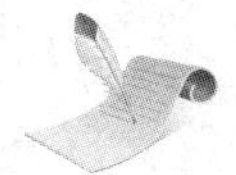

达国家已成为一门成熟的专业，药品不良反应监测是其主要职能之一。20 世纪 80 年代初，英国医药界认为既有的药事管理与临床药理等专业不足以满足保障用药人群安全的需要，应该进一步加强药物监护（drug surveillances）；1983 年，英国的药物研究中心（The Centre for Medicines Research）在其主持的国际会议上提出了上述问题，继而又召开专业会议进行深入研讨后指出需要培育一个由临床药理学与流行病学交缘的新学科——药物流行病学，以保障药学监护。

20 世纪 80 年代初，美国陆续建成了几个大型的临床病史—处方药物数据库网络，开始对大样本人群的药物利用与效应进行研究；英国在这方面起步稍迟，但在 80 年代末就已在部分地区建立了全国性医院患者诊疗与处方用药自动化数据库，并用于药品利用研究与药费控制，取得了很大成功。

“药物流行病学”一词，最早于 1974 年以短语形式“pharmaceutical epidemiology”由 Jan Venulet 提出，1984 年正式命名为“Phamacoepidemiology”，首次出现在 Lawson 发表的论文中，该文对新兴学科药物流行病学进行了系统、详尽的阐述。1985 年，第一届国际药物流行病学大会（International Conference on Pharmacoepidemiology，ICPE）在美国明尼阿波利斯顺利召开，正式创立国际药物流行病学新学科，并将此交叉学科定义为“研究药物在广大人群中的效应及其利用的科学”。

临床医学（内科、儿科）、临床药学在药物流行病学创建的过程中发挥了重要的作用，临床学科从合理治疗学的角度，把目光扩展到广大用药人群时，其工作就自然进入药物流行病学领域。从药物流行病学词汇的构成看：pharmaco 与 epidemiology 分别代表药理学与流行病学，反映了由临床药理学与流行病学的相互渗透。

药物流行病学在发达国家的创建规模是少而精，这是基于其医院管理学、药事管理学、药物治疗学、临床药理学及临床药学已有相当基础，药品不良反应监测与合理用药工作推行较早，已投入了较多人力与物力，并融入了自动化技术的应用，致力于建设一支少而精的药物流行病学专家队伍，承担调查、研究、处理由药品不良反应引发的社会、医疗以及政治问题。

二、我国药物流行病学的发展

20 世纪 90 年代起，国际药物流行病学研究进入高速发展期，我国药学、流行病学和临床药理学的学者及药政管理人员高度重视，以极大的热情投入我国药物流行病学的初创工作。80 年代初，原武汉军区总医院的唐镜波主任撰写了当时国内第一本“药物相互作用”相关专著，同时主研了“临床用药监护仪”Ⅰ型机和Ⅱ型机。1989 年合理用药国际网络（International Network for Rational Use of Durgs，INRUD）成立后，作为最早参与该活动的中国学者，唐镜波主任首次将合理用药的理念和国际标准引入中国。此后他负责组建了中国合理用药中心组，主编了《合理用药国际网络通讯录》（中国版）。

原上海第一医学院王永铭教授率先开展药品不良反应和药物流行病学研究，并组织开展学术交流，他和他的团队建立了我国第一个大型药物流行病学数据库系统，为推动我国药品不良反应监测制度及机构建设做出了卓越贡献。北京大学公共卫生学院詹思延教授首次在《预防医学》教材中撰写了“药物流行病学”章节，较早将病例交叉设计、病例时间对照设计、数据挖掘与信号检测、处方序列分析等新型研究方法传递到国内，并首次在北京大学医学部开设药

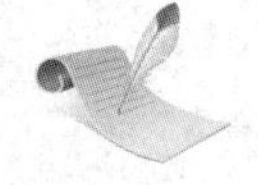

物流行病学研究生课程。她曾先后承担国际和国家项目，在政策层面上探讨构建中国药品安全综合评价指标体系，并在大样本人群中研究了抗结核药物的不良反应。

1992 年，《药物流行病学杂志》（Chinese Journal of Pharmacoepidemiology）在湖北省武汉市创刊。1994 年由药物流行病学杂志社发起，向中国药学会申请组建中国药学会药物流行病学专业委员会，于 1995 年获中国药学会和中国科学技术协会批准成立。1995 年，首届中国药物流行病学学术大会在湖北省武汉市召开。1996 年，由药物流行病学杂志社组织编写、周元瑶教授担任主编的《药物流行病学》出版，这是我国第一部药物流行病学专著。专业杂志的发行、专业学术机构的建立、专业著作的出版，标志着我国药物流行病学学科的创立，从而为学科发展构建了交流与合作平台。

第三节　药物流行病学的研究内容与方法

一、药物流行病学研究的理论基础和主要方法

（一）药物流行病学研究的理论基础

1. 流行病学　药物流行病学所应用的理论主要是流行病学关于疾病分布的理论，多病因论和因果关系推断的原则。流行病学是从群体水平探讨疾病病因，药物流行病学对 ADR 的研究也是如此。然而，只通过 ADR 监测、收集、分析与药物有关的发病和死亡的自发报告，很难确定因果关系，需要进一步设立对照组，比较药物暴露人群是否比未暴露人群更容易发生不良结果来评价因果关系。因此，从提出假设到论证假设的各个阶段，都离不开流行病学的各种研究方法。

2. 药物警戒　目前，药物安全性工作已不局限于药物 ADR 报告制度所要求的监测上市药品不良反应事件的信号，还涉及临床可能发生的药源性损害，如假劣药物的使用，用药错误、无科学依据地扩大药物适应证、药物的急慢性中毒病例、药物滥用和误用所致的潜在安全性问题等，因此，“药物警戒”的提出被视为药物流行病学理论和实践上的一次发展。药物警戒（pharmacovigilance）的定义为发现、评估、理解和预防药品不良反应或其他与药物相关问题的科学活动。药物警戒的基本内容除了药品不良反应监测，还包含着药物在临床前、临床试验阶段，以及上市后的再评价和药品不良反应的预警，即药物警戒涵盖了药物从研发直到上市的整个过程。

3. 药品风险管理　药品风险主要来源于质量缺陷、使用错误、已知不良反应、未知因素等四个方面。药品风险如果控制不当，会使药品不仅不能起到治疗疾病、促进健康的目的，还会带来致病的危险。因此，引入风险管理是药物流行病学理论与实践的又一次发展。美国食品药品管理局（Food and Drug Administration，FDA）于 1999 年制定“药品风险管理的框架”，2002 年提出“21 世纪药品生产质量管理实践：意向基于风险考虑的举措”，2005 年发布药品风险管理的工业指南，包括《上市前风险评估指南》《风险最小化计划的制订与应用指南》《药物警戒规范与药物流行病学评价指南》。2009 年欧盟发布《风险评价和降低策略（REMS）及其评估与修改的格式和内容》，为制药企业制定“药品风险评估和降低策略”提供必须遵循

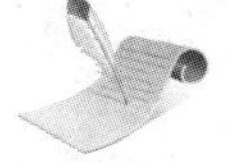

的技术规范。这些管理指南及技术规范不仅适用于药品生产企业对每一个新药研发上市实行风险管理，也促进了药物流行病学的发展。

4. 循证药学 许多大样本的临床随机对照试验和上市后药物流行病学研究发现，一些理论上应该有效的治疗方法实际上无效或出现弊大于利的现象，如雌激素替代疗法与绝经后妇女的心血管疾病，利多卡因与心肌梗死后各类室性心律失常；而另外一些理论上应该无效的治疗在实际临床治疗中却被证实利大于弊，如链激酶治疗急性心梗，阿司匹林预防心血管病。由此说明，理论推理是不完全可靠的，医学干预应该要接受严格的临床评价，淘汰医学实践中证实无效的干预措施，即所有医学实践的决策都应基于严格的研究证据之上，这就是循证医学的核心思想。在循证医学的概念提出后，人们很快意识到作为临床医学干预最重要手段的药物治疗，尤其需要循证，因而出现了循证药学的概念。循证药学是以证据为基础的临床药物治疗学，其核心内容就是寻找证据、分析证据和运用证据，评价一些可能存在问题的药物疗法，得出较为明确的结论以促进合理用药。

（二）研究方案的制定

1. 研究问题的选择 研究问题的提出应该建立在相关文献的系统综述的基础上。研究问题是描述性的还是分析性的应清楚地表明，描述性的研究问题宜按照 PO（人群、结局）的框架书写，分析性的研究问题宜按照 PICO（人群、干预、对照、结局）的框架书写。

2. 研究设计 研究设计要围绕具体研究内容，针对不同的内容选择相对应的设计，如描述性问题常用横断面研究、生态学研究等；分析性问题常用病例对照及其拓展研究、队列研究等。

3. 研究人群 根据研究个体、研究地点、研究起止时间、入选标准和排除标准确定研究人群。应说明入选标准和排除标准的确定理由，以及其对可供分析的受试者数量的影响。对研究人群是否能推广至实际用药人群的考量也应描述出来。

4. 数据源 数据按照来源的不同分为一次数据源和二次数据源。一次数据源是指为研究目的而收集的数据，收集方式包括调查、登记注册等。二次数据源是指为其他目的（如临床诊疗、药品管理等）而收集的数据，常用的为电子健康数据库。

5. 分析方法 数据分析包括比较、分析、结果表达、数据分类、偏倚控制及其对结果的影响，例如，由于选择偏倚、错分偏倚、混杂偏倚以及缺失数据等对结果的影响。

（三）药物流行病学的研究方法

药物流行病学的研究方法离不开流行病学的研究设计框架，既可基于一手数据开展原始研究，也可利用已有数据进行二次研究。原始研究可分为观察性研究（包括描述性研究和分析性研究）和试验性研究。二次研究常用的方法包括系统综述和 Meta 分析、药物经济学研究、药学指南制定等。

1. 描述性研究

（1）病理报告 对单个或少数病例进行的报告，常见于罕见事件（如罕见病、罕见 ADR）的研究。

（2）病例系列分析 对一组相同疾病患者的临床资料进行整理、统计、分析，一般用来分析某种疾病的临床特征，评价预防或治疗措施的效果。

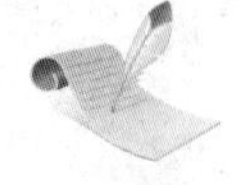

(3) 生态学研究 以群体为基本单位收集和分析资料，描述不同人群中某种因素的暴露状况与某种疾病的发生频率，并研究两者间的关系。

(4) 现况研究 按照预设要求，对特定人群和时间中的药物相关事件及有关因素分布情况的资料进行收集、描述，为进一步的病因研究提供线索，为制定合理的药物使用策略和效果评价提供依据。

2. 分析性研究

(1) 病例对照研究 将研究对象病例组和对照组，分别追溯并比较两组既往在某可疑因素中的暴露情况，以推测疾病与暴露因素之间的关联性。

(2) 队列研究 将研究对象按照是否暴露于某个因素或暴露程度分组，追踪观察并比较各组在特定时间内与暴露因素相关结局发生率的差异，从而评价暴露因素与结局间的关联性。

(3) 衍生设计 针对短暂暴露引起的急性事件，或难以找到对照组（如疫苗的安全性评价），发展出了如自身对照病例系列、病例交叉设计、病例－时间－对照设计等。

3. 试验性研究 研究者在一定程度上掌握试验的条件，主动给予研究对象某种干预措施，通过比较试验组与对照组的两组人群的结局，判断干预措施的效果。近年来，一种更加重视外推性，研究条件更接近真实医疗环境的实用性临床试验被提出，作为传统临床试验的补充逐渐得到推广和应用。

4. 系统综述和 Meta 分析 系统综述和 Meta 分析是针对病因、诊断、治疗、预后中的某一具体临床问题，采用严格的筛选原则和方法，收集相关可靠的文献，通过科学的定性或定量合并以得出综合可靠的结论；尤其在对药物的有效性或安全性存在质疑、又缺乏大样本的研究时使用。

5. 药物经济学分析 从经济学角度出发，研究药物的开发和使用，以求最大限度地发挥药物资源的效益。

6. 药学指南制定 临床实践指南是基于当前可获得的最佳研究证据，在平衡不同干预措施利弊后形成的最佳保健服务的推荐意见。药学指南属于临床实践指南的一个重要组成部分，重点关注药物预防、治疗和药事管理等方面。制定过程中需要运用到多种药物流行病学方法，如问卷调研法、系统评价和 Meta 分析的制作、药物经济学评价等。

二、药物流行病学的研究内容

（一）药物流行病学的研究内容

结合近十年来的药物流行病学的相关文献发现，国外研究选题与相关学科结合较为紧密，作为研究工具、研究手段的学科优势体现得较为明显；国内研究选题则主要集中在不良反应方面，侧重于药物安全性评价。总结目前国内外药物流行病学研究选题主要分为以下几个方面。

1. 药物疗效比较研究 药物疗效比较研究是当前药物流行病学领域中最主要的选题方向，通过比较不同药物对某种疾病治疗效果的差异，探讨临床上相对安全、有效、经济、合理的治疗方案。

2. 疫苗的有效性和安全性评价 疫苗的药物流行病学研究主要用于评估疫苗及其接种计划与可预防疾病之间的相互作用及影响因素，目的是保护有患病风险的特殊人群，如儿童、老

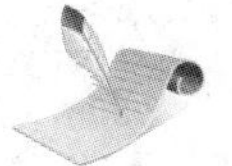

年人、慢性病患者、疾病流行区域居住者等。通过进行药物流行病学研究，了解由于性别、年龄、地域等差异所造成的免疫接种效果的区别，探查免疫覆盖率与疾病负担间的联系，制定相应的干预措施，最大限度地扩大疫苗接种的效益。

3. 药物基因组学研究 药物基因组学是从群体的角度出发，利用药物流行病学原理和方法分析、评价基因组、遗传变异对药物疗效的影响，通过基因组遗传学特征预测药物浓度、药物疗效以及药品不良反应，以提供适合于患者的个体化药物治疗方案，其研究结果可为新药研发、临床试验、注册上市、临床个体化给药提供参考依据。

4. 药物利用研究 药物利用研究的重点是其所引起的医药、社会和经济后果，以及各种药物和非药物因素对药物利用的影响。药物利用研究的最终目的是促进合理用药，使药物应用获得最大的社会和经济效益，因此药物利用研究不仅包含临床药物评价的效果，也包括社会、经济等方面药物评价的效益。

5. 药物经济学研究 药物经济学研究是以药物流行病学的人群观点为出发点，运用经济学原理、方法和技术分析临床用药过程，从个体患者、整个医疗保健系统或全社会的角度评估如何选择和利用药物，从而实现医疗保健效果与治疗成本之间的最优性价比、继而促进医药卫生资源得以合理分配。

（二）开展药物流行病学研究的意义

1. 评估药物效应与 ADR 的发生率 药物临床试验受其样本数的影响，其结果具有一定的局限性。因而在药物上市后，对效应开展非试验性的流行病学研究，可积累比临床试验更多的患者数据，更为准确地评估药物治疗的效应和不良反应的发生率。

2. 对特殊人群的药物效应研究 上市前的临床研究不仅病例样本数较少，且对参与的志愿者试验条件有严格限制，一般不会在老年人、儿童、孕妇等人群中进行试验；同时为了减少结果的不稳定性，一些患有其他疾病或正在使用其他药物的患者是不会被列为受试对象的。药物对这些特殊人群的效应研究只能在上市后通过药物流行病学研究进行。

3. 为合理用药提供依据 药品的安全性、有效性与价格适宜性是合理用药的主要内涵，也是药品能否长久地在市场顺利流通的关键。一份优良的药物流行病学调研报告，可对药事管理部门、医疗部门的决策起关键作用，是合理用药的依据；还可以了解药物在广大人群中的实际使用情况（药物利用研究），查明药物使用指征是否正确、用法是否适宜以及会产生何种效应，并找出药物使用不当的原因、纠正办法和药源性疾病的机制与防治措施，最终达到促进广大人群合理用药和提高人群生命质量的目标。

第四节 药物流行病学与其他学科的发展关系

一、药物流行病学与流行病学

流行病学是一门研究疾病分布及决定因素的学科。与临床医学不同，流行病学研究的是人群而非个体，除了研究病患之外，也研究健康人群，运用流行病学的分析方法找出患者人群与非患者人群之间的关键性差异。药物流行病学应用的基本方法来源就是传统的流行病学的研究

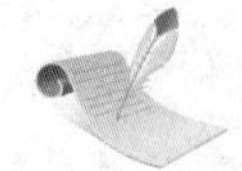

方法，和流行病学的其他分支相比，药物流行病学的特点是其研究的暴露是药物，药物作为引起及干预人体病理生理过程的因子，用药者或暴露于药物者作为宿主，药物的正常或异常使用、药品激增、人口激增、商业竞争等作为主要的环境因素，三者相互作用。这些复杂的相互作用只有以医学数理统计为基础，应用流行病学研究方法，才有可能加以阐明。

二、药物流行病学与临床药理学

临床药理学是以人体为对象，研究药物与机体相互作用规律的科学。临床药理学以药理学和临床医学为基础，阐述人体对药物的代谢规律、药物与人体及药物之间的相互作用规律，是指导药物临床合理使用、新药临床安全性、有效性评价以及新药发现与开发的科学基础。

新药在上市前所进行的临床研究是临床药理学的重要内容，然而，由于新药临床研究病例少，样本数有限，研究条件有严格限制，其药物使用情况与效应可能会与上市后广大人群的用药有显著区别，故新上市药品应进行药物流行病学研究以及时获得正确评价，指导人群合理用药，并为药品生产提供依据。药物流行病学研究中所发现的问题（如药源性疾病），又可通过临床药理工作分析发病机制，寻找防治方法，在较小的临床样本中进行深入研究。可见，药物流行病学与临床药理学是互相补充、互相支持的学科。

三、药物流行病学与药事管理学

药事管理学是随着我国医药事业的发展和需要而发展起来的，是一门介于药学、法学与管理学之间的新兴边缘学科。它的目标是通过科学的管理，对药品在研究、生产、经营和使用过程中进行组织、指挥、协调和监督，以合理的投入取得最佳的预防、治疗疾病的目的，从而提高人民的健康水平。

药事管理尤其是药政管理对促成药物流行病学的诞生与发展功不可没。进行药物流行病学研究与发展所需人力、物力应由药政部门大力支持；药物流行病学的研究成果也首先服务于药政决策，以便通过取得人群用药效应的可靠数据，决定对药品研究、开发，产销、使用的管理，从宏观调控的角度，趋利避害，使人群用药效益得到法律保障。《中华人民共和国药品管理法》的实施，为药物流行病学奠定了开展工作的基础；而建立完善的药物流行病学研究组织与机构，将更加有效地保障用药人群的生命质量。

四、药物流行病学与社会科学

人类社会构成有着复杂的背景，权益分配的差异和矛盾，决定了能够影响生命质量与生存期限以及种族繁衍的药物，其研究、生产、销售、使用、评价既是科技问题也是社会问题。按社会科学的观点，通过药物治疗使疾病痊愈不是用药者的最终目的，其最终目的是使用药者重返社会，与人群正常交往，正常地工作与生活，得到平等对待与尊重，并在竞争中谋求发展。人类作为高等智慧生物，其药物效应与药物利用极大地受到心理因素和社会环境的影响，历史上的医巫同源就是一个例证，因此，在科学地评价药物及推广药物流行病学的研究成果时，要特别注意用药的心理学、社会与文化氛围、人们的物质与经济利益等社会科学因素，只有注意到药物流行病学以用药人群为研究对象而重视人的社会性以及社会因素对用药的影响，善于与社会科学相结合，才能完成药物流行病学推动最佳药物利用策略付诸实施的任务。

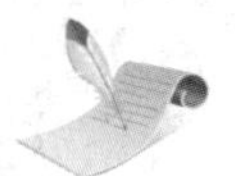

本章小结

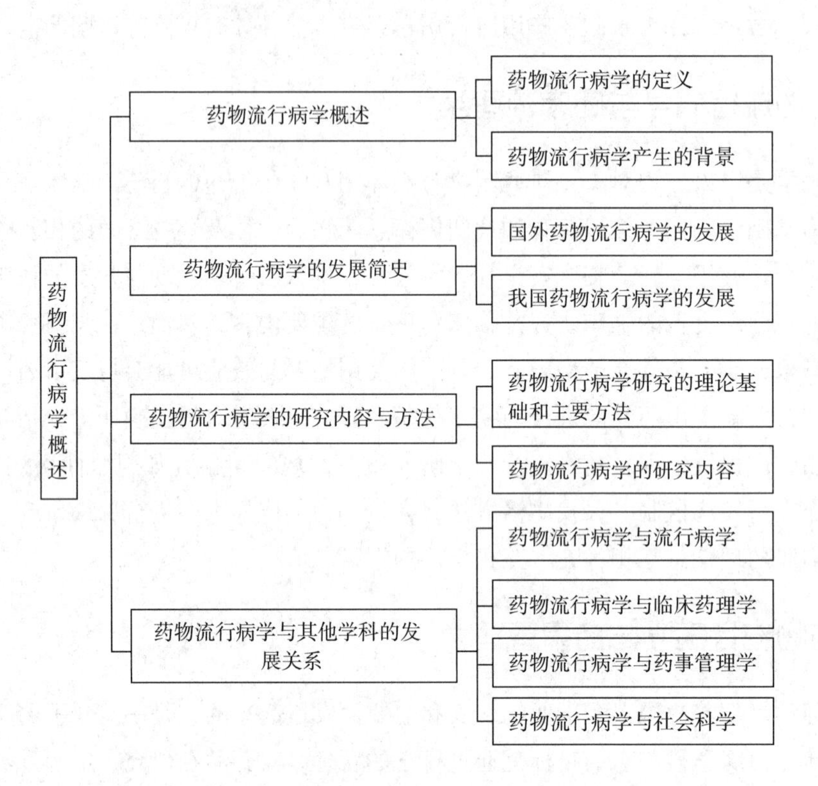
药物流行病学概述
药物流行病学概述
药物流行病学的定义
药物流行病学产生的背景
药物流行病学的发展简史
国外药物流行病学的发展
我国药物流行病学的发展
药物流行病学的研究内容与方法
药物流行病学研究的理论基础和主要方法
药物流行病学的研究内容
药物流行病学与其他学科的发展关系
药物流行病学与流行病学
药物流行病学与临床药理学
药物流行病学与药事管理学
药物流行病学与社会科学

（吕雄文）

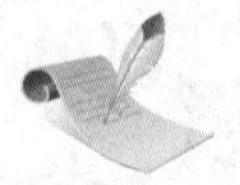

第二章　药物流行病学研究设计

教学目标：通过对药物流行病学的研究设计原则的学习，根据实际情况，能选择和熟练运用药物流行病学传统研究方法。

学习要求

掌握　药物流行病学研究设计原则和注意事项；准确区别描述性研究、分析性研究和试验性研究；根据研究目的能够正确选择传统药物流行病学研究方法。

熟悉　熟悉病例—对照研究、队列研究和试验性研究中，对于不同数据情况选用不同分析方法。

了解　流行病学新方法在药物流行病学中的应用。

第一节　药物流行病学的研究设计原则

近年来开展的药物流行病学研究，尤其是关于药品不良反应的调查研究，经常出现一些矛盾的研究结果，如口服雌激素类避孕药是否引起静脉血栓；长期应用钙通道阻滞剂控制血压是否增加冠心病患者的死亡风险及癌症的发病率；雌激素替代疗法是否具有预防老年痴呆的作用等。这些曾引起社会轰动效应和医药学界的广泛争论，究其原因主要是由于调查研究人员对流行病学研究设计与分析原则掌握不够，尤其对于药物流行病学研究的一些特殊性认识不足，从而导致在研究设计、方法选择、资料来源、对药物暴露和结局指标的定义、混杂因素的处理、资料分析及结果解释等方面处理不当。我们将在这一章里对以上几个方面进行学习。

一、正确的研究设计

研究设计是研究成败的关键。药物流行病学的研究设计应遵循如下原则。

（1）明确研究目的和研究推论的总体人群。

（2）根据研究目的选择正确的研究方法，并明确各种方法论证因果关系的强度。

（3）在研究设计过程中要始终坚持抽样的代表性、可靠性、可比性、显著性原则；采用的各种诊断、测量方法应当准确、可靠，对比组之间除研究因素外其他方面应当可比；保证足够的样本量。

（4）设计方案一经确定，中途不得随意更改。

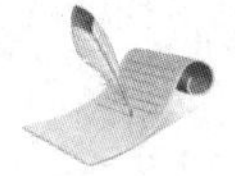

二、明确定义药物暴露

药物流行病学研究的暴露因素是药物，而药物的使用常随时间改变而改变，也不像年龄、性别、产次等人口学变量可以清楚地定义，因此对所研究的药物必须按照服用时间、剂量和疗程给予明确的规定，应尽可能进行定量限定，以便进行定量分析。根据不同情况可采用日剂量、处方药总剂量等定量指标。由于药物的某些效应只有在暴露足够长的时间后才能被观察到，故对于疗程的考虑也非常必要，以便于不同研究之间的比较和因果关系的推断。

三、明确定义异常结局

药物流行病学常以疾病作为研究的结局，因此，首先要明确定义疾病，只有确定是药源性疾病才能作为不良反应研究的结局。同时应考虑研究结局的时间窗，例如，药物的不良反应发生时间从用药后数秒至数年不等，因此对不良反应的研究应集中在药物治疗后的重点时间段。还要进一步排除研究对象中明显由其他原因引起的病例，如研究药物引起的肝损害，应排除急性肝炎患者。此外，还应考虑疾病的严重程度，例如，研究某些降压药物是否容易引发急性心肌梗死时，应当分析研究对象患高血压的严重程度，因为严重的高血压本身也是发生急性心肌梗死的危险因素之一。

四、控制混杂因素和偏倚

药物暴露与不良反应之间的关系经常受年龄、性别、饮食习惯、健康状况和合并用药史等因素的影响，有些因素甚至掩盖了真实的关系，因此药物流行病学调查研究中必须对这类混杂因素进行分析和控制。妥善处理偏倚也是药物流行病学研究的一个重要技术环节。常用的ADR信号检测中混杂因素的控制方法有分层分析、Logistic回归法和倾向性评分法。

五、正确使用统计分析方法

越来越多的临床工作者尝试用多因素统计分析方法处理药物流行病学数据，但这些统计方法对数据是有一定要求的，如果选用的统计方法不恰当或对变量的定义、分组不正确，都有可能得出错误的结论。因此，正确选择统计分析方法，是获得正确结论的前提。

六、谨慎解读研究结果

药物流行病学研究，尤其是观察性研究中不可避免地存在一些偏倚，因此这些研究中发现的药品不良反应或有益作用必须遵循因果关系推断的原则进行合理地解读，避免产生错误结论，以免引起公众不必要的混乱。如2000年10月在美国发生的苯丙醇胺（phenylpropanolamine，PPA）事件。病例对照研究结果显示，PPA和出血性脑卒中发病存在相关性，提示PPA可增加出血性脑卒中发生的风险。随后，国家药品监督管理局发出紧急通知，要求立即暂停使用和销售含有PPA成分的药品。从保障用药者绝对安全的角度出发，从市场上暂停甚至撤出PPA类感冒药是可行的，但仅仅通过一个病例对照研究（苯丙醇胺与出血性脑卒中关联的流行病学调查报告）就对含PPA的感冒药下结论还为时过早，应当开展进一步的研究。

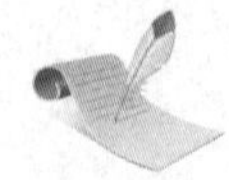

第二节　药物流行病学传统研究方法

药物流行病学作为流行病学的一个分支，可以根据研究目的借鉴或使用流行病学的各种研究方法，如常用的描述性研究、分析性研究和试验性研究。在药源性事件调查中，可以通过灵活运用多种流行病学研究方法确定药物与不良反应的关系。

一、描述性研究

描述性研究（descriptive study）是描述疾病和健康状况在时间、地区和人群方面的分布信息，是流行病学研究的基础步骤。在药物流行病学中，通过描述与药物有关的事件在人群、时间和地区的频率分布特征、变动趋势，对产生药品不良反应的原因提供线索，建立病因假设。描述性研究主要分为三类：个例调查或病例报告、生态学研究和现况调查。

（一）个例调查或病例报告

1. 个例调查（case investigation）　又称个案调查，是指对个别发生的病例或药品不良反应、病例的家庭及周围环境进行的流行病学调查。

个例调查的目的：①调查该患者疾病或药品不良反应的发生过程，从而采取紧急措施，防止或减少类似病例或药品不良反应发生；②核实诊断并进行护理指导；③掌握当地疾病或药品不良反应发生情况，为疾病或药品不良反应监测提供资料。

个例调查的内容：除应调查基础的人口学资料外，还包括核实诊断，对药品不良反应发生的时间、地点、方式进行确认，追查发病原因。

流行病学研究中的个例病例调查可为药物流行病学研究提供启示。原因不明的病例，即便只是1～2例，也需进行个例调查。2012年，首都医科大学宣武医院风湿变态科对两名强直性脊柱炎患者进行治疗，患者出院后的1～2个月，出现发热、咳嗽、咯痰症状再次入院，经检查发现为结合分枝杆菌阳性，诊断为肺结核。全面详细询问得知，两名患者首次住院时均使用了TNF拮抗剂英夫利西单抗。经检索文献发现，TNF拮抗剂在治疗自身免疫性疾病的同时，容易导致潜在结核复燃。该个例调查提示，对于拟行英夫利西单抗治疗的患者，在用药前应进行详细的结核筛查，并且在用药过程中进行定期、严密的随访。虽然该病例报告只发现了两例，但是对于英夫利西单抗临床用药具有重要的指导意义。

2. 病例报告（case report）　是监测罕见不良反应或者药源性疾病的唯一手段，常能激发人们去研究某种疾病或现象。详细介绍某种罕见不良反应或者药源性疾病的单个病例或少数病例，使得医学界注意到新出现的或不常见的疾病或药物不良反应及其表现，从而可能提出某种新的假设。它是临床医学和流行病学的一个重要的连接点。

病例报告的目的和用途如下。

（1）病例报告往往是识别一种新的药品不良反应的第一个发生信号　药物上市后引起罕见的药品不良反应，甚至药源性疾病的初次报道多来自医生的病例报告，因此病例报告在发现这些可疑的ADR或药源性疾病中具有重要的作用。

发现艾滋病的过程，最能说明病例报告在识别新的疾病上的作用。病例报告显示，1980年10月和1981年5月间，在美国洛杉矶既往健康的年轻男性同性恋者中发现5例卡氏囊虫肺

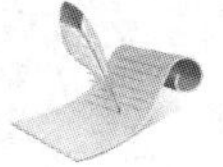

炎。这种肺炎以往只发生在免疫系统受抑制的老年癌症患者，并且通常是化疗的结果，男女发病概率相似。这些新的报告引起了美国疾病预防控制中心（Centers for Disease Control and Prevention，CDC）的重视，CDC 随即开始了一项监测项目。该项目的实施很快发现，同性恋者是人类免疫缺陷病毒易感人群，因而成为卡氏囊虫肺炎的易患人群。之后的病例报告又发现艾滋病还可在经静脉注射吸毒者及接受输血和血液制品者中经血传播。随着艾滋病许多特殊危险因素的不断发现，人类免疫缺陷病毒感染是艾滋病的主要原因得以证实。

（2）可用于阐明疾病或药品不良反应的发病机制　例如，怀疑麻醉药氟烷能引起肝炎，但是由于暴露于氟烷后发生肝炎的频率很低，并且手术后发生肝炎还有许多其他的原因，因此难以确立氟烷和肝炎之间的关系。然而，通过病例报告可以验证这种怀疑：使用氟烷进行麻醉的麻醉师反复发作肝炎，并且肝炎症状总是在他进行麻醉工作后几小时内发作。该病例在暴露于小剂量氟烷时肝炎便可复发，通过临床观察、生化检验和肝组织学等方面的进一步验证，证实了氟烷可引起肝炎。

（3）揭示已知疾病的特殊性　通过对病例详细的记录和形象的描述（如已知疾病的特殊临床表现、影像学及检验学等诊断手段的新发现、疾病的特殊临床转归、临床诊断治疗过程中的特殊经验和教训等），使抽象的症状表现和诊疗过程有了具体形象的内容，给读者以深刻的感性认识，便于进一步掌握疾病的特点与本质。

个例调查和病例报告也存在一定的局限性，由于病例数少，而且有高度选择性，故易产生病例报告偏倚；由于没有对照组，不能进行因果关系的确定；有时临床疾病的表现和药品不良反应的表现是难以鉴别的，不应该以个例调查或者病例报告的结果作为临床诊断治疗的依据。

（二）生态学研究

生态学研究（ecological study）是在群体的水平上，通过描述和比较不同群体中某因素的暴露状况与某研究结局（疾病或者健康状况）分布的一致性和差异性，分析该暴露因素与研究结局之间的关系，从而探求病因学线索。药物流行病学领域中，生态学研究主要是描述某种不良事件和具有某些特征者（如服用某种药物者）在不同人群、时间和地区中所占的比例；分析某种不良反应的发生与服用某种药物是否有关联，为进一步确定不良事件的原因提供研究线索。

生态学研究用于调查某些因素与疾病或健康状态之间的关系时，能够快速经济地完成，可利用现有的资料，如人口学资料、各种产品的数据资料疾病发生和死亡的资料、卫生资源利用情况的资料以及监测规划和疾病登记的资料等。

生态学研究又可以分为生态比较研究和生态趋势研究两种类型。生态比较研究是观察不同人群或者地区某种疾病的分布，根据疾病分布的差异，提出病因学的假设。例如，产棉区男性患不育症的频率明显高于非产棉区，提示棉花生产与不育发生有关；进一步发现棉籽油的消耗量与不育症的发生率成正比，提示棉籽中的某些成分与之有关，这些生态比较研究为确定棉酚在男性不育症发生中的病因作用提供了线索。生态趋势研究是连续观察人群中某因素平均暴露水平的改变与某种疾病的发生率、死亡率变化之间的关系，了解其变动趋势；通过比较暴露水平变化前后疾病频率的变化情况，以判断某因素与某疾病的联系。“反应停”销售量与短肢畸形发生病例数之间的关系就是典型的生态趋势研究。从图 2 - 1 可见，“反应停”从上市，销售量达到高峰，直至从市场上撤出，两年中的销售曲线与短肢畸形发病情况相一致，并且二者刚

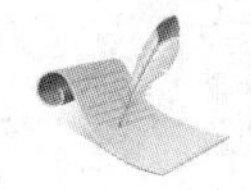

好相隔一个孕期，因此提示“反应停”可能是导致短肢畸形的原因。

生态学研究的特点是易于实施，可应用常规资料或现有资料（如数据库）来进行研究，因而节省时间、人力和物力，可以较快得到结果。但生态学研究只是分析群体的平均药物暴露水平与人群总体发病率、死亡率之间的关系，并不知道每个个体的药物暴露与疾病状况，也无法控制各种可能的混杂因素；因此，这种方法只是粗线条的描述性研究，在结果解读时必须慎重，避免出现生态学谬误。生态学谬误是生态学上某疾病与药物平均暴露水平的总体分布一致，提示该药物与疾病之间确有联系，但也可能在个体水平上二者毫无关系。例如，美国在20世纪70年代早期，随着口服避孕药的使用增加，同期育龄妇女中冠心病的死亡率下降，生态学分析提示口服避孕药与致死性冠心病之间呈负相关；但大量以个体资料为基础的分析性研究否定了这一结论。由此可见，生态学研究只是为病因分析提供线索，因果关系的确定必须采用分析性研究和试验性研究方法。

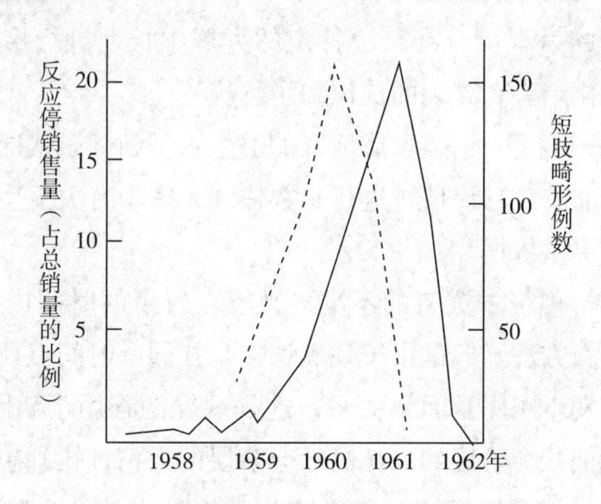

图2-1　“反应停”与短肢畸形的生态趋势研究

-----：反应停销售总量；——：短肢畸形病例数

（三）现况调查

1. 现况调查（prevalence survey）　是按照事先设计的要求，在特定的时间点或者时间段内对某一特定人群的某种疾病或健康状况进行调查研究。在药物流行病学领域，研究在特定时间与特定范围人群中的药物与相关时间关系，如老年人群镇静催眠类药物滥用情况调查就属于此类研究。由于所收集的资料反映该时间断面的状态，因而调查研究又被称为横断面研究。现况调查不仅可以对现象作静态分析，也可以对多个时间断面的现况调查作动态分析。例如，我国先后7次人口普查的资料，不仅可以用来了解各时间点人口基本状况、年龄构成、性别比例、人口素质状况分布等；并且可以用来了解上述指标在7次人口普查期间的动态变化和趋势，能够发现人口变化的规律，并对未来的人口变化趋势做出预测。

药物流行病学领域中，现况调查主要用于了解药物使用的特点以及与药物有关的事件分布特征，从而为进一步的病因学研究提供线索，为制定合理的药物使用策略和进行效果考核提供依据。在药物利用研究领域的应用也较普遍，如为了解某人群药物使用的特点，采用的用药调查、医生处方习惯的药物利用回顾研究等。

2. 现况调查的目的和用途

（1）现况调查可以查明当前某地区某种疾病的流行强度和患病人群特征及地区分布的特点，以便分析疾病或健康状况的频率与哪些环境因素（包括药物）、人群特征以及防病措施有

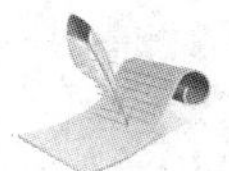

关，为采取防治措施和制定政策提供依据。

（2）现况调查的结果可提供某病的病因线索，供流行病学研究，还可用于提供某些职业中疾病发生或其他健康结局的信息。现况调查适用于对不会发生改变的暴露因素如血型、肤色、种族、性别等的研究；也适用于对能发挥长期、慢性累积影响的暴露因素的研究，如高血压与冠心病的关系，糖尿病与动脉粥样硬化的关系等。对于此类因素，现况调查可以提供真实的暴露与疾病联系的证据。

（3）现况调查可以早期发现患者，适用于疾病的二级预防。利用普查、筛检等手段，早期发现患者，早期采取治疗措施。

（4）现况调查可用于评价疾病的防治效果。如果定期地在某一人群中进行现况调查，收集有关暴露与疾病的资料，将现况调查的结果与同一地区几年以前或几年以后的同类调查结果进行比较，则可评价某些疾病防治措施的效果。

（5）现况调查可进行疾病监测。在某一特定的人群中长期进行疾病监测，可以对所监测疾病的分布规律和长期变化趋势有深刻的认识和了解。

另外现况调查还可用于衡量一个国家或地区的卫生水平和健康状况；用于卫生服务需求的研究；用于区域卫生规划的制订与评估；进行参数估计，用于有关卫生或检验标准的制订；为卫生行政部门的科学决策提供依据。

现况调查既可以弥补常规报告资料的不足，又能在较短的时间内得到调查结果、费用低廉，是常用的流行病学调查方法。但是由于现况调查是在同一时间点评价暴露和疾病状况，很多情况下难以判断两者的发生顺序及因果关系，这是现况调查用于病因研究的主要不足之处。例如现况调查结果显示，低社会阶层的人比高社会阶层的人精神错乱患病率高，然而，究竟是低社会阶层的人易发生精神疾病，还是患精神疾病的人易入低社会阶层，尚需深入研究。当然，如果暴露信息是不变的个人特征，如血型、遗传易感性等，则可以明确时间顺序。另外，现况调查在设计时一般不会特别设立对照组，但在资料分析时可以灵活地进行组间比较分析。

3. 现况调查研究涉及要点

（1）明确调查目的　确定是考核药物预防、治疗措施的效果，还是探索病因或危险因素；是描述疾病的分布为药物治疗提供基础资料，还是了解药物上市后的情况等。

（2）掌握有关的背景资料　只有充分地掌握背景资料、国内外研究进展情况，才能阐明该研究的科学性、创新性和可行性，才能评估其社会效益和经济效益。背景资料的掌握可以通过查阅文献资料、实地考察、向专家咨询、总结自己的经验等途径获得。

（3）确定研究人群　调查者往往是先抽样后测量暴露。这时可在一个确定的地理区域内，以人口、家庭或其他单位抽取样本。有时可根据暴露状态选择人群，特别是当暴露容易识别时。选择研究人群时还要结合实际进行考虑，例如经费多少，是否便于调查等。如果是相对小的人群，则可包括全部人群；如果调查全部人群不切实际或花费太大，则可选择暴露组与非暴露组。

（4）暴露的测量　暴露即所研究的因素，即个体或群体接触药物的情况，并用定量或半定量尺度和客观指标进行描述。用调查表、记录、实验室检查、体检和其他手段来测量暴露，确定暴露于这些因素多长时间，什么时候暴露是最重要的。

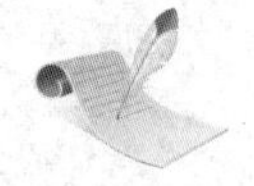

（5）疾病发生的测量　进行现况调查时，应尽量采用简单、易行的技术和灵敏度高的方法。同时需注意检验结果中的假阳性，特别在患病率较低的疾病的现况调查中尤为重要，在人

群中通过现况调查发现的患者与在医院中诊断的患者的性质是不同的。

对疾病必须提前建立严格的诊断标准，标准要利于不同地区的比较。调查表、体检或一些特殊检查常联合应用。如果可能，应确定疾病症状首次发作的时间，有时由于疾病为逐渐发生，难以确定发作时间，或直到现况调查时才知道疾病存在。

对有恶化期或缓解期的疾病，重要的是询问没有症状或体征的人是否曾有过症状。虽然调查者或许不能据此肯定他们是否想病，但可以考虑他们可能患病，或进行分析时将他们区别对待。

（6）确定调查表　现况调查的研究变量是通过调查表来具体体现的。调查表又称问卷（questionnaire），是流行病学研究的主要工具，其设计优劣，直接关系到调查的质量与水平。调查表没有固定的格式，内容的繁简、提问和回答的方式应服从于该调查的目的，并与整理和分析资料的要求相符合。现在普遍采用的格式是把拟收集的数据项目用恰当的措辞构成一系列的问题。

调查表的主要内容分为两类。一类为一般性项目或称识别项目，包括姓名、性别、出生年月、出生地、文化程度、民族、职业、个人收入、工作单位、现住址等。另一类为调查研究项目，这是调查研究的实质部分。编写这部分内容时应注意以下原则：①措辞要准确、简练、通俗易懂，易于回答，尽可能不用专业术语，避免引起被调查者的误解或不同理解；②严格确定与调查有关的项目；③问题按逻辑顺序和心理反应排列，先易后难，先一般后隐私，不要遗漏可能的答案；④尽量获取客观和定量的指标，例如询问是否服用过某种药物，用药的剂量及疗程。

问题和答案是调查表中的主体。可以说，被调查者的各种情况正是通过问题和答案来收集的。调查表中的问题在形式上可分为开放式和封闭式两大类；在内容上又可分为有关事实的、有关态度的和有关个人背景资料的三大类。所谓开放式问题，就是不为回答者提供具体的答案，而是由回答者自由回答的问题，如年龄出生日期、吸烟支数等一些不能明确限定答案尺度的问题。所谓封闭式问题，就是在提出问题的同时，还给出若干个可能的备选答案，供回答者根据自己的实际情况从中选择一个作为回答，答案的范围相当于测量的尺度。有时也可将两种方式结合起来提问。准备用计算机处理的调查表，常在每项数据前留出编码用方框以便于编码输入。

一般而言，一个完善的调查表并不是一次就可以拟成的，如有可能；最好做几次包括设计人员参加的预调查，需经多次试用和修改方可完善。

（7）对调查员的要求　最基本要求是实事求是的科学工作态度和高度的责任心。调查员要有一定的文化水平，但是并非医学水平越高的人越适于做调查工作。部分有医学知识的人易于掺入自己的假设和看法，调查时易于诱导性地提问而产生信息上的偏倚。从这个意义上来说，非医务人员调查可能更为客观。对调查员应经过严格的培训和考核再决定取舍。

4. 现况调查的种类　从样本获取的方式可以将现况调查分为普查筛检和抽样调查两类。

（1）普查和筛检　普查（census）是指对研究所确定调查范围内的全部观察对象所进行的调查。普查的目的除了早期发现和治疗患者之外，有时还是为了掌握药品不良反应的分布而进行的。普查不适用于发生率很低的药品不良反应。应注意普查的成本和收益问题。

筛检（screening）的目的主要是为了早期发现可疑患者，以便能进一步确诊，达到早期治疗的目的。筛检实际可看作普查过程中一个较早的组成部分。

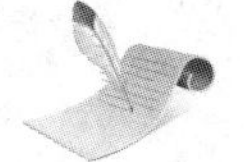

（2）抽样调查　是指从研究所确定全部观察对象中抽取一定数量的观察对象组成样本，根据样本推断总体特征的一种调查方式。如果不是为了早期发现和早期治疗患者，一般宜采用抽样调查。抽样调查常用于查明现患病情况或当前某病的流行强度。

例如，我们要研究某个地区某病现患率，该目标地区的总体人群即为目标人群（target population）或叫抽样框架（sampling frame），按统计学原则从中抽取部分人群作为调查对象，即为样本人群或研究人群（study population）。然后，可根据样本人群的结果推断目标人群的现患率。抽样调查的基本原则是抽样必须随机化，样本量必须足够大。

抽样调查比普查费用少、速度快、覆盖面大、准确性高。抽样调查的缺点是不适用于患病率低的疾病，不适用于个体间变异过大的资料，并且设计、实施以及资料的分析均较复杂。

1）抽样方法：目前在流行病学调查中使用的抽样方法有单纯随机抽样、系统抽样、分层抽样、整群抽样和多级抽样。在现况调查中，后三种方法较常用。

①单纯随机抽样（simple random sampling）：这种方法的基本原则是每个抽样单元被抽中选入样本的机会是均等的。简便、易行的科学抽样方法是利用随机数字表。简单随机抽样首先要有一份所有研究对象排列成序的编号名单，再用随机的方法选出进入样本的号码，已经入选的号码一般不能再次列入，直至达到预定的样本含量为止。单纯随机抽样的优点是简便易行。其缺点是在抽样范围较大时，工作量太大难以采用，以及抽样比例较小而样本量较少时，所得样本代表性差。

②系统抽样（systematic sampling）：该方法是按照一定顺序，机械地每隔一定数量的单位抽取一个单位进入样本。每次抽样的起点必须是随机的，这样系统抽样才是一种随机抽样的方法。例如，拟选一个5%的样本（即抽样比为1/20），可先从1～20间随机选一个数，设为14，这就是选出的起点，依次再加上20，这样，14、34、54、74、94就是第一个100号中入选的数字，以此类推。系统抽样代表性较好，但必须事先对总体的结构有所了解才能恰当地应用。

③分层抽样（stratified sampling）：是从分布不均匀的研究人群中抽取有代表性样本的方法。先按照某些人口学特征或某些标志（如年龄、性别、住址、职业、教育程度、民族等）将研究人群分为若干组（统计学上称为层），然后从每层抽取一个随机样本。分层抽样又分为两类：一类为按比例分配分层随机抽样，即各层内抽样比例相同；另一类是最优分配分层随机抽样，即各层抽样比例不同，内部变异小的层抽样比例小，内部变异大的层抽样比例大，此时获得的样本均数或样本率的方差最小。分层抽样要求层内变异越小越好，层间变异越大越好，因为可以提高每层的精确度，而且便于层间进行比较。

④整群抽样（cluster sampling）：抽样单位不是个体而是群体，如居民区班级、连队、乡、村、县、工厂、学校等。然后用以上几种方法从相同类型的群体中随机抽样。抽到的样本包括若干个群体，对群体内所有个体均加以调查。群内个体数可以相等，也可以不等。这种方法的优点是，在实际工作中易为群众所接受，抽样和调查均比较方便，还可节约人力、物力和时间，因而适用于大规模调查。但整群抽样要求群间的变异越小越好，否则抽样误差较大，不能提供总体的可靠信息。

⑤两级或多级抽样（two-stage or multi-stage sampling）：这是大型调查时常用的一种抽样方法。从总体中先抽取范围较大的单元，称为一级抽样单元（例如县、市），再从抽中的一级单元中抽取范围较小的二级单元（如区、街），这就是两级抽样。还可依次再抽取范围更小的

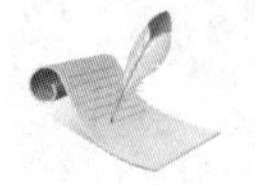

单元，即为多级抽样。多级抽样常与上述各种基本抽样方法结合使用。

2）样本量的确定：抽样调查样本的大小应考虑以下几点：①总体与个体之间的差异程度，如果研究单位之间的变异较大，样本量则要大些，如变异较小，则样本量可以小些。②调查要求达到的精确和可信程度，调查要求的精确度高，样本量就要大，反之，样本量不必过大。③所调查疾病的患病率，如现患率低，则样本量要大；反之，样本可小些。④调查项目和任务的要求。⑤不同的抽样方法，抽样误差有差异。

根据研究特点和目的，抽样调查对样本量的大小各有要求，在此仅介绍单纯随机抽样的样本量估计方法。

计量资料样本含量的估计公式：

$$n = (\mu_\alpha \sigma/\delta)^2 \tag{2-1}$$

式中，n 为样本含量，μ_α 为正态分布中自左至右的累积概率为 $\sigma/2$ 时的 μ 值（如 $\mu_{0.05/2} = 1.960$，$\mu_{0.01/2} = 2.576$），σ 是标准差，δ 是允许误差。也可用如下公式：

$$n = (t_\alpha s/\delta)^2 \tag{2-2}$$

式中，s 为样本标准差代替总体标准差 σ，以 t 分布中的 t_α 代替正态分布中的 μ_α。当样本含量 $n<30$ 时，用后一个公式更合适。

计数资料样本含量的估计公式：

$$N = K \times Q/P \tag{2-3}$$

式中，N 为调查例数，P 为预期阳性率，$Q = 1-P$。当容许误差为10%时，$K = 400$；容许误差为20%时，$K = 100$。

表2-1是用上式计算出来的样本大小，可供参考使用。但需注意，当流行率或阳性率明显小于1%时，此式不适用。

表2-1　不同预期阳性率和容许误差时现况调查样本大小

预期阳性率（%）	容许误差		
	0.1 P	0.15 P	0.2 P
0.05	7600	3382	1900
0.075	4933	2193	1328
0.10	3600	1602	900
0.15	2264	1000	566
0.20	1600	712	400
0.25	1200	533	300
0.30	930	415	233
0.35	743	330	186

其他抽样方法的样本量和抽样误差的计算公式可查阅相关统计书籍。

二、分析性研究

分析性研究用于筛选危险因素、形成并检验病因假说，它包括病例-对照研究和队列研究两种基本类型，其研究结果可提示疾病预防、控制的可能方向。

（一）病例-对照研究

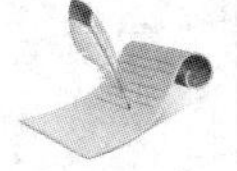

1. 概念　病例-对照研究（case-control study）是指以现在患有某疾病的患者为病例组，

以未患该疾病但其他条件与患者基本相同的人群为对照组，通过询问、体检、化验或复查病史，搜集既往各种可疑致病因素的暴露史，测量并比较两组研究对象对于各种因素的暴露比例，经统计学检验若判定为差异有统计学意义，则可认为因素与疾病之间存在着统计学关联，在评估了各种偏倚对研究结果的影响之后，再借助病因推断技术，推断出某个或某些暴露因素是该疾病的危险因素，从而达到探索和检验疾病病因假说的目的。药物流行学领域中，拟研究的疾病为药品不良反应，假说暴露则是可疑药物。病例-对照研究是通过调查一组出现药品不良反应的病例人群和一组或几组未出现药品不良反应的对照人群，回忆过去有无暴露于某种药物的历史，且该药物被怀疑与不良反应的发生有关，通过比较两组暴露于药物的百分比（称为暴露比）以验证暴露药物与所研究不良反应的病因关系，其原理如图2-2所示。

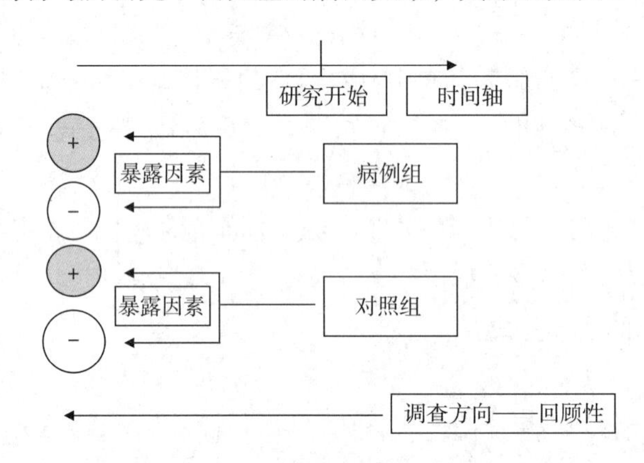

图2-2 病例对照研究示意图

（圆圈为研究对象，其中阴影区域代表暴露于所研究危险因素的研究对象）

病例对照研究既可以用于广泛探索疾病的可疑危险因素，也可以深入检验某个或某几个病因学假说。ADR研究由于病例数较少，且经常面临要求迅速做出结论，因此病例-对照研究特别适合这情况。如孕妇服用“反应停”与婴儿短肢畸形，早产儿吸入高浓度氧与眼部晶体后纤维组织增生症，女性月经期使用月经棉与中毒性休克综合征，口服避孕药与心肌梗死，妊娠早期服用雌激素与少女阴道腺癌等，均是应用病例对照研究的经典范例。

2. 病例与对照选择的基本原则 一是代表性，选择的病例要足以代表总体的病例。若研究者为了某个特殊的目的，选择某些特殊的病例群体，如老年病例、女性病例、重症病例等，那么选择的研究对象也应足以代表这个特殊病例群体，对照组也应足以代表产生病例的总体人群；二是可比性，病例组与对照组在年龄、性别等主要特征方面无明显差异。

病例及对照的选择方法：①如果研究目的是广泛地探索疾病的危险因子，可以采用不匹配或频数匹配的方法。②如果所研究的是罕见病，或所能得到的符合规定的病例数很少时，如10~20例，则选择个体匹配方法。匹配比不匹配的统计学检验效率高。③力求以较小的样本获得较高的检验效率。匹配可保证对照与病例在某些重要方面的可比性。对于小样本研究以及因为病例的某种构成（年龄、性别构成）特殊，而使随机抽取的对照组很难与病例组均衡对比时，个体匹配就比较适合。

3. 病例-对照研究中的分析方法及统计指标

（1）描述性统计

1）描述研究对象的一般特征：包括样本量及人口学基本特征，如性别、年龄职业、出生地、居住地、疾病类型的分布等。频数匹配时，应描述匹配因素的频数比例。

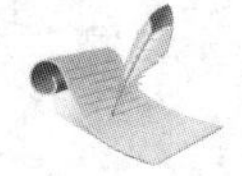

2）均衡性检验：比较病例组和对照组某些基本特征是否相似或等同，目的是检验病例组与对照组的可比性。对确有统计学差异的因素，在分析时应当考虑到它对其他因素可能的影响。

（2）统计性推断　病例－对照研究中，表示疾病与暴露之间联系强度的指标为比值比（odds ratio，OR）。比值（odds）是指某事物发生的可能性与不发生的可能性之比。在病例对照研究中，病例组的暴露比值为：$(\alpha/m_1)/(c/m_1) = \alpha/c$，对照组的暴露比值为：$(b/m_0)/(d/m_0) = b/d$，比值比为：$(\alpha/c)/(b/d) = ad/bc$。相对危险度（relative risk，RR）为率比（rate ratio）或危险比（risk ratio），即暴露组与非暴露组发病率之比，或发病的概率之比。但是，病例－对照研究不能计算发病率，所以，病例－对照研究中不能计算 RR，只能计算 OR。OR 的含义与 RR 相同，指暴露组的疾病危险性为非暴露组的多少倍。OR >1，说明疾病的危险度因暴露增加而增加，暴露与疾病之间为“正”关联；OR <1，说明疾病的危险度因暴露增加而减少，暴露与疾病之间为“负”关联。在 ARD 的研究中，OR >1，说明药品不良反应的危险度因药物使用增加而增加，药品不良反应与药物之间为“正”关联；OR <1，说明药品不良反应的危险度因药物使用增加而减少，药品不良反应与药物暴露之间为“负”关联。

4. 病例－对照研究的分类　按研究设计和统计分析方法的不同可将病例对照研究分为两类：不匹配病例对照研究和匹配病例对照研究。

（1）不匹配病例对照研究　又称成组比较法，按与病例组可比的原则，根据样本量的大小，选择一定数量的对照，数量不需成严格的比例关系，但对照的数量要等于或多于病例的数量。资料按每个暴露因素整理为表 2－2 的四格表形式。

表 2－2　病例对照研究资料整理表

暴露史或特征	病例	对照	合计
有	a	b	$a+b=n_1$
无	c	d	$c+d=n_0$
合计	$a+c=m_1$	$b+d=m_0$	$a+b+c+d=n$

例 2－1　一项研究调查了 1299 名罹患癌症而死亡的儿童（病例组），另调查了 1299 名同年出生但未患癌症的儿童（对照组）。两组儿童的母亲在孕期有的腹部接受过 X 线照射，有的未接受过 X 线照射，结果见表 2－3。

表 2－3　母亲孕期腹部接受 X 线照射与出生儿童罹患癌症的病例对照研究

孕期腹部 X 线照射	病例组	对照组	合计
接受	178（a）	93（b）	271（a+b）
未接受	1121（c）	1206（d）	2327（c+d）
合计	1299（$a+c$）	1299（$b+d$）	2598

（1）首先要比较两组有暴露史的比例，即比较 $a/(a+c)$ 与 $b/(b+d)$ 是否有显著性差异，如差异有显著性意义，则可说明该暴露与疾病存在联系，其差异显著性检验可用一般四格表进行 χ^2 检验。

本例即检验病例组与对照组 X 线照射暴露比是否有差异及差异的统计学意义，用四格表 χ^2 检验公式来计算。

$$\chi^2 = \frac{(ad-bc)^2 n}{(a+b)(c+d)(a+c)(b+d)}$$

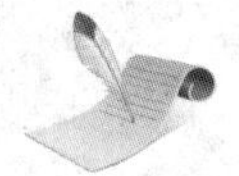

$$= \frac{(178 \times 1206 - 93 \times 1121)^2 \times 2598}{271 \times 2327 \times 1299 \times 1299} = 29.8 \quad (2-4)$$

查χ^2界值表，$P<0.001$，说明母亲孕期腹部接受过X线照射与儿童罹患癌症存在联系。

（2）计算暴露与疾病的联系强度　病例对照研究一般无暴露组与非暴露组的观察人数，故不能计算发病率和死亡率，亦不能直接计算相对危险度。只能计算比值比来估计相对危险度。

在表2-3中病例组的有暴露史与无暴露史概率分别为$a/(a+c)$和$c/(a+c)$，即暴露比数为$a/(a+c)/c/(a+c)=a/c$；同理，对照组的暴露避暑为$b/(b+d)/d/(b+d)=b/d$。病例组与对照组的暴露比数之比，即：

$$OR = (a/c)(b/d) = ad/bc \quad (2-5)$$

如果所研究疾病的发病率或死亡率不高时，可以用OR来估计RR。

例2-1中$OR=(178\times1206)/(93\times1121)=2.3$，说明母亲孕期腹部接受过X线照射的儿童罹患癌症的危险性是未接受过X线照射者的2.3倍。

（3）OR的可信限　OR为一个点估计值，是应用一次研究（样本人群）所计算出来的一次OR值，并未考虑抽样误差，因此还需要按照一次的概率（称为可信度）以估计总体的OR范围，这个范围被称为OR的可信区间，其上、下限的数值称为可信限。通常采用95%的可信度以估计95%可信区间。

OR的自然对数方差为：

$$Var(lnOR) = 1/a + 1/b + 1/c + 1/d \quad (2-6)$$

ln OR的95%可信区间（confidence interval，CI）用下式计算：

$$lnOR(95\%CI) = lnOR \pm 1.96\sqrt{Var(lnOR)} \quad (2-7)$$

其反自然对数值即OR的95%可信区间，上限值用OR_U表示，下限值用OR_L表示。

例2-1中OR的95%可信区间计算如下：

$$Var(lnOR) = 1/178 + 1/93 + 1/1121 + 1/1206 = 0.01809$$

$$lnOR(95\%CI) = ln2.3 \pm 1.96\sqrt{0.01809}$$

$$=0.833 \pm 0.264 = 1.097, 0.569$$

$$\exp(1.097, 0.569) = 3.0, 1.77$$

即$OR_U=3.0$，$OR_L=1.77$。OR_U为OR的95%可信区间上限，OR_L为OR的95%可信区间下限。

（2）匹配病例对照研究　即要求对照在某些因素或特征上与病例保持一致，目的是对两组进行比较时排除匹配因素的干扰。如以年龄作匹配因素，使两组在年龄构成上类似或一样，在分析比较两组资料时，可避免由于两组年龄构成的差别对疾病和研究因素关系的影响，从而更真实地反映研究因素与疾病的关系。

匹配分为频数匹配与个体匹配。①频数匹配（frequency matching）：明确或估计出匹配变量每一层的病例数，然后从备选对照中选择对照，直至达到每层所要求的数目，不一定要求绝对数相等，重要的是比例相同；②个体匹配（individual matching）：即以病例和对照个体为单位进行匹配。1∶1匹配，为每一个病例配一名对照，又称配对（pair matching），1∶2、1∶3……1∶R匹配时，直接称为匹配。下面主要介绍1∶1配对资料的分析。

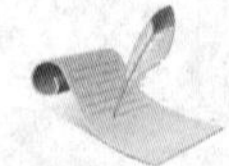

将资料整理成四格表，见表2-4。

表 2-4　1：1 配对数据的四格表

对照	病例		对子数
	有暴露史	无暴露史	
有暴露史	a	b	$a+b$
无暴露史	c	d	$c+d$
对子数	$a+c=m_1$	$b+d=m_0$	$N/2$

字母 a、b、c、d 分别代表四种情况的对子数（例如，a 代表病例与对照均有暴露史的对子数，b 代表病例有暴露史而对照无暴露史的对子数等）。$N/2$ 是对子数，N 是总人数。计算比值比时只用病例与对照暴露不一致的对子数（b，c）即可。

$$\mathrm{OR}=b/c \tag{2-8}$$

例 2-2　有一项关于子宫内膜癌的病例对照研究，以应用过雌激素制剂治疗作为可疑病因。63 对病例与对照按照暴露史的分布见表 2-5。

表 2-5　1：1 配对数据的四格表

对照	病例		对子数
	有暴露史	无暴露史	
有暴露史	27	3	30
无暴露史	29	4	33
对子数	56	7	63

使用配对 χ^2 校正公式计算 $\chi^2=19.531$，$P<0.01$。

进一步计算比值比：$\mathrm{OR}=b/c=29/3=9.67$。

说明子宫内膜癌的发生与服用雌激素有关，服用雌激素制剂治疗患者发生子宫内膜癌的危险性是不服用者的 9.67 倍。

5. 病例-对照研究特别要注意的问题

（1）病例的选择要排除已知病因者。如研究药源性肝损伤时，所选肝炎病例必须排除已知的各种病毒性肝炎和寄生虫引起的肝伤害。否则，病例中可能混入非患者或不同类别的患者，从而影响研究结果的真实性。

（2）由于药品不良反应的发生率一般都很低，可能需要多年才能收集足够数量的新发病例，只有在完善的药品不良反应监测系统及其覆盖面广的情况下，才能及时发现一定数目的罕见不良反应，此时新发病例作为研究对象才能实现。

（3）选择对照时应注意患者不应当患有增加怀疑药物使用机会的疾病。如研究水杨酸制剂和雷耶综合征（Reye's syndrome）的关系时，应当排除那些因类风湿关节炎或其他风湿性疾病而入院的儿童，因为这些儿童使用阿司匹林的机会增加。

（4）为了增加研究的把握度，最好增加对照人数，如采用 1：2～1：4 的研究。

（5）一般而言，应当将已知的危险因素进行对照匹配，但要尽量避免潜在的相关因素。在药物流行病学中考虑匹配时最难处理的是关于就诊的匹配，匹配就诊医院可以方便研究的进行，与此同时，多个就诊医院间存在差异的危险因素会随之消失。

（6）分析、控制各种偏倚。药物流行病学观察性研究中最常遇到的偏倚之一是“指示混杂”（confounding by indication）。指示混杂是指患有某种疾病的人往往更易于接受某种药物从而造成偏倚。例如在结肠纤维化与服用高效胰酶关系的病例-对照研究中，几乎所有人都服用

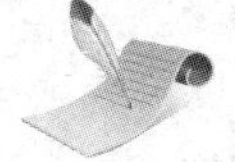

了药物，但存在结肠纤维化高度危险的人可能由于某种原因接受医师开具的高效胰酶，例如这些人可能更常去医院看病，从而造成结肠纤维化与高效胰酶相关联的假象。对这种情况的处理非常棘手，因为指示混杂还可能与研究的结局（如药品不良反应）有关，例如高危患者更易于暴露于某种药物，而使用该药物反过来又加重危险的程度。

对暴露和结局的测量偏倚也时常存在。在设计阶段小心谨慎，并在分析时采用适合的分析技术可以在一定程度上减少测量造成的偏倚。由于患者对许多药物的依从性差，与测量偏倚相关的另一个问题是处方剂量或调配的剂量与实际消耗剂量可能不同。如果要做出何种剂量范围更适合患者的结论，则对于特定剂量水平的推论可能发生错误。此时可以采用不同来源的数据，在分析结果时对测量偏倚进行校正。

（7）采用适当的分析方法。如在病例数很少时需要采用精确概率法或 Bayesian 法进行显著性检验和可信区间计算。对剂量和时间的关系可以用图来说明，还可以采用生存分析对不同时间、剂量进行探讨。注意开发综合分析方法，如针对多个研究结果的 Meta 分析，尤其是基于各次研究每个个体数据的综合分析（pooling analysis）等。

（二）队列研究

1. 队列研究的定义 队列研究（cohort study）是将一个范围明确的人群按是否暴露于某可疑因素及其暴露程度分为不同的亚组，追踪各组的结局，比较不同亚组之间结局的差异，从而判定暴露因子与结局之间有无因果关联及关联程度大小的一种观察性研究方法。在流行病学领域中，可追踪观察服药组与未服药组药品不良反应的发生情况，以判断药物与不良反应之间的关联。在新药上市后评价中，除了Ⅳ期临床试验以外，队列研究也是经常使用的方法。这时，暴露是某新药的应用，研究结局多为各种不良反应。但这里的新药应用不是研究者选择性给予的，而是暴露者自己选择的，即用与不用是非随机的。

队列研究的基本原理如图 2-3 所示。在队列研究中，所选研究对象必须是在开始时没有出现所研究的结局，但在随访期间有可能出现该结局（如 ADR）的人群。暴露组与非暴露组必须具有可比性，非暴露组应该是除了未暴露于某种因素之外，其余各方面均应尽可能与暴露组相同的一组人群。由于在探求暴露因素与疾病的先后关系上，队列研究先确知其因，再纵向前瞻性观察结果，因此能够确认暴露因素与结果之间的因果联系。

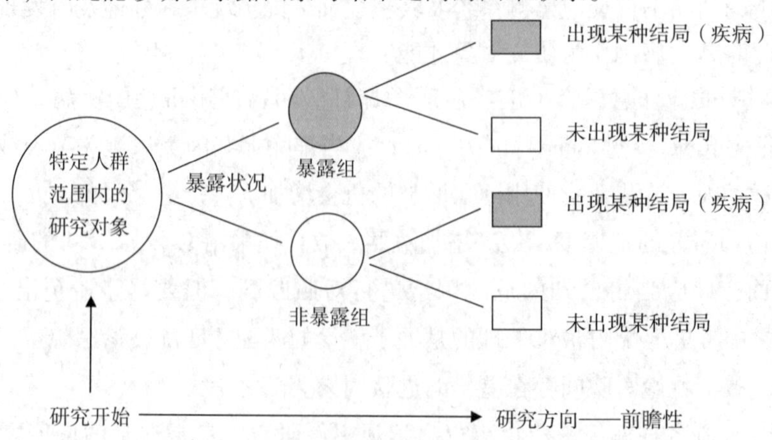

图 2-3 前瞻性队列研究的结构模式图

（圆圈为研究对象，其中阴影区域代表暴露于所研究危险因素的研究对象；长方形为结局，其中阴影区域代表出现结局）

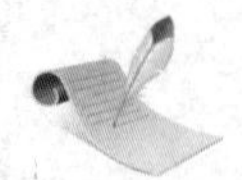

队列研究可以是前瞻性的，也可以是回顾性的，或者二者相结合构成双向性队列。三种队列研究方向示意如图2-4所示。药物流行病学研究中，前瞻性队列通常根据研究对象目前是否用药分为两组，随访观察一段时间而获得某健康结果的发生情况并加以对比；例如对口服避孕药和使用其他避孕措施的两组育龄妇女进行随访，观察其静脉血栓的发病率。但是对于不常见的药物暴露或罕见、迟发的不良反应，因需要经历很长时间、观察很大的样本量才能获得结局资料，故前瞻性方法不是很适用。此外，如果已经高度怀疑某种药物可能有害，为了研究目的仍使用前瞻性队列研究，就违背了伦理学原则。回顾性队列研究是根据已经掌握的历史纪录确定研究对象是否服用药物，并从历史资料中获得不良结局的发生情况；这样一来，服药与不良结局虽然跨越时间较长，但资料搜集与分析却可在较短时间内完成，而且不涉及伦理学问题，因此比较适用于ADR研究，需要注意的是服药与不良结局的历史资料必须完整、可靠。随着药物上市后监测的完善和大型数据库链接的实现，“计算机化”的队列会在ADR研究中发挥日益重要的作用。即使如此，大多数研究通常也需要通过调查补充一些数据库中没有的资料，并对来自于各种数据库信息的真实性加以评价。

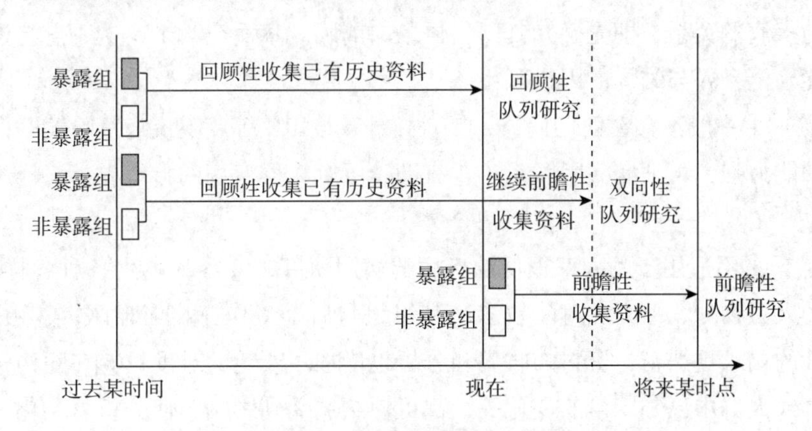

图2-4　队列研究类型示意图

（长方形为研究对象，其中阴影区域为暴露组研究对象）

队列研究是在知道结局之前确定药物暴露组与非暴露组，与病例对照研究相比，减少了偏倚的发生，还可以计算出与药物相关事件的发生率。在对病例对照研究结果有争论时，无疑队列研究，尤其是大型的队列研究是最有说服力的。从这个角度上看，队列研究是有重要意义的。

2. 队列资料的收集　队列研究一般要求收集三类资料，即与暴露有关的资料，如药物使用情况；与结局有关的资料，如ADR、ADE；混杂因素的资料，如个体特征、基础疾病情况、吸烟、饮酒、生活习惯等，以备分析因果关系。队列资料的收集分为两个阶段，基线调查和随访。

（1）基线调查　在现场调查实施开始之前，要进行一次基线调查，以获得各有关变量的基线数据，为今后的追踪随访及结局资料分析奠定基础。首先需要了解人群的暴露情况，据此将观察人群分为暴露组和非暴露组；其次需要了解人群的患病情况，已经罹患所研究疾病的人应当被排除。此外，还需要了解其他有关资料，如姓名、地址、电话、身份证号等，以备查询与联络；年龄、性别、生活习惯、职业及职业接触史等可能与结局有关的情况，以备结论分析。这些资料可以从调查对象中获得，也可以从有关记录或档案中获得；或者通过某种测量手段获得，如进行人体医学检查，测量血压、血清胆固醇等有关指标；还可以进行生活及工作环

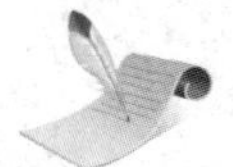

境中相关的检查，如空气中某种有毒物质的浓度等。

（2）随访　组织调查人员对研究对象进行定期随访、定期体检。例如定期测量血压、检查心血管疾病、监测血液生化指标、关注生活饮食习惯等。此方法的优点是可以获得很多信息，如疾病的动态变化过程、观察人群数量的变化、暴露水平的改变等。还可以借助常规登记和报告系统，从而获得结局信息。

无论收集基础资料还是结局资料，都要求所获得的资料是客观的，尽量做到有据可查。资料应是明确的，暴露资料要求统一，并做到定量、分级；而结局资料要求诊断标准统一，诊断应明确、详细，如诊断为肺癌，最好有资料说明是鳞状上皮癌还是腺癌，以及癌症的部位、转移情况等。同时，要做到对非暴露组资料的收集标准、方式、过程与暴露组一致。

3. 队列研究的基本特点及优缺点

（1）特点　①属于观察法：暴露不是人为给予的，是在研究之前已客观存在的，这是与试验性研究的重要区别点；②设立对照组：对照组可与暴露组来自同人群，也可以来自不同的人群；③由“因”及“果”：一开始（疾病发生之前）就确立了研究对象的暴露状况，而后探求暴露因素与疾病的关系，即先确知其因，再纵向前瞻观察而究其果，这一点与试验性研究方法一致；④能确定暴露与结局的因果联系。

（2）优点　①一般不存在回忆偏倚；②直接计算出 RR 等反映疾病危险关联的指标；③检验病因假说的能力强，可证实病因联系；④有助于了解人群疾病的自然史；⑤样本量大，结果比较稳定。

（3）缺点　①不适用于发病率很低的疾病的病因研究；②容易产生各种各样的失访偏倚；③研究耗费的人力物力、财力和时间较多，其组织与后勤工作亦相当艰巨；④由于消耗太大，故对研究设计的要求更严密，资料的收集和分析也增加了一定的难度；⑤在随访过程中，未知变量引入人群或人群中已知变量的变化等，都可使结局受到影响，使分析复杂化。

4. 队列研究实例　Strom 和 Carson 用回顾性研究方法研究了非甾体抗炎药物（non-steroidal anti-inflammatory drugs，NSAIDs）和上消化道出血（upper gastrointestinal bleeding，UGIB）的关系。在这类药物上市前的研究中已知这类药物可引起临床上消化道出血症状，但未进行这类药和临床上明显的上消化道出血之间关联的研究。1980 年他们进行了回顾性队列研究，结果 47136 例服药者中有 155 例出现上消化道出血，44634 例未服药者中有 96 例出现上消化道出血，其 RR 为 1.5，详见表 2-6。

表 2-6　服用非甾体抗炎药与上消化道出血的关系

分组	上消化道出血例数	未出血例数	发病率（1/万）
服用非甾体抗炎药	155（a）	46981（b）	33
未用非甾体抗炎药	96（c）	44538（d）	22
	251（$a+c$）	91519（$b+d$）	

$$N = 155 + 96 + 46981 + 44538 = 91770$$

$$\chi^2 = \frac{(ad - bc)^2 \times N}{(a+c)(b+d)(a+b)(c+d)} = \frac{(155 \times 44548 - 96 \times 46981)^2 \times 91770}{251 \times 91519 \times 47136 \times 44634} = 10.85$$

$\upsilon = 1$，$\chi^2 > \chi^2_{0.001}$，$P < 0.001$。

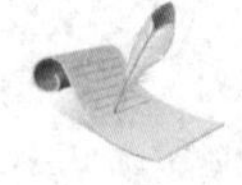

这一结果说明服用非甾体抗炎药物组的上消化道出血发生率显著高于未服药组，差异有统计学意义。

服用非甾体抗炎药物引起上消化道出血的相对危险度为：

$$RR = 33/22 = 1.5$$

$$95\%RR\text{可信区间} = 1.5^{(1 \pm 1.96/\sqrt{10.85})} = 1.12 \sim 1.91$$

即服用非甾体抗炎药物引起上消化道出血比未服药者高 1.5 倍，其中 95% 在 1.12 ~ 1.91 之间。绝对危险度（absolute risk，AR）为：

$$AR = 33/\text{万} - 22/\text{万} = 11/\text{万}$$

服用非甾体抗炎药物后，使得上消化道出血的发生率增加了 11/万，而归因危险度百分比（attributable risk percent，AR%）为 33.33%。

$$AR\% = (33/\text{万} - 22/\text{万})/(33/\text{万}) \times 100\% = 33.33\%$$

即服药组上消化道出血发生率中，33.33% 是由于服用非甾体抗炎药物而引起。

Strom 等采用回顾性队列研究方法，研究了 1980 ~ 1981 年，15 ~ 44 岁妇女口服避孕药和胆囊疾病的剂量反应关系，结果见表 2 - 7。

表 2 - 7　口服避孕药和胆囊疾病的剂量反应关系

	雌激素暴露等级			
	>50μg	非服药组	<50μg	50μg
观察人数	349881	42589	57804	11635
胆囊疾病数	8403	993	1564	336
发病率%	2.40	2.33	2.71	2.89
RR	1.00	0.97	1.13	1.20
AR	—	-0.07	0.31	0.49
AR%	—	-3.00	11.44	16.96

它的显著性检验及评价意义与群组病例 - 对照研究暴露史分级资料部分所介绍的方法相同。表 2 - 7 列出的 RR、AR 及 AR% 显现出来的剂量反应关系，可增强对服用雌激素与胆囊疾病病因关联的认识，凡剂量超过 50μg，胆囊疾病组发病率增加。

三、试验性研究

试验性研究（experimental study）又称试验流行病学（experimental epidemiology），流行病学试验（epidemiological experiment），或干预研究（intervention study），是流行病学的研究方法之一。药物流行病学的试验性研究对各种条件的控制比分析性研究更严格，临床试验更是如此。我们可以把它看成是一种特殊类型的队列研究。试验性研究一般可分为临床试验（clinical trial）、现场试验（field trial）和社区干预试验（community intervention trial）。

试验性研究是将研究人群随机分为试验组和对照组，研究者对试验组人群施加或除去某种干预措施后，随访并比较对两组人群疾病发生或者健康状态的影响，以判断其效果的一种试验方法。其基本特征如下。

（1）它是前瞻性研究，即必须直接跟踪研究对象，虽不一定从同一天开始，但必须从一个确定的起点（如疾病确诊）开始追踪。

（2）流行病学试验必须施加一种或多种干预处理，作为处理因素可以是预防或治疗某种疾病的疫苗、治疗某病的药物或其他干预措施等。

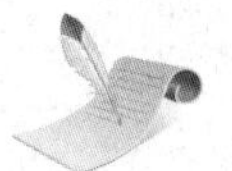

（3）研究对象必须是来自一个总体的抽样人群，并在分组时采取严格的随机分配原则。

（4）必须有平行的试验组和对照组，要求在开始试验时，两组在有关各方面必须相当近似或可比，这样试验结果的组间差别才能归因于干预处理的效应。

试验性研究可用于确证因果关系假说，评价防治措施和对策的效果。为适应我国新药研究开发的需要，加强临床试验研究是非常重要的。一种新药上市前，虽然根据我国《药品注册管理办法》的要求进行了临床前研究及Ⅰ~Ⅲ期临床试验，但仍然存在一定的局限性，其研究结论不能充分回答药物上市后所遇到的临床上复杂多变的问题，因此，药物上市后仍需进行Ⅳ期临床试验和经常性监测，这对全面认识、研究药品的性质，掌握其应用规律具有十分重要的意义。

1. 临床试验 狭义的临床试验研究对象是患者，主要用于对某种药物或治疗方法的效果进行检验和评价。如评价某种新药或新疗法对某种疾病的安全性和有效性，特别是新药上市前的临床研究必须经过Ⅱ、Ⅲ期的临床试验，证明其安全性和有效性后才能获得批准上市的机会。广义的临床试验除上述用途外，还可用于预防和干预措施效果评价，其研究对象是健康人。上述两种用途其研究对象都是以个体为单位。临床试验中的干预措施不是一级预防，因为它不能防止疾病的发生，仅能防止疾病的复发或后遗症。如已患风湿热的患者定期给予抗菌药物，可预防复发，亦可减少风湿性心脏病的发生。另外，临床试验还可用于病因（如药源性疾病）和危险因素（如药物）的研究。

随机化临床试验（randomized clinical trial，RCT）是此类试验中应用最广的一种。关于临床试验基本要素的具体内容，在此不作详细阐述，下面通过实例来说明临床试验。

例 2-3 氟罗沙星与氧氟沙星治疗急性细菌感染的疗效。

（1）目的 用随机对照研究方法，探讨评价氟罗沙星与氧氟沙星治疗急性细菌感染的疗效。

（2）病例选择 选择年龄在 18~65 岁的各种急性细菌感染患者，所有病例均经临床和实验室细菌学证实有细菌感染，无严重肝、肾功能损害，未加用其他抗菌药物（包括中药抗菌药）治疗。

（3）病例分组 采用随机对照的方法。氟罗沙星试验组（A 组）52 例，男 30 例，女 22 例平均年龄（41.8±15.5）岁，其中呼吸道感染 21 例，泌尿道感染 12 例，淋病 14 例，消化道感染 5 例；氧氟沙星对照组（B 组）51 例，男 27 例，女 24 例，平均年龄（40.2±5.7）岁。其中呼吸道感染 20 例，泌尿道感染 12 例，淋病 14 例，消化道感染 5 例。两组的性别、年龄、病种均经统计学比较，无显著性差异。

（4）治疗方法 A 组口服氟罗沙星 400mg，每日 1 次，疗程 7~14 天；淋病患者，氟罗沙星 600mg，单剂口服；B 组口服氧氟沙星，每次 200mg，每日 2 次，疗程 7~14 天；淋病患者，氧氟沙星每次 300mg，每日 2 次，仅服 1 天。

（5）疗效及安全性评价

1）疗效判断标准：①痊愈，治疗后症状、体征、实验室及病原学检查均转为正常；②显效，病情明显好转，上述痊愈 4 项指标中有 1 项未转正常；③进步，病情有好转，但不明显，上述痊愈 4 项指标有 2 项未转正常；④无效，治疗后 72 小时病情无好转或有恶化者。痊愈及显效者为有效病例，据此计算有效率。

2）安全性评价：除观察症状和体征外，同时进行实验室检查，出现的异常与受试药物的关系按有关、很可能有关、或许有关和无关进行评价。

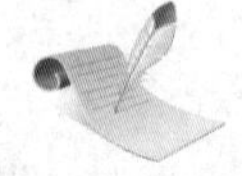

（6）统计学方法：根据不同资料要求，采用 t 检验、卡方检验和秩和检验。

（7）结果

1）临床疗效评价：见表2－8，A组的痊愈率73.1%、有效率94.2%；B组则分别为56.9%和86.3%，两组疗效比较差异无统计学意义，$P>0.05$。

表2－8　两组临床疗效比较（例，%）

组别	病种	例数	痊愈	显效	进步	无效	痊愈率（%）	有效率（%）
试验组	呼吸道	21	15（71.4）	5（23.8）	1（4.8）	0	71.4	95.2
	泌尿道	12	7（58.3）	5（41.7）	0	0	58.3	100
	消化道	5	5（100.0）	0	0	0	100	100
	淋病	14	11（78.6）	1（7.1）	2（14.3）	0	78.6	85.7
	合计	52	38（73.1）	11（21.2）	3（5.8）	0	73.1	94.2
对照组	呼吸道	20	9（45.0）	7（35.0）	3（15.0）	1（5.0）	45	80
	泌尿道	12	8（66.7）	3（25.0）	0	1（8.3）	66.7	91.7
	消化道	5	4（80.0）	0	0	1（20.0）	80	80
	淋病	14	8（57.1）	5（35.7）	1（7.1）	0	57.4	92.9
	合计	51	29（56.9）	15（29.4）	4（7.8）	3（5.9）	56.7	86.3

2）细菌学的疗效比较：见表2－9，A组的细菌培养阳性率为98.1%，治疗后细菌消除率为92.2%，细菌阴转率为92.2%；对照组则分别为92.2%、87.5%和87.2%，两组比较差异无显著性意义。

表2－9　两组细菌学的疗效比较（例，%）

病种		治疗前细菌阳性		治疗后细菌消除情况				消除率（%）	阴转率（%）
		例数（%）	菌株数	消除	未消除	部分消除	替换		
试验组	呼吸道	21（100.0）	21	19	2	0	0	90.5	90.5
	泌尿道	12（100.0）	12	11	1	0	0	91.7	91.7
	消化道	4（80.0）	4	4	0	0	0	100	100
	淋病	14（100.0）	13	1	0	0	0	92.9	92.9
	合计	51（98.1）	51	47	4	0	0	92.2	92.2
对照组	呼吸道	20（100.0）	20	16	4	0	0	80	80
	泌尿道	12（100.0）	13	12	1	0	0	92.3	91.7
	消化道	1（20.0）	1	1	0	0	0	100	100
	淋病	14（100.0）	14	13	1	0	0	92.9	92.9
	合计	47（92.2）	48	42	6	0	0	87.5	87.2

3）纸片法药敏试验结果比较：见表2－10，氟罗沙星的抗菌活性较氨苄西林和庆大霉素明显优越，而与氧氟沙星和头孢噻肟的抗菌活性相似。

表2－10　5种抗生素对99株细菌的纸片法药敏结果（例，%）

	敏感	耐药	敏感率（%）	P值
氟罗沙星	81	18	81.8	
氧氟沙星	86	13	86.9	>0.05
氨苄西林	26	73	26.3	<0.01
头孢噻肟	83	16	83.8	>0.05
庆大霉素	68	31	68.7	<0.05

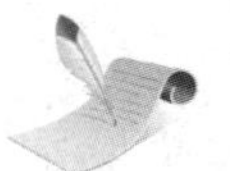

4）药品不良反应：试验组52例中有8例出现不良反应，发生率为15.4%，其中4例出现恶心，3例出现头痛或失眠，1例出现一过性白细胞轻度下降；对照组51例中有7例出现不良反应，发生率为13.7%，其中5例出现恶心，2例出现眩晕或失眠。两组的不良反应程度均较轻，一般在用药后2~3天内出现，4~5天副作用减轻或消失，均不需停药和处理。

5）实验室检查：两组患者治疗前、后检查血、尿常规、肝功能（SGPT）、肾功能（BUN、Cr），结果均为正常。

（8）研究结论　氟罗沙星对各种细菌引起的感染均具有较好的疗效，其痊愈率和有效率与氧氟沙星对照组比较均无显著性差异。氟罗沙星试验组的细菌消除率和阴转率均略高于氧氟沙星对照组，但差异无显著性意义。体外药敏试验结果表明，在临床分离的99株致病菌中，81.8%对氟罗沙星敏感，其细菌敏感率略低于氧氟沙星，与头孢噻肟相似，但明显优于氨苄西林和庆大霉素。在不良反应方面，试验组的临床不良反应发生率为15.4%，略高于对照组（11.7%），两组不良反应比较，无显著性差异。两组不良反应均以消化系统和中枢神经系统症状多见，其程度均较轻，不需要特殊处理。两组患者试验前、后检查肝、肾功能、血、尿常规，均未发现异常，说明氟罗沙星对肝、肾、血液系统也无明显毒性作用。

随机化对照试验是评价药物疗效和生物制品预防效果的基本方法，但不能专门用于药品不良反应的确认，临床试验检验病因假说虽然论证强度大，然而往往因为存在伦理学问题，使其应用受到一定限制。例如，虽然理论上研究者可以随机分配一组妇女口服避孕药，另一组妇女不服药或采用其他避孕措施，进一步观察两组静脉血栓发病率的差别，从而验证口服避孕药与静脉血栓的因果关系，但很明显，从伦理学的角度考虑，不可能开展这样的研究。用于预试验验证危险因素就不存在这个问题。

2. 现场试验　主要用于预防和干预试验，与临床试验不同的是，试验不是在临床而是在现场或人群中进行的，研究对象是尚未患病的个体。现场试验以个人为单位采取干预措施，对研究对象进行随机分组，盲法进行预防试验。常用于评价在健康人群中推行预防接种、药物预防等措施的效果或用于对发病广泛或危害严重的疾病进行预防性研究。现场试验在药物流行病学研究中备受瞩目，其原因在于药物、疫苗或干预措施的效果考核评价，均需通过现场人群调查研究才能予以解决。

例2-4　国产血源性乙型肝炎疫苗接种效果评价。

（1）目的　采用随机、双盲、设安慰剂对照的方法，观察乙型肝炎疫苗接种后9年的效果。

（2）对象　1986年4月，经筛检谷丙转氨酶（ALT）在正常范围，乙肝病毒（HBV）3项指标（HBsAg、抗-HBc、抗-HBs）全阴性者180名，单项抗-HBs低水平（$2.1 \leqslant S/N < 10$）者85名，共265名5~9岁小学生作为研究对象。

（3）方法

1）分组：将研究对象用随机数字表法分成两组，两组成员的一般因素和与HBV感染的有关因素均衡可比。双盲法条件下，一组接种疫苗，另一组注射安慰剂。完成全程接种的实际观察人数疫苗组126人，安慰剂组135人。

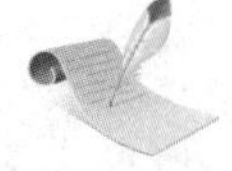

2）预防接种：按0个月、1个月、6个月方案，剂量随机分为10g和20g两组。

3）随访和实验室检测：在首次注射后6年间共进行了10次随访采血，检测HBV三项指标，询问肝炎和其他有关疾病的发生情况，本次研究是在首次注射疫苗后的第9年（共108个月，记为T_{108}），对研究对象追访到户并采血，对失访者查明失访原因。血清标本置于-20℃冰箱保存，在同一时间、同一实验室、使用同一仪器、同一厂家生产的同一批号试剂，固定检测人员，按密码“双盲”原则进行检测。用SP-RIA法检测HBsAg、抗-HBs，用ELISA法检测抗-HBc。

（4）几项标准

1）HBV感染：在观察期间，HBsAg阳转或单项抗-HBc阳转且无肝炎有关症状和体征者判为HBV感染，以第一次出现时间作为发生时间。

2）病例诊断：按1993年南京全国肝炎会议资料。

3）自然加强：T_{12}以后，在没有注射疫苗的情况下，抗-HBs滴度比前次增加4倍以上，S/N值在10以上，且无HBsAg和抗-HBc阳转者。

4）无、弱应答：到抗体峰值T_{12}时，仍未出现抗-HBs S/N>10者。

（5）结果

1）资料的完整性：第9年随访，应查261人，实查211人，失访50人，失访率19.2%。疫苗和安慰剂组失访率分别为19.8%和18.5%，差异无统计学意义（$P>0.1$）。失访原因两组差异也无统计学意义（$P>0.1$）。

2）疫苗接种效果：接种9年后，T_{108}疫苗组抗-HBs阳性率及其抗体几何平均滴度（GMT）显著高于安慰剂组，分别为65.3%、5.47%和28.2%、1.46（$P<0.01$）。但与T_{72}相比，疫苗组两指标均明显下降，T_{72}为92.7%和21.00%。抗体应答愈早，以后各期抗体GMT愈高，T_{18}~T_{72}均显示此规律。T_{12}以后各期均有自然加强，T_{12}~T_{108}个时段共有15人发生自然加强。

3）在9年观察期间、疫苗和安慰剂组HBV感染情况：疫苗组发生16例HBV感染，安慰剂组72例；HBV人年感染率疫苗组1.72%（16/931），安慰剂组9.25%（72/778），保护率为81.4%；如以HBsAg阳转计算两组人年感染率，疫苗组为0.10%（1/995），安慰剂组为0.65%（7/1076），保护率为84.6%。10μg和20μg接种量无显著性差异。实验结果说明，乙肝疫苗接种后9年仍然有效，无须复种，这与国内外诸多学者所做的长期观察结果基本相同。

3. 社区试验（community trials）　或称社区干预试验，是以一个完整的社区或行政区域为基本单位，以人群作为整体对某种预防措施考核或评价所进行的试验观察，是现场试验的一种扩展。根据需要，其范围大小可以是村、乡镇、街道、县、城市、地区，甚至某个国家；还可有特殊社区如学校、工作单位、工厂的车间、医院等，在地方病防治研究中曾有过大量科学设计、严密组织的换粮、改水、补硒、食盐加碘等现场防治研究，本章不多作介绍。

第三节　流行病学新方法在药物流行病学中的应用

药物流行病学研究中传统的研究方法有时无法解决所面临的诸多实际复杂问题，如数据的缺失和不完整，由此推动了药物流行病学研究新方法的探索，开发了各种衍生设计，如巢式病例对照研究、病例-队列研究（case-cohort study）、病例-病例研究（case-only study）、随访患病率研究（follow up prevalence study）、两阶段病例-对照研究（two phase case control study）、病例交叉研究（case-crossover study）等，针对疾病严重程度带来的指示混杂和用药可能

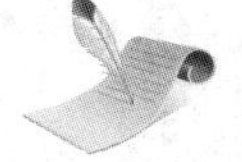

随时间而改变的特点又发展了病例－时间－对照研究（case-time-control study）。本节主要对这些新的研究方法及其在药物流行病学中的应用作简要介绍。

一、巢式病例－对照研究

1973 年，美国流行病学家 Mantel 首次提出综合式病例－对照研究设计，1982 年正式提出巢式病例－对照研究，又称套叠式或嵌入式病例－对照研究。它是将传统的病例－对照研究和队列研究的一些主要原理组合后形成的一种研究方法，也就是在对一个事先确定好的队列进行随访观察的基础上，再应用病例－对照研究的设计思路进行研究分析，即以队列中所有的病例作为病例组，再根据病例发病时间，研究队列的非病例中随机匹配（按年龄性别、住址、民族等）一个或多个对照，组成对照组，采用传统的个体匹配病例－对照研究的分析。

（一）分类

按照对照组和病例组选择时间的特点，巢式病例－对照研究可以分为前瞻性巢式病例－对照研究（prospective nested case-control study）和回顾性巢式病例－对照研究（retrospective nested case-control study）。

前瞻性巢式病例－对照研究是研究开始时，根据一定的条件选择某一人群队列，然后前瞻性地随访一定的时间确定病例组和对照组，该方法在时间上的特点是从现在到将来。回顾性巢式病例－对照研究是根据研究开始之前的一段特定时间的情况，选择某一人群作为研究队列，根据现在的情况确定病例组和对照组，在时间上是从过去到现在。这种设计效率更高，能很快得出结果，但要求有信息完整的队列，且该队列的生物学标本事先已收集并保存，故一般很难找到完全符合条件的队列。

（二）特点

与传统的病例－对照研究方法相比，巢式病例－对照研究的特点如下。

（1）在疾病诊断前收集暴露资料，选择偏倚和信息偏倚较小。

（2）研究中的病例与对照来自同一队列，可比性好。

（3）统计效率和检验效率高于传统病例－对照研究，可以计算发病率。

（4）研究样本量小于经典的队列研究，节约人力和物力。

（5）符合因果推断的时间顺序，论证强度高。

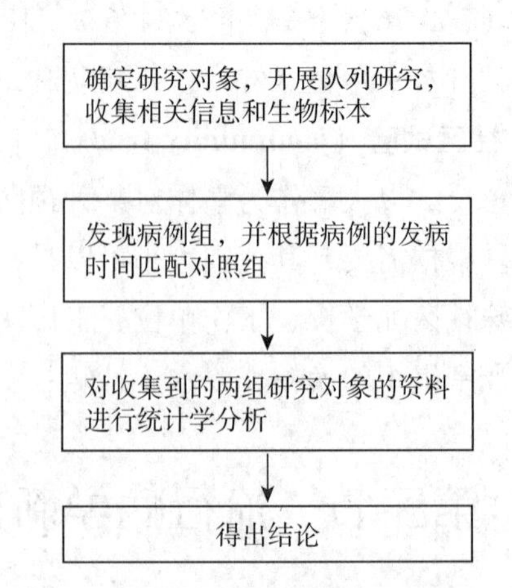

图 2－5　巢式病例－对照研究的实施方法

（三）实施方法

巢式病例－对照研究的具体操作流程如图 2－5 所示。

（四）实例分析

1. 研究目的　比较罗非昔布和传统非甾体抗炎药或塞来昔布发生亚种冠心病的危险性。

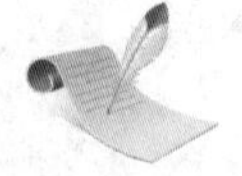

2. 资料来源 美国加利福尼亚州 Kaiser Permanente 医疗保健机构于 1999 年 1 月 1 日到 2001 年 12 月 31 日期间，使用环氧化酶-2 选择性抑制剂（塞来昔布或罗非昔布）或非选择性（其他）非甾体类抗炎药物治疗一次以上的所有 18～84 岁的患者未观察队列。不包括肿瘤、肾衰竭、肝衰竭、严重呼吸疾病、器官移植或 HIV/AIDS 患者。

3. 资料收集 收集所有观察对象的人口学、治疗学、死亡、死因等资料。

4. 病例组定义 研究队列中 1999～2001 年期间共计 2302029 人，出现 8199 个严重心脏疾病患者。

5. 用匹配的方法选择对照 每个病例从队列中选择 4 个对照，按照年龄、性别和卫生计划区域（南或北）配对，排除了 56 例病例和 1300 例对照，最后符合标准的有 8143 例病例和 31496 例对照。

6. 资料分析 应用条件 Logistic 回归进行分析。

7. 结果 罗非昔布（各剂量）对塞来昔布调整 OR 为 1.59（95% 可信区间：1.10～2.32，$P=0.015$），25mg/d 以下罗非昔布的 OR 为 1.47（95% 可信区间：0.99～2.17，$P=0.054$），25mg/d 以上 OR 为 3.58（95% 可信区间：1.27～10.11，$P=0.016$），萘普生对既往非甾体抗炎药的 OR 为 1.14（95% 可信区间：1.00～1.30，$P=0.05$）。具体数据见表 2-11。

表 2-11 服用选择性非甾体抗炎药和传统非甾体抗炎药或塞来昔布发生急性心肌梗死危险性

组别	病例	对照	粗 OR（95% 可信区间）	调整 OR（95% 可信区间）	P
与既往使用 NSAIDs 比较					
既往使用	4628	18720	1.00	1.00	—
近来使用	1720	6258	1.12（1.05～1.20）	1.11（1.03～1.19）	0.004
当前使用					
塞来昔布	126	491	1.05（0.86～1.28）	0.84（0.67～1.04）	0.12
布洛芬	670	2573	1.07（0.98～1.18）	1.06（0.96～1.17）	0.27
萘普生	367	1409	1.07（0.95～1.21）	1.14（1.00～1.30）	0.05
罗非昔布（所有剂量）	68	196	1.39（1.05～1.83）	1.34（0.98～1.82）	0.066
罗非昔布≤25mg/d	58	188	1.23（0.92～1.66）	1.23（0.89～1.71）	0.21
罗非昔布>25mg/d	10	8	5.03（1.98～12.76）	3.00（1.09～8.31）	0.03
其他 NSAIDs	534	1849	1.19（1.07～1.32）	1.13（1.01～1.27）	0.03
与塞来昔布比较					
塞来昔布	126	491	1.00	1.00	—
既往使用	4658	18720	0.95（0.78～1.16）	1.11（0.96～1.48）	0.12
近来使用	1720	6258	1.07（0.87～1.31）	1.32（1.06～1.65）	0.015
当前使用					
布洛芬	670	2573	1.02（0.82～1.27）	1.26（1.00～1.60）	0.054
萘普生	367	1409	1.02（0.81～0.28）	1.36（1.06～1.75）	0.016
罗非昔布（所有剂量）	68	196	1.32（0.94～1.85）	1.59（1.10～2.32）	0.015
罗非昔布≤25mg/d	58	188	1.17（0.82～1.67）	1.47（0.99～2.17）	0.054
罗非昔布>25mg/d	10	8	4.78（1.85～12.38）	3.58（1.27～10.11）	0.016
其他 NSAIDs	534	1849	1.13（0.91～1.41）	1.35（1.06～1.72）	0.015

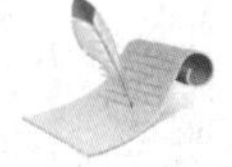

8. 结论 罗非昔布较塞来昔布有增加严重冠心病的危险，萘普生没有冠状动脉保护作用。

二、病例 - 队列研究

病例 - 队列研究（case-cohort study）是 1986 年 Prentice 首先提出的。它的基本设计方法是队列研究开始时，在队列中按一定比例采用随机或分层随机抽样的办法，选取一定比例的样本作为对照组，并收集所需要的所有资料，观察结束时，以队列中所有随访的病例作为病例组，然后用一定的统计方法比较分析两组资料，以探索影响疾病发生、患者生存时间、预后等的因素。

（一）特点

（1）将队列设计和病例对照设计相互交叉，融合两者的优点后而形成的一种设计方法。

（2）资料统计方法有相对危险度的伪似然函数估计法（分析多变量）、改进的 RR 估计法（分析单变量）和专用统计软件（EPICURE）。

（3）病例 - 队列研究与巢式病例 - 对照研究相似，区别如下：①对照是随机选取，不与病例进行配比；②对照组的选择发生在病例组选择之前；③在同一个队列研究中，相同的对照组可以用于不同病例组的比较；④病例 - 队列研究的统计方法较复杂，大多数情况下评价效率不如巢式病例 - 对照研究。

（二）实施方法

病例 - 队列研究实施的流程如图 2 - 6 所示。

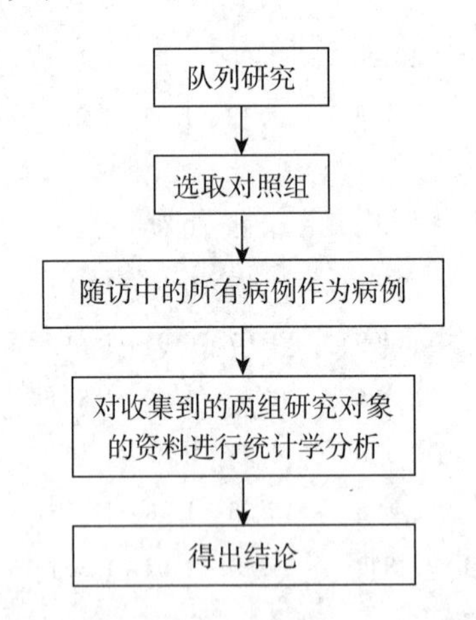

图 2 - 6　病例 - 队列研究的实施方法

（三）估计关联强度

准似然危险度（pseudo risk）：将子队列按有暴露史和无暴露史分为两个相对人群，分别计算暴露组和非暴露组的发病比率。

$$\text{pseudo risk}_1 = A_1/B_1 \tag{2-9}$$

$$\text{pseudo risk}_0 = A_0/B_0 \tag{2-10}$$

$$\text{RR} = \frac{A_1/B_1}{A_0/B_0}$$

式中，A_1和A_0分别表示子队列暴露组中的发病人数和非暴露组的发病人数，B_1和B_0表示暴露组的人数和无暴露组的人数。

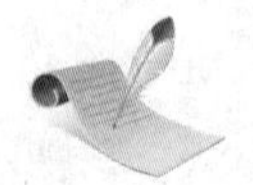

例 2 - 5　一项关于血液透析患者注射右旋糖酐铁出现不良反应（ADR）的病例 - 队列

研究。

（1）研究目的　探讨血液透析患者注射右旋糖酐铁发生不良反应的危险性。

（2）确定队列　以北美 Fresenlus 医疗保健中心全体血液透析患者作为观察队列。全队列建于 1998 年 10 月，随访至 1999 年 3 月，共 6 个月，队列成员中共有 86479 人注射过右旋糖酐铁。

（3）资料收集　收集人口学、药物暴露史、不良反应等资料。

（4）随访不良反应　在 1998 年 10 月至 1999 年 3 月，841252 人次静脉注射右旋糖酐铁中共发生不良反应 165 次，发生率为 0.000196%，约 20/10 万。

（5）资料分析　用非参数统计比较该病例 - 队列研究中的两组数据。Dexferrum（美国 Reget 实验室生产的右旋糖酐铁）和 InFed（美国 Watson 制药公司生产的右旋糖酐铁）用 t 检验和 Fish 确切概率分析，估计 OR 值即 95% 可信区间。

（6）结果　应用 Dexferrum 的患者比接受 InFed 治疗的患者药物不良反应发生率高 8.1 倍。临床上由右旋糖酐铁所致的严重不良反应罕见，难以预测，和使用的药物剂型有关。具体数据见表 2 - 12 和表 2 - 13。Dexferrum：$P_1 = 110/166228$；InFed：$P_1 = 55/675024$；$OR = (110/166228) / (55/675024) = 8.12$，95% 可信区间为 8.08 ~ 8.17。

（7）讨论　奥地利维也纳大学医院的 Horl 在相关评论中与 Chertow 等讨论说："尽管作者们证实，在临床上由右旋糖酐铁所致的严重不良反应罕见，但用蔗糖铁和葡萄糖铁替代右旋糖酐铁治疗更安全。" Horl 强调："不能因为价格较贵而对肾性贫血的终末期肾病患者不使用这些替代性铁剂"，他总结说："应该使用重组人红细胞生成素和更安全的铁剂纠正患者的贫血，而不是右旋糖酐铁"。Chertow 指出："静脉注射无右旋糖酐的铁剂替代右旋糖酐铁治疗是一个复杂的问题，需要从危险性、潜在效益和相对价格等方面进行综合考虑"。

表 2 - 12　右旋糖酐铁相关的主要 ADR 发生率

症状或体征	病例比例（%）	症状或体征	病例比例（%）
呼吸困难	43	癫痫*	5
低血压	23	心律失常	3
胸痛	19	呼吸暂停	2
意识丧失*	12	心跳停止	1
血管性水肿	9	死亡	0.6
可逆精神症状*	6		

注：* 包括神经症状

表 2 - 13　右旋糖酐铁相关的轻微 ADR 发生率

症状或体征	病例比例（%）	症状或体征	病例比例（%）
恶心	34	颤动	6
面色潮红	27	腹泻	5
瘙痒症	25	不安	3
呕吐	23	肌痛	3
皮疹	16	疲劳	2
腹部痛	13	其他（视物模糊、抽筋等）	6
发汗	10		

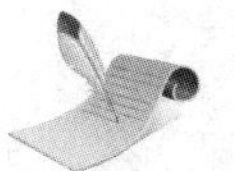

三、病例－病例研究

病例－病例研究（case-only study）探讨不同临床类型或具有某方面标志的病例和无标志的病例与危险因素之间的关系和相互作用。它按病例－对照研究的方式处理资料，以探讨不同临床类型的危险因素的差异或者这个危险因素与该疾病之间的关系和相互作用。研究对象均为患病的病例，不另设未患病的对照组，直接对患病的两个亚组比较，并按病例对照研究的方式处理资料。

（一）特点

病例－病例研究可免除选择对照，特别是免除从对照组中去收集资料，尤其是收集生物标本的麻烦。

例2－6 曾有研究者在江苏太仓、如东两地收集脑卒中的妇女111例，采用病例－病例研究方法探讨了复方口服避孕药（COC）在脑卒中所起的作用，分析COC在影响出血性和缺血性脑卒中之间的差异，旨在进一步澄清COC在脑卒中发病危险性的关系。结果见表2－14，表2－15，表2－16。

表2－14 单因素分析结果

因素	OR	95%可信区间	χ^2	P
COC	3.03	1.27～7.29	7.67	<0.01
BMI≥24	2.99	1.17～7.75	6.47	0.01

表2－15 使用COC时间与妇女脑卒中的关系

因素	脑卒中例数		OR	95%可信区间	趋势检验	
	出血性	缺血性			χ^2	P
不服用	28	3	1		0.062	0.804
1月～	8	7	1.35	0.38～4.81		
60月～	9	5	2.12	0.56～8.37		
180月～	18	2	10.61	2.07～72.56		

表2－16 停用COC时间与妇女脑卒中的关系

因素	脑卒中例数		OR	95%可信区间	趋势检验	
	出血性	缺血性			χ^2	P
不服用	28	33	1		4.07	0.043
1月～	11	2	6.48	1.19～46.47		
60月～	11	6	2.16	0.63～7.64		
180月～	13	6	2.55	0.77～8.78		

Logistic回归模型显示，最后进入模型的变量是服用COC和BMI≥24，服用COC与出血性脑卒中的联系几乎是缺血性脑卒中的3倍（OR＝2.93，95%可信区间：1.28～6.72，χ^2＝6.48，P＝0.01）

从表2－15可以看出，与从未使用COC相比，使用COC发生出血性脑卒中的危险性比发生缺血性脑卒中大，且随着使用年限的增加有增大的趋势，特别是使用15年以上时，这种趋势就更为明显（OR＝10.61）。

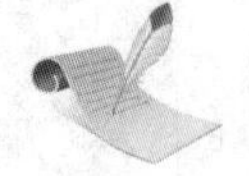

表2－16的趋势检验结果表明：随着停用年限的增加，出血性脑卒中的危险性有下降的趋势，但即使停用15年以上，这种不良反应还可能存在（OR≥2），尚需加大样本量加以验证。

四、病例－交叉研究

日常生活中，人们常会怀疑是否一些特殊的原因激发了事件的发生。例如心肌梗死的患者在发病前如果进行了剧烈的运动或情绪激动，人们常认为是这些因素诱发了心肌梗死。一个人在应用某种药物后出现皮疹，就会怀疑是药物所致。为了确证这种关系是真实存在，还是仅仅是巧合，则需要采用一种不同于传统的设计方法进行研究。M. Madure 在 1911 年提出病例－交叉研究（case-crossover study），该方法可用于研究短暂暴露对罕见急性疾病发生的作用。

（一）概念

如果某种暴露与罕见的事件有关，那么刚好在事件发生前一段时间内的暴露应该比通常情况下或此前较远时间内的暴露更频繁。例如，据报道某种药物可以诱发猝死，如果该报道确切，那么应该可以观察到应用该种药物后一段时间内猝死发生率增加，或者说在猝死前或猝死前几周应用该药的报告增多。因此，如果我们能从许多患者处收集到这些“暴露”信息就可以比较相同研究对象在急性事件发生前一段时间的暴露情况与未发生事件的某段时间内暴露情况，来回答“患者在发病前是否有不寻常的暴露”。

与其他许多流行病学研究方法一样，病例－交叉研究也需要对照数据进行比较，然而它不是在个体间进行比较，而是在个体内部进行比较。换言之，比较个人在疾病发生前的用药或其他暴露与平常的暴露。因此病例－交叉也有病例部分和对照部分，但两部分的信息都来自同一个体。

这里“病例部分”定义为危险期（hazard period），该期是疾病或事件发生前较短的一段时间；“对照部分”为对照期（control period），该期是危险期之外某一特定的时段。研究的是对同一个体在危险期和对照器内的暴露信息（如药物、运动等）进行比较。

在该研究中，还有一个重要的概念——暴露的效应期，它是指因为暴露导致事件发生改变的时间。如果暴露的效应存在延迟或滞留现象，那么效应期并不正好等于暴露期，而是事件发生前最小延迟时间与最大滞留时间之差。每一次暴露与之相对应都有一段效应期。例如，如果某种药物的作用持续 30 分，则每次服药后 30 分被视为效应期，在这 30 分内每个人都有更高的风险。危险期的长度应与暴露的效应期长度相等，其长短可根据研究者过去的经验进行推断。对该期长短的估计非常重要，因为相对危险度的估计值直接取决于效应期的持续时间（即危险期长短）。如果过长估计了该期，许多假暴露变成了暴露因子；如果过短估计了该期，一些真实的暴露就会被排除在外。无论哪种情况发生，都会导致错误，从而降低事件与暴露的关联程度，使事件与暴露的关联不能得到正确评价。因此效应期持续时间的最佳估计值应使非特异性错分最小，也就是 RR 的最大估计值。无论哪种情况发生，事件与暴露的关联都不能得到正确评价。

（二）与其他研究方法的关系

“交叉”一词来自交叉设计试验，即所有研究对象都经过治疗和安慰剂阶段，每个研究对象就是自己的对照。病例交叉设计中每个病例的对照信息是建立在其过去的暴露历史上，因

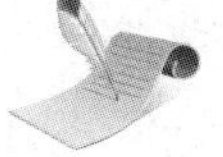

此，在很多方面，这种设计类似于交叉设计试验。但有两点不同：①是研究对象而不是研究者决定暴露时间；②所有暴露均是通过回顾而得到的。

病例交叉设计还可以被视为是配对的病例对照研究设计，因为该设计有危险期和对照期，而且每个研究对象都有其危险期和对照期的暴露信息，即这些病例就是自己的对照，相当于1∶1配比。另一方面，病例交叉研究也可以被视为是回顾性队列研究，因为该设计中的对照数据并不一定完全是计数性资料，还可能有以人时为单位的资料。以人时为单位，病例交叉设计的分析可以看成是若干队列研究的Meta分析，每个队列研究包括一个研究对象，其样本量为1。

（三）统计分析方法

病例－交叉研究的对照数据有两类，第一类是指一段与危险期可比的对比时间段的暴露信息。该类型最为常用，它与危险期的长短相等。例如，如果危险期为5小时，对照期也是5小时，但是它可能在一天或两天前。第二种类型是过去一段时间的暴露信息，可能是过去一个月甚至一年。对于两种不同的对照数据，病例－交叉设计有两种统计分析方法。对照数据来源于可比的对照期：该类型的分析与配对的病例对照研究相同。每一研究对象在危险期和对照期的暴露信息构成的对子组成见表2－17，可用标准的配对病例对照研究方法进行计算。

表2－17　病例交叉设计四格表

		对照期	
		暴露	非暴露
危险期	暴露	a	b
	非暴露	c	d

注：OR＝b/c。

对照数据为过去一段时间的暴露信息的分析按以下步骤进行：①计算危险期观察的暴露比值。在危险期暴露的研究对象的暴露比值为1∶0，未暴露的研究对象的暴露比值为0∶1。②计算预期的暴露比值。预期比值是指如果疾病或事件与暴露的同时出现完全是由机会造成的，其暴露的效应期内疾病或事件的发生比值。如果事件与暴露同时出现是随机的，那么事件在过去一段时间内任何一小时都有相同机会出现。因此预期比值为x∶y，x为暴露效应期的人时，y为未暴露人时。暴露人时（x）＝暴露频率×暴露效应期，未暴露人时（y）＝总人时－暴露人时（x）。③计算相对危险度（RR）。可以将每个人的数据视为一层，按Mantel－Haenszel分层分析计算RR。如某研究对第i个研究对象，观察比值为a_i∶b_i，预期比值为x_i∶y_i。RR的分子是观察比值为1∶0的研究对象y_i的合计，RR的分母为观察比值为0∶1的研究对象x_i的合计。

以Maclure所做的性生活对心肌梗死（MI）的影响为例，其暴露的效应期定为1小时，其对照期为MI发作前一年的时间，则总人时为24×365＋24/4＝8766，对象1的暴露人时＝1×1＝1，未暴露人时＝8766－1＝8765，依此类推见表2－18。

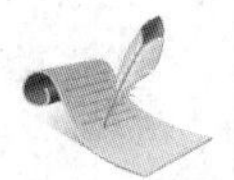

表 2-18　病例交叉设计资料汇总表

对象	MI 前最后一次性生活发生时间	平时的频率	观察比值 (a_i : b_i)	期望比值 (x_i : y_i)
1	5 分	1/年	1 : 0	1 : 8765
2	90 分	2/周	0 : 1	104 : 8662
3	2 日	2/月	0 : 1	24 : 8742
4	3 日	1/周	0 : 1	52 : 8714
5	7 日	2/周	0 : 1	104 : 8662
6	11 日	3/月	0 : 1	36 : 8730
7	14 日	2/月	0 : 1	24 : 8742
8	21 日	2/月	0 : 1	24 : 8742
9	35 日	2/月	0 : 1	24 : 8742
10	20 年	0/年	0 : 1	0 : 8766

表 2-18 中列出了每个研究对象的观察比值和预期比值。RR 分子为第 1 个研究对象的 $y_i=8765$，分母为第 2 至第 10 个研究对象的 x_i 合计，即 $104+24+\cdots+24+0=392$，因此 RR 为 $8765/392=22$。但是，如果将研究的暴露效应期定为 2 小时，则第 2 个研究对象的观察比值由 0 : 1 改为 1 : 0，所有研究对象的期望比值也将随效应期而改变，如第 1 个研究对象为 2 : 8764，依此类推，分子 $=8764+8558=17322$，分母 $=48+104+\cdots+48+0=576$，则 RR $=17322/576=30$。由此可见，RR 的估计值直接取决于效应期的持续时间。

（四）优缺点

病例交叉研究以每个个体作为自身对照，与平行设计相比有许多的优点：①不需要寻找对照组。在寻找对照组非常困难时优点非常突出。在药物流行病学研究中健康对照的选择越来越难，而且对健康对照的面访通常安排在休息时间，这可能造成偏倚。而选择医院患者对照则可能造成选择性偏倚。病例-交叉研究以自身为对照，避免了这些对照选择的困难。②该研究还可节约样本量。由于是匹配数据，在统计分析上具有较高的效率。③减少了病例与对照特征上的不一致。虽然仍存在短暂的个人因素及环境因素的不一致（如情绪或阳光），但对一些难以匹配的因素（如年龄、智力、遗传、社会经济因素等）都可以加以控制。④避免了许多伦理学问题。药物试验研究包括前瞻性交叉试验设计等，可能由于存在伦理学问题不能施行。⑤病例-交叉研究简便易行，花费也较少。

病例-交叉研究存在新颖优势之处，同样存在局限。进行病例-交叉研究时要注意以下偏倚：①信息偏倚。在大部分流行病学研究中，对病例与非病例尽最大可能采用统一标准收集暴露信息，以避免错分偏倚；在病例-交叉研究中，对危险期与对照期暴露信息的询问可能在语言上、方法上不同。②病例内混杂偏倚。使用病例本身为对照消除了那些保持不变的个人特征造成的偏倚，但不能消除那些随时间变化的特征造成的偏倚。如存在这种情况可以采用分层和多变量分析方法进行处理。③暴露的时间趋势带来的混杂。Navidi 首先提出这个问题，并指出 Maclure 的单向回顾性对照样本只涉及事件发生前的暴露，而他提出的对称性双向病例交叉设计研究事件发生前和后的暴露情况，这样可以控制这一混杂。

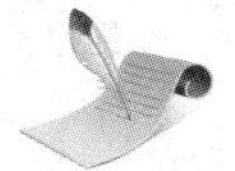

五、病例－时间－对照研究

药物流行病学研究中，如果已知或预知药物的疗效，药物实际上是被选择性地给予特定严重程度的患者，因而药物的使用与疾病的严重程度存在很强的关联，同时疾病的严重程度还与研究的结局，如药品不良反应密切相关，研究中如果不考虑这些因素，结果就会出现指示性混杂。指示性混杂对非试验性研究会产生致命的影响。为此，1995 年 Suissa 提出了病例－时间－对照设计。该设计的应用条件是药物暴露随时间发生变化，暴露在两个或多个时间点进行测量。

（一）基本思想

采用传统病例对照研究时，疾病严重程度造成的混杂往往不能完全控制。这是因为一般情况下，疾病的严重程度没有精确的测量方法，无法肯定疾病严重程度在病例和对照两组间分布一致。根据对照选择的原则，最适合的对照并不是具有相同疾病和预后因素的患者，而是病例自身。根据该观点，Maclure 提出病例交叉设计来研究短暂或急性效应。每个病例以自身在另一时间点上的暴露数据为对照，疾病严重程度造成的偏倚自然得到了控制。但是，病例交叉设计仅适用于短暂效应的研究，因为信息完全来源于病例，如果将该设计扩展至研究慢性暴露，OR 值可能会受到影响。这是因为随时间的推移，药物的使用可能会“自然增加”。药物使用的“自然增加”不仅与研究的事件相关，而且与医疗措施的改变、患者对药物依赖的增加，市场的推广等均有关。这样，药物使用的自然变化趋势会混合到由病例交叉分析所得的 OR 值中。另设一组对照，对照组中每个研究对象也观测两次，则可以消除该影响。这种在病例交叉设计中结合传统病例对照研究设计即为病例－时间－对照设计（case-time control design）。

（二）病例－时间－对照模型

从最简单的病例对照研究情况加以考虑，即感兴趣事件的发生与单一药物暴露（暴露为二分变量）的关系。每个研究对象，无论是病例还是对照，药物暴露与否分别记为 $E=1$ 和 $E=0$（1 使用，0 未使用）。暴露在两段时间进行测量，记作 $j=0$、1，这两段时间可以是彼此相连，也可以彼此间隔。一个研究对象在研究时的暴露相对应的时间段称为当前期（current time），记作 $j=1$；当前期之前的一段时间称为参照期（reference period），记作 $j=0$。当前期长度的规定与研究的假设有关。这里规定：

$$L_{ijkl} = \text{Logit}[P(E_{ijkl} = 1)] \quad (2-11)$$

式中，E_{ijkl} 代表 i 组，时间 j，结局 k，研究对象 l 的暴露情况。P 为概率，Logit 为自然对数。i 等于 0、1 表示对照和病例，j 等于 0、1 分别代表当前时间和参照时间，$k=0$、1 代表事件未发生或发生，$l=1\cdots n$ 代表 i 组内 l 研究对象。$k=1$ 表示在当前时间内的病例组研究对象。

病例－时间－对照的模型为：$L_{ijkl} = \mu + s_{il} + \pi_j + \theta_k$ (2－12)

式中，μ 代表其他暴露造成的效应，s_{il} 是 i 组中 l 研究对象的效应，π_j 为时间 j 造成的效应，θ_k 是发生 k 事件的效应，它是我们感兴趣的参数。患者的严重程度本质上是 s_{il} 的一部分。

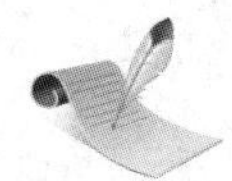

对于病例组有公式（2－13）和（2－14）：

当病例组在当前期时有：　$L_{111l} = \mu + s_{1l} + \pi_1 + \theta_1$　(2-13)

当病例组在参照期时有：　$L_{100l} = \mu + s_{1l} + \pi_0 + \theta_0$　(2-14)

对于对照组有公式（2-15）和（2-16）：

当对照组在当前期时有：　$L_{010l} = \mu + s_{0l} + \pi_1 + \theta_0$　(2-15)

当对照组在参照期时有：　$L_{000l} = \mu + s_{0l} + \pi_0 + \theta_0$　(2-16)

时间的净效应 $\delta_\pi = \pi_1 - \pi_0$，感兴趣的暴露净效应 $\delta_\theta = \theta_1 - \theta_0$。在病例组中仅能得到 $\delta_\pi + \delta_\theta$，而在对照组可以估计 δ_π，这样暴露对事件的发生的效应 δ_θ 可以因此得到估计。

（三）病例-时间-对照模型参数的估计

要估计因为暴露对事件发生产生的效应和时间所造成的效应，可以利用传统病例对照设计中配对数据的计算方法。处于不同期间每个研究对象自身构成了一个对子。假设在一个对子中暴露是条件独立的，应用条件 Logistic 回归模型就可以估计时间和结局效应，而且避免了由于 s_{il} 存在而需要估计的参数。模型 1 中暴露并非独立，因为要与标准的计算方法相符合，这里将暴露视作独立变量。

在条件 Logistic 回归模型中分别定义变量 E、G。E 是指暴露（1 暴露，0 不暴露），G 代表研究的组别（1 病例，0 对照）。如果将结局事件的概率记作 R，用于估计 OR 值的回归模型则是：

$$\text{Logit}(R) = \beta_0 + \beta_1 E + \beta_2 E \times G$$

与暴露相关的风险为 β_2 的反自然对数，即 OR = exp（β_2），由暴露和研究对象组别的交互项所获得，这里 β_2 恰恰等于式（2-5）-式（2-16）与式（2-13）-式（2-14）之差。与时间相关的效应为对照组（$G=0$）中计算得到的 $\text{OR}_{co} = exp$（β_1），相当于 Logit4 - Logit5；另一方面从病例组（$G=1$）中计算得到的 $\text{OR}_{ca} = exp$（$\beta_1 + \beta_2$），相当于 Logit2 - Logit3，除时间效应外还包括了与药物有关的效应。

例 2-7　一项关于吸入 β 受体阻滞剂治疗哮喘与致死性或接近致死性哮喘关系的巢式病例-对照研究，其目的是评价在治疗哮喘时长期吸入 β 受体阻滞剂所带来的风险。研究者利用加拿大某省的健康保险数据库，从中找到了 12301 例年龄在 5~54 岁的哮喘患者，并在 1980~1987 年期间进行了随访，其中发现了 129 例发生致死或接近致死的哮喘患者。在巢式病例-对照研究设计中，研究者选择了 655 名对照，利用传统的病例-对照研究非条件 logistic 回归模型进行分析。研究者将所感兴趣的暴露记作 E，以一年 12 瓶 β-阻滞剂为分类点，将暴露划分为二分变量（≤12 为低，>12 为高）。为了进一步评价剂量-反应关系，暴露又划分为三分变量（低为≤12，>12 为中，≥24 为大量）及保持连续变量进行分析（每月使用的量）。虽然在最初的设计中，对照与病例是匹配的，但是配对的效率实际上微乎其微，因此，研究者在这里采用了非配对的分析（表2-20）。表中 A 行为以二分变量划分的暴露，粗 OR 值 4.4（95% CI：2.9~6.7）。对当前期协变量调整后，OR 值降至 3.4（95% CI：2.5~5.3），进一步将参照期的协变量加以调整，OR 降至 3.1（95% CI：1.8~5.4）。从传统的方法来看，可以认为 3.1 即为最“佳”估计值。

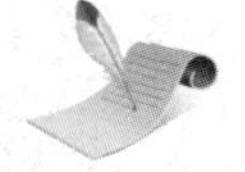

表 2-19 在三种模型和三种形式的暴露下采用传统条件 Logistic 回归分析的结果

当前期 β 受体阻滞剂使用情况（瓶/年）	初值		调整协变量			
			当前期*		当前期及参照期**	
	OR 值	95% CI	OR 值	95% CI	OR 值	95% CI
A 二分变量						
>12 / ≤12	4.4	2.9~6.7	3.4	2.2~5.3	3.1	1.8~5.4
B 三分变量						
13~24 / ≤12	2.9	1.8~4.7	2.3	1.4~3.9	2.2	1.3~3.8
>24 / ≤12	7.3	4.5~11.8	5.4	3.3~9.0	4.9	2.3~10.2
C 持续变量#	1.9	1.6~2.2	1.7	1.5~2.0	2.1	1.6~2.9

*为对当前期因哮喘住院的次数和口服可的松进行了调整；**为对当前期因哮喘住院的次数和口服可的松，以及在参照期内使用 β 受体阻滞剂和口服可的松进行了调整；#为 OR 值以每月每瓶计算。

然而研究者认为这并不足以消除由于疾病严重程度带来的指示性混杂，因此，接下来采用了病例交叉分析，所得的 OR 值为 $OR_{ca}=3.2$（95% CI：1.5~6.8）。此时，病例交叉分析用到了慢性效应，虽然由于用病例自身作为对照，将严重程度造成的偏倚加以了控制，但是引入了由于药物使用在时间上的自然变动趋势所造成的影响。

最后，研究者用病例-时间-对照方法进行了分析。分析结果见表 2-20。表中 A 行是暴露为二分变量的情况，药物本身的效应为 1.2（95% CI：0.5~3.0），自然的时间效应 OR 值为 2.6（95% CI：1.6~4.1）。由于存在这一时间效应，因此，不难理解为什么病例交叉设计所得到的超额相对危险为 3.2（95% CI：1.5~6.8）。显然，病例-时间-对照方法的结果更为合理。表中 B 和 C 行是暴露划分为三分变量和连续变量的分析结果。

表 2-20 在三种模型和三种形式的暴露下病例交叉和病例-时间-对照的分析结果

β 受体阻滞剂使用（瓶/年）	病例交叉		病例-交叉-时间	
	OR 值	95% CI	OR 值	95% CI
A 二分变量				
>12 / ≤12	3.2	1.5~6.8	2.6	1.6~4.1
β 受体阻滞剂 × G			1.2	0.5~3.0
B 三分变量	2.7	1.2~5.8	2.7	1.7~4.2
13~24 / ≤12				1.0~4.3
>24 / ≤12			1.1	0.4~2.5
β 受体阻滞剂 × G			3.1	0.7~12.9
13~24 / ≤12				
>24 / ≤12				
C 连续变量（瓶/年）	2.8	1.6~4.5	1.6	1.2~2.2
β 受体阻滞剂 × G			1.7	0.9~3.0

注：G 表示研究对象组：$G=1$ 为病例组；$G=0$ 为对照组。

（四）优缺点

病例-时间-对照研究设计为解决疾病严重程度等因素造成的指示性混杂提供了一种办法，它将研究对象作为自身的对照，并利用对照组对药物使用自然的变化加以调整，因此，即使在疾病的严重程度并不能够测量时，也可以得到药物的净效应。

与传统的方法比较，病例-时间-对照研究分析结果发生了两项变化。首先，比传统方法估计的 OR 值低。第二，病例-时间-对照研究设计的结果看起来精确度下降了。这种精确度的损失，部分因为研究对象内部存在着相关性，使有效样本量实际上减少所致。

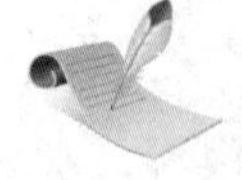

与病例－交叉研究设计比较，病例－时间－对照研究设计将研究范围扩展到了用于慢性暴露的研究。事实上，如果没有药物使用的自然变化趋势，除外时间窗口更长外，该设计可以简化为病例－交叉研究设计。

病例－时间－对照研究设计暴露期的长度取决于药物的作用机制和药物暴露的流行病学知识。暴露期长短的精确规定对分析是至关重要的。缺少精确的日期估计时，各种合理的时间都可以进行尝试，然后进行综合考虑。参照期是疾病过程前的一段时间，也需要对其间的暴露加以确定。参照期必须与当前期一样长，它可以为当前期开始前的一个时间段，也可以为更远的时间，这时需要对研究对象有更为严格的入选标准。所以，采用当前期和参照期彼此靠近的方法较为简单。另一方面，也尽可能防止了疾病严重程度改变造成的偏倚，如果时间间隔过长，疾病严重程度很可能发生改变。简单而言，选择参照期必须理智地对各种因素加以权衡。

与病例交叉设计一样，该方法也存在一定的局限性，这些局限性与病例－交叉研究设计类似。首先，严重程度不变时，以研究对象自身为对照，研究对象本身造成的偏倚可以消除。然而，严重程度随时间发生改变，在病例组和对照组中变化速度不同时，对药物净效应的估计则可能存在某种程度的偏倚。如果 OR 值接近 1，那么这种影响较小。其二，该模型是建立在研究对象内暴露在当前期和参照期条件独立，不存在参照期影响到当前期的效应。如果不独立，可能对结果有影响，但是如果 OR 接近 1，该影响则微不足道。其三，与病例－交叉研究设计不同，该设计仍需要选择对照组，存在选择性偏倚。因为对照在该设计中仍起着至关重要的作用，因此，选择对照时需要倍加小心。

本章小结

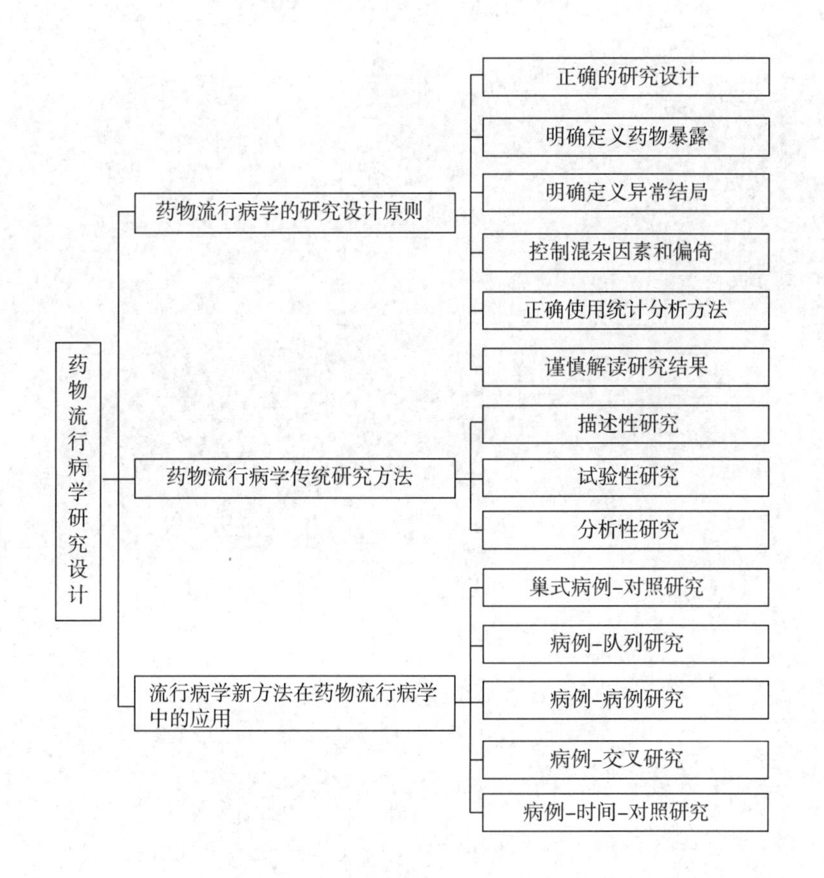

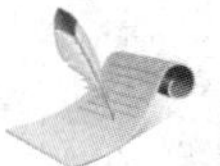

思考题

1. 病例对照研究中病例与对照选择的基本原则？
2. 简述队列研究的基本特点和优缺点。
3. 如何区分描述性研究、分析性研究和试验性研究？
4. 简述常用的抽样方法。
5. 如何使用卡方检验分析不匹配病例对照研究和匹配病例对照研究的组间差异？

（彭晓清　范引光）

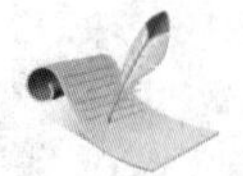

第三章　药物流行病学的研究资料来源及利用

教学目标： 熟练掌握不同药物流行病学研究资料的来源与收集获取途径，能初步开展研究资料收集，学会常用资料数据库检索及现场调查和临床试验数据收集方法。

学习要求

掌握　药物流行病学研究资料的概念、分类及特点。

熟悉　不同药物流行病学研究资料的来源、获取途径、收集方法及相关研究工作。

了解　常用药物流行病学研究资料数据库及现场调查和临床试验的数据收集方法。

第一节　常规资料

常规资料一般是日常性收集、掌握的记录与报表，是长期保存下来的资料。在药物流行病学研究中所使用的常规资料包括公安、户籍和统计部门日常保存的人口资料和死亡资料；卫生医疗和疾病预防部门日常登记和收集的地方病病例卡、病情年报表、病情监测记录、病情统计记录及防治工作记录和报告等疾病统计资料等。此外，根据资料的来源分类，药物流行病学的研究资料还包括有关机构收集的资料、制药企业和药品经销商拥有的资料、医疗机构中可利用的资料和可供参考的文献资料等。

一、生命统计资料

生命统计资料是重要的社会卫生信息资源。从资料内容上进行定义，可将生命统计资料分为人口资料、死亡资料和疾病资料。通过对生命统计资料的系统分析，可以了解疾病的静态特征、动态趋势及与外部因素的关联，揭示疾病的发生发展趋势，提示预防保健的重点与方向，同时还能展示社会经济、行为危险因素、医药政策等相关因素对健康结局的影响。生命统计资料可以反映特定阶段和地区人群疾病模式的特点和转变过程，是药物流行病学研究非常重要的资料来源。

（一）人口资料

人口统计是从数量上研究人口的各种生物特征（如年龄、性别构成），社会特征（如职业、文化及经济状况分布等）的现状、变动及其发展趋势的一门学科。人口统计所获得的数据资料称为人口统计资料，该统计资料可作为研究特定人群分布的直接数据。药物流行病学研究中较常用的人口统计资料主要是特定范围内人口的总数及按年龄、性别、民族、职业、经济状

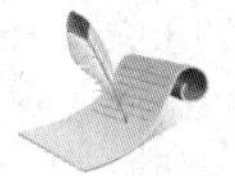

况、文化程度、社会构成、地区分布等特征分组的人口数和构成比。此外人口统计资料还包括人口变动统计资料，如出生统计、死亡统计、人口迁移和人口流动统计、人口增长统计等指标资料。这些资料主要通过人口普查、抽查和依靠户籍制度获得，其原始资料是填报的调查表和填存的户口信息。

人口普查是指在国家统一规定的时间内，对全国人口普遍地、逐户逐人地进行的一次性调查登记。人口普查工作包括对人口统计资料的收集、数据汇总、资料评价、分析研究、编辑出版等全部过程，它是当今世界各国广泛采用的搜集人口统计资料的一种最基本的科学方法，是提供全国基本人口数据的主要来源。许多国家都建立了定期的人口普查和抽查制度。我国于1953年进行了第一次人口普查，其后又于1964年、1982年、1990年、2000年、2010年和2020年分别进行了6次全国人口普查，目前我国人口普查每10年进行一次。最新一次的人口普查表共分为普查表短表、普查表长表、境外人员普查表（供港澳台和外籍人员使用）和死亡人口调查表。调查表项目包括姓名、民族、普查时点居住地、户口登记地、出生地、五年前常住地、行业和职业等信息。在两次人口普查之间我国还会开展一次较大规模的人口调查，也就是1%人口抽样调查。此外某些地区还会定期或不定期进行区域性人口普查或抽查。

人口普查和抽查的数据经整理统计后被编辑成资料汇编，全国人口普查数据可以通过国家统计局官方网站查询，也可在政府机构专业管理部门的人口普查办公室查询，户籍资料可在公安部门查询，是药物流行病学研究资料的重要来源。

在药物流行病学研究中，人口统计资料常被用于在药物流行病学研究中常用于计算相对数中的分母，例如，某地区人群中发生某类药品不良反应的百分比等；也可用于计算调整率（即标准化率）或换算成标准人口构成，在比较地区间药物流行病学结果时用于标准化；此外，人口统计资料中的年龄、性别、地区、经济状况等指标也是影响药物利用的重要因素，可用于定量研究这些因素与药物临床应用的关系，例如，研究人口统计资料中的年龄、性别等因素对药物治疗效果的影响。

（二）死亡资料

人口统计学中死亡统计资料指标主要有死亡人数、总死亡率、年龄别死亡率、婴儿死亡率、标准化死亡率、病死率、生存率。死亡资料也是药物流行病学研究中经常利用的重要资料，这些资料可用于药物流行病学中的严重药品不良反应和药物治疗效果研究。死亡资料还能够提供死亡数据、死亡者性别、年龄等分布情况及死因信息，尤其医疗机构中存储的死亡资料有死者前期详细的诊疗信息。因此通过死亡资料可以研究药物直接或间接引起死亡或不合理用药造成死亡的情况、药品不良反应和不合理用药的严重程度，且能与死者性别、年龄、地区等因素结合做分层研究。此外，利用死亡率的变化与药物销售或使用的数据进行研究，是药物流行病学研究最常用的方法，利用死亡资料有助于发现进行下一步药物流行病学研究的重要线索。

我国有严格的死亡报告制度，且与户籍制度相结合，公安机关根据医疗机构出具的《死亡医学证明书》办理死者的死亡登记及户籍注销，以此途径得到的死亡资料真实可靠。我国目前使用的死亡登记卡中信息主要包括人口学项目（姓名、性别、年龄、婚姻状态等）、社会学项目（居住地、职业、文化程度、家庭状况等）和死亡原因。医疗卫生部门与统计部门一般也保存死亡统计资料，但不保存死亡登记卡片。此外，当地疾病预防控制中心也会保存有地方医

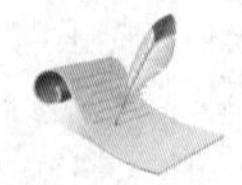

疗机构上报的疾病死亡信息。

虽然我国户籍制度十分严格，所得到的死亡资料相对完整可靠，但近年来流动人口、寄住人口及暂住人口不断增多，死亡漏报和迟报的情况有所增加，故需要较精准的死亡数据时，可进行专题调查，以校正常规资料的误差。

（三）疾病资料

疾病资料主要来源于各级医疗卫生机构原始疾病数据、疾病预防控制中心注册登记数据以及已公开发表的文献资料。疾病资料在药物流行病学研究中占据重要地位。其重要性表现在以下几点。

（1）药源性疾病的研究过程中，患者疾病状况与发展本身就是监测和研究对象，所以这一过程本身就包含有药物流行病学方面的研究。

（2）药品不良反应研究中也以疾病资料为依据。

（3）疫苗接种效果和药物治疗效果研究需要大数据的疾病资料来综合分析，尤其是健康结局指标等数据。

（4）疾病资料中的疾病发病流行情况是影响相应药物利用的主要因素之一，所以它也是药物流行病学研究的重要因素。

（5）疾病的流行情况与某药品销售及使用的动态关系是药源性疾病因果关系研究的重要依据。

（6）疾病资料是药物流行病学研究中重要的研究基础及背景资料，并为其提供线索。

医疗卫生机构拥有患者完整的病历、处方、检验、检查以及随访等信息资料，是反映患者疾病发展和所处状态最直接的资料。此类疾病资料可以通过普查或抽查的方式来获取可参考利用的常规资料。疾病资料普查是对特定范围内全部人口进行疾病情况的调查；抽查是选取一定样本量的人群患者进行调查来反映一定区域人群的患者情况。医疗卫生机构的疾病资料适用于局部地区的药物流行病学研究或进行详尽的疾病分析研究。每个医疗机构都有其自身特点，其人群资料很可能带有选择偏倚，在进行药物流行病学研究时要注意选择多中心研究来降低选择偏倚。

我国拥有严格系统的疾病登记报告制度，并建立了多个生命统计资料数据库（表3－1）。疾病登记报告程序一般是：医疗机构的医护人员将记载患者简单病情的报告卡上报给相应专业疾病防治机构，疾病防治机构对报告卡分类存档，按要求将一段时间内（旬、月、季、年）报告卡的内容归整成统一的报表，并上报上一级防治机构或对外发布。目前我国专业防治机构有疾病预防控制中心、结核病防治机构、血吸虫病防治机构、职业病防治机构、地方病防治机构、肿瘤登记报告机构、心血管病防治中心、肝病防治中心等。这些机构负责收集、管理并分析相应疾病的报告登记数据。例如，传染病登记报告制度是国家立法规定的传染病防治工作中的重要组成部分，它是我国疾病登记报告制度中最严格完善的报告制度。医疗机构发现可疑传染病患者进行登记并报告给疾病预防控制中心，疾病预防控制中心收集保存并分析期间上报的传染病患者资料、传染病疫情及动态发展趋势。此外，为了保证报告资料的准确性，还制定了监测制度。定期监测医疗机构就诊患者病历、处方和实验室检查结果，从中确定传染病患者，将其与疫情报告卡对比，计算出漏报率、错报率并检查其及时性。通过对疫情报表的校正，可得到真实可靠的各种传染病的发生率及其在时间、性别、年龄和地区分布的资料。随着我国卫

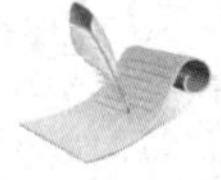

生事业的发展，监测报告的疾病种类将不断增加，疾病资料数据愈加丰富完善。

表3-1　生命统计资料数据库

名称	内容及网址
国家统计局普查数据	人口普查信息 http：//www. stats. gov. cn/tjsj/pcsj/
中国疾病预防与控制中心	传染病、突发公共卫生事件、慢性非传染性疾病、妇幼保健信息 http：//www. chinacdc. cn
国家心血管病中心	国家重要心血管疾病及其环境和行为危险因素的人群监测和随访 http：//www. nccd. org. cn/
中国国家卒中数据管理平台	脑卒中登记报告数据 http：//www. chinasdc. cn/
中国健康与营养调查（CHNS）	美国北卡罗来纳州立大学人口研究中心和中国疾病预防与控制中心共同合作开展的合作项目 http：//www. cpc. unc. edu/projects/china
国家癌症中心（中国医学科学院肿瘤医学院）	组织开展肿瘤登记等信息收集及发布工作 http：//www. cicams. ac. cn/
国家卫生服务调查	抽查获取居民健康状况、卫生服务需求及利用信息的综合性调查 http：//www. nhc. gov. cn/mohwsbwstjxxzx/s8211/new_ list. shtml

另外，国家还要求各级医疗机构对门诊和住院患者逐个进行登记和统计，逐级上报给卫生行政管理部门。目前越来越多的专科疾病中心数据库正在投入建设，促进药物流行病学研究中的大数据应用成为可能。通过利用登记数据库，研究者可研究疾病的发病率、预防、药物治疗与其他治疗服务、临床结果和相关费用等信息，可发现和评估治疗中更加合理的药物治疗手段和干预措施。

我国还有一些公立的健康调查数据库，其中公布的信息资源包含群体疾病资料。国家卫生服务调查是全国性的抽样调查，始于1993年，每五年在全国范围内开展一次，是我国规模最大、唯一通过需方调查全面获取居民健康状况、卫生服务需求及利用信息的综合性调查。调查结果会及时公布在国家统计信息中心官方网站以供下载查询。家庭健康调查问卷由家庭情况、调查前两周病伤情况、调查前一年住院情况、5岁以下儿童、15~64岁妇女健康状况等调查表组成。该调查能提供详细的健康状况资料，用于评估慢性病或急性病症的流行情况、发病率和治疗效果。

二、有关机构收集的资料

国家有关医药卫生及统计部门也拥有可被药物流行病学研究所使用的资料（表3-2），如国家药品监督管理局收集和保存国家上市药品信息资料；药品不良反应监测中心拥有全国药物滥用情况的全面资料及药物、医疗器械和化妆品不良反应的资料；药品审评中心拥有在我国开展的药物临床试验数据；国家海关部门拥有药品进出口报关检验所需要的资料；国家卫生健康委员会有预防接种疫苗使用情况的资料；医疗保险机构拥有受保人群的患病、用药及费用等资料。

表3-2　有关医药卫生及统计部门网站

名称	网址
国家药品监督管理局	https：//www. nmpa. gov. cn/
国家药品监督管理局药品评价中心（国家药品不良反应监测中心）	http：//www. cdr-adr. org. cn/
国家药品监督管理局药品审评中心	http：//www. cde. org. cn/

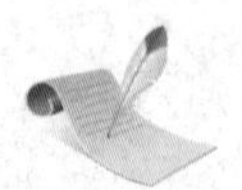

续表

名称	网址
国家医疗保障局	http：//www. nhsa. gov. cn/
中华人民共和国国家卫生健康委员会	http：//www. nhc. gov. cn/
国家中医药管理局	http：//www. satcm. gov. cn/
中国食品药品检定研究院	https：//www. nifdc. org. cn/
全国抗菌药物临床应用监测网	http：//www. chinadtc. org. cn/
国家抗肿瘤药物临床应用监测网	https：//www. natdss. cn/
全国合理用药监测网	http：//www. cnrud. com/
中国医药信息网	https：//www. cpi. ac. cn/

（一）国家药品监督管理局拥有的资料

国家药品监督管理局拥有国产药品和进口药品的相关资料，包括药品中文和英文通用名、商品名、批准文号、剂型、规格、生产企业、产品类型、批准日期、药品本位码等信息。此外还包括医药企业生产质量规范认证信息、药品注册批件信息、非处方药化学药品和中药说明书、药品注册相关专利信息公开、药品生产企业信息、批准药材包、药品销售企业药品经营质量管理规范认证、中国上市药品目录、药品临床试验机构等信息，基本涵盖药品从临床试验、生产到销售等各个环节中的相关信息。相关信息可以从国家药品监督管理局官网上查询获取，可用于药物流行病学研究中对药物的详细评价和进一步研究。

（二）国家药品不良反应监测中心拥有的药品不良反应资料

药品不良反应是指合格药品在正常用法用量下出现的与用药目的无关或意外的有害反应。目前我国药品不良反应上报主要通过自发性药品不良反应报告系统，主要由制药企业以及临床医生、药师、护士和患者自愿呈报。该系统设立了“国家药品不良反应监测中心—省级药品不良反应监测机构—市级中心—县区级药品不良反应监测机构”的四级监测系统，并包括药品不良反应报告与管理、医疗器械不良反应报告与管理、化妆品不良反应报告与管理、药物滥用报告与管理。相关资源在国家药品不良反应监测中心官网中以公告通告、警戒快讯、信息通报、数据发布等形式公布可供查询使用。不良反应报告资源能够帮助探测并确认上市前药物未被发现的不良反应。

（三）国家药品审评中心拥有的药物临床试验数据

药物流行病学研究的内容常常是需要解答药物安全性、有效性和经济性问题，临床试验数据是重要的原始数据，利用价值很高。国家药品监督管理局药品审评中心负责药物临床试验、药品上市许可申请的受理和技术审评，并建设有药物临床试验登记与信息公示平台。可以通过该平台查询在我国开展的药物临床试验资料。但并不是所有登记的信息均会对外公示，基于商业机密等原因，其中只用于监督和管理，如受试药物和对照药物的生产地/生产日期/批号、伦理委员会和知情同意书相关信息、数据监察委员会成员姓名、为受试者购买试验伤害保险等部分信息不公示。

（四）医疗保险机构拥有的医保资料

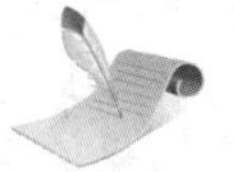

我国市场的医疗保险主要包括城镇基本医疗保险、新型农村医疗合作保险和其他商业医疗

保险。其中前两类保险由政府立法并参与管理，覆盖了中国绝大多数的城镇和农村户籍人口。中国医疗保险数据库包括患者的人口学资料（性别、年龄、户籍等）、完整的住院或门诊医疗服务使用时间、数量、单价、个人支付比例信息以及所在医疗机构的相关信息等。各省市城镇基本医疗保险数据库数据均很完善，且数据结构相对一致。数据经由医疗机构的信息系统导出，存储在医保经办机构。医保数据本身样本量大，能保证研究者在某一大样本量的队列或特定亚组人群中研究某一疾病的情况，通过比较相同结果反应的不同治疗方案，可以对药物经济学和疗效进行评价。但是由于城镇基本医疗保险数据分布在各省市等，加之缺乏实验室及影像学检查结果，以至于目前的研究主要集中在药物经济学领域且缺少全国汇总资料。

此外，还有一些政府机构管理的网站，如抗菌药物临床应用监测网、抗肿瘤药物临床应用监测网、全国合理用药监测网等负责汇总全国范围内医疗机构药品使用数据，因此拥有非常系统且详尽的全国范围药品信息资料，可以用于药物流行病学研究。

三、制药企业和药品经销商拥有的资料

制药企业和药品经销商拥有自身药品相关资料，包括药品研发、生产、销售环节的所有资料。这些资料可用于研究药品市场、药品消费的基本情况以及我国的药品消费模式，有助于掌握药品的使用和药费消耗。但是由于企业对此类药品资料的保护，获取这些资料较为困难。

（一）制药企业拥有的资料

制药企业拥有药品从研发到上市后的相关资料，主要包括上市前药物临床试验资料、临床验证资料、仿制药一致性评价资料、上市后药品不良反应资料、生产和销售资料、临床应用疗效研究资料、某些专题研究资料等。利用这些资料可以进行药品上市后的流行病学研究，如药品不良反应发生与药物销售情况的比较分析；地区或医院销售分布的分析；自身产品与竞争产品在经济性、安全性、有效性等方面的比较分析等研究。

（二）药品经销商拥有的资料

药品经销商完成药品从生产商到医疗机构或患者使用中间的流通环节。在日常工作中，药品经销商一般会记录或保存所经营药品的购进、库存和销售资料。利用这些资料可以研究具体药品的销售总量和总金额，研究其排名以及动态变化等，且可以进行地区间的比较研究。另外，还可以用于研究药品用量与群体药品不良反应或与疾病消长关系的动态分析。

四、医疗机构中可利用的资料

医疗机构拥有详尽的患者人口资料、疾病资料、死亡资料以及药物使用资料，均可用于药物流行病学研究，包括药品出入库记录、处方（包括处方剂量、处方日数）、药品（剂型、剂量、主要成分）及病案。在应用这些资料时，应当注意以下几个问题：考虑到我国的分级诊疗制度以及地域和专科差别，每个医疗机构的资料都有其自身特点，很可能带有选择偏倚；在利用医疗机构的资料进行前后对比分析时，应注意不同时间段诊疗水平、护理质量、医疗设施和医疗费用等差别对结果的影响。

（一）医疗机构药库（房）的登记资料

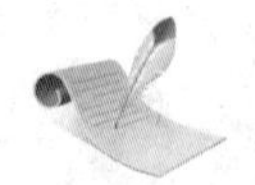

药品进入医院后，首先是入库及入库登记，然后再根据领药单并经出入库登记等手续，发

放到各个药房，最终通过药房发放给患者，从而形成药库和药房的入库和出库登记资料。查阅或统计药库的入库或出库资料，便能基本获得医院总体用药情况。而药房药品发放给患者产生的药品使用数据能够了解具体各科用药情况。

利用药库和药房药品登记资料，可以进行以下工作。

（1）各科用药特点及差异的分析比较，药品销售额或用量排序及原因的分析，医院里某种药、某类药及所有药物销售额或用量的数年动态变化及原因分析等。

（2）不同医疗机构用药情况的对比分析等。

（3）利用数家或数十家有代表性医疗机构的用药数据，了解或估计某地区用药情况的分析研究等。医疗机构内药库（房）的资料包括入库资料和出库资料，其中药品数据往往大于患者的实际用药量，在进行分析研究时，应特别注意。

（二）医疗机构处方资料

根据《处方管理办法》第二条规定：处方是指由注册的执业医师和执业助理医师（以下简称医师）在诊疗活动中为患者开具的、由取得药学专业技术职务任职资格的药学专业技术人员（以下简称药师）审核、调配、核对，并作为患者用药凭证的医疗文书。处方包括门诊患者处方和住院患者用药医嘱单。门诊处方格式由三部分组成：前记、正文和后记。前记包括医疗、预防、保健机构名称、处方编号、费别、患者姓名、性别、年龄、门诊或住院病历号，科别或病床和床位号，临床诊断，开具日期等，并可添加专科要求的项目；正文分列药品名称、剂量规格、数量、用法用量；后记包括医师签名和（或）加盖专用签章，药品金额以及审核、调配、核对、发药的药学专业技术人员签名。一张门诊处方包含了患者人口资料、疾病资料、用药资料，但缺乏详细的疾病资料，比如实验室和影像学检查。处方一般在医疗、保健机构或药品零售企业中长期保存。普通处方、急诊处方、儿科处方保存 1 年，医疗用毒性药品、精神药品及戒毒药品处方保留 2 年，麻醉药品处方保留 3 年。由于处方的保存时间有限，故一般不适宜进行长期的动态分析。但随着医疗机构信息化系统的建立和完善，电子处方的使用大大延长了处方保存时间。

处方是医嘱用药的原始资料，与药库（房）的登记资料比较，它具体地记录了每个患者的用药情况，更真实地反映出医院的用药情况，是药物流行病学研究中经常利用的资料。利用处方资料可以进行以下研究。

（1）处方的事故性（责任性）和技术性差错分析。

（2）合理用药分析。

（3）用药剂量、疗程和联合用药模式及医师用药习惯的分析。

（4）某药占该类药品处方百分比及某类药占总处方百分比的调查。

（5）各种药品和各类药品处方数的排序调查。

（6）年龄、性别和季节等与用药的关系或对某药应用影响的调查分析。

（7）不同医师用药情况的对比分析。

（8）各科室用药情况的比较分析。

（9）不同医疗机构用药情况的详细对比分析等。

（10）用药依从性调查分析和药物经济学分析。

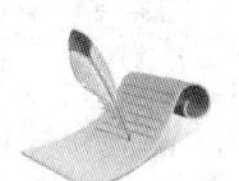

有些患者并不一定用药或完全按医嘱用药，增加了研究难度。此外纸质处方资料检索（查

找）不便，主要是由于处方一般按时间段或科室汇总装订，因此不能通过疾病名称、药品名称等途径直接查找有关处方，致使特定范围处方资料的收集比较费力。但是，随着医疗机构电子信息系统的建立和完善，处方资料存储于计算机后，可通过相关软件系统进行处方的精准检索和统计，并可以延伸查阅对应的病案资料。处方资料电子化扩大了资料本身的利用价值和范围，药物流行病学研究可以以处方资料（药物使用）为途径，对有关病案资料进行分析和研究。

（三）病历资料

病历，亦称病史、病案，是医务人员对患者患病经过和治疗情况所做的记录，是医疗活动中形成的文字、符号、图表、影像等资料的总和，包括门（急）诊病历和住院病历，它客观、完整、连续地记录了患者的病情变化及诊疗过程。住院病历资料在整理归档之前称为病历，而转交到病案室并经病案管理人员整理后归档即成为病案。病历资料内容非常丰富，包括上述涉及的人口学资料、疾病资料、死亡资料以及药品不良反应报告资料、处方资料等。

住院病历内容包括住院病历首页，入院记录、体温单、化验单（检验报告）、影像检查资料、手术记录、麻醉记录单、医嘱记录单、护理记录、出院记录（或死亡记录）、病程记录（含抢救记录），疑难病例讨论记录、会诊意见、上级医师查房记录、死亡病历讨论记录等。其中病历首页信息丰富，包括患者姓名、性别、年龄、民族和身份证号等人口统计学项目；入院病情、科别及诊断、出院诊断、病情及诊断编码等疾病信息；过敏药物等用药信息；住院费用、病历号及有关人员签章等其他信息。与制药企业、药品经销商和医疗机构药库（房）的药品销售资料相比，病历中药品使用资料更详细、更真实地反映药物使用情况和治疗效果。病历资料是药物流行病学研究中最基本、最全面的资料，包含研究分析中四个关键要素：药物使用/药物暴露数据、健康结局测量数据、患者特征和潜在协变量。近年我国医疗机构已基本完成电子信息系统的建立，开始应用电子病历。电子病历是以计算机为媒介电子化方式管理的个人病历信息，可在医疗中作为主要的病历信息来源，且提供超越纸质病历的服务，满足所有的医疗、法律和管理需求。随着信息化系统的逐步完善，电子病历具有提供有关个人终身健康状态和医疗保健行为的全部信息的能力。电子病历便于收集、汇总、保管，能够通过多种途径或方式来进行检索和分类统计。

病历是药物流行病学研究中最基本、应用最为广泛、利用价值最大的资料，其与临床试验或研究不同，展示的是一个真实世界的住院和门诊医疗过程，记录资料详尽，一般不存在由于信息不完整导致的研究局限。病历资料可用于回顾性与前瞻性研究，主要包括以下四个方面。

（1）药物安全性研究　药品不良反应系列病例分析研究；不同人群、科别、疾病中不良反应发生的研究；药品不良反应致住院延长、费用增多或入院等的研究；药源性疾病致住院研究；药品不良反应病例－对照及回顾性队列研究等。

（2）药物应用研究　某种疾病用药情况的分析；某种药物应用情况的分析；不同人群、地区、时间用药情况的分析；药物利用评价研究等。

（3）药物有效性研究　不同药物治疗效果的比较、不同群体药物治疗效果研究等。

（4）药物经济性研究　药物治疗与其他治疗方案之间、不同治疗方案之间的经济效果的分析等，较复杂的分析研究，大多以治疗方案的简单费用分析为基础，而简单费用分析几乎均以病案为基础。

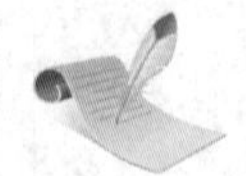

五、文献资料

获取医药信息资料最常用、最丰富的来源是文献资源。文献资料也是药物流行病学研究资料的主要来源之一。文献是用文字、图形、符号、声频、视频等技术手段记录人类知识的一种载体。文献不仅包括各种图书和期刊，而且包括会议纪要、科技报告、专利文献、学位论文、科技档案等各种类型的出版物，甚至包括用声音、图像以及其他手段记录知识的全部现代出版物。按照内容性质和加工程度的不同，文献可以分为以下三个级别。

（一）一次文献

一次文献是指首次出版的各种文献，也称原始文献。如期刊论文、科技报告、会议论文、专利说明书等。一次文献是以科研生产活动的第一手成果为依据而创作的文献，内容丰富，参考价值大。一般来说，一次文献是在整个文献中数量最大、种类最多、所含新内容最多、影响最大的文献，是检索利用的主要对象。其中药物流行病学研究最常检索的一次文献主要为期刊、学位和会议论文。

（1）期刊　又称杂志或连续出版物，是药学文献的主要来源和途径，具有内容新、数量大、品种多、周期短和报道快等特点，是图书编写及相关药物流行病学研究的重要资料来源。目前涉及药学信息的期刊非常多，国内正式出版的杂志有500多种，其中药学类的近百种，国外出版的药学杂志则更多。

（2）学位论文　是高等院校、科研机构的毕业生为获得各级学位所撰写的论文。根据授予学位的级别不同，学位论文分为学士论文、硕士论文、博士论文三种。

（3）会议论文　是在会议等正式场合宣读首次发表的论文。会议论文属于公开发表的论文，具有一定的学术价值。国内和国际学术交流会议一般会出版会议论文集。

（二）二次文献

二次文献是在大量收集原始文献的基础上，经过分析、归纳、重组后出版的文献，主要是报道和查找一次文献的检索书刊，如各种目录、题录和文摘等。二次文献是一次文献的集约化、有序化的再次出版，是贮藏、查询一次文献的主要、科学的途径。在充分利用好二次文献的基础上检索一次文献可起到事半功倍的效果。

（三）三次文献

三次文献是利用二次文献提供的线索，选用大量一次文献的内容，经综合、分析和评述再度编写的文献，如各种述评、进展报告、动态综述、手册、年鉴和百科全书等。

网络信息资源是目前文献资源的主要来源，是指通过计算机网络可以利用的各种信息资源的总和。具体是指所有文字、图像、声音、动画等多种形式的信息以电子数据形式存储并通过网络通信、计算机或终端等方式查看、下载的资源。网络资源信息量巨大、增长迅速、信息的传递和反馈快速灵敏，具有动态性和实时性等特点。网络上文献资源主要可通过查阅相关数据库、电子图书、电子期刊、专业网站等途径来下载和利用。目前主流的国内医学和药学数据库有中国知识发现网络平台（中国知网）、维普期刊资源整合服务平台（维普资讯）、万方数据知识服务平台（万方数据）、中国生物医学文献服务系统（SinoMed）、读秀知识库等，这些数据库收录图书、期刊、报纸、学位论文、会议论文等多种文献资源，提供文献搜索、阅读、文

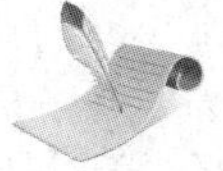

献传递、参考咨询等多种功能。国外常用数据库有 PubMed、ScienceDirect、Web of Science、EMBASE 等（表 3 - 3）。

表 3 - 3　常用医药文献数据库

数据库	内容及网址
中国知网	是中国国家知识基础设施，是世界上全文信息量规模最大的“数字图书馆”，包括《中国知识资源总库》及 CNKI 网络资源共享平台 https：//www. cnki. net
维普资讯	该数据库包括《中文科技期刊数据库》《外文科技期刊数据库》《中国科技经济新闻数据库》《医药信息资源系统》等数据库组成 http：//www. cqvip. com
万方数据	该数据库已收载学术论文达 1. 3 亿篇，其中期刊论文 3100 多万篇，学位论文 630 多万篇 http：//www. wanfangdata. com. cn
SinoMed	由中国医学科学院医学信息研究所/图书馆建立，主要包括中国生物医学文献数据库和西文生物医学文献数据库等 8 个数据库 http：//www. sinomed. ac. cn
读秀知识库	全球最大的中文文献资源服务平台之一，收录图书、期刊、报纸、学位论文、会议论文等多种文献 http：//www. duxiu. com
PubMed	美国国家生物技术信息中心开发的网上检索系统，收录来自于 MEDLINE、生命科学杂志和在线图书文献超过 3000 万篇 https：//www. pubmed. ncbi. nlm. nih. gov
ScienceDirect	是 Elsevier 为其电子期刊和电子图书提供的网上服务平台，内容涉及生命科学、物理、医学、工程技术及社会科学 https：//www. sciencedirect. com
Web of Science	包括 5 个引文数据库和 2 个化学数据库，包括科学引文索引（简称 SCI） http：//www. isiknowledge. com
EMBASE	生物医学与药理学文摘数据库，覆盖各种疾病和药物信息。在欧盟和美国上市的药物，需要至少 1 ~ 2 周进行药品不良反应监测，Embase 为必检数据库 http：//www. embase. com

第二节　专题资料

专题资料是指为进行某一专题研究的需要而收集获得的资料。它的优点是具有真实性和完整性，对于研究的专题内容全面；缺点是不易获得、延续性差、样本量小。然而常规资料与专题资料的划分只是相对的，例如，一次人口普查获得的资料，就这次普查来说，属于专题资料，而多次人口普查资料的累积资料又是常规资料。常规资料具有容易获得、样本量大、种类多、资源丰富等优点，但同时存在真实性和完整性较差、内容不够深入和相互分割的特点，因此进行药物流行病学研究时常需开展专题研究。专题资料的收集方式与一般流行病学研究类似，包括现场调查和临床试验等。

一、现场调查

（一）选择主要观察项目

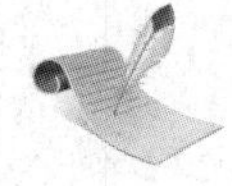

在进行药物流行病学研究时，当已经决定采用何类研究方法，初步决定选择研究对象及样本大小后，研究者的另一个重要问题，即选择主要的观察项目。例如，在进行抗高血压药物疗

效和依从性的调查研究时，收缩压和舒张压的测量常为观察的主要项目，用此项目能简要而明确地回答所研究的问题。观察项目又可分定量、定性两类。

1. 定量资料　有离散型变量（孕次、产次、子女数等）与连续型变量（年龄、身高、体重、血压等）两种。

2. 定性资料　①二分类变量：如男、女，患者与非患者等；②多分类变量：如职业可分工人、农民、干部等；③有序分类变量（亦称为等级资料）：如吸烟与饮酒的程度可分重、中、轻度及无此嗜好等。

研究者确定观察项目后，在拟订调查表时按要求逐项列入，使收集的资料更完整，便于在资料分析时能进行定量或定性分析。

（二）调查表

调查表没有固定的格式，其内容完全取决于设计者的意图与研究目的。任何一项调查研究均须拟订相应的调查表。调查表设计的优劣直接影响研究工作的成败，研究者应查阅有关文献，借鉴他人的经验，拟订专用的调查表。

1. 调查问卷的设计与书写　在确定调查内容和研究变量后，需要设计资料的收集方式，问卷调查是药物流行病学中资料收集最常见的方式之一。调查问卷是在正式调查前制作好的、包括各调查项目的书目材料或电子文件材料，可以是简单的调查提纲，也可以是完整的调查问卷。调查问卷应以委婉的语言突出研究的目的和意义，还要让被访者觉得能从中受益从而积极配合调查。问卷语言需要精炼，尽量采用量化的指标，避免不确切的用词，避免暗示性提问，每个调查项目都要用通俗的文字准确无误地表达，不应使被调查者产生误解或出现不同的理解。避免使用专业术语和含糊不清的问题。一般问题的调查顺序应由易到难。

调查表中的问题根据研究目的和作用分成分析和调查两类，分析类问题是直接用于计算研究指标所需的内容，备查类问题是为了保证分析类问题填写的完整、准确、补报、核实和更正而设置的，如姓名、联系方式等，通常不直接用于分析。

从调查项目的提问形式和类型来看，可分为开放性和封闭性问题。开放性问题不设置答案选项，而是由研究者借助一定的测量工具进行测量（如血压、血脂）或让被访者按照自己的想法和方式回答问题，如询问“你最近有没有哪里不舒服?”此种方式收集到的资料往往信息比较大，但信息偏倚也较严重，给资料的分析带来障碍。封闭性问题是研究者设置几个答案选项，从中进行选择。封闭性问题回答方便，也易于统计。

2. 调查表具体内容　调查表一般由两部分组成，首先是一般记录项目，例如姓名、性别、年龄、职业、婚姻及家庭地址等，为研究项目提供基本材料。其次为研究所需要的各种主要数据。

（1）调查项目必须有明确的用意，所使用的语言准确、简练，文字通俗易懂。

（2）项目的数量，应该调查的项目一个也不能少，而与研究无关的项目则一条也不必列入。

（3）项目须有严密的逻辑性，如欲获得吸烟习惯方面的完整信息，应先问“你吸不吸烟”，如回答不吸，则该信息收集到此为止。如回答“吸”，则须继续询问“你是否每天吸纸烟”，再询问“你每天平均吸几支烟”，这样是合乎逻辑有层次的调查。有选择性答案的调查表，在设计时，应将所有可能回答的结果都列入调查表中，例如询问“你爱吃酸还是爱吃辣”，如答案中只有“爱吃酸”与“爱吃辣”两项，则将“既爱吃酸，也爱吃辣”“既不爱吃

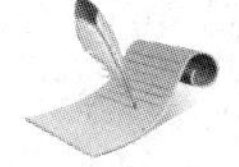

酸，亦不爱吃辣”两项可能回答的信息丢失。应将这四种可能回答的答案均列入表内。

（4）调查表的内容应尽量选用客观指标，如询问“你是否有胃病”，不如询问“你是否被诊断为胃溃疡、胃炎或其他胃病”，且应查阅病案记录。

（5）尽量获取定量资料，如询问“你是否经常、偶尔吃水果”，不如询问“你平均每月吃几斤水果”，再按定量分级。

3. 调查表的形式

（1）开放式调查　调查者提出问题后，由被调查者自由回答各个问题，故答案往往不够规格化，不便于统计整理与分析，一般不易获得定量资料。

（2）封闭式调查　所有可能回答的答案均由研究者罗列于询问的问题之后，由被调查者从中挑选，故能获得定量资料，便于整理分析。目前多采用计算机处理资料，封闭式问题更能显示其适应性。

调查表一般为一人一表，如有些共同因素可采用一户一表或一班一表等。

（三）调查员

药物流行病学调查研究工作往往不能只由一个或几个研究设计者来完成，而要有一批经过培训和工作态度良好的调查员来共同完成。调查员应仔细逐条阅读调查问卷，并能对受访者清晰无误地大声朗读出问卷，并遵循调查表中的语言。他们应具备必要的流行病学知识，了解调查的目的，熟悉调查方法和调查项目的意义，具有实事求是的科学态度，调查时认真负责，不随意编造结果。要善于联系研究对象，取得其群众的合作；填写调查表字迹要清楚，能妥善保存资料；调查员的文化水平要求基本一致，以免带来误差。

（四）现场观察与外环境有关因素的调查

例 3

高血压防治知识调查问卷

亲爱的患者，您好！此问卷的目的是为了解您对高血压防治知识的认识，加强防治意识。希望您在百忙之中抽出一点宝贵时间认真、如实作答，本次调查为匿名调查，研究结果将用于高血压病患者健康促进或防治政策的制定，感谢您对我们工作的支持！

一、基本信息

1. 您的性别________　　您的年龄________（周岁）　　您的学历________
　　您的体重________（kg）　您的身高________（cm）　　联系方式________
　　合并其他疾病________（体检报告）

2. 家族遗传史

父母，兄弟姐妹中是否有人患有高血压　□是________　□否　□不知道

3. 生活习惯

吸烟　□是　________支/天（是否戒烟□是　□否）　□否

喝酒　□是　白酒________两/天　□否
　　　　　　啤酒________瓶/天
　　　　　　红酒________两/天
　　　　　　果酒________两/天

口味是否偏重（食盐摄入量）　　□是　□否

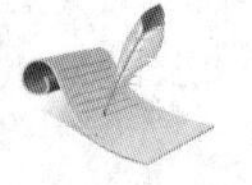

二、对于高血压的认知（知晓率）

1. 您知道您的血压应该控制在多少吗？（是否知道血压需控制在140/90mmHg、130/80 mmHg）

□是　　　　　　　　　　　　　　□否

2. 您认为高血压能治愈吗？

□不能治愈，但多数能控制在良好水平　　　　□能完全治愈

3. 高血压如果得不到控制，会不会导致其他疾病，如冠心病、脑卒中（中风）、肾功能不全、心力衰竭？

□是　　　　　　　　　　　　　　□否

4. 您认为一个高血压患者血压控制稳定时，是否有必要继续服药？

□是，必须坚持用药　　　　　　　□否，血压控制不好时再吃药

对发生疾病流行的地区应进行现场观察，以便了解疾病发生的经过和有关致病因素等。不同疾病有不同的调查重点，例如肠道传染病应着重调查供水系统、卫生情况、食堂与饮食卫生、粪便管理等。对非传染性疾病应了解工作环境、劳动环境中是否有致病因素存在。如条件许可，对外环境污染情况应进行必要的检测。

三、高血压的用药现状

1. 您通常从哪儿购买降压药？（多选题）

□医院药房　□社会药店　□诊所　□网上药店　□其他________

2. 选择降压药时，您比较关注药物的哪些方面？（多选题）

□疗效　□安全　□价格　□使用方便　□其他________

3. 您目前服用的降压药物（包括名称、剂型和厂家）、用法用量及用药时间为：________

____

4. 您每月在治疗高血压方面花费的药费大约________元？

5. 您认为目前您在降压药物这方面的花费如何？

□太高　□高　□适中　□不高

6. 应用降压药后，您有没有出现过药品不良反应（副作用）？

□没有出现过　□出现过　□记不清　□不知道

7. 在高血压治疗过程中，您有过以下用药行为吗？（多选题）

□凭感觉用药（比如没有症状就不用药，感觉不舒服多吃一片）

□不愿或不敢吃降压药　□自行购药服用　□用药不规律，未按时服药

□擅自停药　□擅自换药　□不关注降压药物效果

□定期输液治疗高血压　□服用保健品降压　□使用电子仪器降压

□重复用药　□其他________　□无

四、高血压的控制与监测（治疗率与控制率）

1. 应用降压药后，您现在血压控制在什么范围？

□ <150/90mmHg　□ <140/90mmHg　□ <130/80mmHg

□其他________　□实测血压________ mmHg

2. 您知道预防高血压有哪些方式吗？（多选题）

□低盐饮食　□加强锻炼　□控制体重　□戒烟限酒　□心理平衡

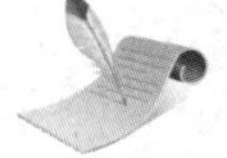

3. 您多长时间测量一次血压？

□每天　□每周　□每月　□3个月　□半年

□没再测量过　□想起来再测量　□记不清

4. 若测量血压，您在哪里测量？

□医院　□卫生院　□诊所　□药店　□家庭

5. 若在家测量血压，用什么血压计？（多选题）

□袖带式电子血压计　□腕式电子血压计　□水银柱式血压计　□都不用

五、高血压的科普宣传

1. 您获取高血压用药知识和信息主要通过：（多选题）

□医生　□药师　□护士　□亲友　□药品说明书　□报纸、杂志科普读物等

□网络　□健康知识讲座　□电视、广播　□其他________

2. 您觉得网上的高血压相关信息是否可信？

□都是真的　□不一定，还是要听医生的　□不一定，要看自己的疗效　□都不可信

3. 患高血压后，您用药时主要依据：（多选题）

□医生交代　□药师交代　□自己或他人以往用药经验　□亲友建议

□药品说明书　□网络信息　□药品宣传广告　□其他________

4. 有医务人员主动对您高血压进行电话或其他形式随访或评估管理？

□是，若是，多长时间一次________　□否

5. 您需要药师定期做高血压相关的用药指导吗？

□是　□否

6. 您需要药师提供什么形式的科普宣传？

□现场咨询　□教育讲座　□发放科普材料　□网络宣传（抖音、公众号）

感谢您的配合！

调 查 员：

调查时间：　　年　　月　　日

解析：

此调查表中调查的变量包括定量资料和定性资料。定量资料如表中涉及的患者身高、体重、年龄和费用等。定性资料如药品购买途径等。本调查表采用的是封闭式调查的设计方法，所有可能的答案均罗列于问题之后，由调查者现场询问被调查者得出调查结果，旨在了解被调查者对高血压防治知识的认识，加强防治意识。

（五）可行性试验

可行性试验（pilot study）亦称预试验，指在正式实施一项调查研究之前，完全按照原设计的要求进行一次小规模的调查，其目的是使研究者通过实践，根据业务水平及人力、物力等条件来衡量原拟订的计划是否可行，亦可发现原设计中存在的问题等。例如调查对象的标准是否合理，样本量是否够大，调查表中是否有含混不清的项目，使被调查者难以回答，调查的项目是否过多而使被调查者感到厌烦等。

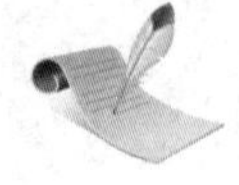

现场试验应估计多方面的可行性，例如当地领导对该调查工作的支持，有关人员的配合，被调查人群对本次调查的态度等，甚至交通、工作人员的生活条件等均应考虑到。设计者应亲

临现场，以便做出有把握的估计。另一方面，全体工作人员通过这次实践，使设计者能实地考核每一个调查者的素质及业务水平，必要时可对调查研究进行调整，以提高研究工作的质量。如果可行性试验完全遵照原设计的方案进行，其所获得的资料可并入正式调查研究的资料中。

（六）“无应答”反应（non-response）

药物流行病学调查有发函调查及调查员询问调查两种。前者的“无应答”是不回函，后者是在调查时找不到被调查者，或遇到被调查者但其又不合作，拒绝回答一些问题，或神志不清，不能准确回答问题等。无论是哪一种“无应答”均能使研究的结果产生偏倚，因此应力求补救。当“无应答”率高时，例如仅有2/3（或更多一点、如75%）的被调查者回答问题，这项调查就没有代表性，其所得的结论是不可信的，这项调查的结论不能推广。

遇到“无应答”者时应分析其原因，是否由于调查项目或调查方法不适当或因其他种种原因等，应加以补救。

如果有相当多的“无应答”反应者，可对他们随机抽样补查来获得应答，再比较他们的答复与一般应答者的答复，如两者无显著差异，则对“无应答”者可不再介意。

二、临床试验

临床研究资料的收集和管理工作是临床研究设计和实施阶段的主要工作内容，具有线性、多阶段、多环节的特点（图3－1）。

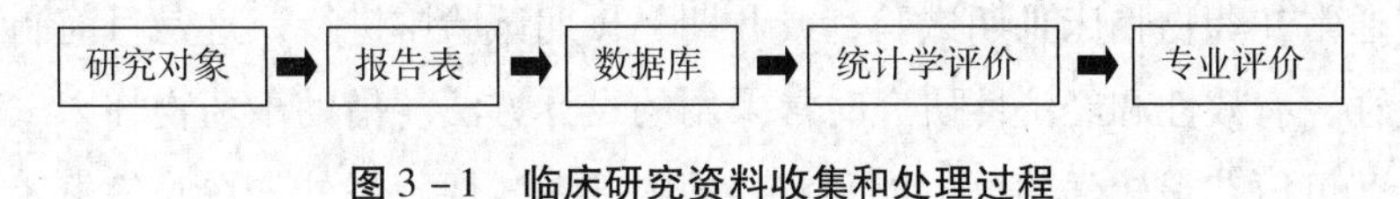

图3－1 临床研究资料收集和处理过程

（一）临床试验数据的收集内容和范围

临床试验的资料收集常集中于PIO类指标，如研究对象特征指标（population/patients，P），干预或暴露测量指标（intervention/exposure，简写成I或E）以及结局测量指标（outcome，O）等。这些指标可大体分为四种类型。

1. 单纯生物学指标 即临床常用的一些硬指标，如病死率、不良反应发生率、痊愈率、复发率以及其他一系列有关人体生化、生理学指标等临床传统观察指标。

2. 健康相关生存质量及其衍生指标 随着疾病谱及医学模式的转变，一些全面反映患者健康与生存状态的指标，如健康相关生存质量（health related quality of life，HRQL）、质量调整生命年（quality-adjusted life years，QALYs）、伤残调整生命年（disability adjusted life years，DALYs）等，在临床研究中已得到广泛应用。

3. 临床经济学指标 如直接医疗成本、间接医疗成本等一系列费用指标，可用于成本效果分析（cost effectiveness analysis，CEA）、成本效益分析（cost benefit analysis，CBA）、成本效用分析（cost utility analysis，CUA）等。

4. 人口特征指标 包括性别、年龄、种族、职业、教育程度及其他一些社会经济学指标等。

（二）临床试验数据的收集方法

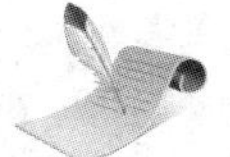

在确定了临床资料的收集范围与内容后，通过何种途径、方法收集则成为关键，这也直接

决定了数据收集的质量好坏。

1. 设计专门的资料收集工具 根据研究内容，设置基本条目与备查条目，形成专门的资料收集工具，如临床试验记录表等。基本条目是指与试验目的密切相关，必不可少的内容，备查条目是用于质量控制的一些项目。在临床试验中，还可适当增加一些备选条目，以便尽可能多地收集信息。若填写项目或回答问题较多时，可采用一人一表的格式，每份表只填写一个研究对象的所有相关内容；若项目较少时，可采用一览表的形式，即在一份表内同时填写多个研究对象的相关信息。

2. 确定采集方式 采集方式主要有直接观测与访问等。直接观测是指研究人员直接到现场对观察对象进行观察或测量，得到相关数据信息，如临床试验中有关体检及实验室资料的收集就采用这种方式，直接观测得到的数据较为客观真实。访问法需要试验对象的配合，通过试验对象自己回答问题来完成资料的收集，常见的访问方式有：面对面访问法、电话访问法、信访法等。

（三）临床试验的研究设计

药物流行病学研究的应用范围日益广泛，不同研究目的的药物流行病学研究决定了其不同的临床试验设计方法与流行病学数据的收集与分析方法，每种方法各有利弊，也各有其适用条件。

1. 前瞻性临床试验 药物流行病学的前瞻性研究设计是将药物流行病学研究与药物临床试验相结合，通常在药物临床Ⅲ期试验，或Ⅱ期、Ⅳ期试验中进行，这是目前制药厂家对新药进行药物安全性、有效性和经济性研究时常采用的设计方法。借助于药物临床试验严格的随机对照双盲设计，可以获得较强的可行度和较高的内部有效性。另外，在收集患者卫生服务利用资料的同时，也可以调查患者的工作活动能力以及药物治疗过程中患者生命治疗或效用变化的信息，因而具有高效率和高时效性。但由于药物临床试验设计中严格限制外部条件，且常在特定的医疗机构中展开试验，因而外部有效性较低。

2. 回顾性临床研究 通过对已有的患者信息及药物治疗及费用资料进行回顾性收集，该方法是一种省时省钱的药物流行病学研究方法。在经济学研究中难以获得患者生命质量、效用和工作活动能力丧失情况的资料，因此不能进行成本效用分析。在测量药物治疗方案的间接成本时也有一定的困难。

3. 模型法临床研究 当大量基础数据（如临床试验数据）不易得到，研究时间很长（如心脏病预防），或研究预算受到约束时，数学模型便可解决上述问题。根据所研究的医疗问题是属于当前疾病的临床决策，还是将来疾病的预防或健康促进干预，可选择临床决策分析模型和以流行病学为基础的数学决策模型。根据现有文献资料、专家意见，有时也收集必要的基础数据，建立检验假设和模型，并进行广泛的灵敏度分析。由于无法计算检验模型的统计量，不能进行显著性检验，只能根据可信限范围来检验不同假设条件下结果的灵敏度。在建立假设和模型时较易产生假设偏倚，因而结果的可信度和准确度相对较差，在定价和补偿决策时应谨慎对待。

4. 混合研究设计 混合研究设计是以上几种研究设计方法的综合运用。通常从前瞻性或回顾性临床试验中已获得足够的基础数据，为了对药物的安全、健康和经济结果做出有效的推论，仍然需要延伸推广临床试验基地中获得的数据和假设，来估测患者的最终健康结果和药物

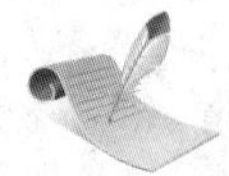

的成本效果。降压药的临床试验就是一个很好的例子，这个试验通常以安慰剂作为对照，验证试验组和对照组之间患者血压水平是否存在显著性差异。但是，药物流行病学研究要求这种药物治疗与其他降压治疗方法进行比较，理想的试验是要求估测患者治疗几十年以后的最终健康结果。因此，这样的成果效果研究可能会利用已有的前瞻性研究的临床结果。混合研究设计方法的优点是可以利用几种研究设计来解决单独某一设计不能解决的问题。其主要缺点是，这种多层次的设计方法过于复杂，而且也常不易做到对患者生命治疗、效用及工作活动能力丧失情况的研究。

本章小结

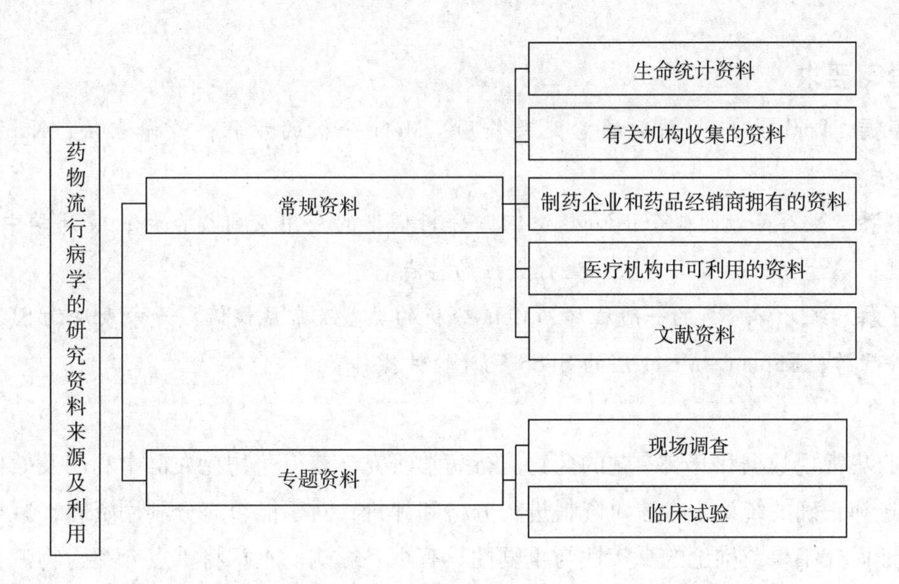

思考题

1. 药物流行病学研究资料的主要分类。
2. 常规资料与专题资料的主要特征。
3. 试述常规资料的主要分类及来源。
4. 简述临床试验的研究设计方法及其使用条件。

（夏　泉）

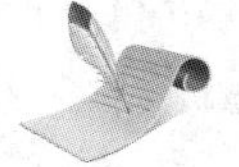

第四章　药物流行病学研究资料的分析与评价

教学目标：本章介绍药物流行病学研究资料的基本统计分析方法及一般程序、Meta分析的步骤、多元 Logistic 回归分析的应用及操作、生存分析及生存函数。旨在让同学们了解药物流行病学研究资料的统计分析中的基本问题及常用的分析评价方法。

学习要求

掌握　Logistic 回归系数的意义及作用；Meta 分析的步骤；寿命表法；Kaplan - Meier 法。

熟悉　生存函数的概念；Logistic 回归分析模型的应用及前提条件；统计学中的资料类型；统计分析的常用方法；生存数据的特点。

了解　统计学分析的一般程序；Meta 分析的类型及常见偏倚；寿命表法的 SPSS 统计软件操作；Kaplan - Meier 法的 SPSS 统计软件操作。

通过收集常规数据和开展专题的药物流行病学研究，获得药物在人群中利用及效应的资料后，如何选择正确的统计学方法对资料进行分析和评价，对于能否充分利用资料，减少偏倚和混杂，保证研究结果或推论的真实性与重复性具有重要影响。本章将重点介绍药物流行病学研究资料统计分析中的一些基本问题及几种常用的分析评价方法。

第一节　基本的统计学方法

一、资料的类型

统计学分析中，一般将资料分为计数资料、计量资料和等级资料三类。

1. 计数资料　是指先将观察单位按某种属性或类别分组，然后统计各组观察单位的个数所得到的资料。其特点是每个观察单位的检查结果不是确定的数值，而是归属于某种性质或类别组，组与组之间只有质的不同，而没有量的差别，因此，计数资料又称为定性研究资料。例如，根据血清 HBsAg 检测结果得到的某人群 HBsAg 阳性和阴性人数；某医院消化内科 1 ~ 3 月处方数量、处方中各种抗生素使用频度；使用某药治疗过程中痊愈和无效的患者数；使用头孢类抗生素者出现或未出现过敏性休克的人数等，均为计数资料。

2. 计量资料　是指对每个观察单位用定量的方法测定某指标的数值所得的资料。其特点是每个观察单位的检查结果都有相应的测定值，各观察单位的测定值常有量的差异，且任何两个测定值之间在理论上还存在无数个其他的数，而这些数值排列起来具有连续性，因此，计量

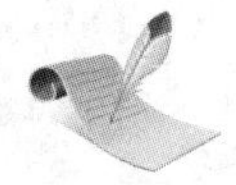

资料又称连续变量资料或定量资料。例如，某人群中每个个体的身高、体重、血压、血脂、血细胞计数，血清酶学或血药浓度监测结果，处方日剂量（prescribed daily dose，PDD）统计、销售和处方金额统计等，均为计量资料。

3. 等级资料　是指将观察单位按某种属性的不同程度分组，然后统计各组观察单位的个数所得的资料。它与计数资料的区别在于：分组时，先将某种属性划分为不同等级（程度），再分别统计各等级的频数，因此，具有半定量的特征。例如，临床疗效评价时，按痊愈、显效、好转、无效分别统计治疗组和对照组人数所得的数据；某人群分别使用不同剂量（大、中、小）药物发生某不良反应的人数等，均为等级资料。

不同类型的资料，应选择不同的统计学方法进行分析，但各种资料根据分析的需要，有时可相互转化，如处方上的金额为定量资料；若按每份处方药费大于200元为界，分别统计药费在200元以内和超过200元的处方数，则得到的为定性资料；进一步按每份处方药品金额小于50元、50～100元、100～200元、大于200元分为不同等级，分别统计各等级的处方数所获得的资料即为等级资料。

二、统计学分析的一般程序

统计工作一般分为设计、资料收集、资料整理和资料分析四个阶段。当通过药物流行病学研究初步收集到所需资料后，进一步的整理和分析工作一般按以下步骤进行。

1. 核对　主要是对每份原始资料的完整性和准确性进行复核，检查原始记录是否有遗漏或重复，各项目填写是否完整，资料是否准确地反映了实际情况，各项目间有无矛盾，数据有无明显不合理处等。若发现上述问题，应立即补充，剔除和改正。

2. 整理　主要是按研究设计中分析计划的要求，对资料进行分类与汇总，通常先按某种规定或标志，如按病例组和对照组人群年龄、性别、职业、地区、使用药物种类、数量等特征，将资料分组，分别统计各组的观察数，或将各观察单位测定值填入整理表进行汇总。

3. 分析　根据资料的类型，选择不同的数理统计学方法，分别计算有关的统计量，并进行假设检验。如比较A、B两种药物治疗消化性溃疡的效果，若原始指标为计数资料（有效、无效），则分别计算两种药物治疗的有效率，并作χ^2检验，如原始指标为正态分布计量资料（患者溃疡面积大小或胃酸度改变值），则计算两组患者效应的均数与标准差，并作t检验。在有必要的情况下进行多因素分析。

4. 描述　采用统计指标（集中趋势和离散趋势）、统计图和统计表对目标变量和统计分析结果进行描述，并根据统计分析结果对事物间的关系和规律进行合理的推断。

三、统计分析的常用方法

根据资料的类型及分析目的不同，可选择不同的统计学方法对资料进行评价。

1. 参数检验方法　参数检验方法又称参数估计法或显著性检验法，是判断从样本调查结果（统计量）能否推论出总体参数的一类方法，其目的是使抽样调查的样本之间和样本与总体间能进行比较，使有关的统计结果（结论）能推广到具有相同特征的全体目标人群。

参数检验法通常包括参数估计和假设检验两个方面。其中参数估计主要是根据所获得的样本统计量来估计总体参数，方法可分为点估计和区间估计；假设检验则主要是判断样本统计量

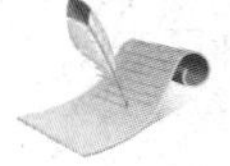

之间或样本统计量与总体参数之间的差异是否有统计学意义。

常用的参数检验方法有χ^2检验、Z检验、t检验、方差分析（F检验）等。

2. 非参数检验方法 参数检验的基本条件是假定抽样总体的分布是已知的，如用药后疗效判断呈二项分布，某种不良反应发生率呈泊松（Poisson）分布等。但在实际工作中，有时对总体的分布情况往往不知道，或知道甚少，或数据分布为非正态分布，少数数据明显偏离假定；此时，为了有效地利用调查资料，常选用一些方法对资料的分布而不是总体参数进行检验，这些方法称为非参数检验方法。

非参数统计的优点是简便易行，易于理解和掌握，不论样本所来自的总体分布形式如何，甚至是未知的，都能应用，其应用范围较参数检验方法广；可用于不能或未作精确测量的资料，如等级资料或某些计数资料的分析。其缺点是该类方法由于没有充分利用资料所提供的量的信息，因此可能造成检验效率降低，当无效假设错误时，若要检出同样大小的差异，往往需要较大的样本数。

常用的非参数统计分析方法包括秩和检验、Ridit 分析、序贯分析、等级相关分析等。

3. 多因素分析方法 在药物流行病学研究中，由于药物在人群中的利用及效应（有利作用与不良反应）往往受到药物、机体及其内外环境多方面因素的影响，且各种因素可能存在交互作用，而单因素分析方法往往只能发现在其他条件（因素）相同情况下，某个因素（如患者年龄、病情轻重、病理类型、药物剂型、用药途径、疗程等）与治疗效果或不良反应发生率之间的关系，难以综合评价各因素在最终效应中所起作用的大小。因此，在很多研究中，尤其是分析性流行病学研究，常需采用多因素分析方法或单因素分析与多因素分析相结合的方法，对影响药物及相关事件在人群分布的各个因素的独立作用及相互作用进行评价，以找出主要的决定因素，从而采取相应的对策和措施。

客观上，电子计算机技术的迅速发展以及大量统计分析软件包，如 SAS（statistics analysis system）、SPSS（statistical product and service solutions）、R 语言等的开发应用，为在药物流行病学中开展多因素分析提供了可能和便捷。

常用的多因素分析方法包括多元方差分析、回归分析、判别分析、聚类分析、相关分析和生存分析等。

4. 不同统计学方法的选择 收集资料后，在众多的统计学方法中如何选择合适的方法对资料进行分析，以下几点可供参考。

（1）明确分析的目的 单因素分析通过单个因素之间的对比和相关性分析，可发现各因素之间可能存在什么关系，相关程度有无统计学的显著性、两组数据之间差值有多大、比值有多大、其差异有无显著性等，从而显示出数据的主要特征和不同数据组之间的关系，提示研究结果或结论。因此，多数资料只需作单因素分析即可。只有当研究结果确实受到多种因素的影响，且这些因素之间可能存在一定的交互作用，而单因素分析又提示存在这种可能性时才进行多因素分析。

（2）考虑总体的分布 若抽样的总体分布明确，应按总体的分布特征分别选用不同的参数检验方法；如总体分布类型未知，则一般应选用非参数统计方法进行分析。

（3）明确资料类型 根据研究的结局变量是计数资料、计量资料还是等级资料，从而选择相应的参数估计或非参数检验方法。但应注意结局变量类型会根据研究目的的不同而调整，比如血压值（定量资料）可以转化为等级资料（高血压、正常血压、低血压）和二分类资料

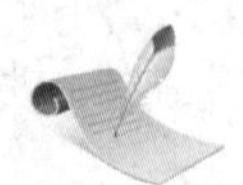

(是否高血压、是否正常血压)。

(4) 理清科研设计方法 理包括完全随机设计、配对设计、随机区组设计及重复测量设计，需结合分组情况，从而选择与设计方案相对应的统计分析方法。

四、统计分析的常用指标

用于药物流行病学研究资料统计分析的指标可分为两类，即基本衡量指标（basic measurement index）与比较衡量指标（comparative measurement index）。

基本衡量指标是反映药物及相关事件在人群中发生及分布情况的频率指标，是描述性流行病学研究中常用的指标，如发病率、患病率、死亡率、病死率、有效率、生存率等。

比较衡量指标是反映因素和疾病间关联程度的指标，常以率比或率差形式表示，是分析性流行病学研究中因素作用大小测定常用的指标，如比值比、相对危险度、标准化死亡比等。

第二节 Meta 分析

随着医学科学日新月异的发展、研究新领域的开拓和人们认识的不断深化，药物研究层出不穷，医务工作者和研究者为了获取新知识、新技术和新观点，需要阅读大量文献。然而现有药物研究质量良莠不齐，即便是针对同一种药物的研究，其目标人群、研究对象数量和结论也不尽一致。如何从大量的医学文献中快速、高效地获取所需资料，以进行科学决策，已成为药学研究者和医学工作者面临的巨大挑战。此时，需要有一种方法将全面、系统收集起来的文献，去粗取精，综合分析，从而得出一个真实性和可信性较高的结论，以供读者参考应用，这种方法称为文献综述；而针对某一具体药物或者药学问题，采用一套规范、科学的方法全面收集、认真选择、严格评价和科学分析相关研究资料，得出综合可靠的结论，这就是系统评价(systematic review)。系统评价包括定性系统评价（qualitative systematic review）和定量系统评价（quantivative systematic review）两种方式。

一、Meta 分析概述

Meta 分析（meta - analysis）是系统综述中使用的一种统计方法，可以对来自多个研究的效应值进行定量合成，以获得效应值的综合估计。Meta 为希腊词，意为“after, more comprehensive, secondary”，我国曾翻译为后分析、荟萃分析、元分析、综合分析等。1976 年，Glass 提出“Meta 分析是以综合研究结果为目的而对不同的研究结果进行收集、合并及统计分析的一种方法”。随后，国外其他一些研究者也提出了近似的定义，如“Meta 分析是对先前研究结果进行统计合并和评述的一种新方法”（Sack, 1987）；“Meta 分析是用以汇总众多研究结果的各种定量分析”（Hedge, 1988）；“Meta 分析是一类统计方法，用来比较和综合针对同一科学问题所取得的研究结果。比较和综合的结论是否有意义，取决于这些研究是否满足特定的条件”（Fleiss & Gross, 1991）。显然，Fleiss 和 Gross 的定义更为明确，它不仅指出 Meta 分析的目的是比较和综合多个同类研究的结果，还进一步指出 Meta 分析具有一定的适用性，澄清了任何研究的结果都能进行 Meta 分析的模糊观念。

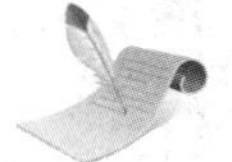

目前，系统综述常和 Meta 分析共同或交叉使用，如果精确区分的话，当系统综述采用了

定量合成的方法对资料进行统计学处理时可称为 Meta 分析；而未使用统计学方法的则称为定性的系统综述。

1. Meta 分析的时机 近年来，Meta 分析在医学研究领域的应用日益广泛，但作为系统综述中使用的一种统计分析方法，能否采用则取决于原始研究的结果是否可以合并。最初认为 Meta 分析主要适用于随机化对照试验结果的综合，尤其存在以下几种情况时：①需要做一项紧急决定，时间不允许等待新的研究结果；②目前没有能力开展大规模的临床试验；③研究结果互相矛盾时。

一般来说，即便是对于 RCT，各个试验在研究对象、干预措施和研究结局足够相似的情况下进行结果的合并才有意义；当各研究结果存在异质性，但合并资料仍然具有临床意义，则可以采用随机效应模型；如果存在严重异质性，则不建议进行 Meta 分析。

2. Meta 分析的类型 根据 Meta 分析的内容及使用的方法，可分为以下类型。

（1）常规 Meta 分析 主要基于有对照组的直接比较研究，最常见的是基于 RCT 的干预性研究的 Meta 分析，还包括队列研究、病例对照研究、群随机对照试验、自身对照试验等 Meta 分析。

（2）单组率的 Meta 分析 只提供一组人群的总人数和结局事件发生人数，可计算患病率、检出率、知晓率、病死率、感染率等横断面研究。对单组率的 Meta 分析而言，最难的是控制研究的异质性，进行亚组分析和 Meta 回归分析是其最重要的处理方法。

（3）累积 Meta 分析（cumulative meta-analysis） 是指将研究资料作为一个连续的统一体，按研究开展的时间顺序及时将新出现的研究纳入原有 Meta 分析的一种方法。是在先纳入若干最早发表的研究进行分析的基础上，按时间顺序每加入一个研究后均重复一次分析，可反映研究结果的动态变化趋势及各研究对结果的影响，也有助于尽早发现有统计学意义的干预措施。

（4）网状 Meta 分析 在临床实践中，若有一系列的药物可以治疗某种疾病，但 RCT 均是药物与安慰剂的对照，而药物互相之间的 RCT 都没有进行或很少进行比较，那么在这种情况下，就需要将间接比较和直接比较的证据进行合并，即网状 Meta 分析（network meta-analysis）。

（5）诊断性 Meta 分析 应地区、个体、诊断方法及条件的差异，使得发表的关于同一诊断方法的研究结果存在不同甚至是相互矛盾，诊断性 Meta 分析主要是评价某种诊断方法对目标疾病的诊断准确率。

（6）个体数据 Meta 分析 个体数据（individual patient data，IPD）Meta 分析是近年来发展起来的一种特殊类型，其不是直接利用已经发表的研究结果总结数据进行 Meta 分析，而是通过从原始研究作者那里获取每个参与者的原始数据，并对这些数据进行 Meta 分析。与常规 Meta 分析相比，个体数据 Meta 分析具有以下特点：能够最大限度纳入未发表的试验或灰色数据，能够进行时间 - 事件分析，能够更新长期随访的数据，能够进行更复杂的多变量统计分析。缺点是耗费较多的时间和资源。目前，建立在 IPD 基础上的 Meta 分析被称为系统评价的金标准。

（7）前瞻性 Meta 分析（prospective meta-analysis，PMA） 是指在 RCT 的结果尚未出来之前，先进行系统检索、评价和制定纳入及排除标准的一种 Meta 分析。由于 PMA 是在研究开始之前或者进行中就制定好了计划，可以避免各研究间出现较大的差异，且兼具个体数据Meta 分析的优点。当前的观点认为，PMA 是针对需要进行多中心、大样本研究，且现实又不能

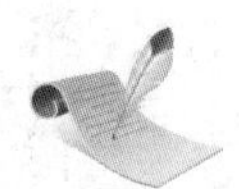

实现的情况下的最有效方式，但成本非常高、操作困难且需要耗费大量的时间。

（8）其他 Meta 分析 随着循证医学实践的发展及研究方法的进步，Meta 分析类型还有：不良反应的 Meta 分析，成本－效果/效用/效益的 Meta 分析，患者报告结局的 Meta 分析，全基因组关联研究的 Meta 分析，Meta 分析的汇总分析等。

二、Meta 分析的步骤

Meta 分析的过程包括数据提取及汇总、合并效应量估计、假设检验和异质性检验等。

1. 数据提取 准确可靠的数据是 Meta 分析的关键，否则即便是有科学、先进的统计学方法也不能弥补数据本身的缺陷。在收集文献和提取数据时，应通过多途径收集，确保数据全面完整；同时进行文献初筛，通过阅读题目、摘要排除不相关的、重复发表的、综述类文章，进一步精读文献排除不符合纳入标准的文章。此外，要采取有效的质控措施，如多人同步提取数据，防止选择性偏倚；最后对数据资料的真实性和科学性要进行严格评价，满足上述要求后方可纳入 Meta 分析。

2. 根据数据类型选择合适的效应指标 可用于 Meta 分析的结局变量主要有 4 种类型：①计量资料，每一个测量结果都是一个具体的数值，通常采用加权均数之差及标准化的均数之差（对照组与试验组均数之差除以对照组的标准差）作为效应指标。②计数资料，常见的是列联表资料的统计分析，一般把率差（危险度差，risk difference，RD）、率比（相对危险度，RR）和比值比（OR）等作为效应指标。③等级资料，即存在程度或者等级差别的多分类资料。如疾病治疗结局的“痊愈”“好转”“无效”和“恶化”等。对于此类研究，如分类等级较少，可采用比例优势比（比数比，proportional odds ratios，POR）模型进行 Meta 分析；若分类等级较多，可作为连续性数据进行 Meta 分析，也可以按照适当的切割点将多个等级资料合并为二分类变量。④生存资料，有一类医学研究是同时观察两类数据：是否发生重要结局事件（死亡、复发、疾病进展等）以及发生该事件的时间，最常见的是生存数据。根据数据的不同，可使用生存率、生存期和风险比等效应指标。

3. 异质性检验 尽管在 Meta 分析前制定了严格的文献纳入及排除标准，最大限度地控制了异质性来源，但由于潜在的混杂因素（如研究对象、设计方案及统计分析模型上的差异等）的客观存在，若强行将结果进行合并分析，势必会出现问题。因此应在 Meta 分析前进行必要的异质性检验（test for heterogeneity）。

异质性检验是用来检验纳入各文献研究结果的一致性或趋向性。一般采用 Cochrane's Q 检验与目测图形法来评价各研究结果之间是否存在异质性，Cochrane's Q 检验的检验统计量为 Q，其服从自由度 $\kappa-1$ 的 χ^2 分布，若 $Q>\chi^2_{(1-\alpha)}$，则 $P<\alpha$，表明纳入研究间的效应指标存在异质性，可进一步计算异质指数 $I^2=\frac{Q-(\kappa-1)}{Q}\times 100\%$。$I^2$ 反映了研究间变异占总变异（包括研究间变异和抽样误差的残差）的百分比。通常认为 $I^2<50\%$，研究的异质性在可接受范围内。

除了 Cochrane's Q 检验，也可以通过图表法展示异质性。如标准化 Z 分值图、Radial 图、Forest 图（森林图）、L'Abbe 图等，其中以目测森林图中可信区间的重叠程度来判断异质性最为常用：若可信区间大部分重叠，无明显异常值，一般可认定为同质性较高。

4. 效应合并值估计及统计推断 若异质性不明显，同时假定理论效应量为某一固定值，纳入研究效应量间的差异是随机的，可用固定效应模型（fixed effect model，FEM）估计合并效

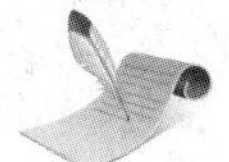

应量；若存在异质性，且假定理论效应值不固定、服从某种分布类型，如正态分布，可用随机效应模型（random effect model，REM）估计效应量及其范围；若异质性比较明显，可考虑亚组分析、Meta 回归、累积 Meta 分析等方法分析异质性的来源，甚至放弃汇总分析，只对结果进行简单描述。

在分析研究间异质性的基础上，选择适当的统计分析模型进行参数估计，得到效应合并值的点估计和区间估计。确定效应合并值的点估计和 95% 可信区间，然后对效应合并值进行假设检验和统计推断，习惯上采用 Z 检验（也称 U 检验）研究多个同类研究的合并统计量是否具有统计学意义，并使用森林图展示分析结果。

5. 敏感性分析和亚组分析 敏感性分析（sensitivity analysis）是为保证 Meta 分析结论的稳健性，在排除可能是异常结果的研究后，重新进行 Meta 分析，与未排除异常结果研究的 Meta 分析结果进行比较，探讨被去除的研究对合并效应的影响程度。所排除的异常研究具有的特征有：研究的方法学质量低、样本量较小、未采取盲法等。

亚组分析（subgroup analysis）是指针对不同研究特征进行的资料分析，如将研究对象按照性别、年龄、疾病严重程度、干预措施或药物的不同剂量进行比较，其目的是探讨了异质性的来源。亚组分析一般是在方案制定阶段即明确可能要进行的亚组分析，而不是在资料分析阶段随意进行的分组探索。

通过敏感性分析和亚组分析，既可以发现影响 Meta 分析结果的主要因素，亦可通过比较研究之间异质性的来源，发现产生不同结论的原因。

三、Meta 分析研究中的偏倚

Meta 分析是对原有各研究结果的统计合成，其本身无法排除原始研究中存在的偏倚，而且在文献搜集和选择时如果处理不当，还会引入新的偏倚，从而导致合并后的结果偏离真实情况。Meta 分析中常见的偏倚有发表偏倚、定位偏移、引用偏倚和多次发表偏倚等。

1. 发表偏倚（publication bias） 是指差异具有统计学意义的研究结果较差异无统计学意义的无效结果被发表和被报告的可能性更大。如果 Meta 分析只是针对已经发表的研究结果，可能会夸大试验组效果，甚至会得到一个虚假的疗效。因此一个好的 Meta 分析应该包括所有与课题有关的可获得的资料，即包括已经发表和未发表的研究。但实际工作中，未发表的研究结果难以获取，常常以发表的文献为主，但应尽最大可能收集未发表的研究。当然，也有学者认为，针对已发表和未发表的资料给予相同的权重似乎也有不妥。

目前解决发表偏倚的根本途径是建立 RCT 研究登记系统，在医学伦理委员会或其他机构批准研究时对 RCT 进行登记，并通过该系统进行随访。目前国际组织已经建立了该系统，我国于 2006 年成立了中国临床试验注册和发表协作网（Chinese clinical trial registration and publishing collaboration，ChiCTRPC）。这种临床医学研究管理新模式的创建和应用，将对提高中国临床试验信息透明度和质量、提高医学研究公信度发挥极其重要的作用。实际操作时只能采取多渠道收集资料，比如通过手工检索多种语言、查阅大量的医学杂志以获得尽可能多的 RCT，并以此为基础进行 Meta 分析。此外，还可以应用统计学方法（如敏感性分析、漏斗图及失效安全数等），评估发表偏倚对研究结果的影响。

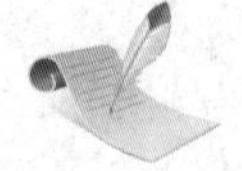

2. 定位偏倚 包括英语偏倚（location bias）和文献库偏倚（database bias）。

英语偏倚指的是在已发表的研究中心，阳性结果的文章更容易以英文发表在国际性期刊杂志，被引用的次数可能更多，而经常将阴性研究结果以母语发表在当地期刊，因此重复发表的可能性也更大，从而带来文献的定位偏倚。

文献库偏倚指的是世界上几个主要的医学文献检索数据库（如 Medline、Embase、SCI 等）虽然包括了 3000～4000 种杂志，但他们绝大部分来自于发达国家，发展中国家仅占 2%，如果文献仅从上述几个主要的医学数据库检索，则可能引入偏倚。

3. 引用偏倚（citation bias） 指的是手工检索文献时，通过所下载的文献后列出的参考文献可以进一步查找其他相关文章，但在 Meta 分析中这种途径可能带来引用偏倚。

4. 多次发表偏倚（multiple publication bias） 一方面指的是阳性结果的研究等容易多次发表或作为会议报告，从而使这些文字更容易被搜索到并纳入 Meta 分析中；另一方面如果 Meta 分析中包括重复数据会高估疗效。

第三节　多元 Logistic 回归模型

在医学研究中经常需要分析某医疗事件的发生或结局与各危险因素之间的关系，比如研究肺癌的发生与吸烟、饮酒、睡眠质量、年龄及饮食习惯的关系。在对分类数据进行分析时，可以考虑制作列联表（contingency table）、采用卡方检验来进行统计分析，当存在混杂因素时，可以借助于 Mantel－Haenszel 分层分析方法来平衡多个因素的混杂作用，但随着混杂因素的增加，分层也越来越多，致使每层内的样本量越来越少，难以进行危险度等指标的计算。此外，由于结局变量是二分类变量（1＝患肺癌，0＝不患肺癌），不满足正态分布和方差齐性，无法使用多重线性回归模型分析肺癌的发生与各因素的关系。此时，处理该类型的数据常用Logistic 回归模型。当反应变量为分类变量，且自变量与应变量不呈线性关系时，常用 Logistic 回归分析模型来处理该类资料。

一、Logistic 回归概述

1. Logit 变换与 Logistic 回归 由于结局变量不属于定量资料、自变量与应变量的关系也不符合直线关系，因此无法使用多重线性回归模型来分析应变量与自变量间关系。统计学家经常采用变量变换的方式使不满足统计模型的资料达到数据正态化、方差齐性和曲线直线化，基于这一思想，英国统计学家 David Roxbee Cox 在 1970 年引入了 Logit 变换（Logit transformation）来解决上述问题。

流行病学和统计学中习惯上把某种结局发生的概率与不发生的概率之比称作为比值（*odds*），即 $odds = P/(1-P)$，如果对 *odds* 进行以常数 e（e＝2.718）为底数的对数计算，即 ln（*odds*），这就是 Logit 变换。

习惯上，概率值 P 是以 0.5 为对称点分布在 0～1 的范围内，从取值范围的角度来看，概率 P 和 Logit P 之间的对应关系如下：

当概率 $P=1.0$ 时，$\text{Logit } P=\ln(1/0)=+\infty$

当概率 $P=0.5$ 时，$\text{Logit } P=\ln(0.5/0.5)=0$

当概率 $P=0$ 时，$\text{Logit } P=\ln(0/1)=-\infty$

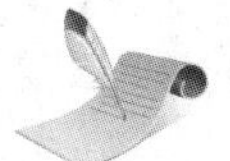

通过 Logit 变换后，Logit P 的取值范围就变成以 0 为对称点、涵盖全部实数区间（$-\infty$，

$+\infty$)，使得任何自变量取值对于概率 P 值的预测成为可能。此外，很多原本与概率 P 不服从线性关系的自变量与 Logit P 呈现线性关系，据此，可建立以 Logit P 为应变量、包含 n 个自变量的 Logistic 回归模型：

$$\text{Logit}\ P=\beta_0+\beta_1x_1+\beta_2x_2+...+\beta_nx_n \tag{4-1}$$

由上式反推算，可得：

$$P=\frac{\exp(\beta_0+\beta_1x_1+\beta_2x_2+...+\beta_nx_n)}{1+\exp(\beta_0+\beta_1x_1+\beta_2x_2+\cdots+\beta_nx_n)} \tag{4-2}$$

或

$$1-P=\frac{1}{1+\exp(\beta_0+\beta_1x_1+\beta_2x_2+\cdots+\beta_nx_n)} \tag{4-3}$$

exp 表示为以自然对数 e 为底的指数。以上三个模型相互等价。

2. Logistic 回归模型的作用 近年来，Logistic 回归模型广泛地应用于医学研究的各个领域，如横断面研究、队列研究和病例对照研究以及临床诊断判别模型和治疗效果评价等，其作用可以概括为以下三个方面。

（1）筛选可能的影响因素 Logistic 回归模型在疾病病因探索的多因素分析中占有相当大的比例，适用于从众多的影响因素中筛选关系较为密切的因素，并可以对各因素间的交互作用进行分析。当模型中有多个自变量时，可借助统计软件来筛选变量，只将有统计学意义的变量包括在 Logistic 回归模型中。筛选变量的方法主要有向前引入法、向后剔除法和逐步法，不同的筛选方法可能会产生不同的模型。

（2）校正混杂因素 在医学研究和流行病学研究中，常有混杂因素对研究因素产生影响，如年龄、性别、治疗依从性等因素会干扰某种治疗措施的效果。多因素 Logistic 回归模型可以很方便地控制混杂因素的影响，得到校正之后的优势比的估计值和95%置信区间。

（3）预测与判别 回归分析的目的之一是建立回归模型，从而用自变量来预测应变量。Logistic 回归模型是概率性模型，可以在一定条件下预测某时间发生的概率。

3. Logistic 回归分析的前提条件 通过以上内容，可以理解二分类变量 Logistic 回归模型对数据的要求是：①应变量为二分类变量或某结局事件的发生率；②自变量与 Logit P 之间存在线性关系；③残差合计为 0 且服从二项分布；④各观察单位间相互独立。

由于 Logistic 回归模型的残差服从二项分布，而非正态分布，因此该模型不能像直线回归分析一样使用最小二乘法原则进行参数估计，而一般使用最大似然法来解决模型的估计和检验。

在进行多因素分析时，Logistic 回归模型对于样本量也有严格的要求。首先找出应变量中样本量较少的那个类别，将其样本量除以 10，即为该多元 Logistic 回归分析模型中可容纳的自变量个数。如，消化内科对 100 名胃部肿瘤患者进行组织活检，其中 30 人被确诊为恶性肿瘤，70 人为良性肿瘤，若对该资料中是否为恶性肿瘤建立 Logistic 回归模型，则该模型可纳入的自变量个数为 30/10 =3，如果需要纳入更多的自变量，则需要增加样本量。当然，也可以根据该标准反过来衡量样本量是否足够，比如欲建立一个 6 个自变量的 Logistic 回归模型，则样本量应该在 60 以上。以上根据 10 倍自变量个数的标准来估计样本量的方法是经验法，而一项严谨的科研项目在设计时应根据关键变量的特征和水平去估计整个科研项目所需的最小样本量。

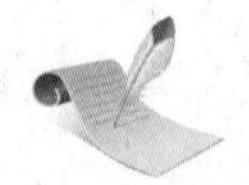

二、Logistic 回归系数的意义及作用

在 Logistic 回归模型中，对概率 P 进行了 Logit 变换，因此其模型中参数的意义略有不同。

1. 比值比　具有两种不同特征人群的比值之比被称为比值比（odds ratio，OR），当两个 OR 进行比较时，其大小的比较结果与对应的概率 P 的比较结果一致，比如当 $P_1 > P_2$ 时，其比值比的大小也是 $OR_1 > OR_2$，$OR_1 = P_1/(1-P_1)$；$OR_2 = P_2/(1-P_2)$。因此，OR 是否大于 1 可以用于两种情况下结局变量发生概率大小的比较。

2. Logistic 回归系数　理论上说，Logistic 回归模型中的回归系数和多元线性回归分析中的系数概念并无不同，可理解为自变量 x 每改变一个单位时 Logit P 的平均改变量。但由于比值的自然对数即为 Logit 变换，因此 Logistic 回归模型中的回归系数和比值比 OR 有着直接的变换关系。

由于 $odds = P/(1-P)$，因此，Logistic 回归模型可以表达为：

$$\text{Logit } P = \ln(odds) = \beta_0 + \beta_1 x_1 + \beta_2 x_2 + \cdots + \beta_n x_n \qquad (4-4)$$

反过来推导，则：

$$odds = \exp(\beta_0 + \beta_1 x_1 + \beta_2 x_2 + \cdots + \beta_n x_n) \qquad (4-5)$$

而 OR 是而具有两种不同特征人群的比值之比，即：

$$\text{OR} = \frac{odds_1}{odds_0} \qquad (4-6)$$

（1）常数项　在 Logistic 回归模型中，常数项（β_0）表示当自变量取值全为 0 时比数（Y =1 与 Y =0 的概率之比）的自然对数值。

（2）各自变量的回归系数　各自变量的回归系数（β_i）（$i=1，2\cdots\cdots n$）表示自变量 x_i 每改变一个单位，比值比的自然对数值的改变量，exp（β_i）即为 OR，表示自变量 x_i 每改变一个单位，出现与不出现结局变量的概率比值相对于改变前相应比值的倍数。

饮酒与高血压的关系数据中，自变量是否饮酒的回归系数为是否饮酒的两组间的高血压率与非高血压率之比的对数值之差，即 ln［（20/45）/（30/90）］=ln（1.33）=0.288，所对应的 OR = exp（0.288）=1.333，表示饮酒状况改变一个单位（即从不饮酒改为饮酒），高血压患病比值上升为 1.333 倍（上升了 0.333 倍）（表 4－1）。

表 4－1　饮酒与高血压的关系

是否饮酒	是否高血压		合计
	非高血压	高血压	
不饮酒	90	30	120
饮酒	45	20	65
合计	135	50	185

需要注意的是，OR 反映的是比值比，而不是阳性结果出现概率的变化倍数，阳性结果出现的变化倍数为相对危险度（RR）。在本例中，相对危险度 RR =（20/65）/（30/120）=1.231，与 OR 值不同。但是当结局变量出现的概率较小时（在 0.1 以下，或者大于 0.9 时），OR 值的大小和阳性结果出现的概率之比非常接近，此时可以认为一组研究对象的阳性结果出现概率是另一组研究对象的 OR 倍，即用 OR 值的大小来近似地表示相对危险度的大小。

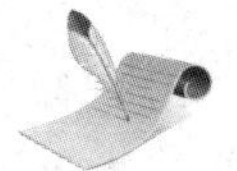

三、Logistic 回归模型中的参数估计

Logistic 回归模型中的回归系数（β_i）（$i=1$，2……n）是需要通过样本数据来进行估计的，通常使用极大似然估计法（maximum likelihood estimate，MLE），该方法的基本思想是先建立似然函数或对数似然函数，然后计算出似然函数或对数似然函数达到极大时参数的取值，称为参数的最大似然估计值。

样本似然函数为：

$$L=\prod_{i=1}^{n}\pi_i^{y_i}(1-\pi_i)^{1-y_i}\ (i=1,2\cdots\cdots n) \tag{4-7}$$

L 表示似然函数，$\prod$ 表示连乘，π_i 表示第 i 例观察对象处于相应暴露条件下时阳性结果（$y_i=1$）发生的概率。对似然函数取对数后，用 Newton－Raphson 迭代法得出参数（β_i）（$i=$ 1，2……n）的估计值及其标准误。

第四节　生存分析

在医学研究中，研究者有时除了考虑某事件发生与否，还需要考虑发生该结局所经历的时间长短，这一类数据兼有结局事件和时间两种属性，被称为生存数据。而这种可以同时分析结局事件的发生情况和到达该结局事件所经历的时间的统计分析方法被称为生存分析。它能充分利用所得到的研究信息，更加准确地评价和比较随访资料。它不仅可以分析完全数据的资料，也可以分析不完全数据的资料。

一、生存分析的内容

1. 描述生存过程　研究生存时间的分布特点，估计生存率及平均存活时间，绘制生存曲线等。根据生存时间的长短，可以估计出各时间点的生存率，并根据生存率来估计中位生存时间，同时也可根据生存曲线分析其生存特点。

2. 比较生存过程　通过生存率及其标准误对各样本的生存率进行比较，以探讨各总体的生存过程是否有差别。借助于生存曲线和符合资料特点的统计分析方法以判断各总体的生存状况是否有统计学差异、对比不同治疗方案预后效果的差异。比如比较手术治疗和靶向药物治疗手段治疗胃癌患者的生存率。

3. 分析影响生存状况的因素　通过生存分析模型来探讨影响生存状况的因素，通常以生存时间和结局事件为应变量，将可能的影响因素（年龄、性别、临床分期、治疗方案等）作为自变量，通过拟合生存分析模型，筛选出生存状况的影响因素。

二、生存分析指标及生存数据特点

生存分析源于寿命表研究，在医学领域相应的数据主要来自对随访时间的研究。

1. 常用的生存分析指标

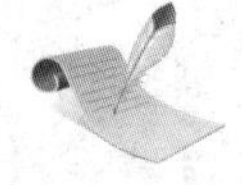

（1）生存时间　是任何两个有联系事件之间的时间间隔，常用符号 T 表示。狭义的生存时间指某种疾病的患者从发病到死亡所经历的时间跨度，广义的生存时间可定义为某种起始事

件到终点事件经历的时间间隔。如肺癌患者从手术到复发的时间，糖尿病患者从开始服药到出现严重并发症的时间等。生存分析中最基本也是最关键的问题就是计算生存时间，要明确定义事件的起点、终点和时间的测量单位（年、月、日、小时等）。

（2）起始事件和失效事件　起始事件（initial event）是反映生存时间起始特征的事件，如确诊感染、开始治疗、环境暴露等。失效事件（failure event）指反映治疗效果特征的事件，又称为终点事件，如肝癌患者的复发、白血病患者的死亡等。起始事件和失效事件是根据研究目的确定的，在研究设计时应进行准确定义。

（3）截尾值（censored value）　指在随访过程中，由于某种原因未能观察到患者的明确结局（终点事件），所以无法确定患者确切的生存时间，也称删失值。它提供的生存时间信息是不完全的，但可以提示患者真实的生存时间会长于观察到的时间。

产生截尾值的原因主要如下。①失访：由于患者变更联系方式、搬迁或拒绝继续就诊等原因而无法继续随访，未能观察到终点事件。②研究终止：研究结束时患者尚未发生终点事件。如有些随访研究中既定的随访时间为5年，但有些患者的生存期已经超过了5年，或者由于患者进入研究的时间较晚，以致对其的随访期未满5年，但随访截止时间已到。③退出：在随访过程中，部分患者死于其他疾病或者因其他非所研究的疾病的原因而死亡，从而造成随访终止。无论产生截尾值的原因是什么，这一类患者的生存时间均定义为从随访开始到发生删失事件所经历的事件间隔。

2. 生存资料的特点　①兼顾事件结局和时间两个方面的信息；②事件结局为二分类互斥的；③生存资料是通过随访收集到的，随访时间指的是两个有联系事件之间的时间间隔，随访时间大多不满足正态分布；④常因为失访等原因造成某些研究对象的生存时间数据不完整。

三、生存相关函数

1. 生存函数（survival function）　指的是观察对象的生存时间 T 大于时间点 t 的概率，常用 $S(t)$ 表示，即 $S(t)=P(T>t)$，生存函数又称为累计生存率，简称生存率（survival rate）。生存率具有以下特点：①观察起点即 $t=0$ 的生存率为1；②当观察期无限延长时，其生存率为0。在实际工作中生存率是用生存时间大于 t 的患者数除以总患者人数的比例来估计的。如果数据中无删失值，生存函数可以用以下公式估计：

$$\hat{S}(t)=\frac{t\text{时刻仍存活的患者数}}{\text{观察总患者数}} \tag{4-8}$$

如果数据中存在删失值，则还需要通过死亡概率来辅助计算生存率。

2. 死亡概率和生存概率　死亡概率（probability of death）指的是某时段开始时存活的个体在该时段内死亡的可能性，用 q 表示。

如年死亡概率表示年初尚存活人口在今后1年内死亡的可能性，其公式如下：

$$q=\frac{\text{某年内死亡人数}}{\text{某年年初人口数}} \tag{4-9}$$

生存概率（survival probability）指的是某时段开始时存活的个体，到该时段结束时仍存活的可能性，用 P 表示。

年生存概率表示年初尚存人口存活满1年的可能性。其公式如下：

$$P=\frac{\text{某年活满一年人数}}{\text{某年年初人口数}} \tag{4-10}$$

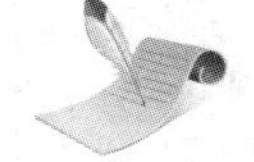

可见，死亡概率 + 生存概率 = 1。

四、生存函数的非参数估计

对于随访资料生存率的估计，既可以采用参数法，也可以采用非参数法。如果资料满足某种特定的参数分布，则参数法分析资料的特征和规律的表达更为准确。但大量的医学研究显示，生存资料的分布是不规则的、大多不满足正态分布，故常用非参数法来估计生存率，常用的方法有寿命表法和 Kaplan-Meier 法。

（一）寿命表法

寿命表反映的是一代人在整个生命历程中的死亡过程，即在某个特定的年龄段内有多少人死亡，通过计算可得知人群在该时点的死亡概率为多少，预期寿命为多少等。

寿命表法最早应用在人口统计中，适用于样本量较大的资料。其基本思想是将整个观测时间划分为多个小的时间段，对于每个时间段，计算所有活到某时间段起点的病例在该时间段内死亡（出现结局）的概率。因此，当资料是按照固定的时间间隔收集（如：6 个月随访一次）时，随访结果只有该年或该月期间的若干观察人数、发生失效事件人数和截尾人数，每位患者的确切生存时间无法得到，此时应当使用寿命表法来分析。

例 4-1 某研究者对于其所在科室 120 例肝癌患者术后生存情况进行了 10 年的随访，请据此计算感染患者术后隔年的生存率（表 4-2）。

表 4-2 120 名肝癌患者术后 10 年生存情况

术后年数（年）	0~	1~	2~	3~	4~	5~	6~	7~	8~	9~10	合计
期间失访人数	5	4	1	6	2	2	2	1	0	2	25
期间死亡人数	3	9	10	22	2	8	12	10	5	14	95

1. SPSS 数据库 建立 SPSS 数据库（图 4-1）。

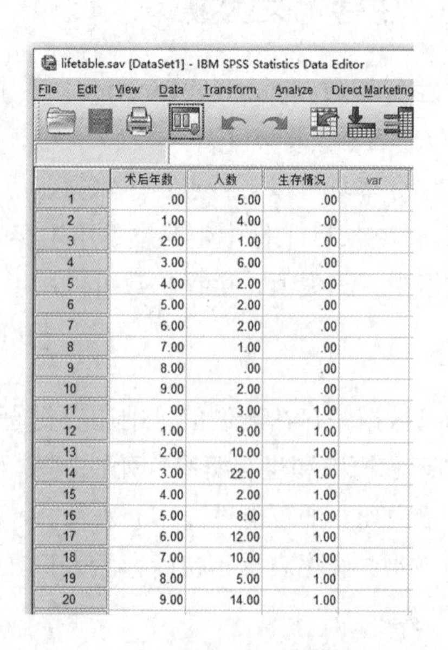

	术后年数	人数	生存情况	var
1	.00	5.00	.00	
2	1.00	4.00	.00	
3	2.00	1.00	.00	
4	3.00	6.00	.00	
5	4.00	2.00	.00	
6	5.00	2.00	.00	
7	6.00	2.00	.00	
8	7.00	1.00	.00	
9	8.00	.00	.00	
10	9.00	2.00	.00	
11	.00	3.00	1.00	
12	1.00	9.00	1.00	
13	2.00	10.00	1.00	
14	3.00	22.00	1.00	
15	4.00	2.00	1.00	
16	5.00	8.00	1.00	
17	6.00	12.00	1.00	
18	7.00	10.00	1.00	
19	8.00	5.00	1.00	
20	9.00	14.00	1.00	

图 4-1 SPSS 中寿命表数据库录入情况

2. 资料分析注意事项 本资料为典型的寿命表资料，所有的患者结局都是以 1 年为单位进行观察的，分析时要考虑以下问题：①资料已经按照年度单位整理为频数方式录入，因此在分析之前需要加权；②分组情况为 0~1 年，1~2 年这种方式整理，为便于资料录入和统计，应统一使用组段的起始年数，比如第一个组段用 0 来表示，最后一个组段用 9 来表示；③在第 10 年随访结束时仍有人存活，但随访已经终止，因此时间跨度应只能到 10 为止，不能超过此年限；④所有资料都是每年收集 1 次，所以生存概率的计算是以 1 年为间隔；⑤建立生存情况变量，将死亡定义为 1，失访定义为 0。

3. SPSS 操作步骤

Data→Weight Cases→⊙ Weight cases by→从左侧备选变量栏选中“人数”移入 Frequency Variable 框→[OK]（图 4-2）

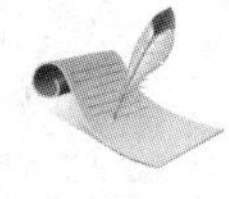

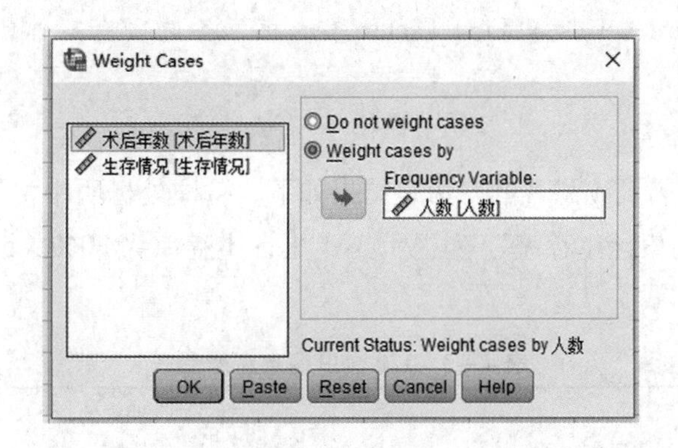

图4－2　频数加权主对话框

Analyze→Survival→Life Tables→把“术后年数”选入 Time 框→Display Time Intervals：9 by 1→把“生存情况”选入 Status 框→Define Event：Single Value：键入 1→Continue→Options→选中 Life table(s) 和 Suivival→Continue→OK（图4－3，图4－4）

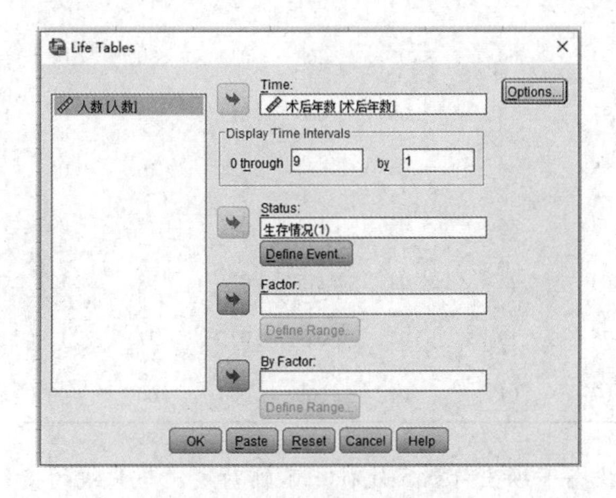

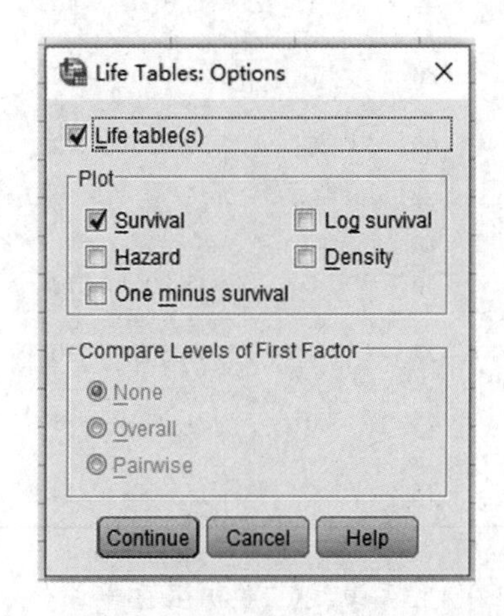

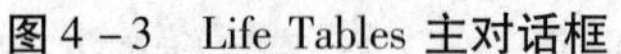

图4－3　Life Tables 主对话框　　　　图4－4　Life Tables 分析界面的 Options 子对话框

4. SPSS 操作界面说明

（1）Time 框　用于选入生存分析的时间变量。

（2）Display Time Interval 框　填入在寿命表中准备输出的生存时间范围及组距。在“by”前面框填入最大生存时间，本例填入 9；“by”后面的框中填入生存时间的组距，本例填入 1。

（3）Status 框　选入生存状态变量，并定义失效事件的标记值。本例中选入变量“生存情况”，此时 Define Event 按钮被激活，需要点击该按钮来定义标记值。本例中用于死亡为结局变量，其标记值为 1，因此在 Single value 框内填入 1。

（4）Factor 框　定义第一分组因素，系统将按照 Factor 的每一组单独计算出寿命表，其作用等同于拆分（split file）的功能。因素取值必须为整数。

（5）By Factor 框　定义为第二分组因素，一般认为该因素是混杂因素。其取值也必须为整数。

（6）Options 子对话框　用于选择需要输出的寿命表、曲线、图表和相关的统计学检验（图4－4）。其功能主要包括：①Life table(s)，系统默认输出寿命表；②Plots 复选框，可输出累积生存率曲线、对数累积生存率曲线、累积风险率散点图、密度函数散点图和生存率被 1 减

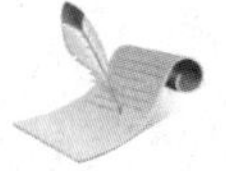

之后的曲线；③Compare Levels of First Factor 单选框，备选项有不作比较、整体比较和两两比较。

5. 结果展示及解释

（1）寿命表　120名肝癌患者的寿命表结果如下，备注处标明中位生存时间为5.9033年，表中“至本组段上限的累计生存率”列提示3年累计生存率为80%，5年累计生存率为58%（表4－3）。

表4－3　120名肝癌患者寿命表

时间间隔起始时间	初始数量	时间间隔期间撤销的观测值数	暴露到风险中数量	终端事件数	终结比例	生存比例	期末的累积生存比例	期末的累积生存比例的标准误差	概率密度	概率密度的标准误差	风险率	风险率的标准误差
0	120	5	117.500	3	.03	.97	.97	.01	.026	.015	.03	.01
1	112	4	110.000	9	.08	.92	.89	.03	.080	.025	.09	.03
2	99	1	98.500	10	.10	.90	.80	.04	.091	.027	.11	.03
3	88	6	85.000	22	.26	.74	.60	.05	.208	.039	.30	.06
4	60	2	59.000	2	.03	.97	.58	.05	.020	.014	.03	.02
5	56	2	55.000	8	.15	.85	.49	.05	.084	.028	.16	.06
6	46	2	45.000	12	.27	.73	.36	.05	.131	.035	.31	.09
7	32	1	31.500	10	.32	.68	.25	.04	.115	.034	.38	.12
8	21	0	21.000	5	.24	.76	.19	.04	.059	.025	.27	.12
9	16	2	15.000	14	.93	.07	.01	.01	.000	.000	.00	.00

（2）生存曲线　累积生存率曲线，在编辑状态下纵坐标0.5处补充了辅助线，与曲线的交点横坐标约为6.0附近，提示其中位生存时间约为6年，与表4－3结果相对应（图4－5，图4－6）。

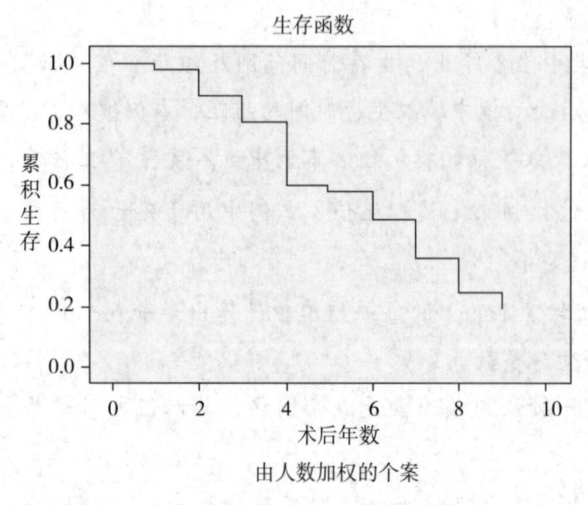

图4－5　120名肝癌患者的累积生存率曲线

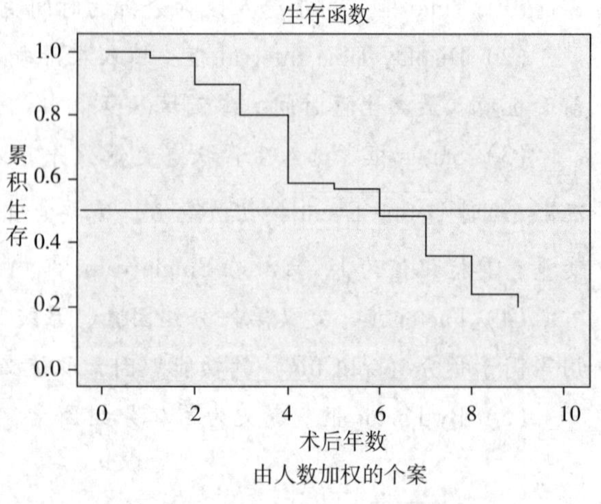

图4－6　增加辅助线之后的累积生存率曲线

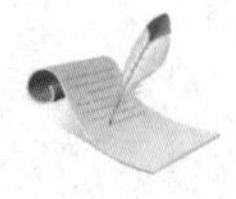

（二）Kaplan－Meier 法

Kaplan–Meier 法利用条件概率及概率乘法定理来计算生存率，又称为乘积极限法，适用于小样本未分组、能够精确记录每一个观察对象失效事件或失访发生时间点的生存资料分析。其基本思想是将所有观察对象的生存时间（包括删失数据）由小到大依次排列，对每个时间点进行死亡概率、生存概率和生存率的估计。

例4－2　为比较不同病理类型的肝癌患者生存时间有无差异，某研究者从肿瘤科收集了鳞癌和腺癌患者各30人，随访其生存状况，请比较两种类型肝癌患者的生存状况有无差异（表4－4）。

表4－4　60名不同病理类型的肝癌患者生存状况

编号	病理类型	生存时间（月）	年龄（岁）	性别	生存状态	编号	病理类型	生存时间（月）	年龄（岁）	性别	生存状态
1	鳞癌	7	58	男	死亡	31	腺癌	2	44	女	死亡
2	鳞癌	8	66	男	死亡	32	腺癌	7	66	男	死亡
3	鳞癌	18	69	女	死亡	33	腺癌	8	68	男	死亡
4	鳞癌	19	42	男	死亡	34	腺癌	13	62	男	死亡
5	鳞癌	24	60	男	死亡	35	腺癌	20	54	女	死亡
6	鳞癌	31	39	男	死亡	36	腺癌	21	71	男	死亡
7	鳞癌	36	61	男	死亡	37	腺癌	24	49	男	死亡
8	鳞癌	45	69	男	死亡	38	腺癌	25	69	男	死亡
9	鳞癌	48	81	男	死亡	39	腺癌	25	70	男	死亡
10	鳞癌	51	62	男	死亡	40	腺癌	29	67	男	死亡
11	鳞癌	52	43	男	死亡	41	腺癌	51	59	女	死亡
12	鳞癌	73	70	男	死亡	42	腺癌	61	71	男	死亡
13	鳞癌	80	63	男	死亡	43	腺癌	80	71	男	死亡
14	鳞癌	83	57	男	失访	44	腺癌	87	60	男	死亡
15	鳞癌	84	62	女	死亡	45	腺癌	95	61	男	死亡
16	鳞癌	90	50	女	死亡	46	腺癌	99	72	男	死亡
17	鳞癌	140	63	男	死亡	47	腺癌	99	62	男	死亡
18	鳞癌	186	60	男	死亡	48	腺癌	103	36	女	失访
19	鳞癌	15	63	男	死亡	49	腺癌	1	65	女	死亡
20	鳞癌	19	39	女	死亡	50	腺癌	1	35	男	死亡
21	鳞癌	43	49	女	死亡	51	腺癌	15	40	女	死亡
22	鳞癌	49	37	男	死亡	52	腺癌	25	63	男	死亡
23	鳞癌	52	45	男	死亡	53	腺癌	30	63	男	死亡
24	鳞癌	53	66	男	死亡	54	腺癌	33	64	男	死亡
25	鳞癌	111	64	男	死亡	55	腺癌	44	70	女	死亡
26	鳞癌	133	65	男	死亡	56	腺癌	87	48	男	失访
27	鳞癌	164	68	女	死亡	57	腺癌	111	62	男	死亡
28	鳞癌	231	67	女	死亡	58	腺癌	112	60	男	死亡
29	鳞癌	340	64	女	死亡	59	腺癌	201	52	女	死亡
30	鳞癌	378	65	男	死亡	60	腺癌	231	52	女	失访

1. SPSS 数据库　建立 SPSS 数据库，变量及赋值情况如下（图4－7）。①Num：患者序号。②Type：病理类型。1＝鳞癌，2＝腺癌。③Survival time：生存时间。④Age：确诊时年龄。⑤Sex：性别。1＝男，2＝女。⑥Status：生存状态。0＝失访，1＝死亡。

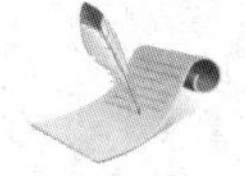

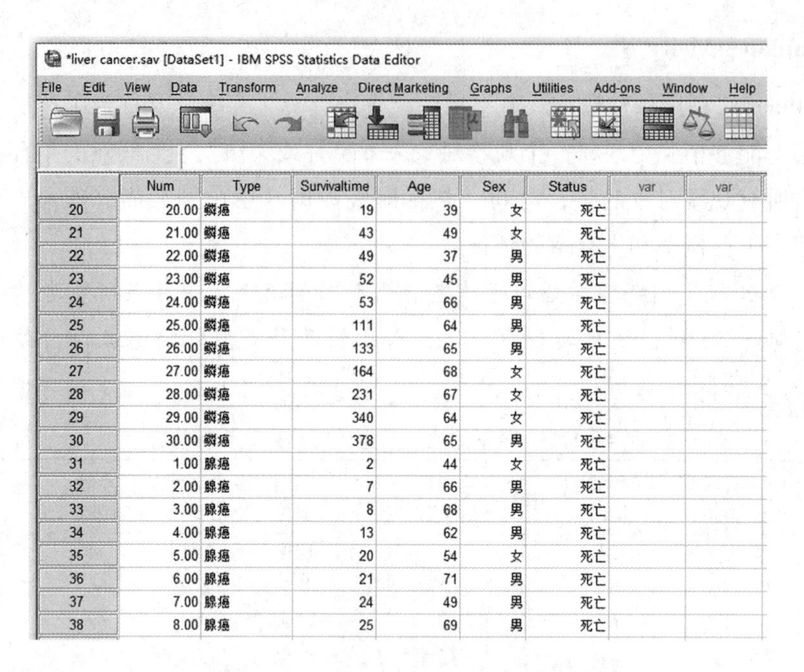

	Num	Type	Survivaltime	Age	Sex	Status	var	var
20	20.00	鳞癌	19	39	女	死亡		
21	21.00	鳞癌	43	49	女	死亡		
22	22.00	鳞癌	49	37	男	死亡		
23	23.00	鳞癌	52	45	男	死亡		
24	24.00	鳞癌	53	66	男	死亡		
25	25.00	鳞癌	111	64	男	死亡		
26	26.00	鳞癌	133	65	男	死亡		
27	27.00	鳞癌	164	68	女	死亡		
28	28.00	鳞癌	231	67	女	死亡		
29	29.00	鳞癌	340	64	女	死亡		
30	30.00	鳞癌	378	65	男	死亡		
31	1.00	腺癌	2	44	女	死亡		
32	2.00	腺癌	7	66	男	死亡		
33	3.00	腺癌	8	68	男	死亡		
34	4.00	腺癌	13	62	男	死亡		
35	5.00	腺癌	20	54	女	死亡		
36	6.00	腺癌	21	71	男	死亡		
37	7.00	腺癌	24	49	男	死亡		
38	8.00	腺癌	25	69	男	死亡		

图 4-7　SPSS 中生存资料录入情况

2. SPSS 操作步骤（图 4-8）

Analyze→Survival→Kaplan-Meier→Time 框：移入“生存时间”→Status 框：移入“生存状态”→Define Event：Single Value：键入 1→Continue→Factor 框：移入“病理类型”→Options→在 Plots 复选框选中 Survival→Continue→OK

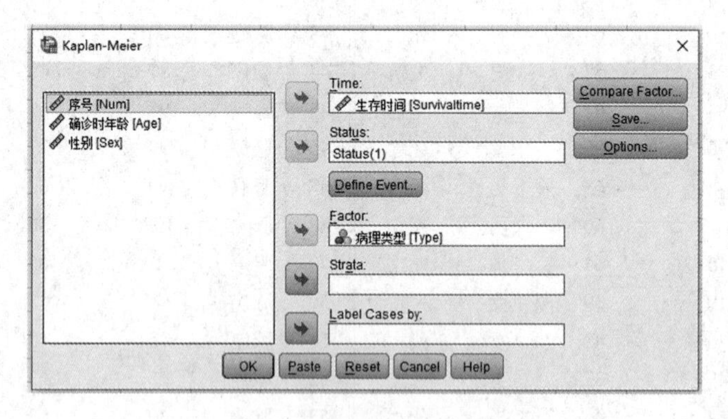

图 4-8　Kaplan-Meier 主对话框

3. SPSS 操作界面说明

（1）Time 框　用于选入生存分析的时间变量。

（2）Status 框　选入生存状态变量，并定义失效事件的标记值。用法与 Life Tables 过程完全相同。

（3）Factor 框　定义欲进行比较的研究因素。

（4）Strata 框　定义分层因素，研究者欲加以控制的混杂因素，系统将按照 Factor 的每一组给出结果。

（5）Label Cases by 框　指定标签变量。可在生存寿命表中按姓名输出每一位研究对象的状况。

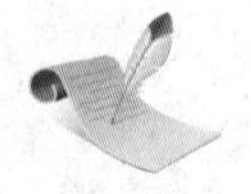

（6）Compare Factor Levels子对话框　该对话框用于定义选中的研究因素（Factor）的比较方法（图4-9）。

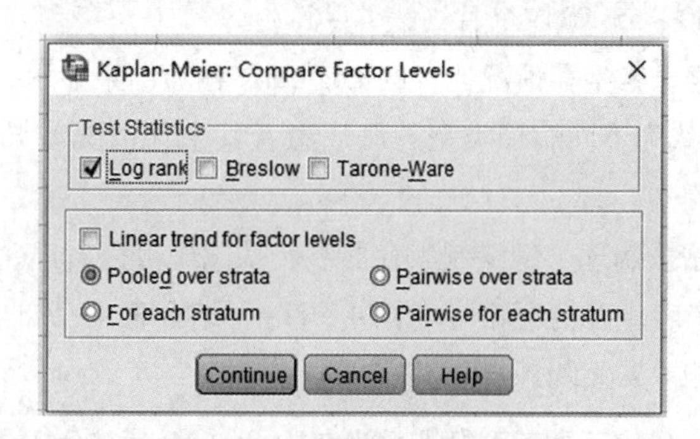

图4-9　Kaplan-Meier分析界面的Compare Factor Levels子对话框

1）Test Statistics复选框用于选择具体的统计学检验方法：①Log rank，检验各组生存率曲线分布是否相同，各时间点权重相同，此方法使用频率最高；②Breslow，以各时间点的观察例数为权重检验各组生存率曲线是否相同；③Tarone-Ware，以各时间点观察例数的平方根为权重检验各组生存率曲线是否相同。

2）Linear trend for factor levels：进行分组因素水平间的线性趋势检验。当Factor框中选入变量为有序分类变量时才有实际意义。此时，SPSS默认Factor各水平间效应是等距的。

3）比较层次单选框：用于确定进行总体比较还是多组间两两比较。①Pooled over strate：水平间的整体比较。控制混杂因素（Strata框填入的变量）后对Factor框中选入的研究因素进行比较。②For each stratum：按分层变量的水平对每一层进行分组因素各水平间的整体比较。③Pairwise over strata：控制混杂因素后对研究因素各水平间进行两两比较。④Pairwise for each stratum：按混杂因素变量的不同水平，分层对研究因素各水平间进行两两比较。

（7）Save子对话框　用于将计算结果保存为新变量并展示在SPSS数据库中。

1）Survival：累积生存率估计值。

2）Standard error of survival：累计生存率估计的标准误。

3）Hazard L：累积风险率估计值。

4）Cumulative events：终结事件的累计频数。

（8）Options子对话框　用于选择需要输出的统计量和统计图（图4-10）。

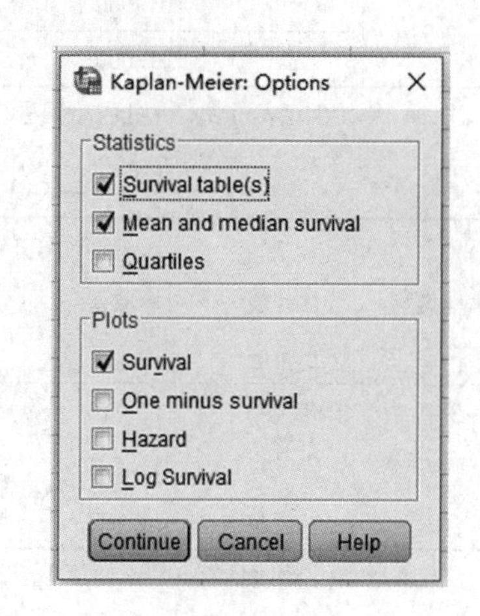

图4-10　Kaplan-Meier分析界面的Options子对话框

1）Statistics复选框组：①Survival table(s)，使用Kaplan-Meier法以个体为单位输出生存分析表（类似于寿命表）；②Mean and median survival，平均生存时间和中位生存时间以及标准误、可信区间；③Quartiles，生存时间的第25为百分位数、中位数、第75位百分位数。

2）Plots复选框：可输出累积生存率曲线、生存率被1减之后的曲线、累积风险率散点图、对数累积生存率曲线。

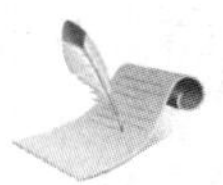

4. 结果展示及解释　不同病理类型肝癌患者Kaplan-Meier法分析的生存表见表4-5。

使用 Kaplan-Meier 法计算生存时间的算数均值、中位数及两种指标的 95% 置信区间。本例中，鳞癌的中位生存时间及 95% CI 为 52.00（46.64 ~ 57.36）个月，腺癌的中位生存时间及 95% CI 为 30.00（4.50 ~ 55.50）个月（表 4 - 6）。

不同病理类型的肝癌患者生存情况比较的 Log-rank 检验结果显示，$\chi^2 = 1.109$，$P = 0.292$，按 0.05 检验水准，可以认为不同病理类型的肝癌患者其生存情况差异无统计学意义（表 4 - 7）。

使用 Kaplan-Meier 法按病理类型绘制生存曲线，从图中可以看出，鳞癌患者生存曲线稍高于腺癌患者，提示鳞癌患者生存情况略好（图 4 - 11）。结合表 4 - 7 的 Log-rank 检验结果，两种类型肝癌患者生存情况差异无统计学意义。

表 4 - 5　60 名不同病理类型肝癌患者 Kaplan-Meier 法分析的生存表

病理类型	对象编号	时间	状态	到目前为止的累积生存率		累计死亡例数	剩余例数
				估计值	标准误		
鳞癌	1	7.000	死亡	.967	.033	1	29
	2	8.000	死亡	.933	.046	2	28
	3	15.000	死亡	.900	.055	3	27
	4	18.000	死亡	.867	.062	4	26
	…[a]	…	…	…	…	…	…
	29	340.000	死亡	.037	.036	28	1
	30	378.000	死亡	.000	.000	29	0
腺癌	1	1.000	死亡	.	.	1	29
	2	1.000	死亡	.933	.046	2	28
	3	2.000	死亡	.900	.055	3	27
	4	7.000	死亡	.867	.062	4	26
	…[a]	…	…	…	…	…	…
	29	201.000	死亡	.047	.045	27	1
	30	231.000	失访	.	.	27	0

注：a. 原始生存表过大，此处省略编号 5 ~ 28 的患者信息。

表 4 - 6　Kaplan-Meier 法分析的基本生存时间信息

病理类型	平均值[a]				中位数			
	估计值	标准误	95% 置信区间		估计值	标准误	95% 置信区间	
			下限值	上限值			下限值	上限值
鳞癌	92.190	17.710	57.478	126.902	52.000	2.733	46.644	57.356
腺癌	61.757	11.601	39.020	84.494	30.000	13.008	4.504	55.496
合计	80.224	11.937	56.828	103.620	49.000	4.426	40.325	57.675

注：a. 如果已删改估算，那么估算限于最大生存时间。

表 4 - 7　不同病理类型的肝癌患者生存情况的 Log-rank 检验结果

	卡方值	自由度	*P* 值
Log Rank（Mantel-Cox）	1.109	1	.292

注：此表为针对不同病理类型进行的生存检验。

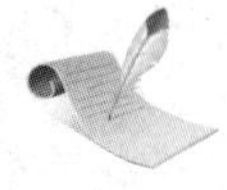

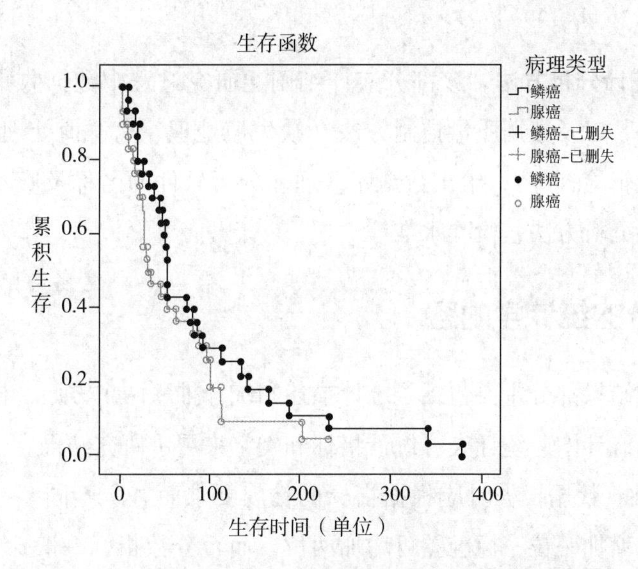

图 4-11　Kaplan-Meier 法分病理类型绘制的生存曲线

第五节　报告规范

近年来，人们越来越关注医学研究报告的科学性和严谨性等问题，如何在医学研究报告中合理报告统计学的有关内容是体现医学研究设计、过程、结果和结论的科学性、可靠性的重要方面。

一、题目中的统计学内容报告

“题目”（Title）应简明扼要，使用能够充分反映科研材料主题内容的短语，不使用具有主、谓、宾结构的完整语句。在医学研究报告中的“题目”应能够反映出研究设计的信息，比如是平行、交叉或析因设计，是阳性药物对照还是空白对照，研究的方向是前瞻性还是回顾性，是盲法试验还是开放性试验等。

二、对象与方法部分的统计学要求

1. 统计研究设计的类型和主要操作方法　该部分应明确说出研究设计是调查研究还是试验研究。调查研究应指出是前瞻性、回顾性还是横断面调查研究，样本含量估计、抽样方法、对照组的来源以及与试验组的匹配方法等；试验性研究应告知研究对象分组方法、处理因素及水平的设置、有无盲法及设置办法，如何控制非研究因素的干扰和影响。

2. 研究对象的选择及观测方法　本部分应明确纳入研究的对象特征、严格的纳入和排除标准，确定研究的主要指标和次要指标，随访研究的起点和终点事件。研究指标的观察或计算方法、测量和实验技术都应给予详细说明。

3. 质量控制　在该部分应告知研究实施过程中是否建立与课题实施有关的机构，有无预调查或预试验，是否进行实验员或调查员的选拔和培训，研究对象选择和研究方法的标准化，是否设置现场质控人员，是否考虑到偏倚及控制方法，调查表是否进行了信度和效度评

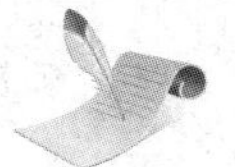

定等。

4. 数据管理及统计分析方法 该部分应详细阐述研究过程中数据收集、管理、整理和分析过程中使用的方法，以及数据质量控制方法（缺失值处理、离群值处理、数据是否双录入、数据的盲态核查、逻辑检查等），给出数据库管理和分析软件的名称及版本号，不同类型的指标的统计描述和统计分析方法，检验水准等。

三、结果部分的统计学内容

医学研究报告的结果部分主要包括了统计描述和统计推断两个方面，根据统计分析方法部分介绍的方法，使用统计图、统计表、统计指标和文字来展示研究结果。

1. 数据的精确性 数据报告时应根据指标的精度要求而有所不同。一般来说，均值的小数位可比原始数据多增加一位，标准差可增加两位，而百分数指标一般保留1~2位小数［当分母太小时（10以下），一般不计算百分数指标］。

2. 假设检验结果的报告及解释 应写明统计分析方法的名称（完全随机设计方差分析），报告统计量（$F=6.234$）和P值的具体值（$P=0.003$），不要只告知$P>0.05$或$P<0.05$。当P值小于预先设定的检验水准时，其说法应该是“差异有统计学意义”。

3. 置信区间报告 作为统计推断的主要内容之一，置信区间不仅置以印证假设检验的结果，还可以提供总体参数的可能范围，甚至还可以提供样本量是否足够等信息，因此在医学科研报告中对于研究对象的关键结局变量（频率或均值），都应该报告其置信区间，如果无特殊说明，置信区间一般取双侧95%。

4. 统计图和统计表 统计图和统计表可以直观、简洁地展示大量数据的复杂关系，便于阅读、比较和进一步分析。

使用统计图时应注意所选择的统计图类型与资料性质、研究目的是否匹配，横坐标和纵坐标的刻度的选择是否合理，图例的颜色和图形是否有较好的对比度，标题的位置是否正确等。

使用统计表时要注意其基本结构是否为三线表，标题能否概括统计表内容，横标目和纵标目的安排是否合理，统计数据小数点是否对齐，备注和标题的位置是否正确等。

5. 多变量分析结果报告 进行多变量分析时应同时展示自变量和应变量的赋值情况，纳入多变量分析模型的自变量的标准，分类变量要告知哑变量的设置情况，使用何种变量筛选方法（如前进法、后退法、逐步法等）。

分析结果报告时应报告最优模型中的自变量名称和模型的关键信息，如回归系数、回归系数的标准误、检验统计量、P值、回归系数或OR（RR、HR）值的95%置信区间等。同时简要描述自变量对于应变量的作用。

四、讨论或结论部分的统计学内容

医学研究报告的讨论或结论部分应使用结果部分的内容来为本研究的新发现、新观点进行佐证，可能的话还可以与国内外同类研究结果进行对比，同时注意统计学结论和专业结论的关系。最后还可以对本研究过程中存在的问题和后期研究思路和展望进行归纳总结。

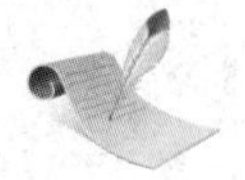

本章小结

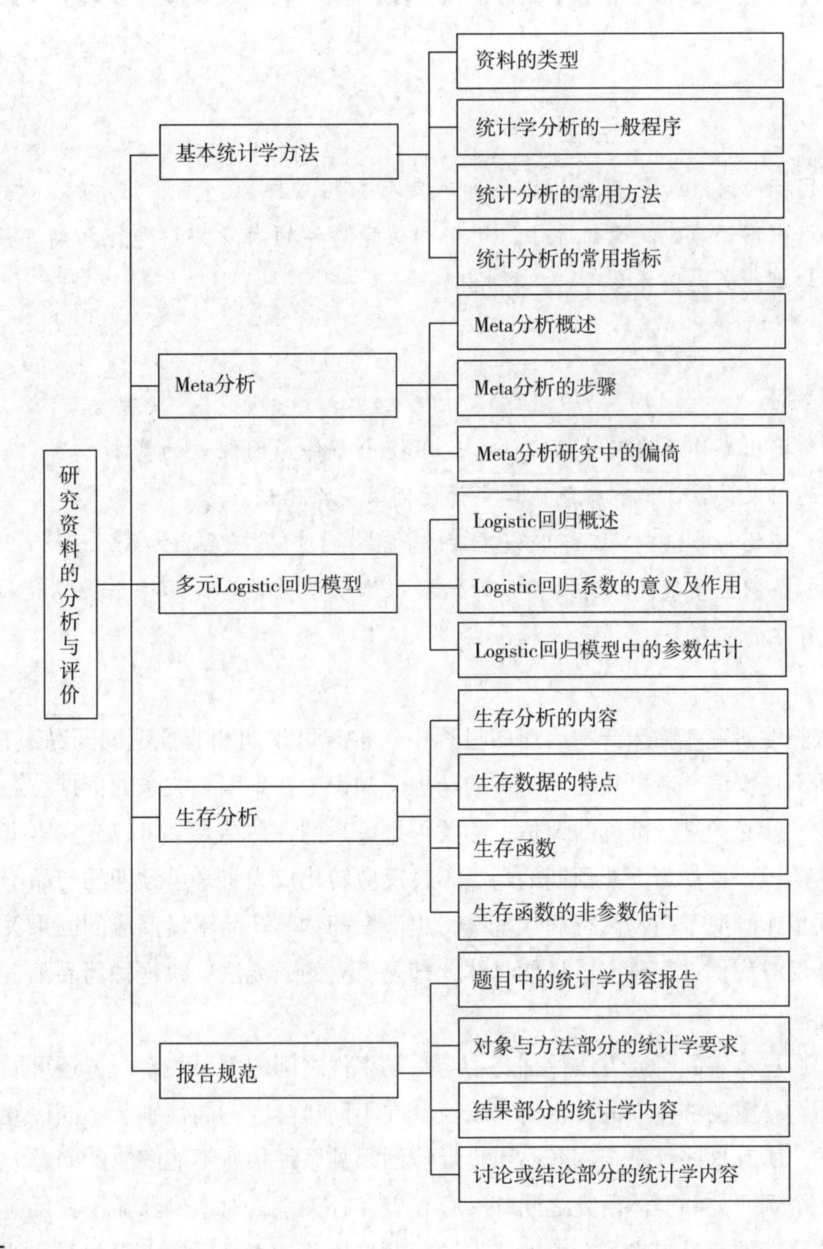

思考题

1. 针对同一项抽样研究，有人说两组间均值的假设检验结果等同于两组间差值的参数估计，这种说法是对还是错？为什么？

2. 常见的研究资料可分为计数资料、计量资料和等级资料三类，有人说三类资料之间是可以相互转化的。这种说法是对还是错？为什么？

3. Logistic 回归分析的作用是什么？

4. 二分类 Logistic 回归分析的前提条件是什么？

5. 请简述生存数据的特点。

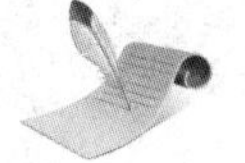

（范引光　吕雄文）

第五章　药物流行病学研究中因果关系的评估

教学目标： 通过学习药物与非预期不良反应的多样性、因果联系的方式的学习，正确运用提出事件原因假设的方法，对个例医学事件的因果关系进行准确评估和对群体水平医学事件的因果关系进行正确论证。

学习要求

掌握　提出事件原因假设的方法；运用提出事件原因假设的基本方法，进行个例医学事件的因果关系评估和个例医学事件的因果关系论证。

熟悉　药物与非预期药品不良反应联系的种类；因果联系的方式。

了解　个例医学事件的因果关系评估和群体水平医学事件的因果关系论证的临床复杂性和存在的问题。

在进行试验性研究或临床药物治疗的过程中，常有可预期和非预期的药品不良反应出现。可预期的药品不良反应一般可从已经掌握的药理学知识中找到因果关系的依据。对于非预期的药品不良反应，就必须进行准确的评估；相关因果关系的评估结果又可以充实丰富我们对某一药物的药理学认识，推动当下非预期的药品不良反应转化成为将来可预期的药品不良反应。

尽管该项工作既属于药物流行病学范畴，也涉及药物与药品不良反应的因果关系，但仅对单一药品不良反应病例进行研究，虽然具体，却是孤立的，无法反映这种药品不良反应存在于群体中的状况。

在群体中通过特定的研究方法评估药物与医学事件之间的因果关系时，还可同时计算出某医学事件在药物暴露的群体中的发生率，以及其在不同年龄、不同性别、不同民族、不同地域等的分布状况，所有这些都是个例药品不良反应因果关系评估所不能解决的问题。

不过，在个例研究和群体研究之间却又存在着互补关系，对个例药品不良反应因果关系的揭示，给群体研究的假设带来了有益的启发，而对群体药品不良反应因果关系和评估所获得的结果，又可使个例因果关系的评估有可靠的依据。

在流行病学中，对引发疾病的原因，不论其性质是属于物理的、化学的还是生物的，都统称为病因，这门学科就是要在人群中进行病因研究。从理论上讲，药物流行病学本是研究药物在群体中表现出来的各种利弊现象，但本章仅涉及药物的不利一面（亦即流行病学中所指的病因）。研究中，虽然要面对患者才能观察到这些不利方面的现象，但实质上的研究对象却是药物（亦即病因或事件原因）。

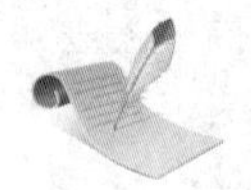

第一节　药物与非预期药品不良反应联系的多样性

医学事件（严重不良反应）与药物之间存在密切关系时就可认为两者间有联系存在。然而，联系并不等于因果联系，必须审慎鉴别，以排除虚假联系和间接联系。

一、因果联系

如果某一药物所出现的药品不良反应与用药之间有一定的时间关系，当剂量加大时，药品不良反应的严重程度就随之增加，停药后，原有的药品不良反应就随之消失（A 型不良反应）这就是直接的因果联系，如一些抗肿瘤药物的致吐作用就是此种联系。

如果某一药物进入机体后，药物本身（原药）并不立即产生药品不良反应，而是由原药经分解后其代谢产物（具有或不具有有效活性）所产生的，这种现象则称为间接的因果联系。例如氨茶碱之所以会产生不良反应（尤其是变应性反应——B 型不良反应），就是由其代谢产物——无平喘活性的二乙胺所引起的，而非原药所致。鉴别直接的和间接的因果联系必须要借助于临床药理学知识，而正确的鉴别不仅有利于诊断，也有助于采取针对性措施，以消除不良反应。

二、间接联系

间接联系并不等于间接的因果联系，应予区别。例如普萘洛尔既可引起心力衰竭，也可导致支气管哮喘。在统计学上心力衰竭和支气管哮喘有可能出现一定程度的相关性，但实质上那只不过是一种间接联系而已，产生这种间接联系的原因是，两者不仅可能同时出现，而且它们还可能相互影响。从表面上看，两者似乎具有因果联系，实际上，控制了心力衰竭并不一定能控制支气管哮喘，除非停用普萘洛尔。因此，几种不良反应之间的相关性，绝对不能代表药物与非预期药品不良反应之间的因果联系。

三、虚假联系

所谓虚假联系大都是人为的，但也不能排除自然形成的可能。人为的虚假联系常伴随着主观性，而这种主观性的产生多是由于专业知识不足，在药物流行病学的研究设计、资料收集和分析中无法排除人为因素，以致虚假联系可能成立。造成虚假联系的因素很多，主要有偏倚和混杂。在药物流行病学研究中，偏倚是指在研究、设计、实施、分析和解释阶段所出现的系统误差，其结果歪曲了药物暴露与不良反应之间联系的性质和联系的强度。从而得出药物暴露与不良反应之间有联系的错误结论。偏倚是人为误差，由于试验者的技术错误，测量仪器的不准确、试剂没有校正、患者分组不当、各比较组测量方法不同、混杂因素等引起。混杂偏倚（confounding bias）是指一个或几个外部变量对疾病的作用与要研究的暴露因素对疾病的作用混合在一起，从而歪曲了暴露与疾病的真正联系。这些外部变量称为混杂因素（confounding factors）。在病因学研究中，如果我们所研究的暴露因素以外的某因素在各比较组间呈不对称分布，导致初始分析的结果与控制该因素后的结果不一致，这结果就会因被混杂因素的存在而歪曲，称为混杂偏倚。

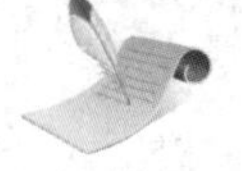

患者的不依从或非完全依从也会导致虚假联系。依从性亦称为顺应性，属于行为科学范畴，表现在患者对医嘱执行的顺应程度。电子计算机数据库推动并发展了药物流行病学的研究工作，但同时也存在这样的问题，即在检索患者服药史时，记录中表明某一处方曾列入某一药物，但患者是否按医嘱服用了处方中的所有这种药物则无法确定。如果患者所患某疾病正好在处方后不久出现了与所患疾病有关的某一症状，这就可能使临床医师把这种症状和处方药物联系起来，而实际上患者可能并未按医嘱服用过此种药物。当我们未意识到这一问题时，虚假联系就不可避免。

总之，在对任何药品不良反应进行因果联系评估时，所设计的临床研究方案以及在执行方案的各个阶段中都可能出现某些偏倚、混杂以及不依从现象。因此，必须在研究的各个环节中注意防范，并随时纠正。

第二节　因果联系的方式

因果联系的“果”是指非预期的药品不良反应，然而绝大多数药物都可引起药品不良反应，并且一种药物可能引起多种不良反应。例如抗心律失常药氟卡尼（flecainide）和恩卡尼（encainide），前者可引起眩晕、头痛恶心、便秘腹痛、视觉障碍、复视、蓝视和味觉改变；后者可致头晕发热、皮疹、胃肠不适、小腿痉挛、共济失调、视物模糊和短暂性低血压。然而，这些都是预期的一般性药品不良反应，如将这些症状都称为“果”，其与近些年来提出的“医学事件”（clinical event）和“药源性疾病”（drug-induced disease）的严重程度相差甚远。文献报道，以上两药虽属抗心律失常药，却有可能加重原有心律失常或诱发另一类型的心律失常，还可使心肌梗死后的猝死率上升，国外对此种医学事件曾进行过大规模的研究工作并予以证实，因而使氟卡尼的临床应用范围受到了一定的限制。

把任何一种药品不良反应都称为“果”本来是无可非议的，但本章在论及因果联系的方式时，是将药品不良反应局限于“医学事件”这一水平，否则，将因为每一种药物都具有两种以上的药品不良反应而使联系方式局限于“单因多果”模式中，显示不出联系方式的多样性。不过，这并不是说一般较轻微的不良反应就不存在因果联系这一客观现象。实际上，本章主要是涉及上市后的药物流行病学研究中的药品不良反应，至于常见而轻微的药品不良反应一般都已在上市前的研究中达成共识。

一、单因单果

在临床流行病学中，“单因单果”的例子比较多。在药物流行病学研究中，须将“果”局限于“医学事件”水平上（舍弃一般已知而常见的药品不良反应），“单因单果”的例子才易于确定。如氟卡尼和恩卡尼引起的猝死，非甾体抗炎药物引起的上消化道出血，链霉素的耳毒性，酮康唑引起的肝坏死，还有最常见的青霉素所致的过敏性休克都是单因单果的典型例子。

二、单因多果

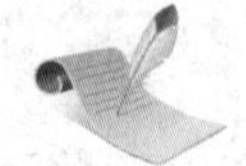

在由药物引起的医学事件中，一种原因产生几种结果的现象也比较多见。例如白消安可致不育和肺纤维化；甲氨蝶呤可致流产、死胎和畸形，并可引起剥脱性皮炎；异烟肼可引起致死

性肝坏死、外周神经炎和痉挛性疾病发作。所谓“多果”表示几起医学事件可能集中出现在1例患者身上，也可能分别出现在几例患者中。

三、多因单果

1. 多因同一果 “多因同一果”即多种药物可产生同一种“果”，相加后形成了严重的药品不良反应。如临床经常联合应用利福平、异烟肼和吡嗪酰胺治疗结核病。三药单用均有可能产生肝毒性，合用时则有可能出现相加的肝毒性，易引起致死性肝炎。因此，合用三种药时必须严密监护用药患者的病情变化。

2. 多因相互作用 多因相互作用产生一果，是指某些药物单独使用时并不引起某种药品不良反应，而当与其他药合用时却出现了某种药品不良反应，这和上述的“多因同一果”截然不同。如：①单胺氧化酶抑制剂（MAOI）异卡波肼、苯乙肼或苯环丙胺与拟交感胺类药（如麻黄碱、间羟胺或酪胺）或左旋多巴合用可引起致命的高血压危象；②MAOI与三环抗抑郁药（如地昔帕明、丙米嗪或帕吉林）合用亦可导致高血压危象；③MAOI与中枢神经系统抗抑郁药或全麻药即使不在同一时间合用也可能会导致循环虚脱甚至死亡，故强调术前应停用MAOI至少10天。

四、多因多果

“多因多果”可能有两种表现形式：①患者同时使用多种药物治疗一种疾病，每种药物分别引起各自的“果”相加成为“多果”，实际上，这也就是多种“单因单果”相加而成。例如链霉素和异烟肼联合治疗结核病，前者可致重听，后者可产生肝毒性。②同时使用多种药物时由于相互作用而产生“多果”。例如：利多卡因与苯妥英钠或普萘洛尔合用可引起心力衰竭和窦性停搏。

第三节 提出事件原因假设的方法

事件原因假设的正确与否是药物流行病学研究最终确定因果联系是否存在的关键，因此，应尽可能准确地提出事件原因假设，下面几种推导法可供参考。

一、差异法

差异法也称求异法，就是从相同中寻找不同的因素，这种不同的因素就有可能是引起医学事件的原因。例如有一人群患有心律失常，当应用传统的抗心律失常药物无效时，停药后又改用胺碘酮，结果有部分患者不仅原有的心律失常未得到控制，却又发生了扭转性室速。同属一组人群，在发生扭转性室速前后可找出的不同的因素，正是胺碘酮，因此可以假设胺碘酮会引起扭转性室速。据此，便可再作进一步的分析性研究。

二、协同法

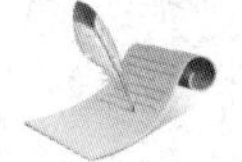

协同法也称求同法。如果在不同的时间、不同的空间或不同人口统计学的人群中某些人出

现了同种医学事件，就可以采用此方法提出假设。

三、类比法

类比法又称类推法。这种方法是把原因不明的医学事件和其他已十分清楚的客观因素进行比较，如有相似之处，说明这种客观因素可能就是引起医学事件的原因。例如雷耶综合征，虽然从几项病例研究能了解到，服用阿司匹林的儿童中有一部分（报道的比例不等）有该综合征的表现，但以此提出假设，理由不够充分，后来有人发现水杨酸中毒的临床和组织学改变与该综合征类似，于是通过逻辑推理提出了假设。

四、排除法

排除法也是一种逻辑推理方法。这种方法是在许多条件相同的人群中采取排除方法，对已知不可能引起某种医学事件的因素逐一排除，最后保留下来而没有任何排除依据的某一因素可能就是引起医学事件的原因。例如 20 世纪 70 年代对湖北某农村不能生育的夫妇，排除生理性不育或曾做节育术和服用避孕药的夫妇后，发现余下的不育夫妇并未服用过任何影响生育的药物，唯独值得注意的是，不育夫妇有食生棉油的现在史。后经研究证实，生棉油中的棉酚有杀灭精子的作用并影响男、女双方生殖系统的正常发育。

五、共变法

共变法又称相偕变异法。如果某种医学事件的发生频率随着某种客观因素的数量变化成正比地产生相应的变化，那么，这种数量变化的客观因素就可能是引起医学事件的原因。轰动全世界的“反应停事件”就是通过共变法提出假设的。研究者巧妙地将相关年代“反应停”的市场销售信息与医学事件联系起来，绘出一个销售总量与病例数的时间分布曲线图。从两条曲线的平行起落关系证明了短肢畸形与“反应停”的密切关系，于是很有把握地提出了假设。这种把药物市场信息引入药物流行病学研究的方法，正在被越来越多的研究所采用。

第四节　个例医学事件的因果关系评估

临床诊疗中遇见的医学事件，往往原因不明，需要深入探究它的真实病因。患者发生某医学事件前接触到的各种因素（即事件前诸多暴露因素），都有可能是造成该事件的可疑原因。临床医学事件大多成孤立性发生的唯一事件，需要通过个例医学事件的因果关系评估，对那些事件前暴露因素逐一进行排查，分析某暴露因素与该医学事件是否有某种程度上的联系，经过逻辑推理来排除或确定它们之间是否存在因果关系。当患者发生某一医学事件前曾一度暴露于某药品时，需要怀疑是否为不良事件（ADEs）或药品不良反应（ADRs），必须应用个例医学事件的因果关系评估方法，采用我国药品不良反应报告和监测制度所规定的通用标准，如 ADEs/ADRs 的定义、个例 ADRs 报告中因果关系的评估、ADRs 发生频度和严重程度的评判标准等，以确定该暴露药品是否与该医学事件有关联，以及关联的程度等级，完成药品不良反应自愿报告或药品临床试验中的不良事件强制报告，在完成个例报告过程中都涉及个例医学事件的因果关系评估。就个例报告而言，要完全确定某药与某医学事件是否有关联确实会有较大的

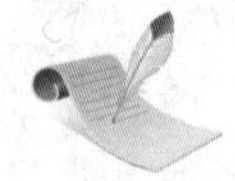

难度，因此，在几十年的应用过程中，流行病学家推陈创新、不断完善、发展了实用性较强的可用来确定药物－事件因果关联的贝叶斯概率分析法。本节将重点讨论个例事件因果关系评估方法应用中需关注的问题。

一、个例医学事件因果关系评估的临床复杂性

因果评估的基本任务就是要确定事件的发生与某个可疑的暴露因素联系的程度，就药物流行病学研究来说，这个暴露因素指的就是药物或其他医学产品。

个例安全性报告（individual case safety report，ICSR）因果关系的评价与传统的观察性研究的因果评价既有相同点又有很多不同点。后者涉及在人群中发生多个散在的相同医学事件（即群体医学事件），并且是在群体水平（一个或更多的人群研究中）进行因果关系的评估，着重考量的是流行病学数据分析，以论证暴露因素与医学事件之间联系的特异性和关联程度（详见第五节阐述）。而前者是指对使用医疗产品后发生非预期的个例医学事件的因果评估，往往根据有无其他诱发因素来推断其发生的“特异性”。其关联的“强度”则主要由去激发试验（de－challenge test），以考察停用原先使用药品的结局，再激发试验（re－challenge test），以考察再次使用原先药品的结局，据此做出关联性及关联强度的评价。个例医学事件的因果评估主要应用于个例 ADRs 或 ADEs 的报告过程中。

（一）药品个例医学事件的原因推断（诊断）存在困难

因为药品引起的医学事件有的临床表现往往和常见的自然疾病相似：有的十分罕见，诱导期太长，不易使人联想系药品所致；有的医学事件的临床表现复杂，其他多种暴露因素可能掩盖了药品的作用。另则用于评价药品医学事件的皮肤过敏试验和再激发试验，其作用都很有限，其使用亦常受到伦理学原则的限制。药品皮肤过敏试验实际上是一种以减小的药物剂量在体内的再激发试验。此类试验有些并不灵敏，缺少特异性，有的甚至存在一定危险性。如青霉素皮试有造成受试者死亡的报道。

药品全身性的再激发试验比皮肤试验的危险性更大。严重的药品医学事件，不再进行药品再激发试验。因此，临床实践中药品与不良事件的因果关系的评价只是一种解释，并不是本质的说明，大多数在事件发生时无法找到实验室证据。因果关联没有最终的证据，只是根据所掌握的在时空条件下的药物、用药者、环境等变量的联系所做的推断，都存在这一归纳性逻辑的局限性。

（二）药品个例医学事件的因果关系的评定困境

药品个例医学事件报告大部分来自于药品不良反应报告系统，这些志愿报告的数据常不完整，这使得确定个例因果关联产生了很大的困难。

由于药品所致个例医学事件报告的因果评价是药品上市后监测的常规工作，因此，建立一套能确定药品暴露与具体医学事件间因果关联、结果有重现性的可靠方法，是医药学界的共同期待。目前药品个例医学事件报告存在多种问题：①事件报告受报告者主观倾向性的影响，报告者认为事件是由药物引起，在数据收集时（尤其在收集其他可能的原因时），可能出现偏倚。②在药品不良事件个例报告中，有关患者药物暴露的相关数据不完整，所用药品的疗程、确切的剂量以及其他有关所用药品信息遗漏。③关于药品不良事件的相关数据，如发生时间、特征及经历过程亦不全。由于对疑似暴露因素通常做回顾性调查，自身前后对比要求的数据

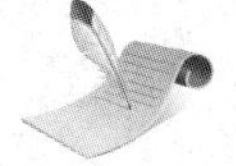

（如实验室基线数据）在报告时常无法获得。④事件涉及患者的共患疾病及其他混杂条件，如饮食和个人习惯等通常均未能获得。

二、个例医学事件因果关系评估方法的建立和发展

有关个例医学事件因果关系的评价方法，主要有“总体判断法（global introspection）”，即收集手头所有相关的信息，归纳整理，做出非结构性的判断来回答。回答常应用定性概率范围的术语，如“肯定（definite）”“很可能（probable）”“有可能（possible）”“可疑（doubtful）”以及“不相关（unrelated）”。由于总体判断法带有较强的主观性，故各类结构性因果评估方法应运而生。临床药理学家 Karch 和 Lasagna 提出了在更加标准化的因果评估中，有必要考量一些非常重要的基本数据元素：①与药物暴露相关事件发生的时间；②是否同时存在其他可能引起事件的因素；③去激发（de-challenge），即撤药的结果；④再激发（re-challenge），即再用药的结果；⑤支持有关联的其他数据，如以往相同的病例等。由此，计分推算法（algorithms）、决策表法、图表法相继问世。目前，大多都采用由 Karch 和 Lasagna 提出的 5 项基本元素，并加入了其他一些评价特殊反应的有应用价值的细节，如注射部位反应、体外试验证实等。

20 世纪 90 年代理论统计学家 David Lane 提出以贝叶斯概率分析理论为基础的评估个例医学事件因果关系评估的方法。这一方法考虑使用某药物与未使用某药物时事件发生概率的比较，也考虑涉及病例所有的相关细节。

三、个例医学事件因果评估方法的类型

个例安全性报告因果评估的方法可分为四种类型。

1. 总体判断法 属于非结构性临床判断，在许多场合广泛使用，是药品不良反应自发报告最常用的方法。即要求一个专家审查临床信息，对临床试验或医疗中新出现的医学事件做出是否由药物暴露引起的可能性的判断。然而，总体判断法并不理想，由于无具体的规定，某评估者判断为“有可能”的病例，被另一评估者可能判断为“很可能”。专家们对个例医学事件的评价结果不一致的程度证明了总体判断法作为因果评估的方法是不可靠的。

2. 评分法 通过评分系统对用药暴露与医学事件之间的因果关系进行量化判断。此类方法设立一些问题，根据对问题的回答转换为对每一元素的评分，将每一元素的评分相加得到的总和转换为量化的因果概率尺度的值。此类方法采用的是计分运算的模式，最早是 Kramer 等提出的（表 5-1），Naranjo 简化了 Kramer 的问题，并改用评分表格来表示（表 5-2），20 世纪 80 年代我国就有人将该法应用于医院病房的药品不良反应监测。近期 Benichou 和 Danan 又更新了版本，将其用于 HIV 临床试验中的不良事件的评价。

此类量化的评分法在许多场合得到了应用，例如在医院药物和治疗学委员会等部门，有些制药企业也在研究中应用这类方法。

表 5-1 用于药品不良反应因果评价的 Kramer 方法的信息分类概要

轴心	信息分类	轴上的问题数目	一般内容
Ⅰ	以往使用该药的经验	4	文献或说明数信息
Ⅱ	其他致病原	9	比较疾病与药物引起的事件的特征、频率

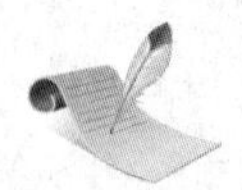

续表

轴心	信息分类	轴上的问题数目	一般内容
Ⅲ	事件的时间顺序	4	时间顺序一致性
Ⅳ	药物剂量、浓度，超剂量的证据	6	血药浓度，其他与剂量相关的事件
Ⅴ	撤药试验	23	撤药试验及其结果的时间考虑
Ⅵ	再激发试验	10	再激发：环境、时间及其结果的考虑

表 5－2　Naranjo 因果评估评分法

问题	回答		
	是	否	不明
1. 以往有否这种反应的总结报告？	+1	0	0
2. 不良事件是否出现在使用所疑药物之后？	+2	－1	0
3. 停药或应用对抗性药物后，不良反应症状是否减轻？	+1	0	0
4. 再次用药，不良反应是否再次出现？	+2	－1	0
5. 有否所疑药物之外的其他引起反应的原因？	－1	+2	0
6. 使用安慰剂后，反应是否出现？	－1	+1	0
7. 血液或其他体液中所测得的药物浓度是否已达中毒浓度？	+1	0	0
8. 剂量增大或减小，反应是否加重或减轻？	+1	0	0
9. 患者以往使用该药或同类药物是否出现相似反应？	+1	0	0
10. 不良事件是否有客观证据证实？	+1	0	0

注：总分范围从－4 到 13 分，提示因果关联：肯定：≥9 分，很可能：5～8 分，有可能：1～分，可疑（或不大可能）：≤0 分。

3. 贝叶斯概率法　在认识到以往的各种方法存在的各种弊端之后，贝叶斯概率法应运而生。该方法为因果评价提供了新的视角，由于看似难度很大（要求应用所有已获取的信息），最初引发了不良反应监测领域对应用贝叶斯概率法分析因果评价的新问题以及相关医学和科学数据价值的大讨论。Auriche 最早发表应用该方法评估不良反应。

如图 5－1 所示，贝叶斯概率分析法将使用某药时发生某事件的概率与未使用某药时该事件发生的概率作比较。首先获取下述两方面的基本数据：①根据事件发生前所知的临床试验和流行病学数据，得到“先验比值（prior odds）”；②根据特定病例的具体情况，如病史、时间顺序、特征，撤药、再激发试验以及其他的因素，得出有否与药物有因果关联的似然比（likelihood ratio）。然后按照上述两方面的结果，估计总体概率——“后验比值（posterior odds）”。计算公式：后验比值＝先验比值×似然比。

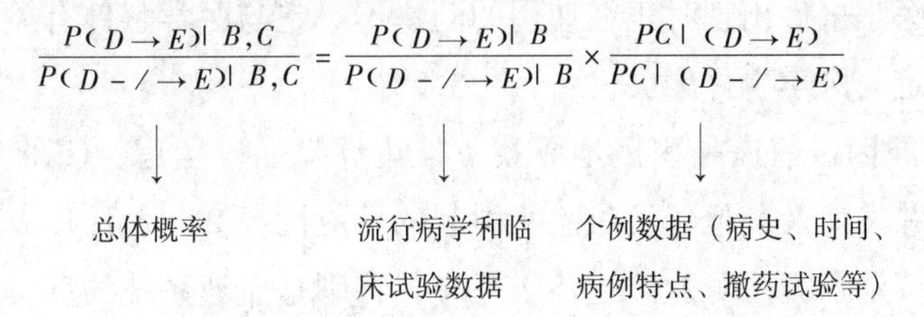

图 5－1　药品不良反应因果关系评估的贝叶斯概率法计算式模式图

P：概率；$D\rightarrow E$：药物引起事件；$D-/\rightarrow E$：药物不引起事件；B：基线资料；C：病例 C 的事件

要完整地应用该方法需要具备该临床事件的相关知识，包括该事件的流行病学资料、该事件随时间的变化特征和药物动力学方面相对具体的信息等。

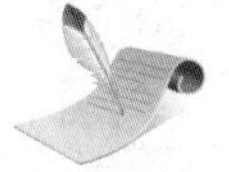

贝叶斯概率法是目前病例报告评判因果关系所推崇的评价方法，尤其适用于新药临床试验中或临床诊疗实践中发现的首发复杂事件的分析、严重不良事件报告、队列研究中发现的罕见事件的分析研究。已有不少报道应用贝叶斯概率分析法的成功范例，如药物性重症药疹综合征、肾毒性损害、粒细胞缺乏、吉兰-巴雷综合征等，以及锂皮炎、氨苄西林相关肠炎等。迄今为止，面对严重的或罕见药品不良事件的定性问题，当传统的分析性流行病学方法无法实施（由于样本量太小不能满足统计分析的要求）时，贝叶斯概率分析法是最佳的选择。

四、个例医学事件因果评估时的权衡

个例医学事件的因果关系评估与群体水平医学事件的因果关系评估存在本质上的区别，前者评估对象是个例（患者个体），采信微观研究的评估资料，而后者涉及评估对象是人群（患者群体），采信分析性流行病学宏观研究的评估证据，后者着重的是联系的特异性和关联强度，一般根据出现频率的差异来判断是否存在因果关联。而前者根据有无其他诱发因素来推断“特异性”，联系的“强度”主要由去激发与再激发的结果得出。去激发后某医学事件减退直至消失，再激发后该医学事件再现，也体现了该暴露是该医学事件的必要原因。从医学角度讲，个例医学事件的因果评定是各种诊断方法的运用。因此，尝试回答“该患者的问题由该药引起的可能性有多大?”的问题更应该是一种医学行为。因果评估时这 5 个方面的问题（或称数据元素），需斟酌权衡。

1. 药物暴露与医学事件出现的时间顺序 在时间顺序上，原因必须是在结果之前。如果发现某医学事件总是出现在某药物暴露（或撤药）之后，在时间顺序上有可重复性，提示可以怀疑该药物暴露（或撤药）引起了该医学事件。但是，有先后关系不一定就是因果关联，在之前已出现的暴露并非都与该医学事件有因果关联，要进一步排除是否存在时间上巧合的可能性。

药物暴露（或撤药）与之后医学事件的时间间隔（诱导期）的合理性也很重要，往往有特征性，是否合理应参考药物动力学的数据以及医学事件的病理学知识。例如，A 型反应通常是在药物蓄积的情况下发生的，达到最严重的程度通常需要用药至药物的 5 个半衰期的时间。有些 B 型反应（如氟烷引起的黄疸）则会出现再次使用时比前一次反应发生的更为迅速。

此外，值得注意的是，医学事件开始出现的时间要确切，把原患疾病的症状与新出现的医学事件区分清楚；不良事件出现之后，处理不良事件所用的药物在某些情况下也可能和原先引起不良事件的药物相互作用，引起更严重的反应；再者，应注意滞后反应，不能把目光局限于眼前的治疗药物。医学事件出现时正在使用的药物不一定与医学事件有关，医学事件出现时已停用的药物，不一定与医学事件无关。

2. 其他相关的原因 前提是积极地寻找、搜集证据。应考虑：①原发疾病的自然进程的影响，原患疾病的并发症及其他伴发疾病所引起的可能性。②其他治疗方法、手术或诊断过程产生的影响。放疗等治疗方法可能干扰药物反应，特别是血液系统的反应。③食物或环境的影响。④患者心理因素的影响。研究证明应用安慰剂也能引起医学事件，甚至可出现客观的异常数据。⑤如果判断的依据仅是试验检测数据，应考虑试验方法的灵敏度和特异性、取样是否适当以及试验随机误差的可能性。存在其他可能的原因，并不意味着所疑药物引起的可能性已排除。没有发现其他原因，不等于不存在其他原因。

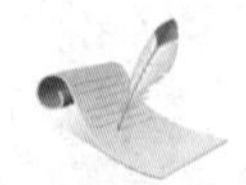

3. 生物学合理性　关联的因果解释应符合已知的自然史和医学事件的生物学原理，符合药物暴露的时间模式和已知药物的生物学效应。如果被判断的因果关系在生物学上是合理的，判断为因果关联就更有把握。虽然生物学合理性很重要，但是因果关联缺乏生物学合理性，只是意味着在当今没有恰当的解释。需要考虑的是：①评估文献来源，注意循证证据的等级；②对于文献资源尚少的新药，可参考同类药物的文献；③不仅要核查发生的医学事件方面的资料，还应核查暴露药物的作用机制以及受累器官的生理病理学机制；④是否有生物学的合理性有赖于当代的科学知识。如希尔所说："什么是生物学的合理性有赖于那一天的生物学知识"。即要有科学的发展观，并非不符合现有科学原理的就是不存在的，人类对药物反应的认识永无止境。

4. 撤药反应　观察和讨论撤药反应，切忌片面：①撤药后反应症状好转的，应辨别是撤药的作用，还是使用了减轻症状的药物的作用，或原患疾病病理变化的后果；②撤药后，反应症状未好转，似乎与药物无关，但要考虑是否不良反应已造成组织损伤，组织损伤比功能性损害恢复的时间要长；③如未撤药，反应症状就已好转，虽然看起来不像是所疑药物引起，但还应考虑是否出现耐药，是否使用了减轻症状的药物，是否致敏物已耗竭。

5. 再激发试验　再激发，指药品于患者个体的再次暴露。应将再激发的风险告知患者，并取得患者的知情同意，得到伦理委员会的批准。

由于药品不良反应是充分组合原因（多种必要因素聚集组合）的结果，再激发不仅应给同样批号的药品、同样的剂量和疗程，还应尽可能模拟同样的环境因素（包括：饮食、同用的其他药品、用药时间、用药地点、气温、气压等）。另一方面，药品不良反应是在一定的时空条件下出现的，再激发时，由于"时过境迁"，原先的患者和环境方面的因素可能已不复存在，如：有的患者对药物的作用出现耐受性；有的发生过敏反应的患者再激发时，体内致敏物已耗竭。因而在再激发时很可能不再出现反应。再激发试验结果阴性，并不能说明前一次的药物暴露与出现的不良时间不存在因果关联。

再激发试验时须注意：①进行再激发时，必须对患者严密监测；②应根据有关药物的药动学参数，待体内药物完全消除后再进行；③怀疑反应与两个药物有关，同时中断使用这两个药物，不良事件消散后，用其中一药进行再激发，反应结果为阴性，并不能作为不良反应是另一药引起的根据；④存在假阳性结果的可能；⑤只有主观指标的反应，如果在非盲情况下进行再激发，其结果并无说服力。

五、个例医学事件因果评估存在的问题

现行的个例医学事件的因果关系评估，不管是在方法学上还是在评判标准方面，仍然存在一些需要改进的问题。归纳如下。

1. 逻辑严谨的问题　总体判断法、规则法、评分法和贝叶斯概率法等个例医学事件因果评价方法，其共同的特点是把因果关系问题分解成若干小问题，根据小问题回答的情况评估因果关联概率的等级：给出"肯定""很可能""有可能""不大可能"等因果关系的评估结论。这些方法并没有简化难以回答的问题，也代替不了专家的经验。问题又要求用"是""否"的方式作确定的回答，而临床分析的结果可能往往介于二者之间，往往难以确定。

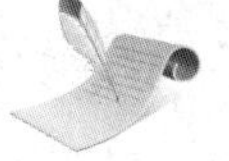

多年来被广泛认可的、因果评价的基本准则中的三个问题，也存在不足：①用药与医学事

件之间的时间间隔是否适合？根据药动学特点或是病理机制，时间间隔适合，这是支持因果关联的有力证据。然而何谓“时间间隔适合”？并没有可操作性的解释。②反应是否已知？把是否已知的反应作为评估药物暴露与出现医学事件之间的因果联系的重要因素，显然有失偏颇，因为许多个例医学事件是非预期的。③事件能否为患者的临床状况或其他（非药物）治疗合理地解释？不仅是“合理”二字难以判定，关键是患者的临床状况和其他治疗的解释容易出现主观臆断。

此外，区分因果关联概率等级所使用的术语，意义明确的，仅是“肯定”“无关”。而在实践中医学事件与药物暴露的关联可归类为这些意义明确的，只是少数。绝大部分处于“很可能”“有可能”“不大可能”或“未能分类”之间。这些类别的定义并不清晰，相互间也有重叠，在评价中为不同观点和个人主观偏向留下了余地。

再则，药物引起的医学事件种类繁多，药品不良反应性质的千差万别与个例因果判断标准有限的调整可能性之间存在矛盾，这是现有个例安全性报告判断标准面临的窘境。

2. 没有考虑“多因一果”的问题 20世纪70年代中期，人们开始认识到了疾病的多因素的发病机制，同样非预期的医学事件也可能具有多种成分的原因或者多种风险诱发因素，以及多种多样的因果关联的路径，如药物遗传学、药动学、药效学、患者病理生理、食物、环境等，以及这些路径相互作用形成的新的路径和风险。

由于大多数的不良事件具有多成分的原因，判断事件的原因中哪些是必要原因，哪些是充分原因就十分关键，且是防范该医学事件出现的重要环节。五项准则能发挥的作用仅仅是提供一个框架，可据此判断用药是否构成了形成不良事件的条件。因此，五项准则只是一种对判断的帮助，如同统计学的P值，并不是因果关联真实性与否的裁决标准。

3. 心理因素以及利益相关，对因果判断有影响 虽然鼓励医务人员积极报告并评价可疑的药品不良反应，但多种因素的存在会导致正面和负面的偏倚。在药品安全性评审工作中，经常发现报告者对可疑的药品不良反应出现迥然不同的因果判断。常可见对于同样的药物暴露，出现了相同的不良事件，因果判断从“严重的非预期可疑不良反应（suspected unexpected serious adverse reaction，SUSAR）”“可能无关”，直至“肯定无关”，应有尽有。导致这一差异当然可能存在患者个体不同的原因，但不能不考虑其中涉及的医务人员对不良事件的认识，对判断标准的掌握，以及医务人员的心理、利益冲突等相关问题。

许多因素会导致临床判断或评估的偏倚，导致对不良事件的认识和报告的过度或不足。如临床试验中使用安慰剂的受试者报告自己出现了试验药物已知的不良反应。安慰剂反应常伴有心理学原因，存有积极期望的患者即使只是使用安慰剂，也会显示出病情好转。相反，存有消极或负面期望会产生有害的影响。结果是有些临床试验的受试者使用安慰剂也可以出现不良反应。类似地，医务人员对暴露药物的正面或负面期望或患者对于治疗的正面或负面期望对试验结果也可能会产生微妙的影响。

因此，某份个例医学事件报告的基础上确定的暴露药品与医学事件的因果关联，因为是根据个体资料做出的逻辑判断，普遍带有局限性。只有通过群体水平的研究，如收集多个有潜在信号的相同医学事件的丰富资料，进行分析性流行病学的宏观研究评估，进一步论证与评价因果关系，才能更精确地探索问题的实质，最终揭示医学事件的真实原因。

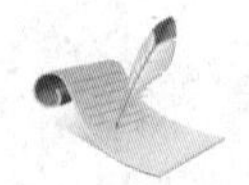

第五节　群体水平医学事件的因果关系论证

我国《药品不良反应报告和监测管理办法》（卫生部令第81号）中规定，药品群体不良事件是指同一药品在使用过程中，在相对集中的时间、区域内，对一定数量人群的身体健康或者生命安全造成损害或者威胁，需要予以紧急处置的事件。

药物上市后，临床应用逐步展开，随着药品的应用越多，药品不良反应事件也会相应增多，多个类同的个例医学事件也就有可能先后发生，常以散在的、聚集的、群体的形式出现。即使在某单位、地区是以偶然的、单发的个例医学事件的形式出现，所反映的ADRs现象，绝不会是孤立的，如果增加观察样本人群、扩大观察范围、延长观察期限，也许就有可能会发现多个医学事件的连续发生。那些发生率低、潜伏期长、隐匿起病的药品不良医学事件，其真实的病因（服用药品），由于与医学事件的发生时间相隔久远，极易被遗忘、被忽略以致多年来未能被揭示，成为临床上长期病因未明的某疾病综合征（多数以群体发病的形式出现）。

因此，在群体水平上探索医学事件的原因，离不开流行病学界所推崇的概率因果论，离不开公认的流行病学关于因果评价的标准与理论，更离不开所采用的分析性和试验性流行病学研究的思路与方法，在人群（含患者群体）中实施对照分析研究所获得的概率分析数据（流行病学证据）。在世界药品不良反应史上，那些重大药害事件的病因探索，无不借助于流行病学的宏观研究手段，论证暴露药品与医学事件的联系，评价两者的因果关系，阐明医学事件的真实病因。

群体水平论证医学事件的因果关系，相关研究思路的构建与完善、研究方案的设计与实施、研究结果的数据分析与结论推导，常常需要紧密围绕三个基本研究阶段而拓展。第一阶段运用描述性流行病学研究，建立病因假设。第二阶段运用分析性流行病学研究，检验病因假设。第三阶段运用试验性流行病学研究，反向验证因果关联。重点介绍各基本研究阶段涉及的普遍性问题，着重关注研究思路的产生、研究方法的应用、研究结果的推论等。

判断原因在流行病学研究中占重要的地位，从建立研究假设到证实因果关系的原因判断的工作流程如图5－2所示。

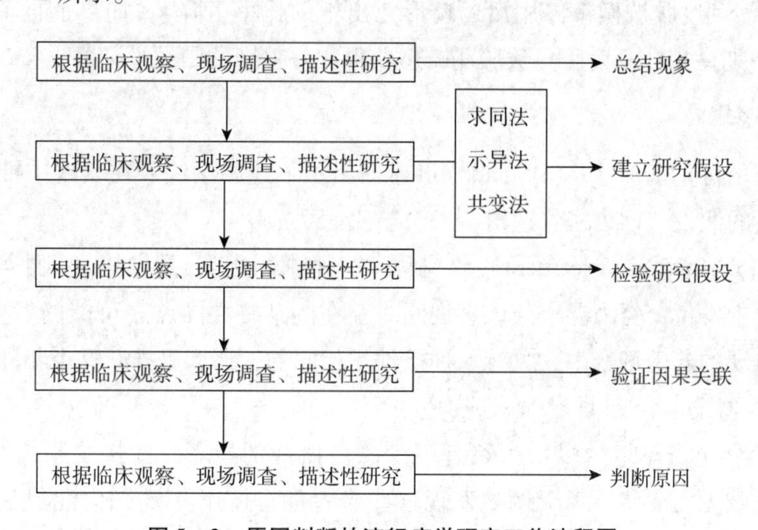

图5－2　原因判断的流行病学研究工作流程图

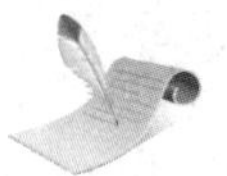

一、描述性流行病学研究，建立原因假设

用于建立原因假设的描述性观察研究，是开展流行病学研究的基础步骤，常用方法有：个例报告、病例组研究、现况横断面调查（医学事件的流行强度：发病率/患病率/死亡率）和长期趋势分析/生态学研究。个例报告和病例组研究，主要描述医学事件的症状、体征、健康检查数据、诊疗资料等，只能描述归纳事件的临床表现特征，一般难以涉及医学事件的本质，也难以确定医学事件的原因。通过群体水平的现况横断面调查，可以进一步描述群体医学事件在时间、地点、人群中的基本分布特征和流行规律，从这些研究中提供的数据、总结的现象、发现的信号，有助于获得可疑的病因线索或病因假设。若能结合生态学研究，即同时期内将暴露药品的数量变化与医学事件的数量变化进行长期趋势分析，在当代生物学的理论背景知识的基础上，串联已有研究获得的所有信号，应用逻辑推理的方法产生对原因的假设，即提出病因研究假设。描述性研究可利用的信息资料来源较广泛：医学文献资料、普查资料、生命统计登记、职工健康档案、医学病例档案、食品、药物和其他产品的销售、消耗数据等。常用逻辑推理方法有假设演绎法和密尔（Mill）逻辑。

（一）假设演绎法

假设演绎法（hypothetic deductive method）最早由 Hershel 提出。其推理形式如下。

（1）因为假设 H，所以推出证据 E（演绎推理）。

（2）因为获得证据 E，所以反扑假设 H（归纳推理）。

假设演绎法的整个推论过程：从假设演绎地推出具体的证据，然后用观察或试验检验该证据，如果证据成立，则假设亦成立。从一个假设可推出多个具体的证据，如果多个具体证据均成立，可归纳推理其假设成立的概率增加。

如在沙利度胺与海豹肢畸形儿出生的因果关联研究中，假设 H：孕期使用沙利度胺导致胎儿畸形，根据该假设和相关的背景知识可以演绎推出以下若干经验证据：E1（孕期使用沙利度胺的女性生产畸形儿的比率高于对照组），E2（生产畸形儿的母亲孕期使用沙利度胺者高于对照组），E3（沙利度胺被撤市停用后，畸形儿出生的比率下降）。如果证据 E1、E2、E3 成立，则假设 H 孕期使用沙利度胺导致胎儿畸形获得相应强度的归纳推理的支持。

（二）密尔逻辑

约翰·斯图尔特·密尔（John Stuart Mill）提出了下述归纳法，在实践中推断两个事物之间存在因果关系的假设，称为密尔逻辑。

1. 求同法（method of agreement） 又称“异中求同法”，是指某一事件可以在不同的地点、时间和对象中发生，努力寻求与该事件同时存在的某些共同点（可能的发生条件）。如果在被研究现象出现的若干场合中，只有一种条件是相同的，那么可推断这个相同的条件可能是产生这一现象的原因。

例如，2007 年上海等地的多家医院有不少患白血病的患者，在接受鞘内注射治疗之后，出现了明显的下肢无力症状。现况调查发现这些患者都有使用 A 药鞘内注射治疗经历，而且“A 药均来自同一家药厂的同一批号”，因为存在这一共同点，自然会（提出假设）怀疑是否为该批号的 A 药惹的祸？

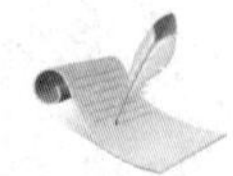

后来的扩大调查又发现患者鞘内注射不同的 A 药或 B 药之后，同样有出现异常的下肢无

力症状的情况，而 A 药和 B 药又都是同一家药厂生产的，研究者根据这一共同点推断（进一步假设）该医学事件的发生与该药厂的 A 药和 B 药的生产过程中的某些环节密切相关。

再如，2008 年云南某医院的 3 个不同病区的患者中出现了多例寒战高热、白细胞和中性粒细胞升高的患者，他们均静脉输注了某厂同一批号的中药注射剂，（假设）这不良医学事件的成因当然会归咎于该批号的中药注射剂。

如果某个医学事件在不同的情况下都涉及一个共同的因素，则该因素有可能是该医学事件的原因。特点是该医学事件有雷同的发生条件，呈遥相呼应之势。

运用求同法时应注意：①相比较的场合越多，一致性越强，结论的可靠性越大；②要注意发现其他相同的情况。

2. 求异法（method of difference）　又称“同中求异法”，即在相似的事件（或事物）之间寻求不同点（重要的差异）。求异法的思路是：在发生某一事件的场合或条件中，努力寻找该事件发生相同场合或条件中的唯一差别。如果在被研究现象出现的场合或条件中，唯有一种情况是不同的，那么可推断这个不同的情况就可能是产生这一现象的原因。

例如，2007 年鞘内注射后出现异常的下肢无力症状的患者涉及某厂生产的注射药物 A 药（0403 批号），而以往该患者也曾使用该厂生产的 A 药（其他的批号），但从未出现类似的医学事件，唯有 A 药（0403 批号）有不同。则会怀疑（假设）是 A 药（0403 批号）出现问题。

0403 批号的 A 药又因生产后分成 2 批分装，即 0403（a）和 0403（b）批号，医院报告鞘内注射后出现异常的下肢无力症状的患者涉及的主要是 A 药的 0403（a）批号，那么自然要怀疑（进一步假设）是 0403（a）批号的 A 药在分装时出现问题。

着手从暴露的不同，看结局有否不同？同一个药厂同一个药物不同生产批号的药品使用后出现的医学事件的发生率如有显著不同，那么可以从寻找不同批号的药品的生产过程是否存在不同点着手，追溯该医学事件发生的原因。

再如，某医院共有 15 个病区，在某几天中有 3 个病区输液的患者出现高热的发生率明显高于其他 12 个病区。这 3 个病区均在使用某中药注射液，而其他病区没有，则可（假设）判断该中药注射液有可能是引起高热的原因。

运用求异法时应注意：①两个比较场合中出现的不同情况必须是唯一的；②两个比较场合中唯一不同的情况可能只是被研究现象的部分原因。

3. 共变法（method of concomitant variation）　指在被研究现象发生变化的若干场合中，如果只有一种情况随着被研究现象的变化发生相应的变化，那么可以推断这种情况与被研究现象之间可能有因果联系。运用“共变法”，可以从“条件”与“现象”的共变，来判断两者可能有因果联系；也可以从“现象”的不变，来判断“条件”与“现象”之间没有因果联系。

诸如上海随着 0403（a）批号的 A 药进入病区使用数量增加之后，出现下肢无力症状的患者数也随之增多；德国某地区的沙利度胺年销售量与出生海豹肢畸形儿病例数之间存在共变关系；中国温州地区咪唑类药物的销售量与脑炎综合征的病例数呈共变关系。即某因素暴露的频率和强度发生变化，医学事件发生的频率与强度也随之变化，则该暴露因素很有可能是该医学事件的原因，二者之间往往呈剂量 - 反应关系。

运用共变法时应注意：①与被研究现象（暴露因素与医学事件）发生变化的情况应当是唯一的；②被研究现象之间的共交关系有一个限度，一旦超出这个限度，共变关系也许会发生变化；③某些具有共变关系的被研究现象之间不一定具有因果联系，它们可能都不是原因，而

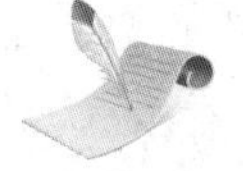

是另外某个原因产生的两个不同的结果而已。

4. 类推法（method of analogy） 指被研究的某种医学事件的分布特征与另一种已知原因的医学事件的分布特征完全相似，据此可推测这两种医学事件的原因可能相同。类推，是非演绎推理，有两种情形。

第一种是同类事物之间的类推，即根据一类事物中的若干对象都具有某种属性，从而推测将会遇到的下一个对象也具有这种属性。如卡托普利、依那普利、赖诺普利等较早上市的血管紧张素转化酶抑制药都有引起咳嗽的副作用，可推断贝那普利、福辛普利等同类药的其他药品也有可能会引起咳嗽。

第二种是两类事物之间的类推，即根据两类不同的事物在某些属性上相似，从而推测它们在其他属性上也相似。如根据非甾体抗炎药塞来昔布分子具有磺胺结构，可推测非甾体抗炎药塞来昔布很可能具有磺胺类抗菌药类似的不良反应。

在水杨酸盐阿司匹林被选择作为“退热剂”普遍应用于临床的时期，据病理学家证实，阿司匹林中毒致死患者的肝脏与脑部的病理变化特征与不明原因的瑞夷综合征（小儿急性脑病综合征，发热伴肝脑脂肪变性）的肝脏与脑部的病理表现完全相同，据此类推：采用水杨酸盐阿司匹林退热有可能是发热伴发肝脑脂肪变性患者的病因。

5. 排除法（method of exclusion） 指通过对多种假设的逐一排除，保留无法排除而建立的假设方法。研究某医学事件原因的过程中有时会产生多种假设，将不可能引起该种医学事件的假设逐一排除，最后保留的没有任何排除依据的某一假设可能就是引起该医学事件的原因。

如怀疑A药鞘内注射引起患者下肢无力的异常现象的报告病例数，突然在某时间段内增多的假设有：①A药的不良反应引起；②药物治疗错误引起；③商业渠道不规范，非法购入了假药引起；④商业利益之争引起；⑤药品生产缺陷引起。

第一，如果是A药一般的不良反应，那么为何涉及0403批号的报告病例数在短时间内突然增加？有4种假设，需逐一排除：①医务人员对药品不良反应监测报告的认识加强了，从而导致病例报告的增多，如果是这样，那为何其他药物的不良反应报告数目远远比不上A药呢？②医务人员对A药的不良反应的认识提高了，如果是这样，那为何A药其他反应的报告数目不见相应比例地增加？③A药的不良反应发生数增加了，如果是这样，那为何仅仅只涉及0403批号，尤其是0403（a）批号呢？④A药的用量在该时间段内增加了。但是，没有证据表明A药的用量增加相应不良反应的发生数也增加。上海收治需鞘内注射A药的患者，就是这么几家医院、这么一些床位，该时间段内并没有增加收治该类患者的床位。

第二，如果是药物治疗错误使然：①是否可能是鞘内注射技术的问题？因为“集中发生在某些医务人员注射的患者”，可是，同样是这些医务人员在使用其他批号注射时为何未发生这样的医学事件呢？②是否可能是药品储存保管不当导致药品降解的问题？因为事件发生在天气炎热的6、7月份，医疗机构的药品储存条件不达标，药品就有可能出现问题。可是，有病例报告的医院在相同的储存条件下，为何其他药品的不良反应报告未见有增加？为何在医院药品储存条件日益改善的情况下，A药的这一医学事件今年发生了，而以往从未发生？为何主要涉及0403（a）批号，0403（b）批号涉及极少呢？为何A药静脉注射使用时未出现类似的医学事件呢？何况药品检验机构从报告的医院对该批号A药取样重新检测结果也是完全合格的。

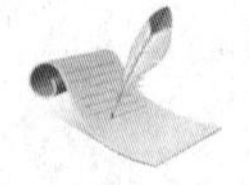

第三，如果是商业渠道不规范，医院非法购入的假药所致，也几无可能。因为A药的价格极低，药厂在亏损生产销售，如果是假药也难有利可图。

第四，如果是恶性商业竞争导致，也缺乏任何理由与证据，因为A药的生产流程岗位为有毒有害的岗位，市场上又无同样规格的A药供应，不构成商业竞争。

第五，那么是否可能是生产A药过程中出现了问题？这里又可以有5种假设：①原料有问题；②辅料有问题；③生产工艺有问题，包括产品被污染；④产品分装过程中被污染；⑤包装材料被污染。然而，0403批号的A药的原料、辅料重新检测的结果是完全合格的，0403批号A药的产品检测也完全符合该药的产品标准。那么，产品检测符合质量标准是否就等于产品无问题呢？如果产品被污染，根据产品的质量标准检测是否保证能检测出来呢？显然无法保证。而如果是产品被污染，那么为何0403（b）批号的A药未报告发生该医学事件呢？

各种假设分析排除后，仅产品分装过程中被污染和包装材料被污染不能排除。联系到0403批号的A药在分装时又分成0403（a）和0403（b）分别分装，而该医学事件的报告几无涉及0403（b）批号的A药，因此可推测是A药在作为0403（a）分装时被污染了。此外，鉴于A药仅在鞘内注射后发生该医学事件，静脉注射后未见发生该医学事件，可推测该污染物对神经系统有特殊的损害作用。

如上所述，密尔的归纳逻辑为原因的假设提供了周密的思路，我国药物警戒和药物流行病学工作者在近年来多项药物相关性的公共卫生事件的调查中，应用密尔逻辑迅速调整了调查的方向，及时发现了问题的症结。密尔的归纳法要求我们仔细地观察人和自然，不唯上，不唯书，只唯实。然而，苏格兰哲学家大卫·休姆（David Hume）指出了归纳法的缺陷。他认为归纳式的论证并无逻辑的力量，只不过提出了一种某事件会以过去同样的方式在将来出现的假设，即便是最合理的假设，归纳论证的背后仍没有逻辑的必然性。因此，要对事件进行因果解释并不能仅靠我们观察的逻辑延伸。仅根据事件发生的时间顺序联系，来推理因果关联很容易构成“因为A先于B，所以A引起B”的逻辑谬误。

二、分析性流行病学研究，检验原因假设

用于检验原因假设的分析性流行病学研究方法有两种，即病例对照研究和队列研究，这两种方法都是在独立生存的两组或多组人群中进行组间调查资料的对比分析的非试验性研究。

病例对照研究又称回顾性病例对照调查。对被纳入的病例组（观察组）与非病例组（对照组）人群，在调查期内是否拥有某假设的原因（即药品暴露），包括其他各种可疑的原因在内进行回顾性调查。将两组调查数据［即包括使用药品在内的各种可疑原因（使用药品）的暴露比例的大小］进行统计对比分析，采用相关系数（r）分析指标，检验被调查的某可疑原因是否与某医学事件有关联，如果病例组某可疑原因的暴露比例明显大于对照组，且组间差异具有统计学意义（$P<0.05$），随后计算该原因与该事件的相关系数，如果分析结果相关系数接近于1（$0.5<r<1.0$），提示该原因与该事件存在密切的关联性，否则，两者的关联性不大；进一步采用比值比（OR值）分析指标，检验该原因是否构成发生该事件的危险因素。若计算分析结果该原因的比值比较大（如OR值=15.0），表明曾暴露于该原因（使用过该药品）的人群与对照组人群相比，发生该事件的危险性提高了14倍。据此可以论证该假设的原因至少已成为发生该事件的主要危险因素。假如分析获得的比值比（OR值）小于2.0，或确定小于1.5，一般认为比较两者之间的差别是不确定的。然而，回顾性病例对照调查的设计原理是“从果到因”的研究，若要证明两者的因果关系，还必须获得“从因到果”的前瞻性队列研究结果的证明。

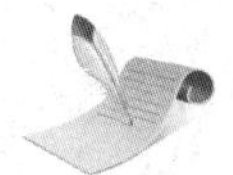

前瞻性队列研究又称前瞻性定群调查，是检验原因假设的关键性流行病学研究手段。该分析性群组队列对比研究，将调查人群按是否暴露于某可疑原因（可疑药品）分为暴露组与非暴露组、按其暴露程度也可细分为不同的亚组，连续跟踪观察调查期限内各组人群的结局指标（医学事件即药品不良事件发生数），比较暴露组与非暴露组之间的结局指标频率差异是否具有统计学意义（$P<0.05$），从而判定暴露原因与医学事件之间有无因果关联；假如因果关联确定，还需进行暴露原因与结局事件的关联强度分析，进一步计算相对危险度（RR）和特异危险度（AR），后者是暴露组发病率与对照组发病率相差的绝对值，它表示发生事件的危险，特异地归因于暴露因素的程度，故又称归因危险度。这些流行病学分析指标（RR 和 AR），能明确揭示假设原因与医学事件之间因果关联的强度大小。

在药物流行病学研究中，尤其是药品上市后的安全性监测与评价研究中，队列研究是常用的方法。如长期跟踪观察调查人群中服药组与未服药组某种不良事件（不良反应）的发生情况，获取前瞻性研究数据来判断暴露药品与不良事件之间的关联性，为论证药品群体不良事件的因果关系寻找确实的分析性流行病学研究的可靠证据。如左旋咪唑与脑炎综合征的关联就是通过前瞻性队列研究确证的。新药上市后的安全性评价，暴露是某新药的应用，研究结局多为各种不良反应，受医学伦理的限制，一般是不可采用随机对照临床试验（RCT）的。但采用前瞻性队列研究的方法，不存在伦理限制问题，因为这里的新药应用不是研究者选择性干预研究给予的，而是暴露者自己临床治疗疾病选用的，用药组与不用药组是根据患者的意愿而决定的，是一项非随机的、开放性对照的、长期治疗结局的观察性研究。

然而，分析性流行病学研究由于在设计类型、研究质量、数据分析、常见偏倚与效应矫正、研究适用性、结论可推广性等方面与人群试验性研究相比较，如临床随机双盲对照试验（RCTs），各自存在不同的优点与缺陷，如不慎防范会影响研究结果的分析与推理的可靠性。

三、试验性流行病学研究，反向验证因果关联

当假设的原因不但通过了回顾性病例对照调查结果的检验，而且已经获得了“从因到果”的前瞻性队列调查结果的证实，则与医学事件的联系基本上具备流行病学因果关系的宏观评估所需的分析性指标。但是，若能在人群中取得因果关联的反向验证或重复验证的添加证据，即类似人群试验性研究的证据支持，则因果关系的论证就更加可靠。

人群试验性研究的反向验证，即在人群中实施干预措施“强制去除假设的原因（药品）”之后，观察相关药品不良事件是否不再发生了，进行反向验证，进一步证明因果关系的确定性。例如，当研究者提出沙利度胺是婴儿短肢畸形的可能祸首时，西欧一些国家的药企果断全面撤市沙利度胺，这实际上相当于在人群中主动实施了类似的“去激发干预试验”，调查果然发现反向验证证据；撤市后的年份出生畸形婴儿现象骤然消失了。又如，1982 年我国卫生部宣布淘汰 128 种药品（其中含咪唑类驱虫药四咪唑），是政府部门无意识地在全国人群中实施了脑炎综合征的“去激发干预试验”，10 多年的温州地区脑炎综合征病例数调查数据表明，在淘汰药品后的 1983～1984 年间的病例数骤然减少，恰好提供了反向验证的证据。

因为违背伦理，人群试验性研究的重复验证，例如在人群中实施“再激发试验”来进行重复验证是不允许的。但是，通过长期跟踪随访，继续观察某药品不良事件受害患者的群体，是否有发生因无意中再次服用相同药品而激发同样的不良事件，此称“再激发现象观察”，其与主动实施的再激发试验性质不同。如温州市曾跟踪观察 202 例咪唑类驱虫药脑炎患者，有再

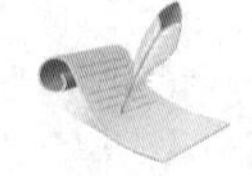

激发脑炎17例次（再激发2次16例，再激发3次1例），随访中观察到的“药品再激发现象”，并非有计划地实施“再激发试验”，而是因为患者无意之中自行再次服用了咪唑类驱虫药而重复发生“脑炎综合征”，这为因果关系论证提供了重复验证的证据。

四、群体水平医学事件因果关系的评估

医学事件因果关系的评估，主要是依据流行病学调查研究提供的联系证据，进行多方面的综合评价，衡量因果联系是否合理、可靠，能否被流行病学家广泛认同。

（一）证据等级划分

上述内容已经阐述了可通过实施三类不同的流行病学研究方法，获取流行病学研究的证据、各种分析指标，据此建立、检验原因假说，进一步论证因果关系。由于采用的流行病学研究方法不同、研究类型不一、分析方法与指标各异，所获得的研究证据强度也有差别，流行病学研究方法与分析指标的证据强度等级划分如下。

（1）强等级证据　Meta分析，多中心随机对照试验，前瞻性队列研究。

（2）中等级证据　病例对照研究，逆联系干预研究（阳性结果），大规模研究的RR/OR，剂量反应关系，时间系列研究，长期趋势分析/生态学研究。

（3）弱等级证据　正确时间顺序，横断面研究，小规模研究的RR/OR，生物学合理性，普遍相似性。

（二）因果关系的判断

英国生物统计学家和流行病学家奥斯汀·布拉特福特·希尔（Austin Bradford Hill）推出因果关联的指南，后来被称为“希尔因果关联标准（Hill's causality criteria）”，被广泛应用于流行病学研究中因果关系的判断。希尔强调下列九条仅代表他本人的“观点”或“看法”，可作为审查原因与结果之间的推导是否合理的一种方法，但不能称之为“判定标准”；仅作为在具体考虑因果关系过程中的一种解释。他不同意在判断因果关系时有任何“证据的硬性规定”，因为“我的9条观点没有一条是支持或反驳因果假设的不可争议的证据”。然而，“希尔观点”一直是因果判断的背景框架。

1. 关联的强度（strength）　关联性强的比关联性弱的更可能是因果关联。非常强的关联有助于排除某些非因果关联的解释，有利于澄清真实的因果关联。可信限窄的非常强的联系，由于随机变异不大可能出现，也不大可能因为混杂和偏倚而出现。但是相对小的相对危险度并非就可以排除是因果关联。

对于个例医学事件的因果关系判断，强度可以指重现性的频度，指报告的频度以及医学事件是否以特别的方式再次出现。

2. 关联的时间顺序（temporality）　指暴露与结局之间的时间先后顺序，推断的原因必须先于推断的结局。

3. 关联的特异性（specificity）　一因对一果。药物暴露之后可出现多个医学事件。一项药物暴露能引起许多结局，一项结局又可以由多种药物暴露或其他暴露引起。局限于某一特殊环境暴露的人群，因果关联明确无疑。特异性对于阐明复杂的因果归属的问题特别有价值。检查结局的特异性（如鞘内注射A药后出现下肢无力症状的患者明显增加，而未见其他不良反应增加）、暴露的特异性［在使用了0403（a）批号的A药后出现，0403（b）批号几乎无；

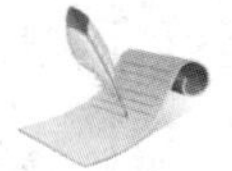

鞘内注射后出现，静脉注射并无］以及敏感性的特异性。在考虑特殊的基因型和结局之间的关联时，重要的是要关注基因的敏感性。

4. 关联的重现性/一致性（consistency） 在不同的环境中重复研究得到相同的结果。如果在各种不同设计的研究中，不论是前瞻性的还是回顾性的以及在不同的人群中都得到了相同的回答，当结果在各种环境中重复出现时，由于随机误差、某种偏倚或混杂而造成的可能性较低。然而，缺乏重现性并不能排除因果关联，因为某些原因只能在一定的时间、空间中产生其作用，原因中也存在未知的成分因素。个例医学事件即用再次药物暴露（再激发）检测可重现性。

5. 剂量反应渐变性（biologic gradient） 如果结局的概率随着药物暴露的增加而增加，药物暴露与结局之间就存在着剂量 - 反应的关系。如阿司匹林超剂量使用，依照剂量 - 反应的方式就增大了出血的风险。出现剂量 - 反应梯度的状况，有助于减少判断出现随机误差、混杂和偏倚的可能性。

6. 生物学合理性（biological plausibility） 如果知道暴露引起结局的机制，就能更有把握地推断因果关系。

7. 关联的连贯性（coherence） 指假定的原因与其他知识有相容性，关联的因果解释应符合已知的自然史和医学事件的生物学要求。如暴露的时间模式和已知的暴露的生物效应是否符合所推测的医学事件的模式？例如，20 世纪 60 年代海豹肢畸形儿是一个罕见的疾病。在沙利度胺上市后仅仅几年，海豹肢畸形儿的出生率就快速增加。这种因果关联的推断就容易被人们所接受。除此之外，来自人体实验室的血尿常规、血药浓度、肝、肾功能等检测数据都可作为药物暴露与医学事件之间连贯性的依据。希尔强调，没有连贯性的信息，而且与存在的信息有冲突，不应作为否定因果关联的证据，冲突的信息有可能是弄错或误解。

8. 试验证据（experimental evidence） 对所知的因果关联采取针对性措施是否可改变人群中结局出现的频率，是因果解释的最强支持证据。来自人群的试验性证据最有说服力，可以是大规模人群干预措施效应的观察、设计良好的前瞻性队列研究、也可以是随机对照临床试验。

9. 类似性/类推性（analogy） 如果正在研究的两者关联类似于以前建立的因果关联，就可能更易接受其为因果关联。清晰的类推可以增加关联证据的砝码。在被动吸烟与肺癌的关联研究中，可以从主动吸烟者增加肺癌的风险类推，暴露于二手烟的人群由于同样的生物学路径，肺癌风险增加是合乎逻辑的。同样，有类似分子结构的药物，由于存在药理学“结构 - 效应”关系，往往出现类似的药品不良反应。而药理性质相同的药物，类推出现类似的不良反应也是合理的。然而，类似性判断法在逻辑上是不严密的，必须牢记类似性并不是因果关联的充分理由。

因果推断之难，难在难以见到没有偏倚、混杂的，也没有与其他暴露相互作用存在的纯粹的暴露与结局的关联。而这样的研究环境很少存在，仅在临床试验以及设计与操作均完美无缺的大规模观察性研究才可能出现。当代的药物流行病学面临的是非均质的健康结局或医学事件的原因研究，面临的不良事件是各种复杂体征、症状以及实验室检查数据的组合，药物暴露又是多种暴露中的一种。甚至暴露也很难精确定义（患者有多种疾病又同时使用多种药物），以及与结局（多种器官系统的反应，反应大多无特异性）在时间、空间上的连接以及量化指标都有困难。希尔的九条观点提供了一个思考因果关系的框架，可据此推测暴露是否为原因的成

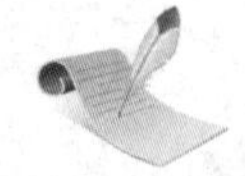

分，但不是绝对的，正如统计学的 P 值检验。所谓“因果关系的希尔标准”应视为对因果判断的一种支持与帮助，而不是绝对的裁决。

（三）流行病学界评判因果关系的九条认同条件

国际流行病学界在广泛认同希尔 9 条因果关系的观点基础上，进行了多次的讨论与修改，着重强调了来自人体研究证据的可信性，由于来自啮齿动物的实验证据（即便是高度模仿人类进行动物大样本群体性实验研究）外推至人类，会具有很大的不确定性，因为不同物种与人类经历的暴露水平会有很大差别，会影响实验证据的可靠性与可信性。在因果关系评估的应用实践中，逐步修正制定了九条因果关联的判断条件，供针对群体水平医学事件进行因果关联评估的研究者参考，罗列如下。

（1）来自人体研究的结果。

（2）时间顺序逻辑。因必先于果。

（3）相关的强度。衡量的指标包括 RR、AR、OR。

（4）相关的普遍性。类似现象/证据。

（5）相关的特异性。人群、时间、地点上的特异性。

（6）相关的一致性。可重复性，多中心结果的一致性。

（7）相关的剂量 - 反应关系。

（8）相关的合理性，即科学性。

（9）相关的流行病学意义。多因素致病，更应注重。

（四）应用于上市后药品群体不良事件研究的常用方法

敏感的临床思维有助于发现新产生的医学事件及其原因。查找药品不良事件的真实原因，常需要全面动员，各方投入，广开思路，综合运用上述的三类不同的流行病学研究方法，以获取更多更全面的论证因果关系的研究证据，这些证据来自包括人群的观察性或试验性研究的分析性流行病学指标，也包括人体的实验室检查数据，可以为因果关系的评估提供更翔实的科学依据。分析性观察性研究更加适合上市后药品的安全性再评价研究，有时也能提供高等级的循证药学证据。如运用药品或疾病注册登记进行的前瞻性队列研究，能替补人群试验性研究（RCTs）难以涉足的药物流行病学领域的课题，设计与实施均良好的分析性观察研究与人群试验性研究的结果具有互补性或相互验证的作用。

有研究表明观察性研究和 RCTs 对同一药物的同一安全性问题的研究结果是相似的。有人比较分析了 RCTs 研究与观察性研究的 Meta 分析结果，发现 RCT 研究对风险的估计稍高（比值比之比 1.03，95% CI：0.93 ~ 1.15）。在 58 项比较中，64% 完全一致（同方向，同显著水平）。大型 Meta 分析为大样本针对可疑不良反应的观察性研究可以达到与 RCTs 类似的结果的说法得到实证支持。当然还需要对两者之间达到一致的因素进行更多的实证研究。

有效性和安全性终点出现频率的不同，以及它们出现的时间、量化程度不同，可影响对 RCTs 和观察性研究产生的证据质量的比较判断。如果药品不良反应严重且罕见，那些上市前或上市后的 RCTs 样本量就不可能检测发现罕见和滞后的不良反应结局。这些 RCTs 也可能遗漏长期应用后才出现的或诱导期长的医学事件。然而，有些分析性观察研究，尤其是那些根据现有登记数据库进行的前瞻性研究，通常可实施更长期的随访，观察长远期药品治疗结局，与 RCTs 相比有更大的优势，根据大规模长期随访人群中收集来的数据资源进行的观察性研究，

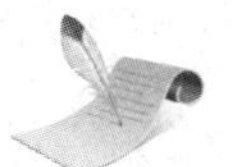

通常可得到更多的不良事件报告。然而，任何长期随访的设计都需要十分仔细地检查遗漏的数据的程度或类型。不论是何种研究，选择性地保留或报告的问题，在一定时间之后就会产生实质性的影响。

新发的、罕见的严重不良反应往往是未知的和不能预见的，这是RCTs研究难以证实的安全性问题。因为未知的和不能预见的终点不可能在研究开展前定义，不明确终点的测定和报告的质量和一致性通常不佳，这是RCTs的研究设计类型的固有缺陷。两类研究潜在的安全性终点的混杂与有效性终点的混杂有可能不同。如果仅测定有效性终点的混杂，可能无法适当地对安全性终点的估计进行校正。这一问题对观察性研究的影响可能比RCTs更大。

研究结果的可移植性（transportability），也称为研究的外部真实性或普遍性，取决于在被研究的人群中看到的结局和诊疗实践中的广大治疗目标人群中的结局之间的差异。观察性研究证据的可移植性一般要优于RCTs研究证据。由于RCTs通过严格的入排标准挑选理想化的、预期获益超过药物风险的患者，因此，RCTs研究难以发现可能出现在被排除在试验之外的患者群中的不良反应。被RCTs研究排除之外的患者群往往具有下列特征：患有多种疾病、病情严重度不一、同时进行多种治疗或有其他风险因素（如年龄、性别、社会经济状况差、用药监测、依从性或耐药性差），这些因素均可能修饰药物的作用。而观察性研究纳入的患者更能代表不同的医疗环境下一般的接受药物治疗的人群，因而较少使用限定性入排标准实施观察性研究，其研究结果的可移植性远超RCTs研究。这是近年来广泛提倡的使用于药品上市后再评价的主要方法。

应用药品登记和疾病随访登记电子数据库进行高质量的药品暴露与结局事件的关联性研究已日趋普遍，能收集和捕捉可提供分析的有关暴露、协变量和结局证据的重要电子化数据。许多卫生监测系统、医疗机构、保健部门、制药企业等或链接的数据库已被用于药物或疫苗的调查研究中。

因果关联的性质已经在科学和哲学领域争论了几个世纪。评价因果关系既不能脱离具体的背景，也不能脱离涉及的数据。不论是个例医学事件的评价研究还是对临床试验和观察性研究的人群中得出的数据作概率比较的评价，数据的质量始终是主要的考量。观察、干预和研究体系都可能出现影响变量的错误，而不论哪一种因果关联的评估，都需要分析出现这些错误的概率。控制错误并没有一成不变的方法，尤其是对于来自现实生活中的数据。如果有不同来源的和不同种类的已确证的证据，有助于判断，但对于具体某一因果关联的信息，并不存在一个普遍可接受的方法来区分其究竟是加强还是削弱了先验概率。科学的判断需要在涉及问题的最佳证据基础上进行。

流行病学工作者对于许多因果关联的发现做出了卓越的贡献。迄今，每一项建立的因果关联都是一项里程碑似的工作，对后人都具有深刻的启迪。从希尔时代开始，因果关系判断的方法学有了长足的进步，包括引入和推广了回归分析技术、有向无环图（directed acyclic graphs，DAGs）模型以及事实相反分析法模型。由于技术（包括统计分析）的进步，我们越来越确信更多的药物相关医学事件的原因将被发现。虽然全部了解或者确定地预测其结局的发生难以实现，但我们不应该因为这些不确定性而止步于在正确方向中的行动，发现更多的药物治疗过程中出现的新的医学事件的原因，是药物流行病学工作者继续努力的方向。

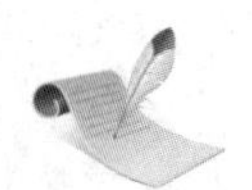

本章小结

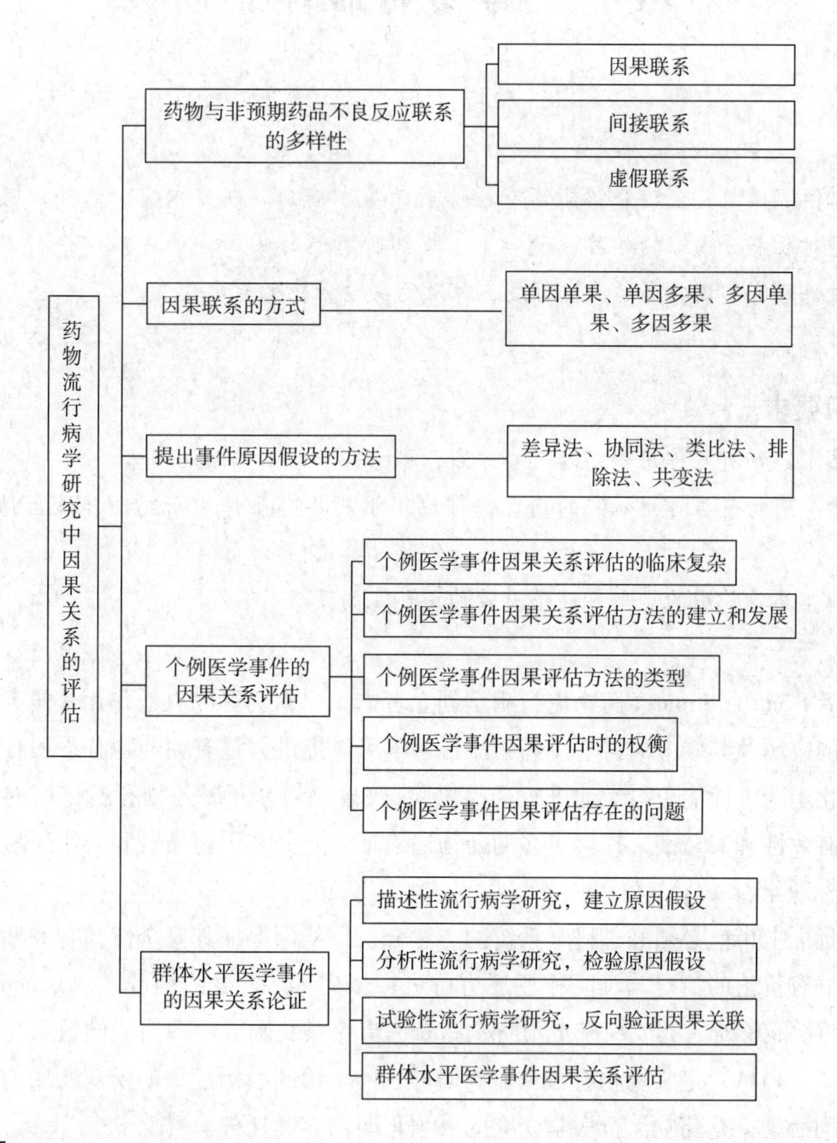

思考题

1. 药物与非预期药品不良反应联系包括哪三种分类？
2. 简述因果联系的四种方式。
3. 简述药物流行病学提出事件假设的方法。
4. 简述药物流行病学因果关系的判断标准。
5. 简述个例医学事件因果评估时需斟酌的权衡的五个方面。

（彭晓清）

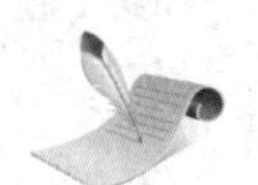

第六章　药物有益作用研究

教学目标：本章主要介绍药物有益作用的基本概念、研究内容、意义以及常用方法。通过对此部分内容的学习，使学生掌握药物有益作用研究的一般方法，了解其在药品有效性研究、药物新适应证开发，以及药品资源中的重要意义。

学习要求

掌握　药物有益作用研究的一般方法；影响药物有益作用的因素。

熟悉　药物有益作用研究的内容；可应用于药物有益作用研究的非试验性方法的类型。

了解　药物作用的类型；药物有效作用研究的意义。

美国学者 Brian L. Strom（药物流行病学创立者之一）认为药物有益作用是研究药物在广泛人类群体中的应用及其效应的科学。药物流行病学可以提供大量有关药物有益和有害作用的信息，在个体化用药方面能更科学地进行药品风险/效益评估。开展药物有益作用的研究有利于保证药品的有效性和安全性，探索更多的药物适应证，充分利用药品资源，使药物临床应用更加科学化、合理化。

新药在批准上市前必须经过科学系统的方法分析，从而保证其安全性和有效性，但药物上市后其对人群有价值的治疗与预防作用还有待进一步完善。药物有益作用（beneficial effect of drug）是指药物能够对人类疾病产生预防、诊断、治疗以及调节生理功能的效果。美国食品药品监督管理局（FDA）定义药物有益作用为研究预防、诊断、治疗人的疾病所用物质或者药品创制和开发的活动，是药物流行病学研究的一项重要内容和任务。

第一节　药物作用的类型

药物作用（drug effect）是指患者在服用药物后，其机体受到药物的影响或是由药物所产生的一系列生理生化反应，即药物接触或进入机体后，引起体表与内部环境的生理生化功能改变，或抑制入侵的病原体，协助机体提高抗病能力，达到防治疾病的效果。药物作用包括有益和有害两个方面，有益作用是指预防、诊断、治疗疾病的效应和效力；有害作用是指合格药品在正常的用法用量下出现的与用药目的无关的药品不良反应或损害，包括副作用、毒性作用、变态反应、停药反应、后遗效应、特异质反应、药物依赖性、继发性反应等。

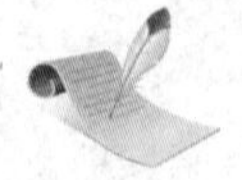

一些药理学家们认为药物进入人体后，与机体相互作用并致使机体出现原有功能改变的结果就是药物作用和效应。药物有益作用虽然能够减轻疾病的恶化，但是如果控制不好，药品不

仅不能达到治疗疾病的目的，还会带来损害甚至有加重疾病的危险。药品安全并不意味着百分百安全，人们认为安全的药品事实上也有一定的风险。所谓安全的药品是人们认为它对人体损害的风险程度在可接受的范围内，是一种风险“可接受”的有临床疗效的药品，安全是权衡药品风险/收益的结果。

药物作用的类型可分为四种：预期的有益作用、预期的有害作用、非预期的有益作用和非预期的有害作用。

一、预期的有益作用

预期的有益作用（anticipated beneficial effects）是指药物产生的治疗作用是所期望出现的，同时也是药物对目标适应证产生的符合需要的效应和效力，即预防、诊断、治疗、调节生理功能的效果。预期的有益作用是药物开发上市的前提要求，否则不能够应用于临床。如硝酸甘油通过扩张冠状动脉治疗心绞痛；西地那非、伐地那非、他达那非等药物通过选择性地抑制磷酸二酯酶-5扩张阴茎血管治疗勃起功能障碍；奥司他韦和扎那米韦通过抑制流感病毒神经氨酸酶阻止子代病毒从感染的宿主细胞表面释放，用于预防和治疗流行性感冒。

预期的有益作用研究主要涉及三方面：①药物有效性（efficacy），指通过药物的作用达到预定目标。不同药物用于不同场合，其有效性的外在表现明显不同。对于临床治疗药物，要求的有效性在程度上可分为根除致病原，治愈疾病；延缓疾病进程；缓解临床症状；预防疾病发生；避免某种不良反应的发生；调节人的生理功能。判断药物有效性的指标有多种，临床常见的有治愈率、显效率、好转率、无效率等。②药物效应（effectiveness），即在临床实践中药物或治疗方案的起效程度。③药物效能（efficiency），在药理学中指药物药理效应的极限，从经济学的角度出发，是指某种药物在可接受费用内产生的预期作用。

二、预期的有害作用

预期的有害作用（anticipated harmful effects）是指临床前研究或临床试验中发现的，不希望在临床应用中出现但在上市后可以预测的不良反应。这些不良反应呈剂量依赖性或非剂量依赖性。如头孢他啶上市时已经发现其临床不良反应发生率为2.5%，其中最常见的不良反应有血清氨基转移酶升高（7%）、Coombs（抗人球蛋白）试验阳性（5%）、二重感染（2.5%）和皮疹（2%），所以在上市后使用时可以根据这些特点，观察患者的临床反应，防止不良反应的发生。又如在首剂量使用哌唑嗪后有时会出现晕厥，这类作用在批准上市时的说明书中已有说明，虽然此作用在药物上市前已知，但由于不知道其准确的发生率，所以还要在上市后开展进一步的跟踪和随访研究。

三、非预期的有益作用

非预期的有益作用（unanticipated beneficial effects）是指药物上市时未发现的治疗作用，即临床试验结束、药品上市时未发现的对某些疾病产生符合需要的效应。有时相对于药物的主要适应证来说，这些作用是药物的副作用，但对另一类疾病患者来说却是对治疗有益的作用。这种作用往往是在后续研究开发中发现而大量广泛应用后证明的。例如，最早患者服用阿司匹林是为了抗炎镇痛，但因该药可降低患者心肌梗死的发生率，获得了非预期的有益作用。虽然

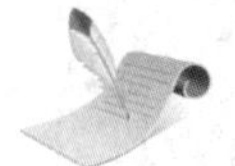

药物的非预期的有益作用有时是在临床试验中发现的，但由于其不属于目标适应证，仍然将其归类于副作用。如西地那非开始作为心血管病用药，但在之后的研究和临床使用时发现其可促进男性阴茎勃起，经多年研究开发，其成为治疗男性勃起功能障碍的药品。又如，抗凝剂可预防复发性静脉血栓等。非预期的有益作用的研究是药物有益作用研究的重要内容，不但要研究其药理作用，还要定量分析其效果。但非预期的有益作用的发现与应用的周期一般较长，如阿司匹林用于预防冠心病和心肌梗死，从发现到广泛应用于临床历时近 20 年。再如，他汀类药物的临床应用是降脂，其能强效地降低总胆固醇和低密度脂蛋白，除了该作用以外，早在 20 世纪末就有研究报道他汀类药可以降低骨质疏松患者骨折的危险，但现阶段该类应用仅局限于试验研究中，未来其能否应用于治疗骨质疏松症仍需要进行长时间的论证与研究。

四、非预期的有害作用

非预期的有害作用（unanticipated harmful effects）是指临床前研究和临床试验中未发现而在上市后出现的不可预测的不良反应，或是根据药物特性难以预料的不良反应，是不希望在临床应用中出现的效应。例如，头孢吡肟上市后逐渐发现其发生率很低的严重不良反应，如肌痉挛、癫痫、脑病、肾脏损害等。如在 18 ~75 岁受试者人群试验中，申请人可以确定 65 岁以上受试者的卒中是预期的严重不良事件，可不作为个体事件报告。相反，在没有包括在被确定的亚群的受试者（如一个 30 岁的受试者）中发生卒中，根据相关规定确定该事件是严重的非预期可疑不良反应，应作为个案报告。又如，非那西汀引起肾病的有害作用，是药物上市 70 年后才发现的；氯霉素引起的再生障碍性贫血，也是上市后才发现的。非预期的有害作用大多是非剂量依赖性药品不良反应，所以应重视这种有害作用的研究和评估。从药品安全监管角度讲，非预期的有害作用是由假劣药品、超剂量用药、不规范用药等导致的损害。

第二节　药物有益作用研究的内容

一种药物在严格控制下进行临床试验才能批准上市，然而药物在大范围人群临床使用的实际情况中，会发现药物的临床前评价仍存在其固有的局限性，所以上市后药物的有益作用研究是十分必要的。药物有益作用研究的内容主要包括：①药物的新适应证研究；②药物长期效应及相对有益作用的研究；③影响药物有益作用的因素。

一、药物的新适应证研究

一般药物在上市前要经过严格的临床试验，即研究目标适应证的疗效。在新药开发过程中，人们对药物有益作用的了解并不全面。随着药物使用人群的增加和使用时间的延长，临床观察和药理学研究可能发现药物新的有益作用，进一步研究论证后可向药品监督管理部门申请该药物新的适应证。如金刚烷及其衍生物和类似物大多具有低毒性、良好的脂溶性和独特的药理活性，它们可作为抗病毒药、治疗痤疮药、抗帕金森综合征药、治疗肺结核药、抗抑郁药和抗糖尿病药等，在临床上已应用多年。金刚烷胺盐酸盐是最早应用于临床的抗病毒活性药物，目前应用于临床的金刚烷类药物还包括金刚乙胺、多巴金刚、索金刚、曲金刚胺等。通过对国内外专利和文献进行系统检索后发现，上述金刚烷类药物除了原来的适应证外，近期发现了其

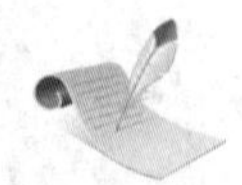

新的应用，如抗新型病毒、对神经系统的活性和神经保护作用以及治疗呼吸道感染、肺结核、皮肤病等。因此，开发药品新的适应证是医药研究创新的良好途径。

研发新药并成功上市需耗时13～15年，平均花费20亿～30亿美元，随着对药物安全性及有效性的要求不断提高，开发新药的成本还将持续上涨。根据Eroom定律，每隔9年新药研发成本就会大幅上升。鉴于近年来新药临床研究的高失败率，寻找现有药物的新适应证已极具吸引力，是优化药企成本/效益的新策略。在老药的原适应证以外开发新用途的过程称为“老药新用”。比如5－羟色胺再摄取抑制剂（SSRI）达泊西汀最初主要作为镇痛和抗抑郁药物，然而由于其起效快，且半衰期较短，每日需多次给药，因此成为抗抑郁药物的一大缺陷。但是，研究人员在临床应用中观察到选择性SSRI具有延迟射精的副作用。这一副作用的发现立即触动了当时研究人员的敏感神经，因为当时的美国有超过20%的男性存在早泄问题。考虑到SSRI这一可能的新用途，结合达泊西汀有利的药代动力学特征——起效迅速及半衰期短，贴合男性早泄的临床需求，先前的严重缺陷反而成为新适应证的独特优势。不久，临床试验于2001年启动，并于2009年被美国FDA批准用于治疗早泄，成为治疗早泄的第一款口服药物。

二、药物长期效应及相对有益作用的研究

新药开发研究过程中的对照研究，不但病种、病例选择等受限制，观察时间亦不可能很长，所以药物的长期有益作用也就不可能完全了解。美国FDA在研究评价100种常用药品时发现，其中8种药物的应用是建立在对长期作用的假设之上，并没有长期疗效的资料支持，如持续使用抗高血压药物，并推测此类药物可能具有防止心血管并发症的作用。已有研究证明长期使用控制血压的药物，使血压在达标范围则可防止心脏、肾脏等动脉的损害。所以现在的高血压用药原则是对高危和极高危的患者进行长期治疗，以延缓疾病进展，从而降低心血管的损害和死亡风险。同样抗肿瘤药的长期有效性仍然需要进行深入研究。肿瘤的复发和转移是一个难以解决的问题，随着治疗手段的进步，有望在癌症治疗上出现质的飞跃，有可能将肿瘤作为慢性病治疗。近年来，为了检测双相障碍患者大脑结构中灰质体积变化的长期效应，美国匹兹堡大学医学院的Ariel G Gildengers博士进行了一项研究，结果显示双相障碍是一种持续时间较长的神经渐进性疾病，并且较低的灰质体积与抗精神病药物的长期暴露有关。此外，较低的海马体体积与抗精神病药物暴露的时间长短和脑血管意外风险评分有关。可见，药物有益作用的研究弥补了药物长期效应观察不足的缺陷。因此，对于药物的长期效应及相对有益作用的研究应该在药物上市后的有益作用研究中完成。

三、影响药物有益作用的因素

药物的疗效和预防作用受多方面因素制约，需要通过不断研究，找到根本原因并及时进行改善。但尚有许多影响药物有益作用的因素是在上市后发现的，常见的有以下几个方面。

（一）药物剂型方面的影响

药物剂型是药物应用的必要形式，不同的药物剂型对临床疗效的发挥有着不同的影响。例如，1%依沙吖啶注射液可用于中期引产，而0.1%～0.2%溶液用于局部涂敷却能起到杀菌作用；口服硫酸镁起到导泻与利胆的作用，而注射可抗惊厥和降血压，外敷可消炎去肿。缓释、控释、速释和靶向制剂决定药品起效的快慢和持续时间；又如，阿司匹林片口服时，会伴有恶

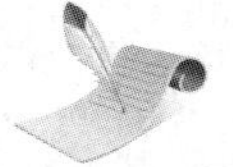

心、呕吐等不良反应，尤其是对于患有胃及十二指肠溃疡的患者，可能会引发胃出血等不良反应。然而，阿司匹林胶囊或阿司匹林肠溶片则能使其对胃的刺激性减轻或消除，且阿司匹林胶囊还能起到延缓释放和保持长效的功能，胶囊、肠溶片与口服片剂三种不同的剂型，能给患者带来不同的用药效果。再如，氨茶碱治疗哮喘病效果显著，但也存在不良反应，如心跳加速等，若将其制成栓剂便可消除该不良反应。剂型的选择是研究药物有益作用的重要方面，药品具有生物等效性不一定代表其具有临床等效性，还需要对因剂型因素导致药物疗效的差异进行进一步的探讨。

（二）给药方案的影响

不同的给药剂量、途径、时间和疗程都对药物有益作用的影响至关重要。在保证疗效的前提下，应当按照2013年我国卫生行政部门发布的《合理用药健康教育核心信息》的指导，能局部用药的不全身用药，能口服用药的不注射用药，能皮下或肌内注射的不静脉注射，能静脉注射的不静脉输液。在注射剂中，水溶液比油溶液或混悬剂吸收更快；在口服制剂中，溶液剂比片剂、胶囊剂容易吸收。糖衣片、肠衣片或肠溶胶囊可减少药物对胃的刺激。缓释制剂可使药物缓慢释放而吸收，延长药效。给药途径不同，药效出现快慢不同，静脉注射比肌肉注射、口服药效出现得要快。有的药物，不同的给药途径可出现不同的作用。例如，硫酸镁口服导泻，肌内注射或静脉滴注则有抗痉挛、镇静及降低颅内压等作用。同一药物不同的剂量产生不同的药物作用，在一定的范围内剂量与药物作用强度成正比，但超过一定的范围则可能发生中毒，甚至死亡。有的药物还可在不同剂量下产生不同性质的作用。又如，阿托品在逐渐增加剂量时，可依次出现心悸、散瞳、腹胀、面部潮红、兴奋躁动、神经错乱等症状。再如，胰岛素不同给药方法对糖尿病治疗的效果有明显差异，其中应用胰岛素泵连续皮下注射治疗后患者的空腹血糖水平、餐后2小时血糖、胰岛素抵抗指数和胰岛素分泌指数均显著优于胰岛素皮下注射治疗，且患者的低糖反应、恶心、腹泻等不良反应发生率明显降低。

（三）适应证的影响

首先要根据药品的适应证和患者的具体病情选择药物。例如，大肠埃希菌、肠杆菌科细菌、肠球菌属、淋病奈瑟球菌或沙眼衣原体等病原可引起细菌性前列腺炎，首选氟喹诺酮类抗菌药物。但大肠埃希菌对此类药耐药株达50%以上，因此需要依据药敏试验的结果来选用合适的药物。针对这种耐药病例需选用青霉素类或头孢菌素类药物，并且此病治疗疗程较长，急性感染需治疗4周，慢性感染需要1～3个月。又如，维拉帕米可治疗快速阵发性室上性心动过速。在使用维拉帕米之前应首选抑制迷走神经的手段治疗（如Valsalva法），其也可暂时控制心房扑动或心房颤动。但心房扑动或心房颤动合并房室旁路通道（预激综合征和LGL综合征）时，应首选维拉帕米治疗。同时适应证的分类与亚型也会影响药效，如抗癫痫药乙琥胺作为癫痫小发作的首选药物，其对癫痫大发作的疗效则不如丙戊酸。以上均属于药物上市后研究的问题。

（四）患者生理和病理状况的影响

患者的年龄、性别、种族、遗传变异、心理、生理和病理因素等均会对药品的使用效果产生一定的作用或影响。这些因素往往会引起不同个体对药物的吸收、分布和消除产生差异，导致药物在作用部位的浓度不同，表现为药物代谢动力学差异；或者虽然药物浓度相同，但反应性不同，表现为药物效应动力学差异。例如，老年人在用药时除了按年龄和体重折算应相应地

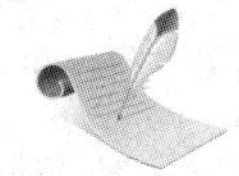

减小剂量外，还必须考虑老年人机体的生理、生化和病理的特殊状况。随着年龄的增长，肝脏体积缩小，血流量减少，65岁以上的老年人肝血流量只有青年人的40%～50%，其代谢能力降低，首关效应减弱，生物利用度增加。此外，老年人肾体积缩小，肾血流量也仅有青年人的40%～50%，从而药物排泄速度减缓，血药浓度升高。这些均是易引起老年人不良反应的因素。根据文献报道，老年人的肾上腺素受体明显减少，对β受体激动剂和阻滞剂的反应均减弱，心脏对普萘洛尔有明显的耐受性。因此老年人用药应不同药不同对待，剂量的个体化对老年人尤为重要。再如，女性患者在使用华法林时，维持剂量和PT-INR允许范围都比男性患者要小一些，这在医学研究中均已经得到证实，可能与女性体内的雌性激素作用有一定关联。这会对患者的药物代谢产生很大的影响，会让女性患者的药物代谢速率大于男性患者。这些例子均是上市后的药物有益作用研究中确定的。其他如患者种族差异对药效的影响，也属于药物上市后研究的范畴，如异烟肼在不同种群中的代谢速度不同，疗效也不同。

新药临床试验对入选的对象有严格的限制而且极少在儿童、老人、孕妇中进行，药物在上市后还需进一步研究从而获得药品有效性及安全性。影响药物作用的因素有很多，应根据患者具体情况随时调整用药方案。

（五）患者其他并发疾病对药效的影响

在临床情况中，患者往往并不只是患一种疾病，并发的疾病也可能对药效产生影响。疾病是影响临床用药的重要因素，它通过改变药物在体内的吸收、分布、生物转化及排泄过程，导致药物代谢动力学的改变；同时也通过改变某些组织器官受体数目和功能，导致药效动力学的改变。因此，充分认识在治疗过程中病理状态对临床用药的影响，及时调整药物的剂量、给药途径及给药间隔，对患者实施合理性个体化药物治疗方案，从而获得最佳的治疗效果并承受最低的治疗风险。

（六）联合用药及食品对药效的影响

联合用药指的是在临床用药时采用2种或2种以上的药物，增强药物间的协同作用以增加疗效，达到治疗目的。比如高血压患者服用药物控制血压，降压药的联合应用是常见的用药方案。联合用药，能从不同的作用机制协同降压，提高高血压控制的达标率。因此，对于高血压的治疗，我们提倡合理的联合用药。除此之外，多种药物的联合使用还有可能形成拮抗作用，这样可以有效减轻药物的不良反应。不合理的联合用药往往会导致不良的药物相互作用，使得药物本身的疗效下降，甚至出现中毒等反应，危害患者的身体健康。例如，沙坦类和普利类药物联用，两药作用机制相近，都是通过抑制血管紧张素而发挥作用，则起不到协同降压的作用，但副作用发生风险反而会叠加。因此，在联合用药时，需要充分了解所用药物的特性，对药物间的相互作用进行预测，确保用药的合理性。以降压药联合用药为例，一方面应考虑降压的效果和身体耐受性，另一方面应根据患者用药后发生副作用的情况合理选择。

另外，日常生活中食物种类繁多，成分各异，其中有的成分可能影响药物的吸收、代谢和排泄，从而增强或者降低药效，甚至产生毒副反应。如贫血患者服用铁剂的时候，应避免摄入高脂肪食物，因为脂肪能与铁剂结合生成难溶的物质影响铁剂吸收。因此合理选择联合用药和用药期间合理安排饮食是影响药物体内发挥药效的重要因素。

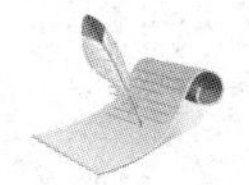

第三节　药物有益作用研究的意义

新药在动物实验之后和获得新药证书之前，必须进行临床试验研究。新药临床试验研究（包括生物等效性试验），必须经过国家药品监督管理局批准，严格执行《药物临床试验质量管理规范》（good clinical practice，GCP），这是确保药品安全、有效、稳定的必要条件。所以药物上市前的临床试验都是在严格控制试验条件下进行的，受试者的依从性均较好，且在临床前药理学和毒理学研究中重视动物模型选定的合理性，周密进行实验设计，从而提高临床前研究的质量。

实际上通过药物临床前的科学评价，人们已经获得了认识药物药理作用和毒理特性的基础，满足了药物能首次用于人体的前提条件，但药物的临床前评价仍存在其固有的局限性，比如临床试验病例数少、观察周期较短、观测指标范围小、受试对象局限等。故临床前评价不能充分解决药物上市后所遇到的临床上复杂多变的大量实际问题，从而造成药品从上市到发现药品不良反应并进行应对管理存在时滞。还有受试药物在更大人群中的有效率及与其他同类药物比较的有效率，药物在使用中的长期效应，新的药物适应证以及在临床实践中存在的可影响药物疗效的许多因素，在上市前均缺少研究。因此药物上市前的临床试验不可能充分获取药物所有的有益作用及不良反应的信息。为了尽可能了解和掌握药物对人体的影响，上市后药物有益作用研究十分重要，并且越来越引起重视。如美国 FDA 进行的“药品疗效研究实施方案”对批准上市的药品重新研究、评估，根据研究结果和专家意见，美国 FDA 对许多无效的药品、复方制剂予以撤市，有效的药品继续使用。药物有益作用研究对于人类深入了解药品的有效性与开发更多的适应证，充分利用药品资源意义重大。

第四节　药物有益作用的研究方法

药物流行病学的研究方法均可用于药物有益作用的研究，对于某些疗效非常显著、容易判断的药物则不需要采用试验性研究。近年来，国际上广泛应用的注册登记研究、观察性疗效比较研究等，更容易掌握药品上市后在人群广泛使用有利作用的真实性、准确性。

一、药物有益作用研究的一般方法

（一）临床用药的经验累积

在通过长期仔细观察临床药物使用的过程中，我们可以发现一些药品的有益作用，尤其是对于一些疑难杂症来说，在没有好的临床治疗依据的情况下，用药经验的累积是非常重要的。例如，一开始金刚烷胺主要用于防治感冒，但是，一位澳大利亚老年女性发现其亦可用于治疗帕金森病，后期经医师验证后帕金森病成为金刚烷胺的新适应证。20 世纪 50 年代，沙利度胺因其在最初适应证——治疗孕吐导致海豹肢而声誉不佳，致使德国颁布了 Arzneimitteltelsetz 法，要求证明上市药物的安全性。1964 年，一位麻风结节性红斑（erythema nodosum leprosum，ENL）患者因严重疼痛而持续失眠，由于当时接诊的马塞大学医院极度缺药，而沙利度胺是医院仅有的镇静类药物，Jacob Sheskin 博士认为该药的镇静作用可能会帮助患者入睡，于是给其

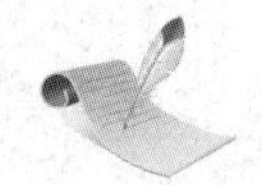

开了沙利度胺的处方。几周后，患者的失眠竟然被奇迹般地治愈了。之后，世界卫生组织（WHO）对4552例患者进行临床试验，结果显示约有99%的患者在2周内病情获得完全缓解。于是在1998年，WHO批准其用于治疗ENL，商品名“Thalomid”。随后的机制研究表明沙利度胺是一种有效的肿瘤坏死因子α抑制剂，具有抗血管生成的特性。该作用机制使其成为抗癌治疗的候选药物，并合理解释了其在人类胎儿肢体发育中的致畸作用。此后，92%的沙利度胺被超适应证用于癌症治疗。2006年，美国FDA批准其用于治疗多发性骨髓瘤。

（二）从现有的药品副作用开发新的适应证

从事新药研发的工作者通常根据现有药品的使用目标进行研究，如果发现某种新药具有多种药理学作用时，往往会选择所期望的目标作用开发为适应证，其他与目标适应证无关的作用，则一般被认定为副作用。当然如果继续深入探究下去，其副作用也完全有可能被开发为新的适应证。如米诺地尔通过扩张外周动脉平滑肌治疗高血压，但连续用药几个月后发现患者毛发增多。之后通过进一步研究发现米诺地尔可以使毛发生长旺盛，研究人员继而将其开发成为局部用药，用于治疗男性脱发、斑秃。辉瑞公司开发的磷酸二酯酶-5（phosphodiesterase 5，PDE5）抑制剂西地那非最初主要用于缓解心绞痛，然而，临床试验中却没有显示出有利的心血管效应；相反，研究人员发现该药的主要不良反应是异常强烈而持久的勃起，后续研究发现PDE5是介导勃起生化途径中的关键酶；由此，可快速吸收，并对心率和血压无明显影响的西地那非掀起了一股男性性功能障碍药物研发热潮，西地那非、伐地那非、他达那非等被相继开发上市。其中，他达那非作为一种口服、长效、高度肺靶向的选择性PDE5抑制剂，能够在肺组织中通过一氧化氮途径，实现缓解肺动脉高压的作用，成为新一代治疗肺动脉高压的药物。

（三）基于疾病的智能信息药物再定位

药物再定位是对已经上市或上市失败的药物重新确定治疗适应证。它主要是基于Thomson Reuters Cortellis和MetaCore™等资源，将其提供的所有药物、蛋白质、通路、多向药理学及临床试验的科学数据连接起来，使某药针对原定用途之外的疾病获取新增价值。实现药物再定位的方法主要有：①以药物为中心。已获批用于特定适应证的药物具有的结构特点，可帮助识别原来针对不同适应证而研制的活性化合物。②以靶标为中心。Thomson Reuters拥有系统生物学解决方案，当知道化合物的主要或次要靶标时，便能提供找到新适应证的机会。③以疾病为中心。采用的是与疾病相关的试验数据（如从患者采集的组学数据）或药物如何调节疾病相关表型的知识（如从其副作用获知）。

从研发路线上进行划分，药物重定位有对常见药物的新作用进行系统性筛选，也有通过收集一线临床医生的临床经验为线索，更有对过去失败的药物分子进行重新定位研发的策略。那么再定位药物具体有哪些来源呢？非专利药物是最早用于再定位药物研发的对象，而且美国FDA允许这类再定位药物申请新专利或者3年的独家上市许可。新成立的再定位药物研发公司Biovista就是基于科技论文和专利文献的大数据分析，建立各个疾病的细胞通路网络，并绘制已知药物及其分子作用机制以及它们基因层面的关联，旨在对这些药物进行再定位。第二个再定位药物的发现方法是基于临床医生的观察实践。以色列Ariel大学教授Moshe Rogosnitzky作为牵头成立世界首个再定位药物研究中心的一员，他表示每个已知的上市药物大概有20个左右的新用途，其中2/3是被药剂师发现并应用的，但这些应用并不广泛为人所知，因为临床医生发表这些结果非常困难。第三个方法是从失败的药物中发掘，但这类化合物一般很难被公司

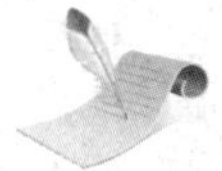

以外的研究人员发现。2000 年在维也纳成立的一家叫作 HM Pharma Consultancy 的公司，如今就专注于猎取这种早期就被放弃的活性化合物。如前期失败的减肥药用于治疗酗酒和失败的抗癌药物用于治疗阿尔兹海默症等。

（四）药物有益作用研究与药物临床试验的区别

药物有益作用研究的侧重点是药品上市后的研究，虽然也涵盖了一点药品上市的有效性评价，而药物临床试验主要是药品上市前研究。上市前药物有益作用研究主要采用随机对照临床试验的研究方法，这是评价药物临床疗效最可靠的方法。但该法在上市后扩大用于临床应用研究中存在费用大、时间长等一系列问题。两种研究的目标、条件、样本量大小及管理要求不完全相同，其优缺点更不相同。药物临床试验是指任何在人体（患者或健康志愿者）进行药物的系统性研究，以证实或揭示试验药物的作用、不良反应及（或）试验药物的吸收、分布、代谢和排泄特征，目的是确定试验药物的疗效与安全性。药物临床试验一般分为Ⅰ、Ⅱ、Ⅲ、Ⅳ期临床试验和药物生物等效性试验以及人体生物利用度试验。药物有益作用研究是在药品上市后进行的，特别是研究方法上区别于上市前的临床试验。药物有益作用研究与药物临床试验的区别见表 6－1。

表 6－1　药物有益作用研究与药物临床试验的区别

项目	药物有益作用研究	药物临床试验
研究目标	寻找药品新的适应证	评价药物对目标适应证的安全性、安全性
研究条件	无具体要求	按照药品监督部门规定进行
样本大小	无规定	国家规定最高病例数 2000 例
管理要求	按 GCP 原则并遵循国际药物流行病学学会制定的《规范药物流行病学研究指南》	按照政府颁布的注册规章、GCP 进行
优缺点	混杂因素难控制，无严格对照，因果关系不易明确；但结果符合临床实际，可发现低概率有益作用和不良反应	药物与效果因果关系易明确，但与临床实际有差别，外推需慎重，低概率有益作用和 ADR 不易发现

二、药物有益作用研究中的适应证混杂

一般来说，混杂因素是指与研究因素和疾病均有关，且在各比较组人群中分布不均匀，可以掩盖或夸大研究因素与疾病之间真正联系的因素。在药物的有益作用研究过程中存在各种混杂因素，包括治疗药物之外的联用药物、其他治疗措施、治疗组和对照组之间分布不均匀的潜在因素等。混杂能够引起对药物有益作用研究的疗效评估产生偏倚，因此在研究设计时应注意严格按照规范化的研究设计理论和方法进行周密的研究安排。

（一）药物有益作用研究中的适应证混杂

治疗组患者与非治疗组患者的不同之处在于前者有治疗适应证。如果处方用药选择正确，适应证与用以评估效力的临床结局相关联，并有可能产生掩盖真实情况的变异因素，即称为适应证混杂。适应证混杂多存在于上市后药物有益作用的研究中，因此如何控制其发生需要有很好的解决方法。例如，脑梗死的二级预防是指对已经发生了脑梗死的患者采取防治措施，目的是改善症状、降低病死及病残率，然后有针对性地降低高血脂、高血压及高同型半胱氨酸血症。如果要考察二氢吡啶类钙通道阻滞剂预防脑梗死复发的疗效，通常采用队列研究，比较使用和未使用二氢吡啶类药物治疗的两组患者脑梗死的发生率，但是一些适合于此类药物治疗的

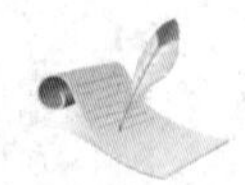

患者疾病本身（如高血压、不稳定性心绞痛、稳定性心绞痛、缺血性心肌和无症状性心肌缺血疾病）也可以引起脑梗死的复发。结果可能无法确认预期的疗效，反而出现脑梗死复发的风险增多，患者获得的药物有益作用可能被并发疾病的不利影响所掩盖。当根据临床适应证选择用药时，疾病严重程度不同的患者选择的药物可能不同，那么最终两种药物的疗效差异可能不是源于药物本身，而是由于患者的病情轻重不同造成的，也是所谓的“疾病严重程度混杂”。疾病严重程度是患者结局的独立危险因子，同时影响着暴露（即治疗选择），而它又不是暴露和结局的中间变量。还有诸如医疗保险也会影响治疗选择和患者结局，但不是所有的适应证混杂都与疾病严重程度有关。

（二）对照组的混杂

设计对照组的治疗方法也存在着对照组的混杂，同时也会影响研究结果的真实性，故应尽量减少混杂的影响。如研究抗精神障碍药物对人体代谢影响时，体重就是一个重要的潜在混杂因素，体重过度增加既是代谢性疾病如高血压、糖尿病的危险因素，也是影响药品选择的因素。如果将阿立哌唑和奥氮平（对照组）进行比较，由于后者对人体代谢的不良影响较大，医师就会避免在体重超重的患者中使用，这样体重就成为研究的混杂因素。但是将阿立哌唑与齐拉西酮（对照组）进行比较，混杂作用就会大幅降低，这是由于齐拉西酮比奥氮平对代谢的影响小。因此为了避免或者减少混杂作用应当采取更加严谨的方法，如对照组与治疗组的适应证相同、用药方式相同或者近似、禁忌证也相同。

（三）不设对照组的药物有益作用研究

临床上有一些通过简单的临床观察甚至个例的报道就能得到结论，或直接使用治疗结束的观察指标就能确定其疗效。如在临床试验设计方案中已经明确了患者达到的痊愈或显效等的疗效标准，由医生或患者直接对药物治疗后的有效性做出评价。例如，使用抗菌药物对单纯性尿路感染进行治疗的临床研究中，主要疗效指标可以直接比较组间达到持续治愈患者的比例。又如，在精神疾病临床试验中经常使用临床总体评价量表 CGI 量表以及用于老年性痴呆总体评价的 ADCS - CGIC、CIBIC - plus 等，其特点是使用一组有等级分类的资料来表述其治疗后疗效情况，如分为非常显著改善、显著改善、轻微改善、无变化、轻微加重、显著加重、非常明显加重等 7 级来评价用药后不同患者的疗效，不需要结合基线值情况，可以直接比较其组间疗效差异。上述病例中，通常患者的病情都有一个渐进或者稳定的过程，同时其病情是可以预测的，因此可以直接对药物的疗效进行评价，但前提是要排除症状向均数回归的现象。

（四）其他混杂

患者行为如生活习惯、用药依从性、锻炼等均对药物的疗效有显著的影响，这些均是其他混杂。因此要注重对患者的用药宣传、教育、培训，减少这些混杂对研究结果的干扰，从而提高药物的安全性。

（五）偏倚的处理

偏倚指在医学研究中由于某种或某些因素的影响，使研究结论与真实情况存在系统误差，有时可能会夸大、有时又可能缩小研究结果的真实性。临床研究从设计到实施直至最后的资料分析、结论推导，任何一个环节都可能出现偏倚。根据其在研究中出现的阶段不同可分为三大类：选择性偏倚、信息性偏倚和混杂性偏倚。其中混杂性偏倚（confounding bias）主要是由于

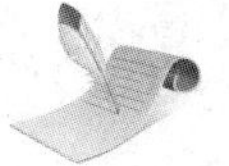

设计和资料分析阶段未加以控制而影响研究结果的真实性。如在冠心病的相关研究中，西药组的研究对象多为青壮年，中药组的研究对象多为老年人，由于年龄与冠心病及疗效均有关，因此会产生混杂性偏倚。与选择性偏倚和信息性偏倚不同，混杂性偏倚可以在结果分析时进行评价，通过分析暴露与疾病的关联发生改变而说明混杂作用的存在。混杂作用并不是“全或无”的，它可在不同研究中产生不同的作用。混杂性偏倚的控制方法：①限制。在研究设计阶段对研究对象的选择条件加以限制，将已知存在混杂因素的对象不纳入研究，规定各比较组在人口学特征上近似或在疾病特征上相同。如研究年龄对急性心肌梗死预后的影响，研究对象限制为40 ~69 岁男性患者，且无并发症。这样限制就控制了年龄、性别、并发症的混杂作用。②配比。将可疑混杂因素作为配对因素，使各比较组同等分配具有同等混杂因素的对象，以此来消除混杂作用。③随机化。在设计阶段，采取随机化的方法将研究对象分配到各比较组，使包括未知混杂因素在内的各种因素均衡地分布在各组中，消除混杂作用。

三、不同方法学在药物有益作用研究中的应用情况

目前已经有很多方法用于药物有益作用研究，但依据过去对药物有益作用研究的经验来看，并不是所有的临床研究都要运用试验性研究方法。虽然随机对照试验是评价药物疗效的金标准，但是这种经典方法以及非随机对照试验受到伦理学等限制，其应用范围不够广泛，同时由于设计的繁琐性、苛刻性导致不可能所有的药物疗效考察均采用该方法。目前已经得到广泛认可的是在药物有益作用研究中应用非试验性研究方法。综上所述，许多药物的有益作用研究不一定需要证实研究，只要根据用药经验即可，即使需要证实研究，非试验性研究用于上市后有益作用的研究也往往是有效的。非试验性研究及临床经验的积累所需费用较少，逻辑上较简单。下面主要介绍非试验性方法的应用。

（一）临床病例 - 对照研究

病例 - 对照研究（case-control study）是指选择一组患有所研究疾病的人群与一组无此病的人群进行对照，调查其发病前对某个（些）因素暴露的情况，比较两组暴露率和暴露水平的差异，研究该疾病与这个（些）因素关系的一种观察性研究方法。这是最常用的临床研究方法，当然药物有益作用研究也可以采用此方法。例如，在一项关于非甾体抗炎药（non-steroidal anti-inflammatory drugs，NSAID）预防结直肠癌的病例 - 对照研究中，如果对照组来源于风湿科，由于风湿科的患者比一般人群更多使用 NSAID，那么对照组中较高 NSAID 的暴露机会将直接导致研究效应的比值比（OR）被低估；相反，如果对照组来源于消化科，由于消化科的溃疡病患者不能使用 NSAID，其暴露机会比一般人群更低，这将导致研究效应的 OR 值被高估，无论出现上述哪种情况，研究都会产生选择偏倚。另外，疾病严重程度、患者经济状况、就诊方便与否都会影响入院率，病例组与对照组（其他疾病的患者）入院率不同导致入选与未入选的暴露率不同，此时建议选择不同类型的多家医院。因此，如果病例组来自于某特定地区的患病个体，对照组也最好从该地区的一般人群中随机选择未患病的个体，但是实施的操作难度也较大。一项关于三聚氰胺相关婴幼儿泌尿系结石的研究巧妙地采用了多中心巢式病例 - 对照研究的设计，一方面多中心研究可以扩大样本量，提高统计学效能；另一方面，由于病例 - 对照研究设计嵌套于参与“奶粉筛查”儿童的队列，并且对照组的形成是以各临床中心为单位，在筛查阴性者中采用随机抽样的方法产生，从而也避免了临床多中心研究中病例、

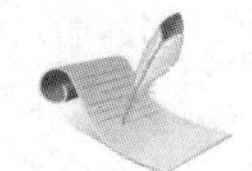

对照人群来源不一致的普遍问题。

（二）病例－交叉设计方法研究

药物流行病学研究中面临的实际问题，如数据的缺失或不完整，推动了药物流行病学方法的发展。例如针对实际研究只能获得病例组混杂因素情况，对照组混杂资料难以获得，1991年 Maclure 提出评价药物急性不良事件的危险性时，选择病例源人群时最好的对照来源是病例自身，因而提出了病例－交叉设计（case-crossover design）。这种对研究对象的自身暴露情况做出比较的自身对照方法，尤其适合估计短暂药物效应相关的急性不良事件危险性，近年来还引发了药物处方数据库研究技术的发展，在药物疗效研究评价中扮演着重要的角色。该方法已被广泛用于心脏病、车祸等方面的研究和药物流行病学领域，特别在研究短暂药物暴露与急性不良事件之间的关联时，病例－交叉设计是可供选择的最有效方法。

在国外应用病例－交叉设计进行药物流行病学的研究较多，国内应用这一方法的研究主要集中在车祸、空气污染、职业流行病等。目前国外药品不良事件调查中应用这一设计的研究主要有疫苗安全性分析、皮肤不良反应与服用药物关联分析、药物暴露时间延长与不良结局发生、住院癫痫患者药物治疗后病情变化状况等。病例－交叉设计是在收集药物暴露资料时，既收集病例组暴露资料，又收集病例组非暴露时的资料。在调查急性不良反应事件时，病例组的药物暴露与不暴露情况有可能交替发生，直到不良事件出现，因此病例组定义为危险期（hazard period）时的病例，也称暴露效应期，是从暴露因素开始到疾病或事件发生前的时间。而对照组则为病例组的某一危险期以外的特定时间段，称为对照期（control period）。这种设计将每个病例在两个或多个时期的暴露情况配对进行比较，以判断暴露与结局是否有关联。所有研究对象均事先明确定义为病例，调查时针对每个病例，确定在规定效应期内有没有暴露发生，每个病例均有暴露或未暴露记录。因为每个病例都将与其自身的对照组匹配，所以可将每个病例看作是一层，构建出一个独立的 2×2 表。病例－交叉设计的研究对象包含病例和对照两个部分，但两部分的信息均来自于同一个体。研究就是对个体危险期和对照期内的暴露信息（如服药、运动等）进行比较。表 6－2 是从假定的病例－交叉设计中产生的 10 个伴有室性心律失常的哮喘患者。病例的效应期药物暴露情况判定后写在表中第二列。根据用药频率计算危险期天数与非危险期天数之比，效应期设为 4 小时，一年总共有 2190 个“4 小时”。因而在第一个病例的 2×2 表中先前 4 小时没有暴露，则对应的数字为 0，1，365，1825，第二个病例效应期有暴露，根据用药频率进行换算，对应数字分别为 1，0，6，2184，依此类推，由 Mantel-Haenszel 法合并 10 个病例的 2×2 表，得到药物暴露对应的相对危险度为 3.0。

表 6－2　β 受体阻断剂暴露与哮喘患者室性心律失常危险性的病例－交叉设计模拟资料

病例号	最近 4 小时内药物使用＊	近期药物使用频率	危险期天数（N_{1i}）	非危险期天数（N_{0i}）
1	0	1/天	365	1825
2	1	6/年	6	2184
3	0	2/天	730	1460
4	1	1/月	12	2178
5	0	4/周	208	1982

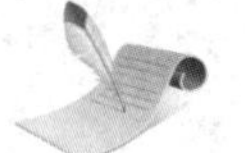

续表

病例号	最近4小时内药物使用*	近期药物使用频率	危险期天数（N_{1i}）	非危险期天数（N_{0i}）
6	0	1/周	52	2138
7	0	1/月	12	2178
8	1	2/月	24	2166
9	0	2/天	730	1460
10	0	2/周	104	2086

注：*吸入200μg，1为吸入，0为未吸入。

近年来，药品不良事件监测方法已经越趋成熟，通过医疗记录联动系统，就能对药物的不良反应进行初步的研究和分析，能够较快地获得调查结果，避免了病例对照研究中选择对照的困难和由此带来的偏倚，同时为查找病因提供了方便、简洁而又可靠的参考依据。总之，应用病例交叉设计开展药物流行病学研究，具有样本量小、不需另设对照、很少涉及伦理学问题、结果容易理解等特点。当然，病例交叉设计同样也存在局限性。

（三）临床病例观察法

临床病例观察法主要是指临床医师在日常工作中往往发现一些疾病与某种因素可能相关的现象，由此提供一些病因线索。例如澳大利亚眼科医师 Gregg 发现新生儿先天性白内障的病例突然增多，并发现患儿常伴有先天性心脏病和低体重等，病死率高。他认为出生时已有白内障，很可能与母亲在妊娠期受到某种致病因子的作用有关，是致病因子妨碍了胎儿晶体细胞的发育所致。经过细致调查，发现母亲妊娠期患风疹是婴儿先天性白内障的原因。妊娠前 3 个月内患风疹导致胎儿先天性白内障的危险性比其后感染者更大。而对于一些简单的临床观察即可掌握疗效的药物，可以采用病例报告或者病例系列报告，比如氟马西尼能够翻转苯二氮䓬类药物（如地西泮、氯硝西泮、艾司唑仑、三唑仑等）的镇静作用，从而治疗此类药物过量或中毒；盐酸纳洛酮可以治疗吗啡中毒引起的呼吸抑制；万古霉素可以治疗耐甲氧西林葡萄球菌感染等；这些都是很容易观察到的临床疗效，通过病例系列研究就能得到较好的治疗方案。

若不以适应证为基础，而是按照与研究的结局变量无关的其他因素为基础，如以受研究药物有限的可获得性为基础等，就不会发生混杂现象。因此如果研究中不存在适应证混杂，可以采用临床观察法来研究药物疗效。这种研究方法逻辑上较简单，虽然不如试验性研究有力度和说服力，但当试验性研究非必需、不可行或花费与所希望的效益差异太大时，非试验性研究及临床经验更适用。

（四）疗效比较研究

疗效比较研究（comparative effectiveness research，CER）是西方发达国家为促进卫生改革、减轻医疗费用、转变临床研究重点和指导方向而推出的。CER 关心的核心问题是有效性、安全性和成本。近年来，CER 作为一种临床研究的新方向受到越来越多医学研究者的关注和肯定，很多国家接受并应用 CER 的理念指导临床医学研究和卫生决策的制定。

1. CER 的定义　目前，CER 研究还处于定义、方法学探讨等基础研究阶段。对于 CER 的概念，目前并没有统一明确的定义。CER 产生并综合证据，这些证据通过对研究预防、诊断、治疗及临床监测、分娩护理改善等各种方法，进行利弊比较而获得，产生合成相关证据，目的是帮助患者、医生、官员、消费者进行明智决策，以便他们在特定的情境下选择最有效的干预

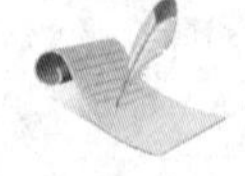

方案，从而提高个体和群体的医疗保健水平。

2. CER 的研究设计与方法　进行疗效比较研究旨在获取现有治疗方法在疗效、风险与成本效益等方面可靠的研究证据。这些研究证据来源广泛，既可以来自临床，也可以来自基础试验研究。CER 的研究设计包括：实用型临床试验、自适应性设计、临床登记注册，以及能够为患者、医生、决策者在临床决策时提供充分证据的其他类研究，比如系统综述、随机对照试验、决策模型等。

CER 的研究方法包括：系统综述或 Meta 分析、对现有临床或管理数据库的回顾性观察分析、前瞻观察性研究，包括未将患者分配入特殊研究组的登记研究，以及大规模、整群、实用性试验等。通常是客观评价和综合研究证据的一种手段。

（1）系统综述和 Meta 分析　目前，很多疾病的疗效比较研究就是基于系统综述和 Meta 分析的方法，综合累加研究的结果，从而得出有推荐作用的研究结论，指导医务人员进行临床决策。系统综述又叫系统评价，属于二次研究，是在复习、分析、整理和综合原始文献的基础上进行的。一个系统综述研究可能只包括一种类型的研究，也可以是不同研究方法的综合。Meta 分析是系统综述中使用的一种统计方法，是以综合研究结果为目的，通过查阅文献收集与某一特定问题相关的多个研究，并对这些研究的结果进行统计分析。通常情况下，针对同一研究目的可能有多篇研究报道，单独任一研究都可能因为样本量太少或研究范围过于局限而很难得到一个明确的或具有一般性的结论，将这些结果进行整合后所得到的综合结果（证据）无疑比任何一个单独的研究结果更有说服力。因此系统综述和 Meta 分析是循证决策的良好依据。其形式有网状 Meta 分析和累积 Meta 分析等。

网状 Meta 分析又称网络 Meta 分析，是间接干预比较和混合治疗比较的统称，是经典 Meta 分析的扩展。网络 Meta 分析指在干预措施系列范围内，通过纳入多重不同的配对比较，从而获得不同干预措施相互比较的“效果”。该方法能同时进行直接与间接的比较，即使是相比较的两种治疗药物从未进行过直接比较。将一系列不同治疗方法的随机临床试验数据汇总，然后就给定的治疗终点进行点及可信空间估计。经典的分析方法都是收集头对头（head-to-head）两种处理的相关研究，结果给出 A 与 B 何者较优的结论。当治疗某种疾病有多种药物可供选择时，何者为优是医生、患者和决策者都十分关心的问题。比如，我们在临床上用于治疗某一特殊类型原发型肾病的药物有两种：A 药和 B 药，但哪种药物效果更好一点，未有定论。假定我们检索到已经发表的原始临床研究有 10 篇左右，一些研究认为 A 优于 B，一些研究认为 B 优于 A，还有两个研究认为 A 与 B 无差别，对于读者来说就会对这些结果感到困惑，我们到底该相信谁呢？这种情况最适合做系统评价来评估。上述情况是两种干预措施的比较，相对简单和常见，我们在临床上还可能遇到另外一大类问题：假定我们现在治疗某一特殊类型原发型肾病的药物有 A 药和 B 药，但鲜有直接比较 A 药与 B 药的临床研究，然而有一些对照试验比较了 A 药与安慰剂 C 治疗这种特殊类型原发性肾病的疗效，还有一些研究比较了 B 药与安慰剂 C 治疗这种疾病的疗效，这种情况我们是否可以实现 A 药与 B 药的比较呢？事实上这类问题在医学领域十分常见，也是临床医生非常关心的问题。我们可以通过安慰剂这个媒介实现 A 药和 B 药的比较。因为通过一个随机对照试验（randomized controlled trial，RCT）对这些药物的疗效进行对比几乎是不可能的，第一是因为这样的试验研究相当庞大，耗时费力，也难以找到足够的资金支持；第二是由于药物生产者之间的竞争关系，也使得试验难以实施。因此使用间接对比的证据进行汇总分析的网络 Meta 分析是一个很好的选择。近年来，国外学者对网络

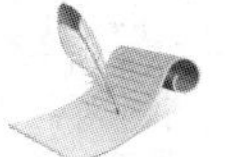

Meta 分析方法学不断深入探究，新观念、新模型和新方法不断涌现，迅速受到临床医生、指南制定者、卫生技术机构的欢迎。

累积 Meta 分析是指各原始研究按照某个变量的变化依次引入 Meta 分析过程的一种独特的显示方法。类似于序贯分析，但又有所不同。累积变量最常见的模式是按照年代顺序排列，分析得到的结果会显示证据是如何随时间累积而变化。当然，单个原始数据也可以按照其他变量（如样本量大小、研究质量等）进行排序，逐步引入 Meta 分析。如果研究者采用研究质量进行累积分析，分析得到的结果将会显示是如何随着低质量研究增加而变化的。同样，如果采用样本量大小排序进行累积分析，潜在的偏倚将会被显示出来。这种方法的特殊功能在于，当研究某一疗法有效或有害的趋势时，可以指出在某一选定水准下，疗效或安全性具有统计学显著性的最初时间，为开展新的研究和制定相关政策提供方向和科学依据。如用计算机检索国内 2006～2017 年针对流动人口的 HIV 感染状况和相关行为特征的现况研究，在文献筛选、质量评估和数据提取后进行累积 Meta 分析。结果共纳入 49 篇文献，含 1 篇英文文献，提取出 76 组数据。累积 Meta 分析结果显示，中国流动人口 HIV 合并感染率为 1.38‰（95% CI：0.90‰～2.13‰），2006～2010 年 HIV 感染率逐渐下降，随后又逐渐升高；近 1 年商业性行为合并发生率为 8%（95% CI：5.7%～11.2%），2006～2007 年近 1 年商业性行为发生率有升高趋势，随后保持稳定；近 1 年商业性行为合并安全套坚持使用率为 28.9%（95% CI：25.8%～32.2%），2006～2010 年近 1 年商业性行为安全套坚持使用率有所下降，随后又缓慢升高。按研究地区亚组分析，结果显示 HIV 合并感染率西部明显高于东部及中部地区；近 1 年商业性行为合并发生率中部高于西部，东部最低；近 1 年商业性行为安全套坚持使用率东部低于中部和西部。累积 Meta 分析原理简单、计算简便，具有综合性、完整性、定量性、客观性等特点，结果可用图示表述，具有直观、清楚、明了的特点。因此在实际操作中可按不同顺序进行累积 Meta 分析，从不同侧面反映某研究课题，进一步指导医学研究。累积 Meta 分析是一个涉及设计、实施、分析、解释全过程的研究，分析结果易受到各种来源偏倚的影响。然而一些学者认为建立在各试验基础上的累积 Meta 分析势必要受各研究质量的影响，如样本过小，随机误差大，研究结果不一。尽管在一定程度上，综合分析可弥补样本小的缺点，但仍有可能受到随机误差的影响，使结果有偏差或不准确。因此有必要进一步开展大规模的临床试验，加以充分验证。

（2）回顾性和前瞻性研究　回顾性研究通常是根据已掌握的历史记录确定研究对象是否服药，并从历史资料中获得有利作用及不良结局的发生情况。用药与结局虽然跨越时间较长，但资料搜集与分析可以在较短时期内完成，且不存在伦理学问题，是以现在为结果，回溯到过去的研究，是目前药物流行病学最常用的研究方式之一，因此比较适用于滞后有利作用观察及药品不良反应研究。回顾性研究的对象是根据其在过去某时间点的特征或暴露情况而入选并分组的，然后从已有的记录中追溯从那时开始到其后某一时间点或直到研究当时为止这一期间内，每一样本的情况。此工作性质上相当于从过去某时间点开始的前瞻性研究的随访，但实际是在现在调查过去的既成事实，这时暴露与疾病或死亡均已成事实，而前瞻性研究的随访则是查寻在过程中新出现的样本结果，是一种由“果”至“因”的研究方法。

前瞻性研究是以现在为起点追踪到将来的研究方法，可弥补回顾性研究的缺陷。例如药物流行病学试验中，对一批 A 型行为类型者使用自我行为管理策略指导，并追踪此后整个行为干预策略实施过程中被试行为的改变程度，从而证明这种治疗技术的实际效果。但由于前瞻性

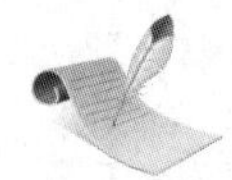

研究条件限制过多，使用比较困难，未得到普遍使用。前瞻性研究注重对对象的牵连性、影响性、可发展性的把握，以及对研究对象的本质（潜在性）的挖掘。在当今社会科技迅猛发展下，能够提前把握具有潜力的对象是异常重要的。在研究过程中，研究人员通过加强对该对象动态的理解，从而延伸出一些新的理论，再作用于该对象上，形成一个新的体系。一些有潜在价值的项目通常会衍生出让人惊叹的东西。例如对口服避孕药和使用其他避孕措施的两组育龄妇女进行随访，观察避孕效果的同时也注意静脉血栓的发病率。对于罕见、迟发的不良反应，需要很长时间、观察很大人群样本才能获得结局资料，前瞻性方法不是很适用。

综上所述，有些药物的有益作用研究只要根据用药经验即可，不一定需要正式研究，即使需要正式研究，对于上市后的药物有益作用的研究，非试验性方法学研究也往往是有效的。非试验性研究具有可信度高、临床经验的积累所需费用较少、完全自然状态下进行研究、简单易行等特点。虽然它们不如试验性研究有力度，但检验因果假设有力且较大限度控制了干扰因素对可能结果的影响，所得到的结论比较客观和可靠。当试验性研究非必需、不可行或花费与所希望的效益差异太大时，非试验性研究及临床经验就更适用。但非试验性研究也应谨慎使用，因为其干扰变量的控制困难，又由于伦理原因，很难做到完全随机分组，更重要的是没有人为的施加因素，无法确定因果关系。当然试验性研究在药物上市后有益作用的研究中仍占据重要地位，特别是在治疗方案改变后的长期效应研究及相对有益作用研究中更为重要。

本章小结

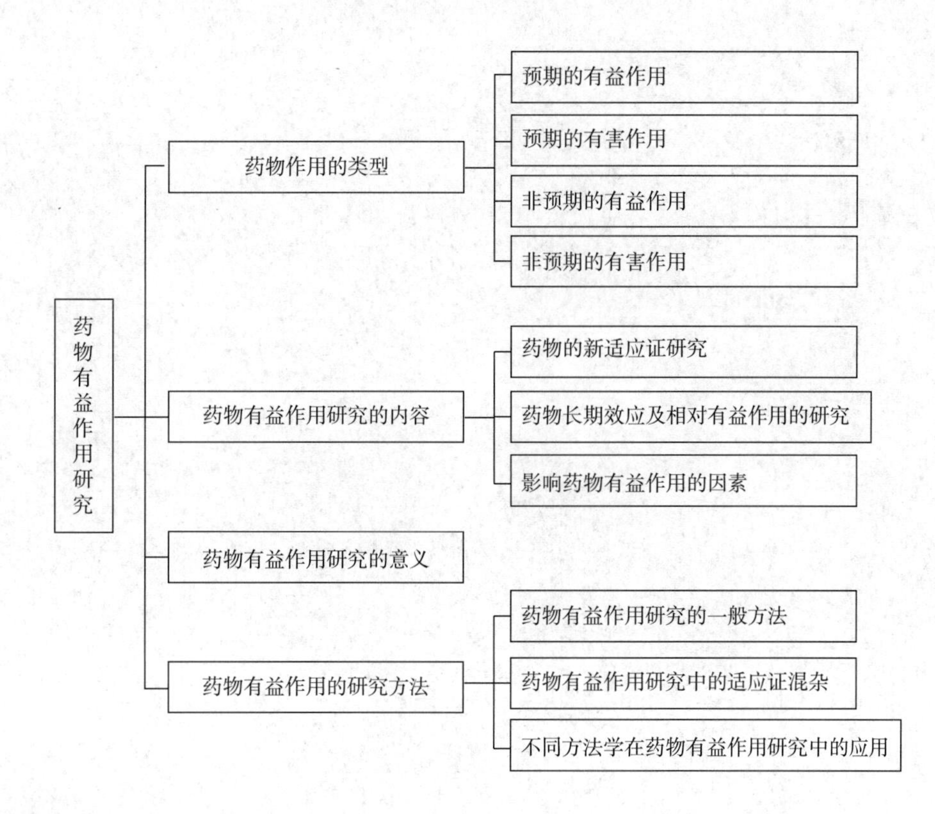

思考题

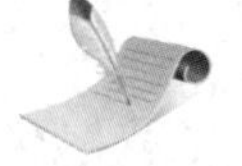

1. 为什么要研究药物的有益作用？

2. 药物作用有哪些类型？各有什么研究意义？
3. 药物有益作用的内容有哪些？
4. 影响药物有益作用的因素有哪些？
5. 在药物的有益作用研究中，混杂因素存在哪些类型？
6. 有哪些非试验性方法可应用于药物的有益作用研究？

（韩　军）

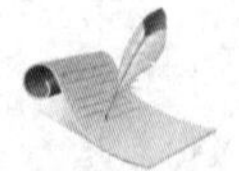

第七章　药物利用研究

教学目标：本章主要介绍药物利用研究的定义和作用及类型，影响药物利用的因素及医药市场信息分析的应用等。

学习要求

掌握　药物利用研究的概念、作用和类型；药物滥用的定义和对社会的危害、控制。

熟悉　处方用药剂量的计算方法；药物情报分析的基本内容；药物利用的影响因素。

了解　医药市场信息分析的应用。

第一节　药物利用研究的概念及作用

一、药物利用研究的定义

药物利用研究（studies of drug utilization）始于20世纪60年代初，最初仅局限于对药物上市后消耗量的研究，随着新药研发的快速发展和药品消费结构的变化，尤其是近十年来，世界上几乎所有国家的药品消费都呈迅速增长趋势，使人们对药品消耗量、药品消费结构、影响药品消费的各种因素、处方习惯、家庭储药等方面的研究也有了较大发展。

药物利用研究是WHO在1964年莫斯科药物毒理学会议上首次提出的。WHO专家委员会对药物利用研究的定义是：药物利用研究是对全社会的药物销售、供给、处方及其使用的研究，其研究重点是药物利用所引起的医药、社会和经济后果以及各种药物和非药物因素对药物利用的影响，其最终目的是促进合理用药。合理用药不仅是指从医学层面评价药物防病治病的效果，还包括从社会学、经济学等层面评价用药的效益与合理性，从而使药物的应用得到社会效益和经济效益最大化。部分专家建议，与卫生优先顺序有关的药物开发也应包含在药物利用研究范畴内。此外，美国的一些学者也提出过较为狭义的解释：药物利用研究就是对药物处方、调剂及其摄入的研究。不论是广义还是狭义的定义，药物利用研究涉及药剂学、药理学、药事管理学、社会学、行为学和经济学等多个学科领域。

二、药物利用研究的作用和意义

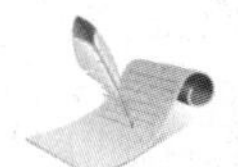

药物利用研究的目的是实现用药合理化，保证药物使用的安全性、有效性，从而把合理用

药扩展到一个更深、更广的领域。药物利用研究从药物使用的宏观角度考察药物利用情况，根据经济学原理，把研究领域扩展到对整个社会药物资源的最佳利用上，从药物资源的社会分布、处方用药的频度、数量等方面考察药物是否已物尽其用，从而获得更大的社会和经济效益。具体来说，药物利用研究的作用和意义主要包括以下几个方面。

（1）揭示药物消费的基本状况，了解药物临床应用的实际消费水平，促进适合我国国情的药品消费结构的形成。

（2）揭示药物应用的规律和模式，通过对给药方式、用药剂量、使用频率、使用成本、治疗进展的研究，确定药物治疗的安全性、有效性和经济性。

（3）揭示药物消费结构与疾病谱的关系，预测药品的需求量和需求结构，为制定药物的生产、引进、销售计划提供科学依据。

（4）反映国家的人口素质和健康状况，从侧面反映国家的社会、经济、文化等方面的情况。

（5）对药物的应用，尤其对某些药物是否滥用进行全面监测，成为药物滥用监测的重要手段之一。例如采用药物使用限定日剂量（defined daily dose，DDD）方法，对麻醉药品、精神药品和抗菌药物的合理使用情况进行调查研究，评价麻醉药品、精神药品和抗菌药物在医疗机构或地区的消耗状况；或通过药物利用指数（drug utilization index，DUI），调查临床医生使用麻醉药品、精神药品和抗菌药物的处方习惯以及麻醉药品、精神药品和抗菌药物的使用情况，发现潜在的药物滥用问题或可能发生流行的趋势，以达到早期发现问题和预防药物滥用的目的。

（6）为政府制定和调整医疗卫生保健政策及法规提供客观资料和依据。药物流行病学的主要研究内容是药物在大量人群中的应用和疗效。从一定意义上来说，药物流行病学研究途径和方法的选择寓于药物利用之中，并于药物利用研究的成果中获益。因此，药物利用研究是药物流行病学研究的主要内容之一。随着市场经济的发展和药品消费结构的变化，药物利用研究逐渐获得社会普遍关注。近年来，在医院用药分析研究中，药物利用研究已经从单纯的消耗量研究扩展到药物消费结构、处方行为研究、药物经济学分析、药物流行病学研究等诸多领域，成为了解医院药品使用规律的重要手段之一。

第二节　药物利用研究的类型

从时间上看，药物利用研究可分为回顾性、前瞻性、同步性研究三种类型。

一、回顾性研究

回顾性药物利用研究的研究资料包括电子化处方或医生处方记录、患者用药记录和药师调剂记录等，它是通过对已完成的治疗、处方或病案资料进行分析，了解其与事先拟订的准则或标准相符合的情况。其监测重点主要放在医生的处方行为、药房的配方发药过程和患者对医嘱的依从性上。当发现用药不当时，就可以通过药师的有效干预，采取必要的纠正或预防措施，改进或杜绝不合理用药情况。回顾性药物利用研究的关键是标准，只有事先制定出准确、合理的评价标准，才能真实反映实际用药情况；而标准必须具有权威性、可靠性才能使评价结果令

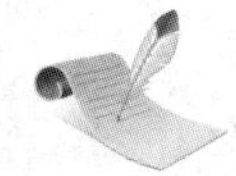

人信服。这类研究不直接影响已完成的治疗，也不延长治疗的进程，但其结果可以用来改善此后同类患者的治疗。

二、前瞻性研究

前瞻性研究是指在治疗实施之前，按照拟订的准则或标准，对处方、医嘱或治疗方案进行分析，防止治疗中出现重复用药、不恰当的剂量和用药频度、药物相互作用以及药品不良反应。前瞻性研究的优点是可预先调整治疗方案，从而提高治疗的效果、安全性、效价比和患者的依从性。它的缺点是会推迟治疗的启动。前瞻性研究资料也可包括上述的电子化处方档案、病案、药师调剂记录，使研究的针对性更强，增加研究的可信度。

三、同步性研究

同步性研究是指在治疗开始至结束之间，按照拟订的准则或标准，对处方、医嘱或治疗方案进行分析。这类研究的结果可用来调整治疗方案，从而提高治疗的效果、安全性、效价比和患者的依从性，但这类研究也可能会干扰药物治疗的过程。

总而言之，无论哪一种研究类型，都是为了探索一种既不忽视患者的合理需求、又不违背社会合法需要的效益平衡。如若达到两者平衡，就需要大量收集数据，通过大样本的有效应用，根据研究目的，选取不同的设计和评价，体现其流行病学特征。

第三节　药物利用研究的方法及应用

药物利用研究主要是研究在国家药品监督管理的体制、法律和医疗卫生保障制度等各种内、外因素作用下对药物利用不同环节的影响。在研究方法上与药学其他学科不同，作为一个新的研究领域，药物利用研究的方法和应用较为多样化，且还处于探索和发展之中。药物利用研究主要有以下研究方法和应用。

一、药物利用调查和评价分析

（一）药物利用调查

药物利用调查是药物利用研究最常用的方法。对调查人群、地理范围和时间跨度做特殊规定，对相应的数据进行收集、加工整理、分类排序，以期反映出在特定环境下药物利用及药物利用相关情况。药物利用调查可分为横向调查（cross-sectional studies）和纵向调查（longitudinal studies）两种类型。

横向调查主要研究特定时间与特定范围内药物的利用情况，即调查对象或变量目前的情况，而不涉及其既往的药物暴露史。横向调查常用于比较同一时期内（如某一年度、月份或日期）不同国家、医疗机构或病房的药物利用情况，其数据来源可基于多个不同方面，如药物、适应证、医生或患者。另外，横向调查也可以在实施某项特定干预措施前后进行。横向调查不仅可以关注药物利用情况，还可以根据某些限制条件或相关指南对药物的利用进行评估。

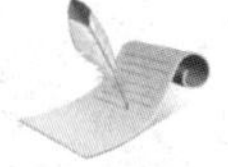

药物利用的纵向调查的数据来源可以通过搜索相关数据库获得药物的总体利用情况，也可

以是来源于统计学上有效的药物利用或医疗实践案例。通过纵向调查，可以帮助公共卫生管理部门把握药物利用的趋势。纵向调查数据的收集是持续性的，但调查对象如医生或患者是在不断变化的。因此，此类调查仅仅能反映出整体趋势，而不能体现医生个体或单个医疗实践的药品处方信息。随着电子医嘱的逐渐普及，越来越多包含个体患者的完整处方信息的数据库应运而生，使我们可以利用特定的识别信息来追踪个体患者或处方医生的情况，从而衍生出连续性纵向调查（continuous longitudinal studies）。

（二）药物利用评价

20 世纪 70 至 80 年代，为促进药物利用研究的进一步深化——从主要关注药品的价格到通过收集药物安全性和有效性评价的数据和监测药物使用的合理性，提出了药物利用评价（drug utilization review，DUR）。药物利用评价及其发展演变而来的药物利用评估（drug utilization evaluation）都是侧重于对研究资料进行评价的研究方法，在方法学上也称为“资料分析法”，在药物利用研究中占较大比重。药物利用评价一般是指在一定的国家卫生保健制度下，按照特定的公认标准，通过大样本调查和对资料进行处理分析，从而对药物利用的模式进行评估，且着重对药物的市场、供给、处方、应用，以及由此引起的国家、社会和经济后果进行分析。因此，药物利用评价一方面从药物使用的宏观角度观察药物利用的状况，另一方面，根据经济学原理把研究领域扩展到对整个社会药物资源的最佳利用上，从而避免药物滥用、用药过度和用药不足等问题。药物利用的“恰当性”评估必须与治疗指征（适应证）、患者特征（如年龄、性别、民族、生活习惯等）、药物剂量（超剂量或低剂量）、伴发疾病（对选定疗法产生禁忌或干扰的可能性）及其他药物的使用（药物相互作用）等指标联系起来，对药物利用进行综合性的客观评价。这种评价既包括定量研究，也包括定性研究及定量与定性相结合的研究。

定性研究所采用的调查研究材料来自医疗机构或健康保险机构所储存的处方资料，按某一指标排列处方数据，其目的是评估药物的适当性。通常情况下，定性研究按照既有的药物利用标准，应用流行病学调查方法或试验设计、文献分析方法及药物经济学研究等，对用药质量、医疗需要及药品费用进行比较，研究药物使用的有效性、安全性和经济性等，从而判断药物利用的优劣。例如，判断用药是否在考虑药物费用的前提下选择高效低毒药物；是否在应该采取联合用药时而选择了单一药物；是否选择了高价药物而未选用同等疗效而价廉的药物等。定性研究可以指导合理用药、有效防止药品不良反应的发生。定性研究主要是针对某一具体品种或者某类药物、某一类疾病的药物利用进行监测和定性化，而不是常规行为，具有较强的实用性，但易受研究标准的影响。

定量研究是定量描述医疗卫生系统各层次的药物利用现状、发展趋势及用药过程，即通过区域性随机抽样调查所提供的资料，对不同年龄、性别、社会阶层等人群的药物利用情况，定期做出数据统计。定量研究的结果可用来评估不同人口结构的药物利用情况、识别可能存在的药物利用不足或过度使用、比较药物利用率的地区差异，并对药物利用的临床效果、药物的销售结构及经济利益做出评价，也可作为计算药品不良反应发生率的分母。定量研究可预示某些特殊药物的利用情况，如常用此方法对镇静药、催眠药、精神药品、麻醉药品的利用进行预测分析；监测信息与药品管理工作的效果（如不良反应预警、治疗效果不佳的药物退市）；可预示某些疾病的发生，如洋地黄的应用预示充血性心力衰竭的发生；还可为药物的进口、生产、销售提供参考等。定性研究和定量研究的比较分析见表 7－1。

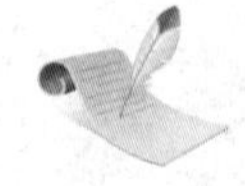

药物利用评价的一般流程如下。

（1）确定研究药物和主要目的　详细说明研究目的和待解决的问题，包括开展研究的原因、对研究结果或前景的预测，说明研究类型选择的依据与基本原理，说明研究的是一种或一类药物、还是一种治疗类型，选择的药物多为已发现存在用药问题或可能存在用药问题的药物，目的是：①证实用药的合理性；②排除存在的问题；③对某一干预因素的影响和效果进行评估。例如：引入新的临床指南或药物的治疗规范后，通过处方资料了解遵循的情况、新的联合用药方案实际被采用的情况、因不良反应或经济学原因限制应用的“特殊”药物实际应用的范围、对可能因为过度使用或用量不足而影响疗效的药物进行使用情况的监测、了解患者用药的依从性或某些干预措施的效果等。

表7－1　药物利用定量研究和定性研究的比较分析

研究类型	研究方法	作用效果
定量研究	运用统计学方法，对研究数据进行量化分析	通过药物利用情况的量化数据，用于估计人口结构的药物利用，识别可能存在的药物过度利用或利用不足等
定性研究	围绕药物利用的合理性，对药物的利用质量、必要性和恰当性进行评价	定性分析的核心是临床合理用药，其最终目标是提供一个可供对照的、明确的、超前决策性的技术规范

（2）制定准则与标准　DUR研究的准则和标准是开展研究的必备条件，是为达到预期的治疗效果，对药物的处方、调剂和使用进行规范或限定的陈述性文件。准则是医疗专家拟订的合理用药文件，必须被药品说明书和（或）最新的高质量的研究文献所支持。标准是为了达到预期的治疗目标、在执行准则时容许变动或调整的范围。准则必须清晰明确，具有专属性，并且可以测量；标准必须是可重复的，能反映药物应用所容许的变化范围。制定准则或标准的资料来源于：①具有审评程序的共识性临床指南；②经过严格、科学评价的临床文献；③医学专家的共识性实践经验；④药品说明书；⑤权威性论述或报告，如《中国药典》、《中国国家处方集》及公开出版的药物评价杂志。准则或标准的制订必须公开化，且建立于达成共识的基础之上，必须介绍准则和标准的制订过程和主要内容。

（3）确定研究对象和资料的采集范围　明确研究对象的入选标准和排除标准。设立对照组，以评价干预措施的作用。采集的资料包括计算机记录、医生处方、患者基本情况、药师调剂记录、患者用药记录、商业情报数据库或医疗卫生数据库数据等。对资料收集者进行培训，防止集中出现偏倚的情况出现，并保证研究对象药物利用情况的真实性。

（4）药物利用研究的实施和研究结果的分析　按照拟订的方法，直接或在预试验的基础上实施并完成研究，获得研究资料。

（5）对资料或数据进行分析　说明采用的统计方法和分析工具，防止分析过程中出现偏倚。

（6）药物利用研究的完成　撰写研究报告，全体研究人员讨论研究报告，修订成文，发表或交流研究结果，以推动药物利用研究的进步（图7－1）。

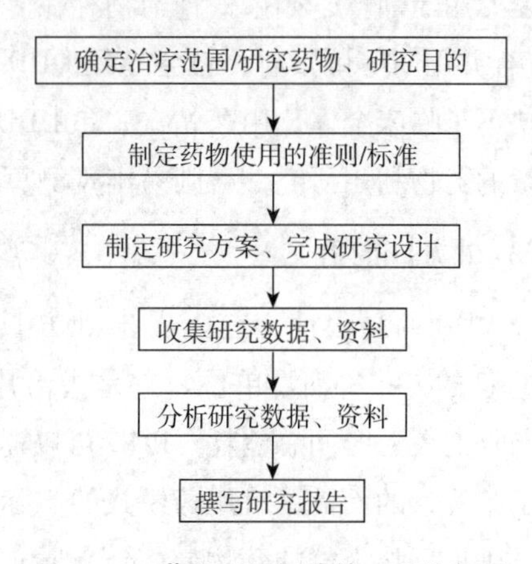

图7－1　药物利用评价的一般流程图

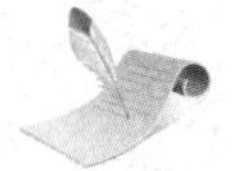

二、药物利用研究的特殊量化分析

药物利用是社会大环境中发生的特定现象，具有特殊的数量特征和数量对比特征，因此，也衍生出特定的药物利用量化分析指标。处方用药剂量的衡量方法是以处方为依据，对处方用药进行量化分析，可应用于药物利用研究的各个方面。

（一）限定日剂量

限定日剂量（defined daily dose，DDD）是指某一特定药物为治疗主要适应证而设定的用于成人的平均日剂量，是专为药物利用研究制定的特殊指标。WHO 根据临床药物应用情况，人为规定每日用药剂量，并建议用 DDD 作为测量药物利用的单位。例如，作为抗焦虑药，地西泮平均日剂量为 10mg，则它的 1 个 DDD 就是 10mg。由于各国用药情况不尽相同，部分 DDD 值可参阅药典或权威药学书目中规定的治疗药物剂量，并与临床医生共同讨论制定。但必须指出，DDD 本身不是一种用药剂量，而是一种技术性测量单位。使用 DDD 时，必须符合两点基本假设：①患者接受药物治疗，具有良好依从性；②是指用于主要适应证的日平均剂量。

运用 DDD 方法，采用 DDD 作为标准的剂量单位，具有很多优势。不仅可以充分利用现有药物的粗略统计资料，如可根据药物的总用量来估计用药人数、测算可能接受某一特定药物治疗的样本人数，使用药人次的计算标准化。同时，还可以比较相同治疗类别中的不同药物，或比较不同医疗机构或地区的用药情况，评价不同时期的变化趋势。该方法还可用于描述和比较药物利用的模式，测算药品不良反应比率的分母数据，了解药物与不良反应的因果关系，分析药物利用问题形成的流行病学背景，检查药物治疗的有效性等。DDD 方法简便、经济、易行，尽管还不能准确地反映人群中应用各种药物的实际人数，但已经能满足一部分研究工作的需要。近年来，使用此法进行药物利用研究的国家和发表的研究论文数量都在不断增加，我国也开始采用这种方法进行药物利用研究。

值得注意的是，DDD 方法也存在着明显局限性：①DDD 只是药物利用研究中用于比较不同研究结果的技术性测量单位，而不是推荐给临床的实用剂量；②DDD 通常来源于不同国家药物利用的文献综述或相关信息，因此与实际处方剂量相比可能有较大差异，且不同国家或地区人群的 DDD 值可能有所差异；③为了便于折算，DDD 值只考虑单独给药情况下具体药物主要适应证的用药剂量，如果一种药物存在多种适应证（如阿司匹林）、剂量变异大（如抗菌药物）、有合并用药等因素时，就会导致 DDD 值难以确定；④DDD 没有考虑患者依从性的差异，因而反映不了临床个体化用药情况；⑤DDD 值是成人的日平均剂量，仅适用于成人，而不适用于儿童的药物利用研究，否则易出现测算接受药物治疗样本人数偏低的现象。

（二）处方日剂量

鉴于 DDD 的局限性，有人提出处方日剂量（prescribed daily dose，PDD），是用作论证 DDD 合理性的另一种衡量单位。它是指治疗主要适应证时平均每日的处方剂量，用来粗略估计某种药物的人 - 时间总消耗。PDD 可以通过处方研究或医疗、药品记录来确定。

为了某种目的而需了解用药模式的实际波动时，选用 PDD 为单位更合适。PDD 法较 DDD 法能更准确地反映人群的药物暴露情况，但 PDD 值有可能因为处方缺少一个明确的指示剂量而在推算时发生问题。如使用胰岛素的处方会因为胰岛素的多次补充，其剂量在处方与处方之

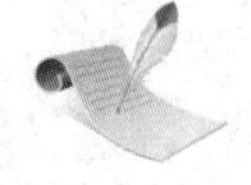

间会有改变；某些药物如口服降糖药的 PDD 值可能低于相应的 DDD 值，美国、瑞典等国家的常用处方药物如氢氯噻嗪、地西泮等的 PDD 值较高。对抗抑郁药物在自杀行为风险性的评估中，通过用个人抗抑郁药物的 PDD 来校正 DDD 可以更为准确地估算每人每年抗抑郁药物的使用情况。

尽管 DDD 和 PDD 可用于估算人群药物暴露“治疗强度”，但该类指标不适用于估算药物使用的发生率和流行率，也不适用于对超出安全剂量或低于有效剂量的处方样本作药物利用的定量和定性研究。

（三）药物利用指数分析

由于 DDD 只能从宏观上测算药物的利用情况，而不能反映医生的用药处方习惯，因此，Ghodse 进一步对 DDD 方法加以补充，提出药物利用指数（drug utilization index，DUI）分析方法。即采用 DUI 作为分析技术指标，通过用总 DDD 数除以患者总用药天数来计算医生使用某药的日处方量，对医生用药的合理性进行分析。若 DUI > 1.0，说明医生的日处方剂量大于 DDD，若 DUI < 1.0，说明医生的日处方剂量低于 DDD。

通过 DUI 的测算，可以了解医生的用药习惯、发现用药的流行趋势、估计用药可能出现的问题、监测用药的合理性、防止药物滥用或误用。用 DUI 指标考察药物利用情况，资料来源可行，数据处理方便。目前，DUI 用于精神药品的药物利用研究报道日趋增多，对考察精神药品的使用是否合理、加强精神药品的管理有较大意义。

处方用药剂量是药物利用研究常用的衡量方法，值得注意的是，在实际应用中，医生处方常常受到专业水平、商业广告、同事亲朋、管理制度等因素的影响以及执行处方制度力度等原因的干扰，因此，通过处方提供的与临床有关的药物利用数据都有某种局限性。药物利用数据还可以通过医生在规定时限内对处方数量、货币价值、处方类型的描述或者药房对相同时限内药物消耗量及配方分类的分析粗略估算出来，但这种衡量不能反映未对症给药、剂量错误、用药时间间隔或疗程不适当等问题，同时，由药房提供的以处方量高或低为特征的单张数量化数据，也不可能完全反映医生诊治患者数的多少和疾病的分类与严重程度，其研究得到的单位含量的测算都只能是真正消耗量的近似值。因此，所有用于进行药物利用“恰当性”评估的数据，都必须与当时患者的适应证、患者性别特征、药物剂量、药物使用方式等相联系起来。

三、医药市场信息分析

通过分析医药市场信息，可以了解医药市场的产品结构及消费结构变化趋势、价格变化趋势、宏观调控趋势、产品的市场占有率和增长率，预测新开发或新上市品种的市场前景。常用的分析方法主要有以下几种。

（一）金额排序分析

资料来源于医疗机构的购药金额、药品消耗金额、药品销售企业的销售金额等。具体做法是：选定某区域一段时间内一定样本数的药品，按药品金额或数量大小顺序排列，以此数据为基础作统计处理，从而分析社会的用药特点和用药趋势，以供药品生产企业、销售部门、医疗机构参考。目前，我国多个地区和部门都组织开展了这方面的工作，如全国医药信息网、医院用药分析系统研究等，对推动我国药物利用研究的深入开展起到积极作用。

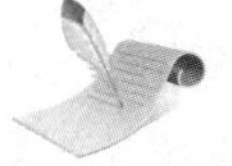

有人曾用金额排序法对我国 19 家医院的药品消耗数据做了以下方面的统计：药品消耗金

额分段排序；药品消耗构成分析；药品消耗金额位序变动分析；100 种药品的淘汰与更新分析。经过统计分析，得出一系列有利于药物利用研究的结论：军队医院用药结构与地方医院存在差别；由于受医疗需求增长、新药上市、物价上涨和市场竞争等因素影响，药品消耗排序经历了剧烈震荡；药品消耗构成分布明显向抗感染类药物偏移等。这种市场信息分析方法能够预测各种药品的市场容量，对揭示药品的相对重要性有独特之处，同时可以提醒卫生行政部门药品消耗中存在的卫生经济问题。

（二）购药数量分析

同金额排序分析相比，购药数量分析能更直接地反映市场用药情况和基本趋势，可以排除那些单价昂贵的药品在金额排序分析中以销售金额为标准得出的有偏倚的结论。在国内，这类研究主要是通过比较不同时间段药品销售的数量，来分析领先药品的动态变化和发展趋势，为医药工业的生产、经营提供依据。

（三）处方频数分析

以医院处方作为信息资料，将认定的药物按处方数的多少进行排序，作处方频数研究，以便从市场动态变化中得到启示。以文献报道的 1980 ~ 1991 年处方数中领先的抗菌药物研究为例，通过对美国药房零售处方药中领先的200 种处方药按处方数多少顺序排列，再对确定的20 种抗菌药物重新合并排列，得出了 β-内酰胺类占主导地位、头孢类中头孢氨苄受到冲击、头孢克洛处领先位置、喹诺酮类发展很快的结论。通过对美国抗菌药物进行研究，有助于了解世界医药市场动态。

（四）用药频度分析

近年来，国内一些专家利用估计的用药人次数进行用药频度分析，评价药物在临床治疗中的地位，以补充购药金额排序分析法中由于药品价格悬殊造成的不足。具体做法是：①确定 DDD 值；②以药品的总购入量除以相应的 DDD 值，从而求得该药的 DDD 数，即日用药人次；③计算与购入量相对应的总金额数，以总金额数除以 DDD 数，从而求得每天的治疗费用；④对总购药金额、总购入量、DDD 值、DDD 数进行数据处理，求得购药金额序号和用药人次序号；⑤求得购药金额序号与用药人次序号的比值。此比值是反映购药金额与用药人次是否同步的指标。比值如接近于 1.0，则表明同步较好，反之则较差。

通过用药频度分析，可了解每日用药费用、购药金额与用药人次间的关系、剂型与用药人次购药金额间的关系、药品使用频度与疗效间的关系等，从而估计患者对药费可接受的水平、评估不同地区用药水平、分析药品消费结构及市场分布情况。

（五）药名词频分析

词频分析是文献计量分析方法之一，其目的是通过统计分析国内医药期刊中药名出现的频率，定性分析药名词频与药物应用之间的关系，并为定量分析提供药名频次资料。如将 1991 年和 1992 年国内医药期刊药名频次分析数据与国内文献中所研究的 1991 年国内药品销售额相比，两者有许多相同或相似之处，提示药名频次与药品销售排序有一定关联，可作为药物利用的研究方法之一。

（六）产品投入四象限分析

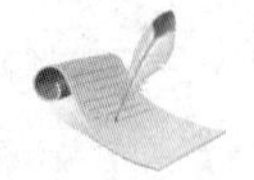

此分析是以药品销售的市场增长率和相对市场占有率为指标，对产品的投入进行判断决

策。如果产品处于风险阶段，应当给予更多的投入，让社会了解产品；如果产品已达到名牌产品标准，则应努力扩大市场占有率；如果产品处于高利润阶段，应减少投资，重视利润的获得；如果产品处于衰退阶段，则不必作更多投入。

四、药物情报分析

从宏观上讲，药物情报分析就是揭示药物的分布、使用及其发展趋势，为药物的生产、经营、临床应用、开发和监管提供依据。

（一）情报来源

信息来源包括药典、处方集、工具书、各种检索刊物、专利文献等药学书刊及非书刊资料，如微型胶片、光盘、数据库等。还有 WHO 发布的药事管理资料、药物开发和使用信息、世界各国药事管理政策、法规和法令以及药品监管和应用中各环节的有关资料。

（二）情报内容

（1）药物情报，包括新药、进口药品、国产药品供应情况、临床应用情况及药品质量、需求和发展趋势。

（2）医药卫生管理部门和医院的基本情况，包括各级管理机构、医院的基本情况、医疗条件、医疗水平、人员状况及各种疾病的诊治资料。

（3）制药企业规模、生产能力、产品信息。

（4）商业销售单位的规模、销售能力、销售品种的基本结构及产供销渠道的基本分布。

（三）情报分析

1. 情报资料的鉴别和整理　药物利用情报资料质量的高低关系到研究成果的优劣。情报质量标准的指标有：新度、深度、准确度、信息量和信息有效度。在这些指标基础上，对情报资料做出综合性的总体判断，包括可靠性判断、先进性判断和适用性判断，经过鉴别筛选后，对资料进行整理。

2. 情报资料的分析与综合　这是信息研究工作的主要阶段。分析是指从资料中找出所提供的新知识、情况、理论、特点或经验。综合是运用逻辑的、数学的或直觉的方法，将得到的新信息加以全面的概括和综合，从中找出具有共同性或发展趋势的特征和规律，在此基础上，提出意见、观点、建议和方案。

现代系统分析技术在情报资料研究中已得到广泛应用，主要有综合归纳法、对比分析法、相关分析法、因果分析法、背景分析法、趋势处理法等。这些分析方法同样适用于药物利用的定性或定量研究。

（四）开发药物利用数据库

数据库是计算机信息检索的有效工具。标准化的药物利用数据是药物流行病学的研究基础，药物利用数据库是进行全面系统药物监测最重要的现代化情报源。因此，大力开发与改进药物利用数据库是药物流行病学研究者当前的紧迫任务。

药物利用研究数据库可分为非诊断数据联网和诊断数据联网两大类型。非诊断数据侧重于药品生产和消费的研究，包括地区特点（人员及社会经济情况）、市场动态、药品产销量、医院处方、药房药品数据等。诊断数据则汇集药物的使用信息、患者特征、药物配伍等。

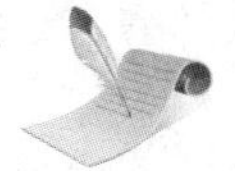

较大型的数据库一般需要联机检索，多用途数据库可以评价大量患者和多种药物，可直接用于检测药物治疗的真实情况等。其可靠性依赖于来自临床的第一手医疗资料的有效性和准确性。由于药物的临床治疗结果是由多种因素决定的，某些结果是多种因素的综合效应，任何一种单一的方法都不能满足研究要求。因此，开展药物利用研究需要多种知识和手段，需要开拓出新的、系统的研究方法，以不断解决药物使用中出现的各种问题，提高可供利用的数据源水平。

目前药物利用研究数据库的开发还处于起步阶段，设立药物研究数据库的国家仍集中在欧美发达国家。美国已建立了药物非诊断数据联网、全国性疾病诊疗索引及药物利用评论数据库，瑞典已建立了诊断与治疗调查数据库等。现有的 DRUGDEX 数据库由 Micromedex Inc. 发行，专门回答有关药物的问题及与患者相关的问题，包括药物评价、药物咨询、索引三部分内容。

第四节　药物利用的影响因素

一、药物因素

（一）药剂学因素

药剂学因素主要包括与药物制备有关的药剂学因素，如药物组成、药物剂型、生产环境和制备工艺、药品贮存、质量等，都在不同程度上影响药物的利用，既影响患者对药物的选择使用，更影响着上市后较长时间内药物在群体中的应用。

同一药物的剂型或给药方式不同，其药物吸收和血药浓度也不同，因此，会产生不同的药理作用。随着药剂学不断发展，一种药物可以制成多种不同剂型（如注射剂、片剂、胶囊、丸剂、栓剂、散剂、软膏、霜剂、膜剂、埋植剂等），而每个剂型还有多种不同规格。患者可以根据自己的具体情况使用不同剂型，使药物的使用更加安全、有效、合理、经济。如片剂包衣后，可增强药物的体外稳定性、掩盖药物的不良气味、减少药物对消化道的刺激、避免体内的酸、碱环境对药物的分解，从而使一些应用受限的药物重新受到临床青睐；缓释制剂可以通过控制药物在体内的释放速度，制成长效制剂，使得药物在较长时间内持续释放，具有较少给药次数、血药浓度稳定、疗效持久等优点；将抗肿瘤药物制成靶向脂质体，使药物在肿瘤细胞（靶细胞）特异性蓄积，不仅能提高抗肿瘤药物对肿瘤细胞的特异性杀伤作用，同时减轻其对正常组织的损害，在肿瘤临床治疗中凸显其重要性。

同种药物，即使剂型相同、剂量相等，但由于各种制剂的配方组成不同、所用赋形剂不同、药物颗粒大小与晶型不同及工艺不同等，都会造成药物吸收与疗效的差异。例如，不同制药企业生产的地高辛片，服用后血药浓度可有明显差异。对于仿制药和原研药，由于制备工艺及赋形剂的不同，在疗效上也可能存在差异。

药物的包装、运输与贮存条件也是影响药物利用的因素。如果贮存或包装不当，可能造成药品吸湿、吸潮、风化、挥发、氧化而变质，高温或光照等因素也可使得药物分解、变质、含量降低、疗效减弱，甚至产生毒副作用。

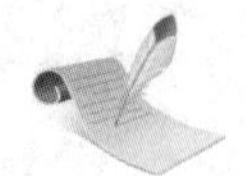

（二）给药途径与药物疗效

选择药物首先要看药物对某种疾病的疗效，药物疗效是影响药物利用的一个重要因素。随着制药技术的不断发展，疗效高、副作用小的药物不断涌现，而一些原来作用广泛而效果不太显著的药物逐渐被同类疗效显著的药物所取代。为保证安全、有效的必备药品的生产、供应，尽量减少不合理用药的危害，我国有关部门一方面制订了《国家基本药物目录》，另一方面不断淘汰那些疗效不确切、被发现有新的毒副作用的药品以及使用疗效好的药品替代疗效不佳的药品。

给药途径不同，不仅影响药物的吸收速度、体内的有效血浓度、使药物产生不同疗效，甚至可以引起完全不同的临床作用（如硫酸镁，口服给药可导泻、利胆，注射给药可以降低血压、抗惊厥）。因此，选择适当的给药途径可避免延误治疗、药物浪费或药品不良反应发生。给药途径是根据病情缓急、用药目的及药物特点决定的。口服是常用的给药方法，其优点为安全、方便、经济，但不适用于昏迷、抽搐、呕吐的患者及婴幼儿；静脉注射可以准确迅速地达到有效血药浓度，给药剂量小，但给药方式不够便捷；舌下给药只适用于少数易穿透黏膜的药物，吸收率低但较快速、有效；局部给药是利用药物的局部治疗作用，也是一种常用的给药方法，对支气管炎、哮喘患者采用局部气雾给药效果较好。

药物利用除涉及治疗药物的选择、给药途径外，还与用法、用量、给药时间与给药间隔、疗程是否适合等有关。对用药者来说，如果药物选择准确、给药途径方便、用量准确、疗程适宜、治疗及时，患者可早日康复，反之，将延误治疗、导致不良后果。对于群体药物利用，如果患者能按照研究课题的设计要求接受治疗，将会为药物利用研究提供可靠数据。

（三）药品不良反应

随着新药的不断出现和人们对药物安全性认识的提高，一些药品的不良反应也将成为影响药物利用的一个重要因素。

二、非药物因素

影响药物利用的因素，除药物本身的因素外，还受诸多非药物因素的影响，如社会经济发展水平、人口素质和健康状况、国家医疗卫生政策等。

（一）国家社会经济发展水平

从近年来各国用药情况看，发达国家用药是保健型的，发展中国家则多属治疗型；发达国家心血管系统和消化系统用药量大，发展中国家则因感染性疾病发病率较高而使得抗菌药物使用率偏高。同样是抗菌药物，发达国家与发展中国家的用药结构也存在不同。即使在我国，城乡地区也存在差异，用药结构有很大不同，如一些在城市中已较少使用的价格低廉的普通药品，在部分较贫困和边远地区的利用率仍较高。

（二）人口素质和健康状况

由于生活水平和医疗水平的提高以及人口的老龄化，包括我国在内的一些发展中国家的疾病谱，也向老龄化转移，保障老年人所用药品的开发和生产也在不断增加，相应地，也将引起药品生产和消费结构的变化。

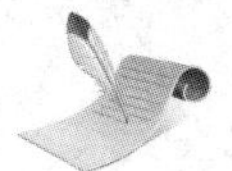

（三）国家医疗卫生政策

国家药物政策是由国家政府部门制定，用于指导药品研究、生产、使用及流通的政策法规。每个国家的法律和法规及其相应的社会医疗保障和药品监督管理制度在很大程度上对药物利用起导向作用。在国家药物政策整体框架下进行药品研究、开发、生产、供应、使用管理和安全监测是国际通行做法。目前，我国在药物政策立法工作中，已出台并实施了多项政策，并逐步与国际接轨。我国的各级药品监督管理部门依法对药品的研究、生产、流通、使用全过程实施科学、公正、高效的监管，保证公众用药安全有效。随着医疗保险制度、医药卫生体制及药品流通体制三项改革的深入发展，国家已形成了主要包括立法与监督、基本药物、合理用药、药物经济学策略的国家药物政策框架。目前推行的社会医疗保障体系，在一定程度上满足了基本用药需求，但随着新药的不断研发、进口药品的不断引进，对药品消费的结构和数量都会产生较大影响。随着改革的不断深化，将进一步影响我国药品消费结构的各部分构成。

第五节　药物滥用

一、药物滥用的定义

药物滥用（drug abuse）是20世纪60年代中期国际上开始采用的专用词汇，它与我们平时所说的“滥用抗菌药物”“滥用激素”等的“滥用”概念截然不同。药物滥用是指非医疗目的的长期、过量使用具有依赖性的药物，导致用药者产生依赖性（成瘾），并出现精神错乱和其他异常行为。而后者是指医生从治疗目的出发为患者开具药物（如抗菌药物）或者患者自行使用一些药物，但是用药适应证或配伍等方面存在不合理性，从而达不到相应治疗效果甚至产生不良反应。

药物依赖性（drug dependence）是药物与机体相互作用造成的一种精神异常的状态，有时也包括身体状态，表现出一种强迫的连续或定期的用药行为和其他反应，目的是感受药物引起的精神效应或避免由于停药所引起的不适。同一个体可以对一种以上药物产生依赖性。WHO将药物依赖性分为身体依赖性（physical dependence）和精神依赖性（psychical dependence）。

身体依赖性是指机体对药物产生的适应性改变，一旦停药则产生难以忍受的不适感，如兴奋、失眠、流泪、流涕、出汗、呕吐、腹泻，甚至虚脱、意识丧失等，称为戒断综合征（withdraw syndrome），主要是中枢神经系统对长期使用具有依赖性药物所产生的一种适应状态，包括耐受性增加和戒断后的戒断症状。

精神依赖性又称心理依赖性，指药物使人产生一种心满意足的愉悦感受，因而为了维持舒适感或避免停药所引起的身体不适需要定期或连续服用药物。药物的精神依赖性是由于患者对欣快感的强烈渴求而表现出寻获药物的行为。同身体依赖性不同，精神依赖性一旦产生就很难祛除，是驱使吸毒者滥用毒品的基本心理动因。

为防止药物滥用，国际社会制定并实施了药品管制公约，一个针对麻醉药品，为《1961年麻醉品单一公约》；一个针对精神药品，为《1971年精神药物公约》。根据这两个公约，可将具有依赖性的药物分为以下两类：①麻醉药品。如阿片类、可卡因类、大麻类等。②精神药品。包括中枢抑制剂，如地西泮；中枢兴奋剂，如咖啡因；致幻剂，如麦司卡林等。此外，还

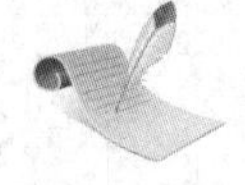

有一些物质如酒精、挥发性有机溶剂（如汽油和涂料溶剂），亦有依赖性特性，但未列入国际公约管制范围。2005 年 11 月 1 日，国务院颁布了新的《麻醉药品和精神药品管理条例》。

二、药物滥用的危害及管制

药物滥用严重影响使用者的身心健康，引起严重的公共健康风险，甚至导致死亡。一方面，药物滥用者容易并发心脑血管系统、中枢神经系统、内分泌系统疾病。另一方面，药物滥用过程中可能出现的共用注射器的做法使得滥用者更易感染艾滋病和病毒性肝炎。据报道，在全世界 1400 万注射吸毒者中，有 160 万人携带艾滋病病毒，720 万人患有丙型肝炎，120 万人患有乙型肝炎。另外，药物滥用者容易并发精神障碍，如精神分裂症、心理障碍、焦虑症等。

药物滥用也会显著增加整个社会经济负担、引起一系列社会问题。儿童、青少年已成为药物滥用中不可忽视的人群。如果出生之前受到毒品影响，儿童及青少年可能会出现情绪、心理和生理障碍，甚至死亡。全世界约有 9% 的儿童与滥用药物的父母一起生活，相对于正常人群，这些儿童遭受身体虐待和性虐待的风险显著增高。同时，与成人相比，儿童与青少年吸食毒品更容易导致药物成瘾、精神疾病及犯罪行为。

据国家禁毒委员会统计，截至 2014 年底，我国登记在册的吸毒人员已达 295.5 万名，同时还有隐性吸毒人员的人数尚无数据统计。我国已由毒品过境国变为毒品过境与消费并存的受害国，政府十分重视这一危害社会和人民健康的公害问题，及时采取了一系列禁毒措施，在严厉打击毒品犯罪的同时，不失时机地开展了药物滥用防治的科学研究和药物滥用监测工作。药物滥用监测工作在国家禁毒委员会和国家食品药品监督管理局的领导下，在公安部、卫生部、司法部的大力支持下，取得了重要进展。1999 年，中国禁毒基金会（China Narcotics Control Foundation，CNCF）成立。2001 年 1 月 5 日，国务院办公厅转发了关于国家禁毒委员会成员单位主要职责的通知，规定“国家药品监督管理局负责全国药物滥用监测工作”。2001 年 10 月 11 日，国家药品监督管理局会同公安部、卫生部、司法部联合下发《关于加强药物滥用监测工作的通知》，对药物滥用监测工作进一步持续稳定发展从政策上和部门工作协同方面给予充分保证。禁毒工作主管部门的上述重要举措，对于强化药物滥用监测、推动这项工作持续、稳定发展给予了重要保证。

药物滥用监测是一项长期的持续性工作，在国家禁毒委员会、国家药品监督管理局等有关部门的领导、部署、支持下，监测网络已逐渐形成，并充分发挥作用，及时、定期地为禁毒部门制定预防、打击对策提供科学依据。药物滥用监测作为禁毒和麻醉药品、精神药品管理的一项重要基础性工作，已受到更为广泛的重视，并对禁毒工作发挥了积极作用。2003 年，我国的药物滥用监测工作取得了重要进展，药物滥用监测信息网络建设启动，电子报表取代手工报表，信息采集更注重调查数据的时效性，国家药物滥用监测中心当年便收到 115585 份报表。在中共中央、国务院关于转发《国家禁毒委员会 2004 ~ 2005 年禁毒工作规划》的文件中强调，2004 ~ 2005 年组织开展对吸毒人员的流行病学调查，力争较为全面地掌握国内毒品滥用的情况，在 2008 年基本形成全国范围内的科学监测体系。2014 年，我国出台了《中共中央国务院关于加强禁毒工作的意见》，首次将禁毒工作提升到了“国家安全战略和平安中国、法治中国建设”的新高度，是中国禁毒工作史上的重要里程碑。

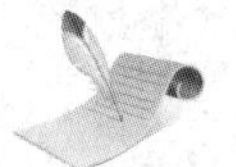

本章小结

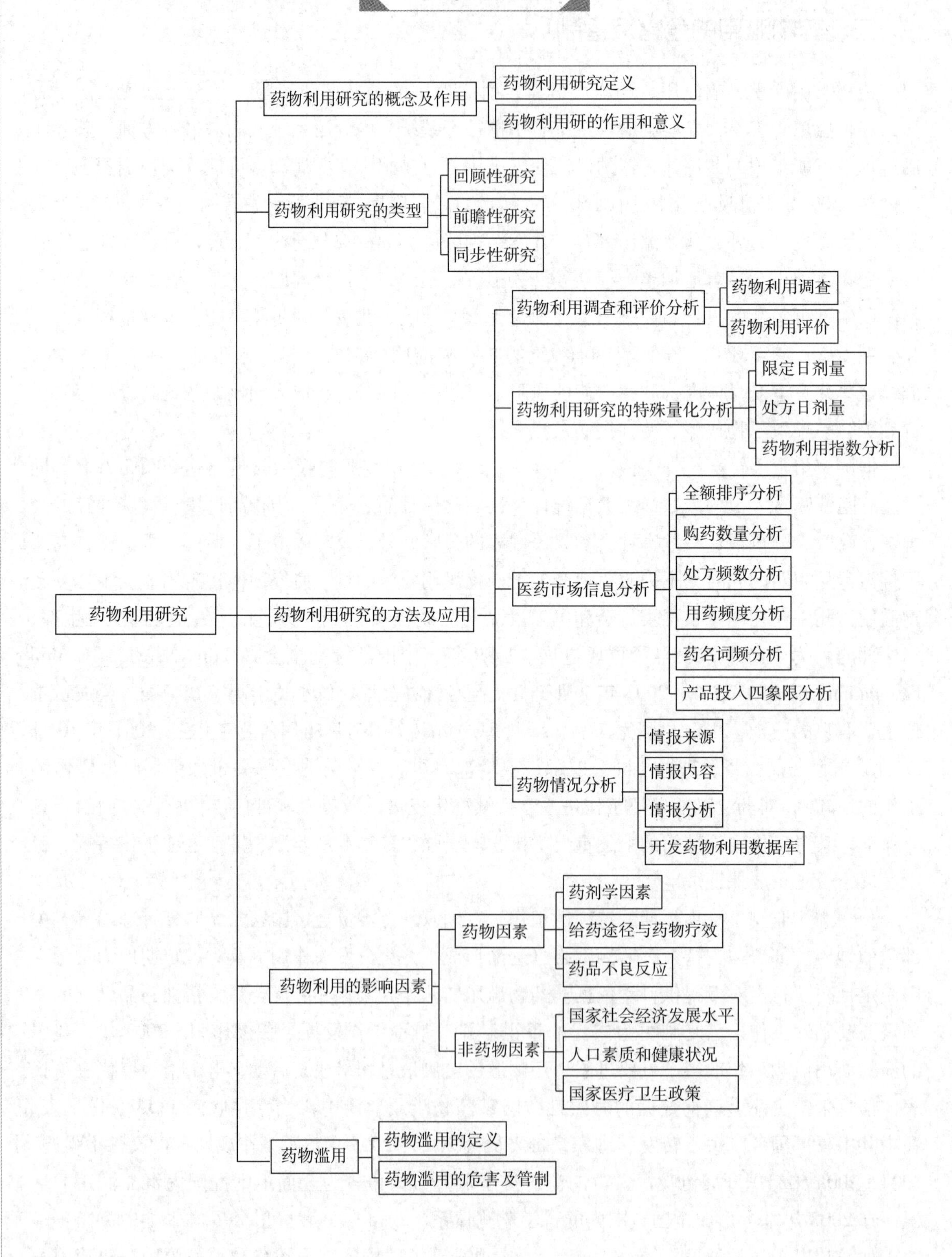
药物利用研究
药物利用研究的概念及作用
药物利用研究定义
药物利用研的作用和意义
药物利用研究的类型
回顾性研究
前瞻性研究
同步性研究
药物利用研究的方法及应用
药物利用调查和评价分析
药物利用调查
药物利用评价
药物利用研究的特殊量化分析
限定日剂量
处方日剂量
药物利用指数分析
医药市场信息分析
全额排序分析
购药数量分析
处方频数分析
用药频度分析
药名词频分析
产品投入四象限分析
药物情况分析
情报来源
情报内容
情报分析
开发药物利用数据库
药物利用的影响因素
药物因素
药剂学因素
给药途径与药物疗效
药品不良反应
非药物因素
国家社会经济发展水平
人口素质和健康状况
国家医疗卫生政策
药物滥用
药物滥用的定义
药物滥用的危害及管制

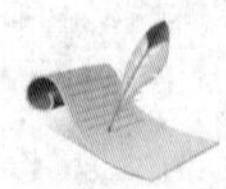

思考题

1. 药物利用研究主要有几种类型？各有哪些优缺点？
2. 药物利用研究有哪些作用？
3. 药物利用研究有哪几种量化分析指标？
4. 药物利用评价的基本流程。
5. 医药市场信息分析有哪些常用分析方法？
6. 有哪些因素可以影响药物利用？
7. 什么是药物滥用？主要有哪些危害？

（杨克红）

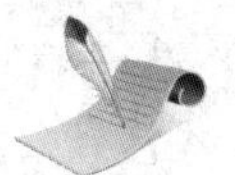

第八章　药品不良反应监测

教学目标：本章主要介绍药品不良反应监测的历史和发展、药品不良反应相关理论研究，重点介绍了药品不良反应的监测方法、以医院为基地的药品不良反应监测系统、药品不良反应因果关系、评价方法以及药物流行病学方法在药品不良反应监测工作中的应用。

学习要求

掌握　药品不良反应、药品不良反应监测的定义；药品不良反应的分类及发生机制；药品不良反应因果关系的判断准则、步骤和内容；药物流行病学研究方法在药品不良反应监测工作中的应用。

熟悉　药品不良反应相关术语；药品不良反应监测的发展和现状；药品不良反应监测的目的和意义；药品不良反应的临床表现。

了解　药品不良反应评价的难点。

第一节　药品不良反应监测的历史和发展

一、药品不良反应的定义

（一）药品不良反应

世界卫生组织（WHO）国际药物监测合作中心对药品不良反应（ADR）的定义是：正常剂量的药品用于人体作为预防、诊断、治疗疾病或调节生理功能用途时出现的有害的、与用药目的无关的反应。该定义排除有意地或意外地过量用药不当引起的反应。我国《药品不良反应报告和监测管理办法》（卫生部令第81号）对药品不良反应的定义是：合格药品在正常用法用量下出现的与用药目的无关的有害反应。药品不良反应是药品固有特性所引起的，任何药品都有可能引起不良反应。

（二）严重药品不良反应

严重药品不良反应是指因使用药品引起以下损害情形之一的反应：①导致死亡；②危及生命；③致癌、致畸、致出生缺陷；④导致显著的或者永久的人体伤残或者器官功能的损伤；⑤导致住院或者住院时间延长；⑥导致其他重要医学事件，如不进行治疗可能出现上述所列情况的。

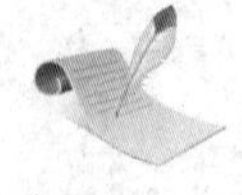

（三）新的药品不良反应

新的药品不良反应是指药品说明书中未载明的不良反应。说明书中已有描述，但不良反应发生的性质、程度、后果或者频率与说明书描述不一致或者更严重的，按照新的药品不良反应处理。

（四）药品不良事件

我国《药物临床试验质量管理规范》（国家药监局2020年第57号）对不良事件（adverse event/ adverse experience，ADE）的定义是：受试者接受试验用药后出现的所有不良医学事件，可以表现为症状体征、疾病或者实验室检查异常，但不一定与试验用药品有因果关系。国际协调会议（ICH）GCP中的定义是：在用药患者或临床研究对象中发生的任何不幸医疗事件，它不一定与治疗有因果关系。因此，不良事件可以是与使用（研究）药物在时间上相关的任何不利的和非意求的征兆（包括异常的实验室发现）、症状或疾病，而不管其是否与药物有关。

药品不良事件和药品不良反应含义不同。一般来说，药品不良反应是指因果关系已确定的反应，而药品不良事件是指因果关系尚未确定的反应。药品不良事件包括药品标准缺陷、药品质量问题、药品不良反应、用药失误和药品滥用等。药品不良事件可提示不合理用药及医疗系统存在的缺陷，是药物警戒关注的对象。

（五）药品群体不良事件

药品群体不良事件是指同一药物在使用过程中，在相对集中的时间、区域内，对一定数量人群的身体健康或者生命安全造成损害或者威胁，需要予以紧急处置的事件。同一药品指同一药品生产企业生产的同一药品名称、同一剂型、同一规格的药品。

二、药品不良反应监测的定义

药品不良反应监测是指药品不良反应的发现、报告、评价和控制的过程。其主要内容有：①收集药品不良反应信息，对药品不良反应的危害情况做进一步的调查，及时向药品监督管理部门报告，提出加强有关药品监督管理的意见和建议；②及时向药品生产企业、经营企业、医疗机构和社会公众反馈药品不良反应信息、防止药品不良反应事件的重复发生，保障公众的用药安全。

三、药品不良反应监测制度的发展

20世纪60年代初爆发了震惊世界的“反应停事件”，为此WHO于1968年制订了一项国际药物监测合作试验计划并建立了国际药物监测合作中心，简称乌普萨拉监测中心（uppsala monitoring centre，UMC）。其作用是收集和交流药品不良反应报告，制定药品不良反应报表、药品不良反应术语、药物目录，发展计算机报告管理系统。目前已有104个国家加入了WHO国际药物监测合作计划。

我国药品不良反应监测工作开始于20世纪80年代，近年来取得了很大成绩，药品不良反应报告和监测体系正在逐步完善。我国于1998年3月正式加入UMC，成为正式会员国。1999年11月，国家药品监督管理局和卫生部正式颁布实施了《药品不良反应监测管理办法》（试行），2001年2月修订的《药品管理法》对药品不良反应报告制度做出明确规定，标志着我国

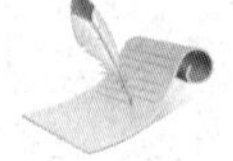

药品不良反应报告和监测工作步入法制化的轨道。近年来，随着药品不良反应监测工作的不断推进，该办法已于2004年、2011年经历两次修订和完善。2011年7月1日正式实施《药品不良反应报告和监测管理办法》（卫生部令第81号）有力地推动我国药品不良反应监测工作向纵深发展。2019年12月1日起实施的《中华人民共和国药品管理法》强调国家应建立药物警戒管理制度，对药品不良反应及其他与用药有关的有害反应进行、监测、识别、评估和控制。

第二节　药品不良反应的理论研究

一、药品不良反应产生的原因

药品不良反应是药物与机体相互作用下出现的，其发生受诸多因素的影响，具体如下。

（一）药物方面的因素

1. 药理作用　药品不良反应的产生主要由药物自身的药理活性所决定。由于许多药物药理作用缺乏高度的选择性，在实现治疗目的的同时，对一些无关的系统、脏器和功能也产生影响。例如抗恶性肿瘤药在杀死肿瘤细胞的同时，也杀伤宿主功能活跃的正常细胞。此外，药物本身也具有独有的不良反应，如氨基糖苷类抗菌药物的耳、肾毒性，磺胺类药物的胃肠道刺激性等。

2. 药物杂质　由于技术的原因，药物在生产过程中常残留一部分中间产物，这些中间产物虽有限量但可引起不良反应。如青霉素引起过敏性休克的就是青霉噻唑酸和青霉烯酸，青霉噻唑酸是在生产发酵过程中，由极少量青霉素降解而成，青霉烯酸则是在酸性环境中由部分青霉素分解而来。此外，由于药物本身化学稳定性差，储存过程中有效成分分解生成的有毒物质也会对机体产生不良反应。如四环素在高温条件下保存可发生降解，形成棕色黏性物质可引起范科尼综合征，并伴有糖尿、蛋白尿以及光敏感等反应。

3. 药物的制剂工艺　药物的制剂工艺会影响药物的吸收速率，如苯妥英钠的赋形剂为碳酸钙，碳酸钙与苯妥英钠形成可溶性复盐可减少苯妥英钠的吸收，如将赋形剂改用乳糖，由于乳糖不与苯妥英钠发生相互作用，可使苯妥英钠的吸收率增加20%～30%。此外，药物生产过程中加入的稳定剂、着色剂以及各种内包装材料等都有可能成为诱发不良反应的因素。

4. 药物的剂量、剂型和给药途径　A型不良反应的发生与用药剂量有关，对于一些个体而言，尽管其用药剂量是在合格范围内，但剂量稍大一些，也会发生不良反应，甚至中毒反应。同一药物不同剂型，由于生产工艺和给药途径的不同会影响药物的吸收速率，引起不同的不良反应。如氯霉素口服时引起造血系统损害，但外用时引起过敏反应较多。

5. 药物相互作用　两种或两种以上药物联合应用时，由于药物相互作用可产生不良反应。药物相互作用导致不良反应亦称药物不良相互作用，是影响药品不良反应发生的一个重要因素。这种不良反应是单独应用一种药物时没有，或者不能再用单独应用一种药物来解释，而且其发生率可随合并用药种类增多而增加，严重时可危及生命。如氢化可的松注射剂可制成50%乙醇的溶液，如与其他水溶性注射剂混合，乙醇被稀释，氢化可的松的溶解度降低可发生不易觉察的沉淀，引起不良反应。

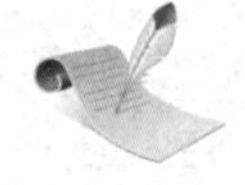

（二）机体方面的因素

1. 种族和民族差别　一些药品不良反应在不同种族、民族用药者身上的情况存在差别。例如，许多药物进入体内后需要经过乙酰化而被代谢，乙酰化过程有快型和慢型两种。结核病患者可根据其对抗结核药物异烟肼乙酰化速度的快慢分为异烟肼慢代谢者和快代谢者，异烟肼慢代谢者由于药物蓄积，在体内可与维生素 B_6 反应，导致维生素 B_6 缺乏性周围神经炎；而异烟肼快代谢者则易发生药物性肝炎甚至肝坏死，其原因是乙酰化异烟肼在肝中可水解为异烟酸和乙酰肼，后者对肝脏有毒性作用。

2. 性别　一般来说，女性对药品不良反应的敏感性较男性更强。例如，保泰松和氯霉素引起的粒细胞缺乏症，女性的发生率为男性的 3 倍。氯霉素引起的再生障碍性贫血，女性约为男性的 2 倍。但是也有不良反应男性发生率高于女性，如药物性皮炎男女之比约为 3∶2。此外，女性在月经期、妊娠期、哺乳期服用药物，发生药品不良反应的概率较平常要高。尤其在妊娠期、哺乳期还可能影响胎儿或新生儿的健康。例如，吗啡可通过胎盘引起胎儿的呼吸中枢损害，可使新生儿出现戒断症状；沙丁胺醇可使胎儿心跳加快等。

3. 年龄　婴幼儿脏器发育不全，所以较成人而言其对药物作用的敏感性更高。婴幼儿或新生儿药物代谢速度慢，肾脏排泄功能差，药物易通过血 - 脑屏障，更易导致不良反应的发生，而且其临床表现常与成年人不同。儿童往往对中枢抑制药、影响水盐代谢和酸碱平衡的药物更易出现不良反应。老年人由于存在不同程度的脏器功能退化、药物代谢速度慢、血浆蛋白含量降低等情况，故药品不良反应的发生率一般也较高。

4. 个体差异不同　个体对同一剂量的相同药物有不同反应，这是正常的生物学差异现象。药物代谢的个体差异是不同个体对药物反应不同的重要原因，同样剂量的药物，有的患者达不到治疗效果，而另外一些患者则出现毒性反应。发生在部分人群中的某些特异质反应受遗传控制。药物代谢遗传差异使部分患者对某些药物的代谢能力低下，从而导致药物或其毒性代谢物蓄积。这是某些患者在常用剂量下出现非预期毒性的原因。

5. 血型　根据相关研究，A 型血女性口服避孕药引起的血栓症较 O 型血者多。

6. 病理状态　患者的病理状态能影响药品不良反应的临床表现和发生率。例如脑膜炎或脑血管疾病患者，用药后容易诱发神经系统的不良反应；有中耳炎或有中耳炎病史患者，小剂量的氨基糖苷类抗菌药物也能引起听觉神经的损害；有潜在消化道溃病的患者，低剂量的布洛芬也能引起消化道出血。

患者的病理状态也能影响药物的体内过程，使药物吸收、分布、代谢、排泄发生改变，进而影响药物的效应和不良反应的发生。例如便秘的患者，口服药物在消化道内停留的时间长，吸收数量多，容易引起不良反应；肝功能障碍时，多种肝药酶活性及肝的首过效应均下降，应用镇静催眠药、镇痛药、利尿药、降糖药等易发生不良反应。肾功能不全可降低一些药物的排泄，延长药物的半衰期，引起或加重药品不良反应。如本身患脑膜炎或脑血管疾病的，容易诱发神经系统的不良反应。据报道，氨苄西林在一般人的皮疹发生率约为 3.1% ~18%，但在患单核细胞增多症的患者中，皮疹发生率可高达 42% ~100%。

7. 营养状态　饮食的不平衡亦可影响药物的不良反应，如异烟肼引起的神经损伤，当处于维生素 B_6 缺乏状态时较正常情况更为严重。

（三）其他因素

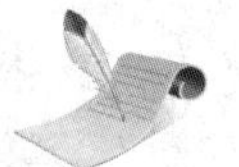

在生产、生活环境中有许多物理、化学因素不但能间接或直接影响和危害人体生理功能，

而且可以影响药物在人体内的吸收、代谢和排泄，进而影响药物疗效和不良反应。如环境中污染的铅、汞、有机磷农药、苯、臭氧，空气中的粉尘以及空间的射线、电磁波等物理、化学因素，都可能会对人体产生一定的影响。

饮食也可明显影响药物疗效，加重或诱发药品不良反应发生。如富含脂肪的食物能增加机体对脂溶性药物的吸收，在较短时间里达到较高的血药浓度。长时间低蛋白饮食或营养不良可使肝微粒体酶活性下降，药物代谢减慢，容易引起不良反应。富含酪胺的食物如奶酪、啤酒、腌鱼、鸡肝等能促进去甲肾上腺素的释放，引起血压升高。同时，许多食品中存在的添加剂，家畜、家禽饲料中加入抗菌药物等及肉类的残留物也能引起不良反应。

乙醇是许多药物代谢酶的诱导剂，可加速一些药物在人体内的代谢，诱发不良反应。长期大量饮酒者易发生肝硬化，导致肝药酶活性降低，产生酶抑制作用，使许多药物的不良反应增加。吸烟能使外周血管收缩，导致血压暂时升高，心率加快，从而影响药物的吸收。茶含有大量的鞣酸，能与多种药物如硫酸亚铁、葡萄糖酸钙、枸橼酸铋中的金属离子结合而产生不良反应。

综上所述，药品不良反应的影响因素很多。我们要以科学、严谨的态度认识药品不良反应，积极监测和报告药品不良反应，采取必要的预防措施，尽量减少药品不良反应的发生，保障患者的用药安全。

二、药品不良反应的危害

1. 对机体的危害 在人类与疾病的斗争中，药物发挥了重要的作用。然而，药物在发挥防治疾病作用的同时，也会产生药品不良反应。由于药品、患者、用药方法等因素均可导致药品不良反应，药品不良反应极易发生，难以避免。药品不良反应可发生在机体的某个器官或某个系统，也可累及机体的多个系统并造成不同程度的损害。发生在患者身上的药品不良反应可以诱发新的疾病或加重患者的病情，延长恢复期，甚至导致残疾或死亡。

2. 对社会的危害 常用药物的常见不良反应具有反复性和流行性，因此不良反应的发生具有社会性。1985 年，据全国聋哑学校的调查，我国聋哑儿童人数以每年新增 2 万至 4 万人的速度上升，在听力残疾致聋因素中，60% ~80% 与使用氨基糖苷类抗菌药物有关，致使国家每年要拿出相当大量的财力和人力投入对聋哑儿童的教育培养。据统计，我国 1992 年住院人数为 5222 万人，卫生部门综合医院平均每个出院者的住院医疗费约为每天 45 元，如我国住院患者中 500 万人发生药品不良反应，因药品不良反应延长住院日 6.6 天，每年总共可延长 3300 万个住院日，为救治这些患者因药品不良反应所花费的医疗费用将近 15 亿元。

三、药品不良反应的临床表现

从总体上来说，药品的不良反应可能涉及人体的各个系统、器官、组织，其临床表现与常见、多发病的表现很相似，主要有以下几种。

1. 副作用（side effect） 是在正常用法、用量下，伴随着治疗作用而出现的其他不期望的有害作用，产生副作用的原因是一种药物往往利用其一两种作用，而其他的作用就会成为副作用。药物的副作用不是绝对的，如对于手术后的患者，为了减少呼吸道的分泌物，服用阿托

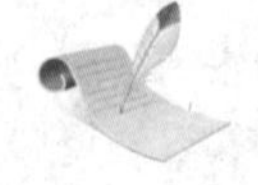

品后，抑制了腺体的分泌，同时也出现了胃肠道平滑肌松弛、腹部胀气等副作用。但是随着治疗目的的不同，副作用也可以转为治疗作用，如沙利度胺、阿托品、苯海拉明等。

2. 毒性作用（toxic effect）　是指用药剂量过大或时间过长，有时用药量不大，但患者存在某些遗传缺陷，或患有其他疾病及对此种药物的敏感性较高，而出现的一些症状。如长期大量使用氨基糖苷类抗菌药物（卡那霉素、庆大霉素等）所引起的听神经损伤，也称药物中毒性耳聋，就是药物毒性作用的结果。

3. 变态反应（allergic reaction）　是致敏患者对某种药物的特殊反应。药物或药物在体内的代谢产物作为抗原与机体特异抗体反应或激发致敏淋巴细胞而造成组织损伤或生理功能紊乱。该反应仅发生在少数患者身上，和已知药物作用的性质无关，和剂量无线性关系，且反应性质各不相同，不易预知，一般不发生于首次用药。

4. 继发反应（secondary reaction）　继发反应不是药物本身的效应，而是药物主要作用的间接结果。如广谱抗菌药物长期应用可改变正常肠道菌群的关系，使肠道菌群失调导致二重感染；利尿药噻嗪类引起的低血钾可以使患者对强心药地高辛不耐受；青霉素类引起的赫氏反应也属于继发反应。

5. 后效应（after effect）　指停药后血药浓度已降至最低有效浓度以下，生物效应仍存在。如抗菌药物后效应，就是指细菌与抗菌药物短暂接触，当药物浓度下降，低于最低抑菌浓度（MIC）或消除后，细菌的生长仍受到持续抑制的效应。

6. 特异质反应（idiosyncratic reaction）　又称特异性反应。是个体对有些药物的异常敏感性，该反应和遗传有关，与药理作用无关，大多是由于机体缺乏某种酶，使药物在体内代谢受阻所致。如假性胆碱酯酶缺乏的患者，应用琥珀胆碱后，由于延长了肌肉松弛作用而常出现呼吸暂停反应。

7. 停药综合征（withdrawal syndrome）　一些药物在长期应用后，机体对药物产生适应性，若突然停药或减量过快易使机体调节功能失调而发生功能紊乱，导致病情或临床症状的一系列反跳、回升和疾病加重等，也称为撤药反应。例如停用抗高血压药出现血压反跳以及心悸、出汗等症状。

8. 特殊毒性（special toxicity）　致癌作用（carcinogenesis）、致畸作用（teratogenesis）和致突变作用（mutagenesis）为药物引起的三种特殊毒性，均为药物和遗传物质或遗传物质在细胞的表达发生相互作用的结果。由于这些特殊毒性发生延迟，在早期不易发现，而且由于其表现可能与非药源性疾病相似，很难将它与引起的药物联系起来，因此应特别引起注意。

（1）致癌作用　指化学物质诱发恶性肿瘤的作用。人类恶性肿瘤80%～85%为化学物质所致。有些药物长期服用后，可导致机体某些器官、组织及细胞的过度增生，形成恶性肿瘤，这就是药物的致癌作用。致癌作用的出现往往有数年或数十年的潜伏期，且与药物剂量和用药时间有关。但因总的发生率较低，要确定与用药的因果关系往往需要进行大量、长期的监测。

（2）致畸作用　指药物影响胚胎发育而形成畸胎的作用。畸胎的发生取决于遗传因素和胚胎组织接触致畸原的数量和时间等多方面因素，以及遗传基因和致畸原等危险因素相互作用的结果。药物是重要的致畸原之一，药源性先天性畸形约占整个先天性畸形的1%。妊娠的第3～8周（器官形成期）是药物致畸作用的敏感期，胚胎对药物等大多数致畸原都很敏感，此时致畸原对胚胎的影响主要表现为结构畸形并伴随胚胎死亡和自发性流产，因此此期应避免使

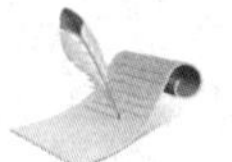

用药物。畸胎有一定自然发生率，因果判断困难，一般通过估计危险度指导临床用药。

（3）致突变作用　指药物可能引起细胞的遗传物质（DNA、染色体）异常，从而使遗传结构发生永久性改变（突变），可能是致畸、致癌作用的原因，一般仅有参考价值。如果突变发生在精子或卵子等生殖细胞，即可导致遗传性缺损。这种缺损可以出现在第一代子代，也可能仅仅成为隐性性状，只有当两个具有由药物引起的突变的个体结婚后，其子代才有明显表现。因此，药物的致突变作用不是几个月或几年可以发现的。间隙期越长，越难找到致病药物，故应特别警惕。如果突变发生在体细胞（即非生殖细胞），则可使这些组织细胞产生变异而发生恶性肿瘤。例如骨髓细胞的突变可导致白血病。药物流行病学研究比实验室研究对发现药物的致突变作用有更重要的作用，它可以发现已经出现的不良反应，而实验室结果只是预测可能会出现的不良反应。

四、药品不良反应的分类及发生机制

药品不良反应有多种分类方法，如 ABC 法、根据药品不良反应的性质分类等。鉴于传统分类方法的种种局限性，有些专家提出了对药品不良反应新的分类方法。该分类法以机制为基础，包括了原来无法归类的给药方法和赋形剂的继发反应，并根据不同反应的英文名称第一个字母进行排序，共有 A ~ H 和 U 九类。

1. A 类反应（augmented reaction，扩大反应）　A 类反应是药物对人体呈剂量相关的反应，它可根据药物或赋形剂的药理学作用模式来预知。这些反应仅在人体接受该制剂时发生，停药或剂量减少时则可部分或完全改善。A 类反应是不良反应中最常见的类型，常由各种药动学和药效学因素决定。

2. B 类反应（bugs reaction，过度反应或微生物反应）　B 类反应即由促进某些微生物生长引起的不良反应。该类反应在药理学上是可预测的，但与 A 类反应不同的是其直接和主要的药理作用是针对微生物体而不是人体。如含糖药物引起的龋齿，抗菌药物引起的肠道内耐药细菌群的过度生长，广谱抗菌药物引起的鹅口疮等。应注意药物致免疫抑制而产生的感染不属于 B 类反应。

3. C 类反应（chemical reaction，化学反应）　许多不良反应取决于药物或赋形剂的化学性质而不是药理学作用，它们以化学刺激为基本形式，致使大多数患者在使用某制剂时会出现相似的反应。其严重程度主要与所用药物的浓度而不是剂量有关。此类典型的不良反应包括外渗物反应、静脉炎、药物或赋形剂刺激而致的注射部位疼痛、酸碱灼烧、接触性皮炎以及局部刺激引起的胃肠黏膜损伤。这些反应不是药理学上可预知的，但了解起因药物的物理化学特性还是可以预测的。

4. D 类反应（delivery reaction，给药反应）　许多不良反应是因药物特定的给药方式而引起的。这些反应不依赖于制剂成分的化学或药理性质，而是剂型的物理性质和（或）给药方式所致。其共同的特点是，如果改变给药方式，不良反应即可停止发生。如植入药物周围的炎症或纤维化，注射液中微粒引起的血栓形成或血管栓塞，片剂停留在咽喉部，用干粉吸入剂后的咳嗽，注射液经微生物污染引起的感染。

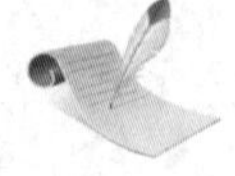

5. E 类反应（exit reaction，撤药反应）　通常所说的撤药反应是生理依赖的表现，它们只发生在停止给药或剂量突然减小后，该药再次使用时可使症状得到改善，反应的可能性更多

与给药的时程而不是与剂量有关。常见的引起该类不良反应的药物有阿片类、苯二氮䓬类、三环类抗抑郁药、β受体阻断剂、可乐定和尼古丁等。

6. F类反应（familial reaction，家族性反应） 某些不良反应仅发生在那些由遗传因子决定的代谢障碍的敏感个体中。一些较常见的家族性障碍有苯丙酮酸尿、葡萄糖-6-磷酸脱氢酶（G-6-PD）缺陷、卟啉症和镰状细胞性贫血，此类反应不可与人体对某种药物代谢能力的正常差异而发生的反应相混淆。上述代谢障碍的人群易发生的不良反应，在无此障碍的其他人群中不管剂量多大也不会发生。例如G-6-PD缺陷的患者使用奎宁时可能出现溶血，而其他个体即使奎宁用量很大也绝不会发生。

7. G类反应（genotoxicity reaction，基因毒性反应） 一些药物能损伤基因，出现致癌、致畸等不良反应。值得注意的是，有些是潜在的致癌物或遗传毒物，有些（并非全部）致畸物在胎儿期即可导致遗传物质受损。

8. H类反应（hypersensitivity reaction，过敏反应） 可能是继A类反应后最常见的不良反应。其类别很多，均涉及免疫应答的活化。它们不是药理学上可预测的，也不是剂量相关的。因此，减少剂量通常不会改善症状、必须停药。如过敏反应、过敏性皮疹、光变应性、急性血管性水肿、过敏性胆汁阻塞等。

9. U类反应（unclassified reaction，未分类反应） 此类不良反应机制不明，如药源性味觉障碍、辛伐他汀的肌肉反应和吸入性麻醉药物的恶心呕吐等。以机制为根据的不良反应分类系统，使人们能找到共同的预防和治疗措施，但任何分类方法的准确性和实用性都会受到对所涉及机制的认识程度的限制。随着知识的进步，分类方法将吸收新的信息，进行修正或淘汰。

五、药品不良反应的预防和治疗

（一）药品不良反应的预防

药品、机体、人为因素均可导致ADR的发生，但其发生的机制和防护的方法不尽相同。其中，以机体为主要因素的不良反应一般不可预测；以药品为主要因素的不良反应可以预测，但必须以临床试验为基础；以人为因素为主的不良反应则应通过合理用药加以控制。

1. 药品 按照国家颁布的药品管理法规对药品实施严格管理，包括药品生产、市场销售和临床使用环节。医疗机构必须从正规渠道采购合格药品供临床使用，杜绝假冒伪劣药品在市场流通，保证民众用药安全。

（1）药监部门要严格执行新药审批和药品上市后再评价制度，及时发现和管控问题药品。

（2）医疗机构要加强临床用药管理，认真执行《药品不良反应报告和监测管理办法》及时通报药品信息，警惕药害事件的发生。

（3）不合理用药和同时联合使用多种药物是诱发药品不良反应的重要原因。有文献报道联合使用20种以上药物的药品不良反应发生率高达45%以上。严格施行合理用药方案，减少联合用药种类，是预防药品不良反应发生的最好方法。

（4）高度重视引发变态反应药物。药物变态反应是人类最早认识的临床变态反应类型，药物变态反应的发生率随着人类物质文明的发展而不断提高。药物变态反应的发生不但取决于药物本身的致敏性，还取决于该药物应用的频度。药物变态反应发生的危险因素包括两个方

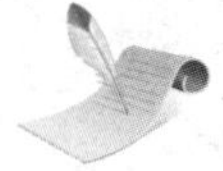

面：药物因素和个体因素（表8－1）。

表8－1 药物变态反应发生的危险因素

药物因素	个体因素
药物代谢类型	特殊遗传类型
纯度和化学状态	变态反应体质
剂量	个体代谢类型
用药途径（口服、注射、外用、其他）	其他伴发病
用药时间（空腹、餐后、睡前）	其他伴发治疗

致敏药物的确定是一个难题，不少患者由于未能查明致敏药物而重复发生对同一药物的变态反应，甚至因此死亡。大部分变态反应引起的药品不良反应都是通过药物治疗后而发生的，不同类型的药物变态反应引发的药品不良反应有区别（表8－2）。

表8－2 药物变态反应的4个基本类型

类型	免疫物质	病理变化	临床表现	皮试实验
Ⅰ型即发型	IgE（IgG也参与）	毛细管扩张、通透性增加、支气管平滑肌痉挛	过敏性休克、哮喘、荨麻疹、过敏性肠炎、皮炎等	<30min
Ⅱ型细胞毒性	IgG与IgM	血细胞溶解	溶血性贫血、白细胞减少症、血小板减少症	—
Ⅲ型免疫复合物型	抗原抗体复合物IgG、IgM	炎症（多核白细胞）	血清病、肾小球肾炎、变应性血管炎、全身性红斑狼疮等	4～24h
Ⅳ型迟发型	致敏淋巴细胞	炎症（单核细胞）	亚急性甲状腺炎、变应性脑炎、异体组织排异、接触性皮炎等	24～72h

对变态反应的预防应从以下几个方面着手：①用药前应询问患者是否有过敏史，以免使用既往过敏的药物及其类似物，以防止出现交叉过敏反应，如青霉素类与头孢类抗菌药物即有部分交叉过敏反应。②需做皮试的药物必须皮试阴性后方可使用。但需注意，如为过敏体质的患者，皮试本身即可使机体致敏，故皮试时应备有必要的急救药物。③一旦出现过敏现象，应立即停用可疑药物。④确定致敏药物后，应向患者交代清楚，避免以后使用同种或类似药物，并将该可疑药物记录于患者的病历或医疗手册的首页。

2. 机体 对于特殊人群用药，应根据患者具体情况，谨慎对待。

（1）老年人用药 应按照最大疗效和最小不良反应的原则，选择最佳治疗方案，以推荐成人剂量的1/2～1/3为起始剂量；用药种类不宜过多，以避免药物相互作用的发生，必须联合使用的药物，用药前应咨询可能的不良反应和相互作用；尽量选择每日只应用1～2次的药物，书面标明用药方法，提高依从性，密切观察临床表现，定期测定肝、肾功能及血浆电解质与酸碱平衡情况；在用药中一旦出现不良反应，应及时停药、减量或换用其他药物。

（2）小儿用药 小儿尤其新生儿，对药物的反应不同于成人，应选择不良反应少的药物，严格控制适应证；选择适合婴幼儿和儿童使用的剂型（如溶液或糖浆、混悬液等），严格计算给药剂量和给药间隔。

（3）孕妇用药 孕妇用药应特别慎重，尤其是妊娠期最初三个月，若用药不当可能致畸。因此，妊娠期应以不用或少用药物、选择恰当合理的药物、进行个体化治疗为原则，宜选用已证明对人类或灵长目动物无害的药物，宜选用分布和代谢过程明确的药物，宜在妊娠4个月以后才给予必要的药物，如果必须应用可能对胎儿有影响的药物，应权衡利弊后再谨慎给药。

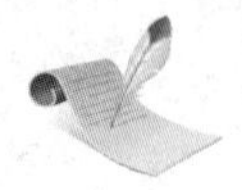

（4）哺乳期用药 由于一些药物可经乳汁进入婴幼儿体内而引起不良反应，故对哺乳妇女用药应慎重选择，注意用单剂量疗法代替多剂量疗法，如果必须用药，应该选用乳汁排出少、相对比较安全的药物，用药时间应该在哺乳后30分钟至下一次哺乳前3~4小时，避开血药浓度高峰，最安全的办法是用药期间停止哺乳或少哺乳。

（5）肝病和肾病患者用药 除选用对肝肾功能无不良影响的药物外，还应适当减少剂量。

3. 人为因素

（1）医疗机构的医务工作者应认真遵守国家法规，加强药品管理工作，严格执行合理用药原则，积极开展临床合理用药相关工作是减少人为因素造成药品不良反应的有效措施和方法。

（2）对于普通药品消费者而言，在药品的购买、使用过程中，应注意以下几个方面：①不轻信药品广告；②严格按照规定的用法、用量使用药品，用药前应认真阅读说明书，不能自行增加剂量；③不盲目迷信新药、贵药、进口药；④增强自我保护意识，如在用药后出现异常的感觉或症状，应及时就诊，由医师分析诊断治疗。

（二）药品不良反应治疗原则

当患者出现药品不良反应时，应及时就诊，防止损害加重，药品不良反应的治疗原则与其他常见病、多发病基本相同，首先必须及时停用可疑药物、及时使用有助于药物从体内排出、保护相关脏器功能的药物。

1. A类反应

（1）控制单位时间用药剂量（给药速度）。A型不良反应的发生与给药剂量有密切的关系。如氟哌利多具有α-肾上腺素受体阻断作用并直接松弛平滑肌，静脉注射后出现与给药剂量、浓度和速度相关的动脉收缩压降低和代偿性心率增快，静脉注射速度太快或剂量偏大容易发生低血压。

（2）治疗药物监测（therapeutic drug monitoring，TDM）有助于诊断和救治不良反应。治疗药物监测是最近几十年在药物治疗学领域内新起的一门边缘学科，其目的是通过测定血液或其他体液中药物的浓度，并利用药物动力学的理论和方法，使给药方案个体化，以提高药物的疗效，避免或减少不良反应的发生，同时也为药物过量中毒的诊断和处理提供有价值的实验室依据。

患者出现不良反应后，可以通过测定血药浓度，判断出现不良反应的原因，进行必要的剂量调整，并提出治疗方案。

卡马西平是治疗癫痫的常用药物，但卡马西平中毒可加重惊厥。当儿童的卡马西平血药浓度>25μg/ml时，患儿可出现昏迷、惊厥，在15~25μg/ml时可能出现幻觉，烦躁，在11~15μg/ml时可能出现昏迷等。如果用卡马西平治疗小儿癫痫时患儿出现昏迷，应及时进行治疗药物监测并对症处理，可显著降低意外事故的发生。

（3）降低剂量，停药或加快药物排泄可使大多数的A型反应减轻或消失。

（4）对严重中毒反应或后遗症则根据情况选择应用解毒药、拮抗剂或对症治疗。

对乙酰氨基酚是最常用的解热镇痛药，相对安全，中小剂量应用除可能引发过敏反应以及长期应用有胃黏膜损害、肾功能不全外，一般比较安全，因此该药物适用于包括儿童、老年人在内的各个年龄段的患者，具有良好的解热镇痛作用。但不容忽视，如果过量使用（成人日服

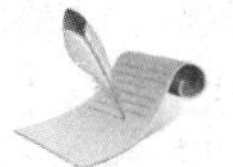

量超过 10～15g）对乙酸氨基酚则会产生中毒症状，初期表现为面色苍白、恶心、呕吐，厌食和腹痛，过量服药 12～48 小时内出现黄疸、谷丙转氨酶升高和凝血酶原时间延长等肝损害症状，严重者可致肝性脑病及死亡，一旦发生过量服用，应按一般药物中毒处理原则，立即洗胃和对症处理，给予护肝药物，并使用半胱氨酸或蛋氨酸制剂解毒，用药越早越好，若超过 15 小时给药，就会失去作用。若能及时发现，早期处理，绝大多数患者的肝功能可得到有效保护，仅出现肝功能轻度异常，约一个月左右可恢复正常。

2. B 类反应

（1）变态反应　①一旦发生药物过敏反应，应立即停用此药，停止接触变应原，症状减轻后可很快恢复。②如果出现血管神经性水肿、荨麻疹，应给予抗组胺药物，肌内注射或静脉给药，如 10% 葡萄糖酸钙注射液、维生素 C、地塞米松、赛庚啶、马来酸氯苯那敏、特非那定，同时，局部给予外用乳膏，如 1% 的氢化可的松软膏等。③如发生过敏性休克，应尽快送至医院救治，远离医院者可先就地治疗并抢救，立即使患者头部低位平躺，皮下注射或肌内注射 0.1% 肾上腺素 0.5～1.0mg（小儿酌减），也可用 0.1～0.5mg 肾上腺素缓慢静推（以 0.9% 氯化钠注射液稀释到 10ml），若皮下注射或肌内注射肾上腺素效果不佳，可改用 4～8mg 静脉滴注（溶于 5% 葡萄糖 500～1000ml），呼吸困难时可缓慢静脉注射氨茶碱 0.25～0.5g，同时进行人工呼吸，按需要给氧、保温，并注意保持呼吸与循环功能。然后尽快送医院做进一步的检查与处理。④因为变态反应一般与药物剂量无关，所以治疗药物监测的方法无法作为判断变态反应的依据。

（2）遗传药理学不良反应　治疗药物监测可帮助疾病诊断，通过测定原药与代谢物的比值，判断其与酶的相互作用特性，从而制定相应的措施。

第三节　药品不良反应的监测方法

由于药品不良反应的危害严重，许多发达国家从 20 世纪 60 年代先后开展了药品不良反应监测，目前国际上已有多种监测方法，虽然各有利弊，但目的都在于及早、准确地发现药品不良反应。目前国际上常用的药品不良反应监测方法如下。

一、自愿报告系统

自 20 世纪 60 年代的“反应停事件”后，不少国家的管理部门，建立了药品不良反应自愿报告制度，也称自愿报告系统（spontaneous reporting system，SRS），收集药品不良反应。这个制度是以医生报告行医中观察到的可疑药品不良反应为基础。有些国家，除医生外，卫生保健人员、患者也能报告药品不良反应。自愿报告制度能识别常见的不良反应，也能确定上市前临床试验中不能确定的极罕见的不良反应，与队列研究等上市后研究相比，它是收集药品不良反应最经济的方法。因此，药品不良反应自愿报告制度是药品安全监测的基石。

自愿报告制度是目前被各国广泛采用的上市后监测手段。其优点是不分新药老药、不管上市时间长短、无论常见或罕见的药品不良反应都能被监测。其最大优点是费用低廉，覆盖面广，容易被管理部门接受。但也有其缺点，如报告率低，漏报率高，随意性大，新药不良反应报告多、老药不良反应报告少，难于确定因果关系，无法计算不良反应的发生率等。

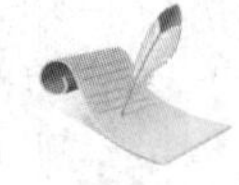

自愿报告制度的影响因素有：①不良反应报告率与药品销售额有关。如 H_2受体阻断剂西咪替丁及雷尼替丁由于广泛使用而有大量不良反应报告。②报告率与药品上市时间长短有关。上市后的前几年是不良反应报告的高潮，因为是新的反应，此后虽然继续出现，但由于医生认为已报告过，不愿意再报，因此报告率下降。③报告率与同类老药的不良反应有关。假如这类药中某个老品种的某种不良反应引起医生注意，则新品种上市后医生就更加关注这种不良反应，所以报告率自然高。

二、义务性监测

义务性监测（mandatory or compulsory monitoring）是瑞典采用的监测方法，瑞典从 1965 年开始建立药品不良反应监测报告制度，在建立之初，为鼓励医务人员尽量多地报告药品不良反应，采取不分轻重，不论药品使用说明书上是否已经列入，可疑即报。1975 年以后，改为主要收集严重的、致死的和说明书上没有列入的药品不良反应。并且在自愿报告制度的基础上，要求医师报告每一例属于上述范围的不良反应，从而发展成为义务性监测报告制度，使报告率大幅度提高。

三、处方事件监测

处方事件监测（prescription event monitoring，PEM）最初是在“反应停事件”后，由英国统计学家 David Finney 于 1965 年首先提出，并于 1982 年正式开始在英国实施。其目的是对新上市药品进行主动监测，以弥补自愿报告制度的不足。其方法是收集新上市药品的若干个处方，然后要求处方医生填写问卷，回答有关患者的一系列问题，包括任何新的诊断、任何原因的就医或住院、任何可疑的药物反应或任何需要记入病历的主诉等。

处方事件监测有许多优点，如可迅速从开出处方医生处获得信息；由于该监测方法属非干预性研究，对医生处方习惯、处方药物无任何影响；对所发生的药品不良反应高度敏感；基于人群资料，无外源性选择偏倚；可监测潜伏期较长的不良反应；相对前瞻性队列研究费用较少。但处方事件监测也有局限性，如治疗分配无系统性随机，故随机临床研究中资料处理的统计方法不适用于该项研究；该研究的可信性取决于医生问卷的回收率。

四、集中监测系统

医院集中监测是指在一定的时间、一定范围内对某一医院或某一地区所发生的药品不良反应及药品利用情况进行详细记录，来探讨药品不良反应的发生规律。这种监测既可以针对患有某种疾病的患者，也可以针对某种药品来进行。其中药品重点监测是指为进一步了解药品的临床使用和不良反应发生情况，研究不良反应的发生特征、严重程度、发生率等，开展的药品安全性监测活动。

医院集中监测的优点是资料详尽，数据准确可靠，能够计算出药品不良反应的相对发生率，并探讨其危险因素。缺点是由于监测时间、范围局限，因此得出的数据代表性较差，缺乏连续性，且费用较高，其应用受到一定的限制。

五、自动记录数据库

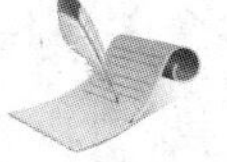

随着 ADR 研究的不断深入，对药物与 ADR 的因果关系的判断开始借用流行病学的方法，

从而发展为广义的药物流行病学。尽管后者的研究范围较广，但 ADR 仍是其研究的主要内容。由于新药上市的审查制度更加严格，一些潜在的发生率较低的 ADR 已难以从小样本人群观察到，故药物与 ADR 的因果假设的检验常借助于大型的自动记录数据库。

1. 自动记录数据库（automated database） 是把患者分散的诊断、用药、剂量、不良反应及其他信息如收费记录等，以患者唯一的保健号联结，贮存于计算机内而形成。

（1）Puget Sound 团体健康合作组织数据库（group health cooperative of puget sound） 该健康维护组织包含 35 万人群，从 1977 年 1 月开始用计算机储存药物信息，次年对患者出院信息进行计算机管理。该库的可取之处在于研究者能迅速获得住院患者和门诊患者的原始医疗记录，Psaty 曾用该库的资料研究了 β 受体阻断剂对高血压患者的冠心病预防作用。其主要缺陷是人群太小。

（2）南北加州 Kaiser Permante 数据库（Southern and Northern California Kaiser Permante） 该数据库包含的人群达 300 万，其住院和门诊用药、诊断及治疗等信息均联结于同一记录，但仅出院诊断一项自 1971 年始计算机化。因此，在进行研究时，有时不得不进行大量的手工翻阅。此库中有相当一部分是中产阶级及中年人群的信息，规模尚属中等。

（3）Saskatchewan 卫生计划数据库（Saskatchewan health plan） 该库资料基于人群，故代表性较好。但其门诊诊断只用三位数字表示，住院诊断用四位（按国际疾病分类为五或六位）数字，因此，研究人员在利用这些资料时可能产生偏倚。

（4）医疗补助收费库（Medicaid billing database） 医疗补助是政府为低收入人群提供的医疗保险，该库包括三个部分，最大的是计算机联网医疗补助药物分析监测系统（computerized on - line medicaid pharmaceutical analysis and surveillance system，COMPASS），包括美国 11 个州约 800 万人，另有田纳西州 40 万人和新泽西州 100 万人。该库人群庞大，而且包括门诊和住院患者诊断，但因是政府资助人群，故偏向穷人、儿童、育龄妇女等低收入人群，而对中年男性代表性较差。目前，已开始在 COMPASS 中增加非医疗补助人群的资料。

（5）医疗数据库（Medibase） Medibase 是初级卫生保健数据库，由许多欧洲国家参与的国际医学统计（intercontinental medical statistics，IMS）组织与管理，信息主要来自于各国开业医师，当初建立的主要目的之一是上市后药物安全性监测。该库包括所有处方、所有重大医疗事件以及专家的治疗（包括出院小结）。目前在德国和英国开展较好（在英国即著名的 Mediplus），国际医学统计已计划并着手向欧洲其他国家推广，至 1993 年末，该库包括前联邦德国 200 万人，英国 10 万人，而按照计划，该库还将包括 15 万比利时人、60 万法国人及 10% 的荷兰人。一旦该库涵盖欧洲各国家，其代表性将更好，并且，由于各开业医师工作均计算机化，通过该库，国际医学统计可从医师的个人计算机上获取患者信息，与其他数据库相比，可通过工作站直接从该库获取信息，从而大大节省研究时间，其存在的问题是各国的诊断编码可能存在差异。

2. 自动记录数据的应用 自动记录数据是极为有用的药物流行病学资料，利用这些数据库已进行了大量的药物流行病学相关研究。如 Strom BL 利用 Medicaid 资料，对西咪替丁引起中性白细胞减少症进行了评价，发现两者因果关系并不明显，也否定了透皮东莨菪碱的使用引起惊厥的假设。有人利用 Saskatchewan 资料，对非甾体抗炎药进行了系统评价，发现其可使严重的急性非感染性肝损伤危险性增加，并可导致消化道疾病住院的增加。此外，利用早期的数据库资料，筛选了药物引起的肿瘤，证实了绝经后雌激素水平与子宫内膜癌的关系以及杀精剂

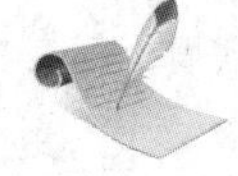

可预防淋病的假设等。

3. 评论　自动记录数据库并非专为药物流行病学研究设计，它仅是现行医疗管理体制的“副产品”，为药物流行病学研究而利用，因此成本低廉，鉴于是基于人群的资料，无回顾及访谈偏倚，故极适合于药物流行病学研究。利用自动记录数据库资料可设计病例对照研究和定群研究，如对非甾体抗炎药引起致死性上消化道出血的研究，两者结果一致。也可进行前瞻性研究、回顾性研究、甚至进行准试验研究，如对不同的诊所，随机分发使用不同剂型的产品，比较其效果的差异。但自动记录数据库在药物流行病学中的运用，也存在一些问题如：药物暴露定义不明确、医疗记录不全、存在混杂因素以及缺乏诸如抽烟、饮酒家族史等资料，且各数据库不包括非处方用药，因此，在使用时要慎重考虑，精心设计研究方案。

综上所述，药品不良反应监测方法有多种，其中通过收集医生、药师、生产企业等的自发报告来监测不良反应的方式被称为“被动监测”，如自愿报告系统、义务性监测等。相对于被动监测，主动监测是通过连续的、有组织的计划，确定在既定人群中出现不良事件的完整数量。如集中监测计划、处方事件监测等。两种监测模式的一个重要区别就是主动监测是需要事先制定出详细的监测计划，包括不良事件的收集方案，并通过计划的实施，达到全面、完整收集不良反应的目的。被动监测在早期发现药品安全性信号方面起到了积极的作用，但利用被动监测数据开展药品安全性评价工作存在天然的局限性，如存在低报、漏报、无法统计发生率、报告偏倚、信号发现迟滞等局限性等。因此，在被动监测系统建立并有效运转的同时，各国的药品安全研究人员也着手寻找更加有效的监测模式，以弥补被动监测存在的不足，而主动监测就是其中重要的手段之一。我国国家药品不良反应监测中心自2016年开始探索建立中国医院药物警戒系统（China Hospital Pharmacovigilance System，CHPS），作为主动监测的一种尝试，以期与被动监测系统发挥协同作用。

第四节　以医院为基地的药品不良反应监测系统

医院集中监测系统（intensive hospital monitoring）是以医院或病房为单位，由医师、护士、药师共同合作，在一定时间（如数月、数年）内根据研究目的，详细记录药品的使用情况以及药品不良反应的发生情况。医院集中监测往往是有目的地针对某种（或某类）药品的药品不良反应如发生率、频度分布、易致因素等进行的。

医院集中监测最成功的是波士顿药品监测协作计划（Boston collaborative drug surveillance programme，BCDSP），此计划开始于1966年，协作单位包括6个国家的19所医院。由受过专门训练的护士或药师收集所有住院患者的药品不良反应资料。每个病房设置一个中心，每名护士负责20～30名患者。每份病例包括入院记录、全部用药记录、药品不良反应调查和出院记录四个方面的内容。入院时需做必要的实验室检查，询问入院前数个月内的治疗和用药史。用药开始后即在调查表上逐项填写，服药期间如发现可疑药品不良反应，则由临床医师、药师进行调查并填写药品不良反应调查表，详细记录药品不良反应的发生、发展和转归，包括发生日期、药品不良反应的表现形式、严重程度、持续时间、因果关系的判定及预后等。BCDSP的成果显著，确定了住院患者中药品不良反应的发生率。通过监测发现了水合氯醛可增加华法林的抗凝血活性，苯妥英钠可使血尿素氮增高，依他尼酸（利尿酸）与胃肠道出血有明显的相关性等。

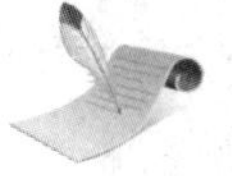

医院集中监测所得结果较自愿报告制度所得结果可靠，且数据丰富、随访患者方便，可以计算药品不良反应的发生率以及进行流行病学研究。其缺点是花费人力物力多，监测范围受到限制，代表性不强，结果差异大。

（1）一般性全面监测　在一定时间里对所有住院患者进行药品不良反应的全面监测，可以得到各种药品的不良反应发生率及严重程度。此法针对性不强，适用于医院对药品使用进行管理和对药品不良反应进行调查研究。

（2）重点监测　对某种特定的或不能肯定的药品不良反应均可做重点监测，以期确定药品是否存在某种不良反应。重点监测一般应在有经验的多家医院同时进行，以保证病例的数量及数据的可靠性。此法常用于新药及新发现的药品不良反应的研究。

我国目前药品不良反应监测只收集病例资料，没有人群数据，还难以准确估计有关药品的不良反应发生率和相关信息。这种情况下，一方面应加强对医疗机构、药品生产企业和经营企业的宣传教育和管理，提高药品不良反应的报告率；另一方面重点资助一些重要的选题，充分利用我国人口众多，用药人群基数大的优势，采用重点医院监测和重点药物监测，争取短时间内完成数据信息收集。另外，非常有必要建立健全医院的病例和处方登记报告系统，并与药品不良反应监测资料链接，获得真实可靠的药品不良反应发生率。

第五节　药品不良反应因果关系评价

一、因果关系评价准则

ADR 因果关系评价准则主要从以下 4 个方面考虑。

1. 时间方面的联系　即报表不良反应分析栏中“用药与不良反应的出现有无合理的时间关系”。除了先因后果这个先决条件外，原因与结果的间隔时间也应符合已知的规律，如氯化物中毒死亡仅需几秒；青霉素引起的过敏性休克或死亡在用药后几分钟至几小时发生；吩噻嗪类引发肝损害一般为服药 3 ~4 周或以后出现。另外还应注意，先因后果的先后关系不等于因果关系，而因果关系必须有先后关系。

2. 是否为已知的 ADR 与现有资料（或生物学上的合理性）一致　即从其他相关文献中已知的观点看因果关系的合理性，如动物实验的数据、病理生理学的理论、其他有关问题的研究成果等；另外，以往是否已有对该药反应的报道和评述（即相当于报表不良反应分析栏中“反应是否符合该药已知的不良反应类型”）。

3. 去激发和再激发　即发生事件后撤药的结果和再用药的后果（相当于报表不良反应栏中停药或减量后反应是否消失或减轻，以及再次用药是否再次出现同样的反应）。

4. 是否有其他原因或混杂因素　如并用药物、原患疾病及其他治疗的影响等。

二、因果关系评价方法

药品不良反应因果关系评价是药品不良反应监测中最关键、也是最困难的问题，至今仍无统一的国际性的评价标准。因果关系评价大体上可分微观评价和宏观评价。所谓微观评价是指具体的某一不良事件与药物之间的因果关系的判断，即个案因果关系判断；所谓宏观评价是指

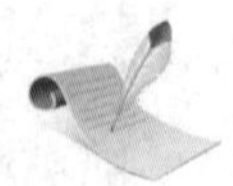

运用流行病学的研究手段和方法来验证或驳斥某一不良事件与药物之间的因果关系的假说。为了避免单纯依靠专家进行鉴别诊断，对可疑药品不良反应进行因果评价可能导致的偏差，不少研究人员包括流行病学专家的介入，创造或引用了一些可以量化、能更好地控制评价质量的科学的药品不良反应因果关系判断方法。

（一）微观评价方法

目前，Karch 和 Lasagna 评定方法被各种评价方法引为基本准则，该法将因果关系的关联程度分为肯定、很可能、可能、可疑、不可能 5 级标准。

（1）肯定　用药时间顺序合理；停药后反应停止；重新用药，反应再现；与已知药品不良反应相符合。

（2）很可能　时间顺序合理；该反应与已知的药品不良反应相符合；停药后反应停止；无法用患者疾病进行合理解释。

（3）可能　时间顺序合理；与已知药品不良反应符合；患者疾病或其他治疗也可造成这样的结果。

（4）可疑　时间顺序合理；与已知药品不良反应仅有一定的相符性；不能合理的用患者疾病选行解释。

（5）不可能　不符合上述各项指标。

1989 年，卫生部药品不良反应监察中心成立，其推荐的评分法依据对以下 5 个问题的回答。

（1）开始用药的时间和不良反应出现的时间有无合理的先后关系。

（2）所怀疑的不良反应是否符合该药品已知不良反应的类型。

（3）所怀疑的不良反应是否可用合并用药的作用、患者的临床状态或其他疗法的影响来解释。

（4）停药或减量后，反应是否减轻或消失。

（5）再次接触可疑药品是否出现同样的反应。

1999 年，卫生部药品不良反应监察中心并入国家药品监督管理局药品评价中心，更名为“国家药品不良反应监测中心”。目前，国家药品不良反应监测中心所采用的因果关系评定方法即在上述方法基础上发展而来，其评价等级分为肯定、很可能、可能、可能无关、待评价和无法评价 6 个等级。

（1）肯定　用药及反应发生时间顺序合理；停药以后反应停止，或迅速减轻或好转（根据机体免疫状态，某些药品不良反应可出现在停药数天以后）；再次使用，反应再现，并可能明显加重（即激发试验阳性）；同时有文献资料佐证并已排除原患疾病等其他混杂因素影响。

（2）很可能　无重复用药史，余同“肯定”；或虽然有合并用药，但基本可排除合并用药导致反应发生的可能性。

（3）可能　用药与反应发生时间关系密切，同时有文献资料佐证；但引发不良反应的药品不止一种，或原患疾病病情进展因素不能除外。

（4）可能无关　用药与反应发生时间相关性不密切；反应表现与已知该药不良反应不相吻合，原患病发展同样可能有类似的临床表现。

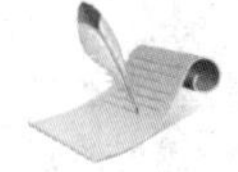

（5）待评价　报表内容填写不齐全，等待补充后再评价，或因果关系难以定论，缺乏文

献资料。

（6）无法评价　报表缺项太多，因果关系难以定论，资料又无法补充。

目前也使用计分推算法（Naranjo 法）来评定药品不良反应因果关系（表 8 –3）。

表 8 –3　计分推算法（Naranjo 法）评定因果关系等级

项目	是	否	不知道
1. 该反应以前是否已有报告	+1	0	0
2. 不良反应是否在使用所疑药物后出现	+2	–1	0
3. 当所疑药物停用后，使用特异对抗剂后不良反应是否改善	+1	0	0
4. 再次使用所疑药物，不良反应是否再次出现	+2	–1	0
5. 是否有其他药物之外的原因引起反应	–1	+2	0
6. 给安慰剂后这种反应是否再次出现	–1	+1	0
7. 血中及其他体液中药物浓度是否为已知的中毒浓度	+1	0	0
8. 增大药物剂量反应是否加重，减少剂量反应是否减轻	+1	0	0
9. 患者曾用过相同或类似的药物是否也有相同或相似的反应	+1	0	0
10. 该不良反应是否有客观检查予以确认	+1	0	0

注：总分≥9 分：肯定有关；总分 5 ~8 分：很可能有关；总分 1 ~4 分：可能有关；总分≤0 分：可疑。

此外，尚有贝叶斯（Bayes）不良反应法和非规则方法评价因果关系。前者用于评定发生不良事件中可疑药物引起的概率相对其他因素引起概率的大小，但由于在应用中难度较大，常规工作中难以被采纳或接受；后者是一种临床药理学家凭经验和临床判断对可疑不良反应做出因果评定的方法，这种方法应用广泛，但效果不理想，主要是不同专家评定结果差异较大，与评判标准的可操作性和客观性不强有关。

（二）宏观评价方法

宏观评价又称数据集中后评价，即收到一批同类报表后，经系统研究和分析后统一评价，可产生药物警戒信号、采取措施等。宏观评价一般分为三期。

1. 信号出现期　从不良反应潜伏到发现疑问。

2. 信号加强期　数据积累加速，对药品不良反应监测有重要意义。微弱的信号发展成强烈的疑问（或信号）。在该期的末尾，将出现对数据的基本估计，即对该药的药政管理措施（说明书的修正，用药指征的限制等）的出台或是医学刊物有关文章的发表。

3. 信号评价期　即大量信号产生需对该产品采取相应措施的时期，即不良反应可被确认、解释与定量，也可以说是信号检验期或随访期，一般需通过深入研究，如进行药物流行病学调查、专题研究做出结论并发布公告等。

不良反应因果关系宏观评价涉及的流行病学专业知识和数据统计分析知识较多，在相关的学科中有更加详细深入的介绍，在此不再细述。

三、药品不良反应评价步骤和内容

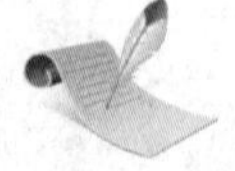

药品不良反应评价一般分为两个层次，个例评价与集中评价。个例评价实际上是对单个病例归因或关联度的评价，是对 ADR 信息的规整、筛选及信号强弱的判定过程，而集中评价是

综合大量ADR信息，挖掘药品安全警戒信号的过程。

1. 个例评价　评价药品不良反应报告要从真实性、完整性、准确性、预期性、严重程度、关联性六方面入手，具体步骤如下。

（1）真实性审查　报告的真实性是报告意义存在的必要条件。通过对患者基本情况、报告来源、报告单位信息、其他相关信息及逻辑判断等对报告的真实性产生怀疑时，评价员需及时与报告人取得联系，求证报告真实性，如果确认为虚假报告，则删除该报告并依有关规定严肃处理。

（2）重复报告审查　重复报告是自发呈报系统不可避免的，如果不能及时予以排除，不仅会造成人力、物力的巨大浪费，还会造成集中评价即数据挖掘的结果偏移，一般来说，患者信息、ADR名称、ADR发生时间、第一怀疑药品信息相同，即可认定为重复报告。这种报告经过必要的记录后可予以除去重处理。

（3）格式审查　包括必填项审查与合规性审查。一个不良事件的描述至少包括报告人、可确认的患者、不良事件、明确的药品。制式表格中，上述4项已经单独列出，为必填项，需评价员确认是否完整填写。合规性审查指的是制式报表的填写是否符合特定的要求。审查对象包括ADR名称、ADR发生时间、药品名称、剂型、用药起止时间、用法用量（是否存在超量）、原患疾病，报告单位、部门等。这些项目的合规性直接影响到汇总分析和信号挖掘的结果。

（4）逻辑审查　重点注意下列项目。①ADR发生时间不能早于第一怀疑药品用药时间；②用药停止时间不能早于用药起始时间；③药品的剂型应与用法相匹配；④因果关系五项标准、对原患疾病的影响、ADR结果的选择应与ADR过程描述一致。

（5）预期性评估　在我国，新的ADR指说明书中未载入的ADR。评判ADR是否为预期ADR时需注意以下几点。①说明书中载入ADR的范围不仅是不良反应部分，还包括禁忌证、注意事项、过量、药物相互作用、妊娠等；②如果是列于说明书中的ADR名称，但描述的特征不同，则该ADR可能不被认为是预期的（例如肝炎和暴发性肝炎）；③来自临床前和动物毒理学研究的不良事件、药物分类的归类说明（除外含雌激素和黄体酮的药物）、药理学上预期的事件不被认为是预期的；④如果发生的ADR更加严重、持续时间更长或更加具体特定均被认为是未预期的；⑤如发生的ADR严重程度较轻或者属于说明书中提及诊断的症状/体征则被认为是预期的；⑥ADR结果，如死亡，能改变事件的预期性，如说明书中仅提及该ADR，未特别指出是致死的，则致死的ADR为非预期；⑦事件的预期性应基于ADR过程描述的评估和对整个医学病例的评估，不应该根据首选的ADR名称进行评估。

（6）严重性评估　药品严重ADR是指因服用药品引起下列损害情形之一的反应。①引起死亡；②致癌、致畸、致出生缺陷；③对生命有危险并能够导致人体永久的或显著的伤残；④对器官功能产生永久损伤；⑤导致住院或住院时间延长。另外，还要考虑医学上的重要性，如基于医学判断，该不良事件需要进行内外科的干预以防止其发展为以上任何一种结果，也可判断为严重的。在日本和欧洲，任何可疑通过药品的病原体传播也被认为是严重的。

（7）因果关联性评价　因果关联性评价是通过评估报告事件资料，来确定该事件和药品之间因果联系的可能性。因果关联性评价因素包括时间关系、事件的临床特点、药理学可信性、现有资料，合并用药、基础疾病/并发症、去激发、再激发、患者特征和既往病史、资料

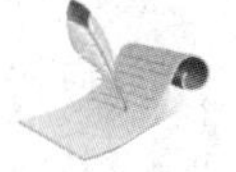

的质量等。

2. 集中评价 即收到一批同类报表后经系统研究和分析后统一评价，可产生信号、采取措施等。大量信号产生导致需对某产品采取相应措施，即不良反应可被确认/解释与定量，也可以说是信号检验期或随访期，一般需通过深入研究，如进行药物流行病学调查，专题研究，做出结论并发布公告等。这一工作多由药品安全监管部门负责。

四、药品不良反应评价难点和需注意的问题

1. 药品不良反应评价的难点 药品不良反应报告制度的性质，决定了药品不良反应报告的内容与形式表现多样，质量不一，这给药品不良反应的评价带来很大的难度，主要体现在以下几点。

（1）报告关注的是被怀疑和用药有关联的临床病例，因此，填写药品不良反应报告一般就是因为怀疑事件是由某种药物引起，这样往往忽视收集其他方面因素的数据，给归因评定造成困难。

（2）药品不良反应报告的填写一般是回顾性的，有些关键的数据难以获得。

（3）患者用药的数据常常记录不完整，往往遗漏准确的用药事件过程、确切的剂量及合用的其他药物，因此，不良反应的数据，如发生时间、特征、过程等，也常不完整。

（4）归因程度分类的用词界线不明确，"很可能""可能""可疑"等类别的定义界定并不清晰，相互之间也有重叠，而绝大部分报告都属此类。在评价中往往存在不同观点和个人主观偏见。

2. 药品不良反应评价应注意的问题 药品不良反应评价是确认药品与不良反应之间的因果关系。医师在进行评价时必须知道患者的治疗情况和各种检查的资料，因此对每个病例都应做好临床记录。为了准确地排除药品以外的其他因素，评价时应注意以下几点。

（1）仔细询问患者的用药史，防止遗漏致病药品：药品不良反应有潜伏期，A 型不良反应的潜伏期取决于药品的药理作用；B 型不良反应中的变态反应，潜伏期取决于患者是否处于致敏状态，在致敏状态下用药，反应可在数分钟至几小时之间发生；致敏状态在用药过程中形成者，第一次用药至发生反应的潜伏期较长，甚至可在 20 日以上，所以患者的用药史应包括最近几个月所应用的药物。

（2）原有疾病引起并发症的可能性。

（3）遗传特征及药物过敏史，患者本人或家族有药物过敏史的，较易发生过敏反应；药物代谢中慢乙酰化者易发生某些药物的毒性反应。

（4）原有疾病的诊断方法可能产生的影响。

（5）手术及其他治疗方法可能产生的后果。

（6）患者精神作用的可能性，本人及家族有无精神病病史。

（7）某些生活习惯：如吸烟等引起反应的可能性。

（8）药品不良反应是由单种药物引起，还是药物相互作用所致。

（9）上述几种因素综合作用的可能性。

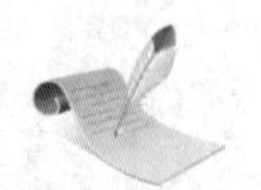

第六节　药物流行病学方法在药品不良反应监测工作中的应用

目前常用的药物流行病学研究方法有：①描述性研究，如个例调查、病例报告、现况调查等；②分析性研究，包括病例对照研究和队列研究；③试验性研究，如临床试验、社区试验等。分析性研究可以是前瞻性研究也可以是回顾性研究，试验性研究属于前瞻性研究。对于前瞻性研究和回顾性研究，可以仅有一组，也可以包括对照组（匹配研究或病因学研究），值得注意的是，在事件的发生率较低或研究的目的是评价事件的各种影响因素时，不宜采用前瞻性研究，而当要观察的对象暴露率低或者要研究几个事件或结果时，不宜采用回顾性研究。

除了上述研究方法外，针对短暂药物暴露引起急性不良事件，可采用病例-交叉研究（case-crossover study）；针对疾病严重程度带来的混杂偏倚和服药可能随时间而改变的特点，可采用病例-时间-对照研究（case-time-control study）。

1. 寻找诱发药品不良反应的危险因素　美洛昔康是一种新的非甾体抗炎药，与其他非甾体抗炎药相比，由于其对COX-2的抑制有较高的选择性，因此较少有胃肠道的不良反应发生。为了计算美洛昔康的各种不良反应发生率并寻找危险因素，作为英国国家处方事件药品不良反应监测系统的一部分，Martin等设计了包含19087例患者的队列研究。入选对象为1995年12月至1996年3月在英国所有给予美洛昔康治疗的患者。方法是将调查表发送到所有处方者手中，询问患者在开始用药后6个月内所有的不良反应。结果发现第1个月有2.83%的患者出现消化不良，3例上消化道出血。有胃肠道疾病病史的患者下列不良反应的发生率增高：消化不良（OR：3.0；95%可信区间为2.6~3.4）、腹痛（OR：2.1；95%可信区间为1.6~2.6）、胃溃疡（OR：4.0，95%可信区间为1.4~13.2），同时该研究也发现：患者在开始使用美洛昔康后，与以前的非甾体抗炎药有关的消化不良和腹痛的发生率下降20%~30%，而同时使用胃黏膜保护剂的患者消化不良、腹痛、胃溃疡的发生率则提高2~3倍。其他少见的不良反应有血小板减少，间质性肾炎和特异性的肝功能异常。

2. 确定药品和不良反应之间联系的强度　目前判断药品与不良反应之间因果关系的方法有Karch和Lasagna法、记分推算法、贝叶斯不良反应诊断法等，但是利用这些方法不足以作出定量的结论，药物流行病学方法带来了新的希望，使定量评价不足的情况明显改善。利用药物流行病学的方法可以计算出相对危险度（RR）、比值比（OR），并判断药品与不良反应之间的联系强度。

温州医学院"脑炎研究组"运用药物流行病学方法，论证了原因不明的脱髓鞘脑炎与咪唑类驱虫药之间的关系。这是在药品不良反应监测中应用药物流行病学成功的范例。很多年前，我国许多省市流行一种原因不明的脑炎，估计受害人数达数百例。为了查明病因，温州医学院"脑炎"课题组经过十年的研究，采用多种流行病学研究方法，对这些病例之间的因果关系进行了综合评价，全面论证了咪唑类驱虫药物与不明原因脱髓鞘性脑炎之间的因果关系，为国家药品监督管理部门对咪唑类驱虫药物的管理提供了科学依据。

Dalton等通过在人群中的研究发现，抗抑郁药并不是引起肿瘤生长的决定性因素。在动物实验研究中发现，抗抑郁药能够促使肿瘤的生长。Dalton采用队列研究，观察了1989年1月1

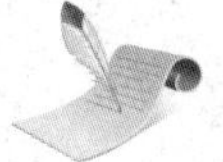

日至1995年12月31日在丹麦的North J utland处方数据库登记的39807例使用抗抑郁药治疗抑郁症的成年患者，有关出现癌症的信息来自丹麦癌症登记处。研究者按照使用抗抑郁药的种类如三环类抗抑郁药、四环类抗抑郁药、选择性5-羟色胺再摄取抑制剂或者单胺氧化酶抑制剂将患者分类。在首次给药开始随访一年后，用药者中有966例出现癌症，当总的标准化发生比率为1.0时，人群估计数量为946例（95%可信区间为1.0~1.1）。使用三环类抗抑郁药种类越多的患者越易患非霍奇金淋巴瘤。使用5种或5种以上药品的患者标准发生率是2.5%（95%可信区间为1.4~4.2）。除了三环和四环类抗抑郁药可能引起非霍奇金淋巴瘤以外，该研究几乎没有发现抗抑郁药引起任何部位肿瘤的证据。

Zuccala等用药物流行病学的方法（队列研究），研究了住院的老年患者中使用钙剂和血红蛋白降低之间的关系，并观察了此种情况下对胃肠道出血的影响。患者的入选条件为入院之前未服用过钙剂，血红蛋白水平≥120g/L的6721例患者，入院后对服用钙剂和血红蛋白水平降低（<120g/L）的患者进行检查。在参加者中，有1076例患者在住院期间开始使用钙剂。结果发现，使用钙剂的患者中有24%出现血红蛋白降低，而其他为19%（$P<0.0001$）。使用钙剂与高胃肠道出血危险性患者的血红蛋白的降低有联系，OR为1.67（95%可信区间为1.26~2.22；$P<0.0001$），但是在其他的参加者中OR为1.02（95%可信区间为0.82~1.25），两者存在显著性差异。因此得出结论：在住院治疗期间服用钙剂和血红蛋白水平降低是有联系的，但这种联系似乎仅限于溃疡病的患者。

Burger等通过药物流行病学的方法研究证明，环羟乙基磷酸与溃疡的症状没有关系。共观察了2754例年龄超过50岁的妇女，用随访研究来观察环羟乙基磷酸的使用和胃肠道症状的关系。信息来源是荷兰的Pharma数据库中有关药品处方方面的信息。入选的条件为使用环羟乙基磷酸（$n=1050$）或雌激素（$n=1704$）至少14天。当患者使用药物时，也同时使用抗溃疡药物。环羟乙基磷酸组或雌激素组的平均年龄分别为72岁和59岁，有95例在随访2.7个月后（0.1~19.4个月）服用其他药物来治疗胃肠道不适。与雌激素组相比，环羟乙基酸组的胃肠道不适的估计RR为1.2（95%可信区间为0.8~1.8），经过校准基础年龄后，RR变为0.6（95%可信区间为0.4~1.2）。结果说明，使用环羟乙基磷酸与胃溃疡的危险性无关。

3. 在其他方面的应用 药品不良反应监测工作的最终目的是保证公众的用药安全。药品监督管理部门根据药品不良反应发生的严重程度对药品采取修改说明书、增加黑框警告、撤销等措施，但以上措施有时不能发挥预期作用。

Smalley等用药物流行病学方法调查了1998年FDA有关限制西沙比利使用后对该药应用情况的影响。结果表明，在限制使用的前一年，在A、B、C等3个研究地点，西沙比利分别对26%、30%、60%的使用者来说是禁止使用的，在后一年，分别对24%、28%、58%的使用者来说是禁止使用的，在每一个研究地点分别仅下降了2%，当对采取措施后新的使用者进行分析时，在限制使用方面成效微乎其微。FDA于1998年采取的限制西沙比利使用的措施没有对西沙比利使用造成实质性的影响。

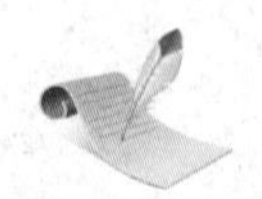

本章小结

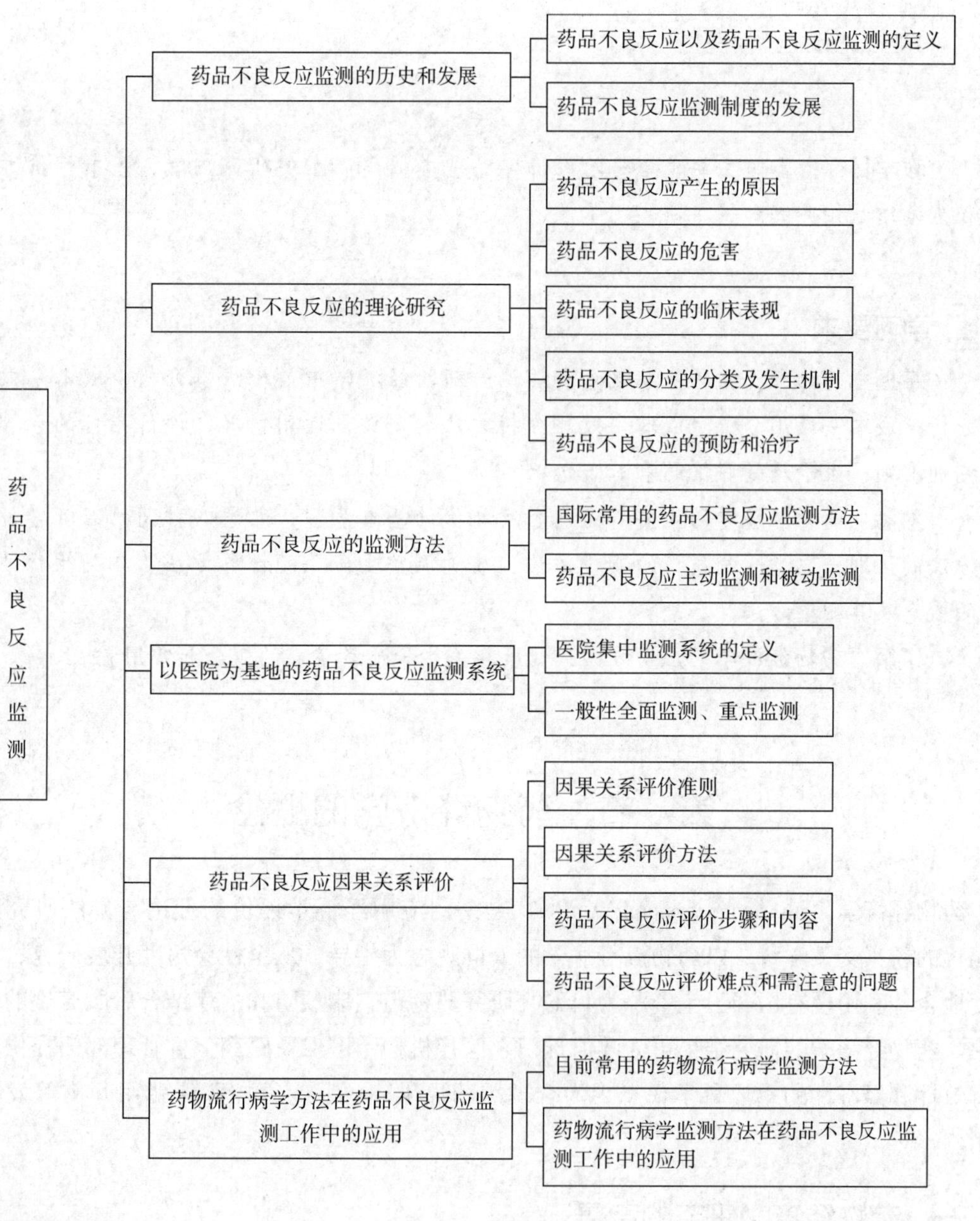

思考题

1. 什么是药品不良反应？药品不良反应可以分为哪几类？
2. 药品不良反应监测方法有哪些，分别有哪些优缺点？
3. 药品不良反应评价的步骤和内容包括哪些？
4. 简述药品不良反应主动监测和被动监测的区别？
5. 请简述药物流行病学在药品不良反应监测中发挥了哪些作用？

（沈爱宗）

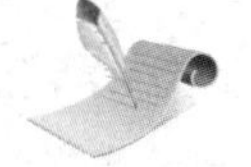

第九章　药物经济学研究

教学目标：本章主要介绍药物经济学的基本概念、主要研究内容、基本评价方法和生命质量相关概念等。

学习要求

掌握　药物经济学的基本概念和理论；药物经济学中最小成本分析、成本-效果分析、成本-效用分析、成本-效益分析方法的定义、适用情况、评价指标的计算和判别准则；生命质量评价的基本概念。

熟悉　药物经济学的主要研究内容及评价的基本步骤；熟悉四种药物经济学评价方法的区别；熟悉生命质量的测量方法、质量调整生命年的计算方法、相关生存质量的概念及其测量方法。

了解　药物经济学的应用方向；健康相关生命质量量表的概念和常用量表。

第一节　药物经济学的概念

药物经济学（pharmacoeconomics，PE）是一门应用经济学评价的理论与方法研究药物资源配置的新兴交叉学科，以药物流行病学的人群观念为指导，从全社会角度开展研究，以最大限度地合理利用现有医药卫生资源为目的，研究药物与临床预防和治疗结合后所产生的经济学现象。药物经济学的研究结果可为政府部门、医疗机构、医保及医药卫生管理部门提供有关药物有效性和经济性的重要科学信息，为合理用药提供建议，为管控医保费用开支等发挥关键作用。

一、药物经济学研究的背景

随着医疗技术的飞速发展和人们对医疗服务需求的增加，各国卫生费用的迅速增长，给患者、社会和国家带来了沉重的负担。以美国为例，美国医疗费用在过去几十年中呈暴发式增长，根据2018年经济合作与发展组织（Organization for Economic Cooperation and Development，OECD）数据显示，美国在医疗卫生上的支出高达3.47万亿美元，占国内生产总值（gross domestic product，GDP）的16.8%，人均医疗费用高达1万美元，大多数欧洲国家全年卫生保健总费用约占其GDP的8%~12%，日本约占10.9%，药品费用占卫生总费用的比例在10%~20%之间。世界范围内，各国医疗卫生总费用逐年上升，高涨的卫生费用并没有带来医疗安全、质量和结局的改善，反而产生了“价值落差”，有限的医疗卫生资源与日益增长的医疗保

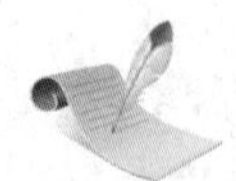

健需求的矛盾是整个世界面临的严峻挑战。发达国家研究指出，医疗卫生技术不断创新的成本日益增大和新药价格的不断攀升是医疗费用持续增长的重要原因。

药物经济学研究理论最早起源于美国。为了控制医疗保健费用的增长，最大限度发挥医疗保健资源，1979 年美国国会责成其下属的技术评定局对公共医疗费用进行成本效用分析，此后到了 20 世纪 80 年代，产生了“Pharmacoeconomics”（药物经济学）这一专业术语，1989 年在美国出版了第一本药物经济学专业期刊《Pharmacoeconomics》，1991 年专著《药物经济学原理》出版，药物经济学作为一门交叉学科初步形成，并在众多国家得到广泛应用。

近年来，我国医疗卫生费用急剧上涨，2013 ~ 2017 年，全国财政医疗卫生累计支出 59502 亿元，年均增幅 11.7%，比同期全国财政支出增幅高出 2 个百分点，其中药品费用所占比例高达 40%。如何控制医疗费用的迅速增长，以有限的卫生资源保障卫生服务的公平性和特需性，有效引进和借鉴国外药物经济学的理论与方法，推动药物经济学在中国的创新和发展，使其服务于我国的医疗卫生事业，解决卫生保健中的经济问题，特别是有关药物治疗的费用问题，已成为国家政府部门和全社会关注的热点。

我国的药物经济学发展开始于 1993 年，与发达国家相比，我国药物经济学的研究无论是理论水平还是研究实践，都还有很大差距，主要表现如下。

1. 起步晚，专业研究人员少　高等院校每年招收的药物经济学专业硕士、博士人数较少，与药物经济学实际运用和社会需求还有很大差距，人才缺少与中国医药大国的地位极不相称。

2. 研究水平低，研究结果适用性差　从近年来我国主要发表的药物经济学相关的文章中可以看出，我国从事药物经济学研究的人员多数为在医院药剂科工作的人员，没有经过系统的理论学习，对药物经济学的基本理论和研究方法缺乏系统的了解，多数研究者对药物经济学研究相关方法尚处于摸索、学习阶段，较为前沿的模型尚不多见；研究对象以单个病种或个别医疗机构的病例居多；研究方法以借鉴和模仿为主；研究资料多来源于相关文献；分析技术不成熟，部分研究对患者样本分组未采用随机化方式，其研究结果可信度差。

3. 研究缺乏系统性　药物经济学评价仅局限于单位或个人的研究行为，评价结果只能回答药物是否安全有效、是否经济，仅仅是为医院某病种用药提供一些数据。药物经济学应该更多地研究宏观的药品政策，如药品的价格管制、药品补偿机制、基本药物及医疗保险药物目录的制定等，为宏观卫生资源的配置提供准确的信息和参数。

4. 药品信息不对称　开展药物经济学研究需获得充足的有关药品质量、价格、安全性、有效性的信息资料，但由于药品的特殊性，目前国内在药品研制、生产、流通、使用各个环节上，均存在信息不对称状况。生产企业掌握的有关原料质量、生产工艺、质量监控等药物质量和安全信息，明显多于流通企业和医院。而流通企业和医院掌握的药物疗效、不良反应、存储、应用消耗等药物有效性和经济性信息，明显多于生产企业。由于医疗保健服务的特殊性，医院服务与医疗消费之间信息沟通存在一定的屏障，通常就医者只能被动接受医院给予的服务，因为患者自身不具备评价药物疗效的能力，医师或药师根据临床情况决定患者需要的药物，并负责对药品质量、疗效、价格、数量进行比较和评估，然后做出处方决策。在整个过程中，患者掌握的信息量少，即使在有力监管的情况下，做出处方决策的医师仍然面临信息不对称的困境，难以获得公正的药物性价比方面的经济信息，也为药物经济学研究资料的收集带来了困难。

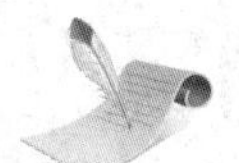

尽管药物经济学的一些初期验证研究由于各种原因可能产生结果偏倚，但随着研究方法的

改进、试验设计的逐步严格、数据收集更具科学性，药物经济学的分析评价结果也被越来越多的人接受，为药物的合理使用和药品的合理定价提供了有效信息，改善了药物经济性信息不对称的状况。通过改革现有医疗体制，普及药物经济学基础教育与专业继续教育，积极开展药物经济学研究并推广其研究成果，增强用药的成本 - 效果意识，都将为遏制医药费用的快速增长起到积极的作用。

二、药物经济学的基本理论

药物经济学是借用了药学、经济学、药物流行病学、卫生技术评估、统计学、决策学、循证医学、伦理学等诸多相关学科的基本原理与方法，结合医药领域的特殊发展特点，而形成的一门具有较强综合性的学科。经过 30 多年的发展和完善，药物经济学已经具备了一套比较完整的综合性评价体系，并在国内外得到了广泛的应用。

从宏观上讲，药物经济学是应用经济学等相关学科的知识，研究医药领域有关药物资源利用的经济问题和经济规律，研究如何提高药物资源的配置和利用效率，从而以有限的药物资源实现健康状况最大限度的改善和提高的科学。从微观上讲，药物经济学是对卫生保健系统中的药物治疗成本（资源消耗）及药物产品和服务的效果（临床、经济、人文）进行识别、测量和比较不同药物治疗方案，以及不同医疗和社会服务项目产生的经济效果，使有限的卫生资源发挥最大的社会经济效益。从宏观上讲，其研究目的是从整个人群来考虑如何合理地分配和使用有限的卫生资源和医药经费，使全社会获得最大效益，即努力使药物治疗达到安全、高效、经济，以最低的医疗费用收到最好的医疗效果。

药物经济学研究的基本内容包括药物治疗的成本 - 效果比较、药物治疗的成本 - 效益比较、药物治疗对生命质量或质量调整生命年（quality adjusted life years，QALYs）的影响、药物治疗的社会经济学、药品不良反应、药源性疾病的药物经济学评价、药物成本分析、疾病负担分析、临床药学服务的药物经济学评价、药物治疗成本控制措施、药物价格制定的经济学依据、新药临床试验的经济学评价、药物政策的经济学依据、医疗保险的经济学依据、药品资源开发、生产、分配和使用的经济学评价、药物经济学研究的方法与规程等。

药物经济学评价是药物经济学研究的最基本内容。科学合理的药物经济学评价需要遵循一定的步骤来完成。药物经济学评价的主要步骤如下。

1. 明确问题及其预期目标 明确所要评价或解决的问题，以及通过评价所要达成的预期目标。目标决定着所研究问题的边界和范畴。

2. 明确评价的服务对象 药物经济学评价的服务对象广泛多样。不同的服务对象所追求的目标或所希望达成的目的往往不同，识别和计量成本和收益的原则和标准也就不同。因此，即使是对同一事物进行评价所得的结论往往也可能不同。进行药物经济学评价必须明确服务对象，进而明确评价立场和观点是全社会的、保险公司的、医生的还是患者及其家属的，等等。

3. 确定备选方案 围绕所要解决的问题以及所要达成的预期目标，找出所有与药物治疗相关的干预方案构成备选方案。备选方案的确定需要注意以下问题：要包括所有可供选择的措施或项目；必须是可行方案；方案要完备且具有可比性。

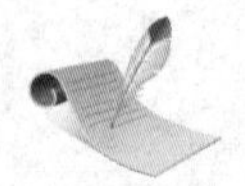

4. 选择适宜的评价指标和评价方法 评价时所用的评价方法和评价指标应与所要解决的特定问题相适宜。药物经济学常用评价方法有成本 - 效益分析法、成本 - 效果分析法、成本 -

效用分析法，分别适用于收益以货币、临床效果指标和效用计量的不同方案，最小成本分析则仅适用于收益相同或相当的干预方案间的比较。不同的评价方法和指标类型具有不同的特点和适用条件，因此所要解决的问题不同，所选用的评价方法和指标类型也应随之而异。

5. 识别并计量成本和收益　成本和收益数据是进行药物经济学评价的基础和前提，正确地识别成本和收益，以及科学合理地计量成本和收益至关重要。成本和收益的识别要基于所确定的研究与评价立场和观点，即使同一干预方案，因采用的评价观点不同对其所进行的成本和收益的识别结果也可能不同。成本和收益的数据、指标等有关资料的收集往往在药物经济学研究设计的基础上进行和完成，因此药物经济学研究设计的科学性、合理性直接关系到成本和收益数据的科学、合理与否，关系到药物经济学研究与评价工作本身是否经济合理。因此，药物经济学研究设计工作是药物经济学评价的重要的基础性工作。

6. 比较成本和收益　运用所选择的评价指标和方法求算经济评价指标值，并依据具体情况对所得结果加以必要的论述和分析，在备选方案中选出经济性好的方案，为决策提供依据和参考。

7. 进行不确定性分析　药物经济学的学科特点之一是预测性强，即在药物经济学评价过程中所用的数据不是备选方案真正实施于总体后的实际数据，而是备选方案实施于样本而得的数据。无论是成本和收益，由于影响其数据大小的因素是多方面的，且这些因素未来的变化均具有程度不同的不确定性，加上研究条件的差异及患者的个体差异等因素的作用，以及有赖于药物经济学研究设计是否科学、合理的样本数据本身的代表性、真实性和可靠性等，所有这些影响都可能导致样本数据与总体实际发生的数据之间存在偏差，从而可能导致评价结论偏倚或错误，最终导致相关决策的失误。不确定性分析帮助人们了解各种影响因素可能的变化，以及发生变化时对备选方案经济性的影响程度，帮助人们提高决策的科学性，尽可能地降低决策失误的风险、减少损失。

第二节　药物经济学研究的设计与分析

一、药物经济学成本测算与分析

药物经济学成本测算是药物经济学评价的基础，也是疾病经济负担研究的主要内容。成本的概念、识别及其计量的科学、合理与否，直接关系到药物经济学研究与评价结果的科学性和合理性。

药物经济学中的成本概念不同于一般会计核算中的成本概念，也不同于日常生活中所常用的“费用”，更不同于价格。药物经济学研究中的成本是指实施预防、诊断或治疗等干预项目所耗费的资源或所付出的代价，包括所消耗人、财、物、时间等资源及因实施干预方案而产生的恐惧、不安、痛苦、行动不便等；费用是实施预防、诊断或治疗项目所发生的实际支出；价格则是用于计量成本的货币尺度。

在药物经济学中，成本可以分为直接医疗成本（direct medical cost）、直接非医疗成本（direct nonmedical cost）、间接成本（indirect cost）和隐性成本（intangible cost），见表 9－1。

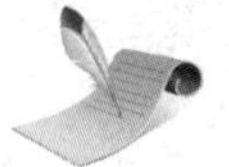

表 9-1 药物经济学中的成本

成本的类型	项目	计量单位
直接医疗成本	药品费用、检查检验费用、手术费用、护理费用、治疗药物检测费用等	货币
直接非医疗成本	患者或护理人员的交通费用、住宿餐饮费用等	货币
间接成本	患者及其家属短时间误工费、生产损失、长时间误工费等	货币
隐性成本	患者或家属因医疗干预项目的实施而造成的疾病、行动不便、身体功能性障碍或精神上的痛苦、焦虑或紧张等	货币

直接医疗成本指用于疾病预防、诊断和治疗过程中消耗的成本，是直接与药物治疗方案有关的成本。

直接非医疗成本是患者和家属因为疾病直接付出的，但与医疗服务项目无关的成本，如就医购药所发生的交通费、住宿费伙食费等。

间接成本是指因疾病或早亡失去劳动力带来的社会成本，又称劳动力成本（productivity cost）。相对应的间接效益则是指医疗服务所避免的劳动力损失而带来的收益。

隐性成本是指由于疾病或治疗产生的与生活质量相关的非经济结果，包括患者及其家属所承受的疼痛、不适、焦虑和疲劳等精神创伤所产生的成本，但一般其难以用货币量化，但可以用意愿支付法进行专门的隐性成本测量，并纳入成本-效益分析中。

研究角度在药物经济学研究中至关重要，不同研究角度的成本界定是不相同的，见表 9-2。

表 9-2 不同研究角度下的成本界定

研究角度	成本界定
患者	所有费用均由患者承担（不包括在任何保险范围内），包括直接医疗成本、直接非医疗成本、间接成本和隐性成本
社会	最全面的角度，指治疗过程中发生的所有费用
医疗提供者	提供者包括医院、私立医疗机构或医疗保健组织，成本主要指直接医疗成本
第三方支付机构	支付者有保险公司、救助者或政府部门，成本包括直接成本和（或）间接成本

在计算成本时，应首先列出与实施干预措施相关的资源项目，并规定评价项目的计量单位，然后根据计量单位计算消耗的资源量。计量单位主要包括三类：一是卫生资源消耗的自然单位；二是项目标准按国家有关部门；三是根据研究需要确定的计量单位。费用的计量单位可以是一年的医疗费用、一次住院费用或一次门诊费用等相对宏观的数据。也可以是更微观的，比如一片药，一次注射，一次护理费用等。在有数据的情况下，应尽可能使用微观计量单位。在进行成本测量时，应优先推荐基于中国人口的基本数据。如果无法获得基于中国的基础数据，则应校准国外数据以适用于中国。

二、药物经济学研究中收益指标的选择

收益是指某项卫生计划方案（如预防、诊断、治疗措施）实施后，从社会角度计量的有利益的全部结果。收益包括直接收益、间接收益和无形收益。直接收益是指实施干预方案之后所节省的卫生资源；间接收益是指实施某干预方案之后所减少的其他方面的经济损失；无形收益是指实施某卫生规划方案之后减轻或避免患者躯体上和精神上的痛苦。根据计量指标不同，收益可以是效果（effectiveness）、效用（utility）和效益（benefit）指标。相应的就是成本-效

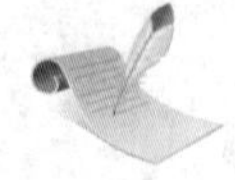

果分析、成本－效用分析和成本－效益分析。目前我国的药物经济学研究中，各种分析方法均有应用，尤其以成本－效果分析为多。但对于不同的疾病、不同的研究目的，各种方法均有其长处和短处，故研究中应选择适当的评价指标，才能使研究达到有说服力、有价值的目的。

1. 效果指标　效果指给定条件下由多因素对特定事物所产生的系统性或单一性结果。药物经济学中的效果主要是指患者接受治疗后产生的效果。效果指标可以分为中间指标和终点指标两大类。

（1）中间指标　一般是指预防和临床治疗的短期效果指标，通常表示患者在完成特定的治疗周期之后呈现的治疗结果，可揭示患者对干预方案的反应。例如：急性传染病的发病率降低、疾病的治愈率和好转率提高、生理生化指标恢复正常等属于中间指标。

中间指标可大致分为两类：一类是来源于临床各种生理测量和诊断的结果，反映治疗过程中疾病状况的改变，如血压、血糖、血脂或其他生理、生化、免疫学等指标及 X 光片、CT 及 MRI 检测的结果等；另一类是预测和判定疾病进展或严重程度的指标，如肿瘤的分期等。反映不同疾病的中间指标各不相同，不存在普适性的中间结果指标。

中间指标的获取通常耗时较短，且简便、经济，可节约长期随访成本，因此在临床试验中该指标应用广泛。好的中间指标具有以下几个特点：①相对测量简便、没有侵入性操作且能反映治疗的真实效应。②中间指标与研究定义的终点指标有较强的相关关系；它既可以是终点指标的一部分，也可是接近终点指标的中间过程，也就是中间指标可能反映了疾病的自然史或干预后其生物学机制的变化情况（包括其病理生理变化情况），例如高胆固醇血症－动脉粥样硬化－心肌梗死－死亡，这揭示了中间指标（血清高胆固醇水平）与终点指标（死亡）之间的关系。③好的中间指标应该与终点指标产生同样的推论，即干预措施与中间指标之间的统计学联系应与终点指标的统计学联系一致。

中间指标用于临床效果评价的证据强度取决于：①中间指标与试验目的在生物学上相关性大小；②中间指标对临床结果预后判断价值的流行病学证据；③药物或其他非药物干预措施对中间指标的影响程度与药物对终点指标影响程度相一致的证据。

（2）终点指标　是指反映干预方案的长期效果指标，主要包括发病率、患病率、治愈率、某疾病好转率、某疾病死亡率、某疾病病死率、死亡率、生存率、人均期望寿命、药品不良反应发生率等。

观察终点指标的临床试验所需样本量大，研究耗时长、费用高、试验难度较大，例如研究免疫抑制剂的治疗效果，可用移植物和患者存活率、移植物急性或慢性排斥率、不良反应发生率及肌酐清除率、血脂水平等指标。研究心血管疾病的治疗效果常用急性心肌梗死率、非致死性心梗率、非致死性卒中率、总死亡率或心血管事件死亡率、减少糖尿病、白内障及肾病并发症发生的危险率、生存率等指标。与中间指标相比，终点指标的改善才是疾病干预的最终目的，更能体现干预措施带来的最终结果。

2. 效用指标　效用指标推荐使用质量调整生命年（QALYs），以质量调整生命年为收益指标的药物经济学研究就是成本－效用分析。

单纯以生存时间作为治疗收益其实并不符合现在的生物－心理－社会医学模式，延长生命的同时应考虑患者的生存质量。QALYs 就是把生存时间和生存质量结合在一起的综合指标：QALYs＝生存时间×健康效用值（生命质量权重）。计算 QALYs 时最重要的是生存时期内的健康效用值的测量。健康效用值通常为 0～1 之间的数值，其中完全健康时的效用值为 1，以死亡

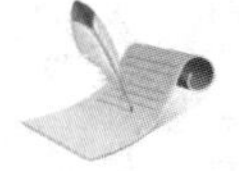

为0，但一些研究中把某些特别差的生存状态的健康效用值定为小于0的负数，表示在这些生存状态下的人，感觉生不如死。

确定健康效用值的方法，可以通过量表评价的方法，也可以通过对研究病例的调查得到。国外有一些专门评价患者健康效用的量表，国内尚鲜见。健康量表SF-3（the MOS item short from health survey，SF-36）也可以用于评价患者的健康效用值。另外，还可通过对病例的调查直接得到其健康效用值，常用的调查方法有如下几种。

（1）直接测量法　即告诉受访者完全健康为1、死亡为0，请患者或其监护人评价目前患者生存状态的分数，或让其在一个0～1的标尺上选择。如：测量关节炎患者健康状况时，在一条长度为10cm的标尺上，如果该患者把健康状况确定在7cm处，那么关节炎患者健康状况的健康效用值就是0.7；如果该患者的这种状态已经持续10年，那么他这10年的QALYs就等于7（10×0.7=7）。

（2）时间权衡法（time trade-off，TTO）　即让受访者评估在目前这样的生存状态下生存若干年，相当于在完全健康的状态下生存几年，两者相除便得到健康效用。假定还是测量患关节炎10年的健康效用值，如果该病患者认为患关节炎10年与完全健康7年是无差异的，那么健康效用值就是0.7（7/10），QALYs就等于7（10×0.7=7）。

（3）标准博弈法（standard gamble，SG）　给受访者两个选择，其一是保持目前的生存状态，其二是进行根治性治疗，成功则患者完全恢复健康，概率为P，失败则患者死亡，概率为（1-P）。在成功概率P比较小的时候，受访者会选择维持现状。增加成功概率P的数值直到受访者认为这两种选择等价，此时的P值就是患者目前的健康效用值。例如：把患关节炎10年的健康状况与完全健康的概率为（P）和立即死亡的概率为（1-P）进行博弈比较时，如果该患者对10（0.7，0.3）这一组合的健康状况无异议时，那么该患者的健康效用值为0.7，QALYs就等于7（10×0.7=7）。

QALYs作为项目健康产出的评价指标，将健康状态下的生存时间与生存质量联系起来，克服了将健康产出简单的货币化带来的问题。QALYs有两个主要的优点：首先，它提供了衡量健康的单一指标，可以比较健康方面的总体变化，生存时间是否延长？生存质量是否提高？其次，它有助于比较不同疾病和治疗方法的治疗结果与健康效用，用QALYs比较具有不同类别健康产出项目的成本投入量，可以使干预效果的评价更为适用、合理。进行卫生技术评估（health technology assessment，HTA）并在不同疾病领域进行预算分配时，后者尤其重要。

3. 效益指标　使用货币指标来表示医疗措施的收益，分析方法就是成本-效益分析。疾病治疗方案的效益包括直接效益、间接效益和无形效益三个部分。直接效益是指实行某项干预措施后所节省的卫生资源。间接效益是指实行某项干预措施后所增加的患者的健康时间或劳动生产力恢复带来的收益。无形效益是指实行某项干预措施后减轻或者避免患者身体和精神上的痛苦，以及康复后带来的舒适和愉快等。

（1）直接效益（direct benefit）　计量的是因干预措施的实施而发生的实际货币交换的收益。在测量直接效益时要特别防止双重计算，即避免将所改变的卫生资源同时计入成本和健康产出变量当中。例如，以前患某种病到医院去看病需约花费1万元，现在采取了某种药物预防后，不需再到医院看病，就节省了这1万元，这1万元就可以视为采取药物干预的直接效益。

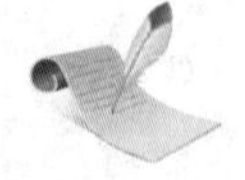

（2）间接效益（indirect benefit）和无形效益（intangible benefit）　计量的是没有直接发生实际货币交换的收益。间接效益如在实施方案之后，原来有病不能工作，现在可以工作，带

来的那些收益，实际上也就是计划所取得的间接效益。无形效益是指实施方案后减轻或避免了患者肉体和精神方面的痛苦，或康复后带来的舒适和愉快等。通常间接效益需要采用人力资本法或意愿支付法（willingness to pay，WTP）等方法进行测算。意愿支付法则是通过询问人们为减少或消除病痛所愿意支付的货币值来衡量医疗措施收益的货币价值。例如询问一个偏头痛患者愿意付多少钱以换取偏头痛的消失或者减轻。然而，不同的人、同一个人在不同状态下的回答都可能会有很大的不同，卫生服务的专业性和结果的多样性也使得被调查者难以做出准确估计，所以这种方法的信度和效度令人质疑。因此推荐优先使用人力资本法计算间接效益。

成本－效益分析既可以通过对方案本身的成本和收益的比较来分析方案是否可行，也可对不同方案进行比较评估。由于成本和收益都是用货币来计算的，如果成本高于收益，是亏损；如果收益高于成本，则是盈利，可以通过对成本、收益和盈亏的分析来做出权衡。

药物经济学研究的成本都是用货币指标来计算的，但评价收益的指标有许多种，需要针对特定的研究项目选择合适的收益评价指标，以确保研究真正有价值、有说服力。

三、药物经济学分析方法

药物经济学评价方法主要可以分为最小成本分析（cost-minimization analysis，CMA）、成本－效果分析（cost-effectiveness analysis，CEA）、成本－效用分析（cost-utility analysis，CUA）和成本－效益分析（cost-benefit analysis，CBA）等。

1. 最小成本分析法（CMA）　该评价方法是成本效果分析的特例，是在重要临床产出（如疗效和安全性）相同或无临床意义差异时，比较药物治疗的干预组与对照组的方案成本最小的一种分析方法。在证明两种治疗方案临床产出的无差异性时，统计学无差异性和临床无差异性均可接受。这种分析方法是在确定治疗效果相等的情况下选择成本最低的治疗方案，只提示某个方案或疗法与其他方案或疗法相比更节约费用。由于最小成本分析法要求药物的临床治疗效果，包括疗效、副作用、持续时间必须完全相同，所以应用范围较局限。

2. 成本－效果分析法（CEA）　该评价方法一般适用于具有相同临床产出指标方案之间的比较，其收益直接采用治疗或干预方案实施后所产生的健康效果或临床指标，测量单位一般为物理或自然单位，如延长的生命年（life years，LYs），无症状天数（symptom-free days），抢救患者数、治愈率，或血压、血糖、血脂等指标的变化值等。当治疗方案的产出指标只体现在或主要体现在某一个临床产出指标时，可考虑使用CEA，选择在达到某一治疗效果时成本最低的治疗方案即可。它适合于安全性和有效性不同的治疗方案间的比较。

CEA的主要缺点是：当两个比较方案选用不同健康产出指标时，难以进行组间比较；当干预方案有多个重要健康产出时，往往难以进行全面反映。此外，如果CEA得到的结果是干预组比对照组的效果更好、费用更高时，没有公认的阈值供决策。

通常在出现以下情况后，可以考虑对治疗方案进行成本－效果分析：①与其他治疗方案比，该方案疗效相同而具有更少的成本；②比其他候选治疗方案比，具有较高成本，但其更具有额外的显著疗效，这部分成本的增加被认为是值得的；③比其他候选治疗方案具有较低的疗效，但被认为不值得为提高疗效而花费更多的成本。

3. 成本－效用分析法（CUA）　该方法是药物经济学评价中最常用的方法，也是目前各国药物经济学评价指南中推荐优先使用这种方法。CUA的健康产出指标通常是质量调整生命年（QALYs），该指标是一个标准化的通用健康产出指标，既考虑了治疗方案对患者生存时间

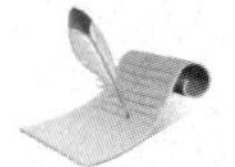

的影响，也考虑了对患者生命质量的影响，因此对健康产出的测量相对于其他产出指标更加完整。

从某种程度上讲，成本－效果分析与成本－效用分析有很多相似之处，二者均用货币衡量成本，用临床指标作为最终结果的衡量参数，不同的是成本－效果分析的效果为一种单纯的生物指标，成本－效用分析的效用却与生命质量密切相关。效用是衡量质量的尺度，其主要衡量单位是质量调整生命年，即每获得一个质量校正寿命的成本。不管临床产出指标是否相同，CUA 均可对于不同治疗方案进行比较分析。

使用该方法需要注意的问题是，不同的生命质量测量方法、测量工具以及效用积分体系均会对效用值产生影响，因此使用时需要具体阐述效用值的测量方法。

4. 成本－效益分析法（CBA） 该方法是直接建立在福利经济学理论基础之上，其研究结果可直接支持决策者的相关卫生决策，理论上其适用范围更广，但在卫生健康领域，由于健康产出的效益测量上仍未达成统一，因此在方法学上还需要进一步完善。

成本－效益分析法是通过以货币形态对项目或方案的成本和收益进行计量，从而将单个或多个备选方案所耗费的全部资源成本的价值和由此产生的结果的价值（效益）进行比较，进而衡量备选方案的可行性或优选较佳方案的一种评价方法。根据经济学评价研究目标，用于比较不同方案经济效益的评价指标包括：①时间型指标，如投资回收期、贷款偿还期；②价值型指标，如净效益、费用年均、现值成本、年成本；③效率型指标，如净现值率、内部收益率、外部收益率、效益－成本比等。由于药物经济学研究以医药卫生资源的有限性为前提，其出发点和最终目标是用有限的医药卫生资源获得健康效果的最大程度的改善和提高，因此效率型指标效益－成本比（B/C）是最适用于药物经济学研究的成本－效益分析指标。就一个方案来说，当 $B/C>1$，说明该方案的效益超过成本，则获益；$B/C=1$，说明效益与成本相等；$B/C<1$，说明此方案在经济学上没有获益。只有当 $B/C>1$，才可以接受；反之则不可接受。而对多个互斥方案比较选优时，按照效益/成本比指标排序选优可能会导致错误的结论，此时应采用增量分析法，即将备选方案按成本额由小到大排序，判断成本最低方案的经济性（若 $B/C<1$ 则拒绝，评价成本次低方案），然后计算较高成本额方案与较低成本额方案 $\triangle B/\triangle C$，若 $\triangle B/\triangle C\geqslant 1$，则方案可取。

成本－效益分析法的优点在于它可对不同治疗方案间的效益和费用进行直接比较，为在多种方案中选择最佳方案提供科学评价。如果某些效益难以用货币表示，则不宜使用成本－效益分析法。

5. 增量分析（incremental analysis） 药物经济学评价中，CUA 和 CEA 的基本决策原则是按照增量分析结果进行决策。增量分析是在干预方案与对照方案之间进行的成本和产出两个维度的比较，如果干预方案比对照方案成本更低而产出更高，则干预方案为绝对优势方案；相反，如果干预方案比对照方案成本更高而产出更低，则干预方案为绝对劣势方案；如果干预方案比对照方案成本更高而产出也更高，需要计算两方案之间的增量成本效果比（incremental cost-effectiveness ratio，ICER），即两组成本之差和效果之差的比值。如果 ICER 小于等于阈值，则干预方案相对于对照方案更加经济；如果 ICER 大于阈值，则对照方案相对于干预方案更加经济。在增量分析中，中国目前还没有关于 QALYs 价值的统一标准。WHO 的推荐意见以人均 GDP 作为判断标准，如果 ICER < 人均 GDP，增加的成本完全值得；如果人均 GDP < ICER < 3 倍人均 GDP，增加的成本可以接受；ICER > 3 倍人均 GDP，增加的成本不值得。各个国家建议

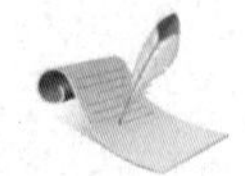

的ICER阈值不同，如英国健康与临床优化研究所（National Institute for Health and Clinical Excellence，NICE）的指南推荐为2万~3万英镑/QALY，美国推荐5万美元/QALYs，澳大利亚为42000~76000澳元/QALYs，加拿大20000~100000加元/QALYs。

当评价多个（3个及以上）治疗方案的经济性时，通常需要在多个方案之间按照成本从小到大顺序依次进行各方案之间两两比较的增量分析，具体做法是：首先，将所有方案按照平均成本由小到大排序；其次，在排序中排除绝对劣势方案，即相对于另一个方案成本更高而产出更低的方案；再次，在余下的方案中，按排序依次进行两相邻方案之间的增量分析，每一步增量分析中保留更加经济的方案，并在下一步中与排序在后一位的方案进行增量分析；最后，所有增量分析结束后保留下来的最后一个方案就是所有方案中最经济的。

我国地区经济发展不平衡，各地区之间的人均GDP差异也较大，如果一项药物经济学评价是为全国范围内的卫生决策服务的，建议仍然采用全国水平的人均GDP；如果该项药物经济学评价是为某个具体地区的卫生决策服务的，可以采用本地区人均GDP。

第三节　生命质量评价

一、生命质量的概念及研究范畴

WHO提出："健康不仅是躯体没有疾病，还要具备心理健康、社会适应良好和有道德"。生命质量（quality of life，QoL），又称生活质量、生存质量等。世界卫生组织生命质量研究组1996年对生命质量的定义是：不同文化和价值体系中的个体对于他们的目标、期望、标准以及所关心的事情有关的生活状况的体验。

随着医疗水平的发展和人类文明的进步，人们追求美好生活的愿望越发强烈，生命质量的话题越来越受到重视。这一概念现已广泛应用于临床医学、预防医学、卫生管理学等多个领域，用来衡量患者或者健康人群的健康状况，是一种主观健康评价指标，反映了个人期望与实际生活状况之间的差距，该差距越大，生命质量就越差。

测量生命质量的主要内容有：生理、心理、社会功能等状态及主观判断、满意度，主要侧重于：①身体健康，包括疾病、慢性症状和自我评价健康；②社会健康，涉及社会网络规模、社会交往频率、社会参与程度等；③心理健康，比较复杂，包括焦虑、抑郁、认知、快乐和满意。

生命质量的特征包括：①生命质量是一个多维结构，包含多种内容；②生命质量往往是用功能或行为术语来表达的，即应该侧重于某一状态的能力而不是临床诊断和实验室检测的结果；③在评价者方面，多采用自我评价，即自己对生活质量的评价，也强调尊重被测者的心理反应，社会环境对其的影响不容忽视；④反映生命质量的指标往往是主观指标：生命质量的评价没有普遍的客观参考标准，受个人经济文化背景和价值观的影响很大；⑤生命质量是随时间变化的，具有时效性。

健康相关生命质量（health-related quality of life，HRQOL）是指在疾病、意外伤害和医疗干预的影响下，与个人生活事件相关的主观健康状况和个人满意度的测量。它既研究患者，也研究健康人，研究某些已确定的因素和可变因素之间的关系。

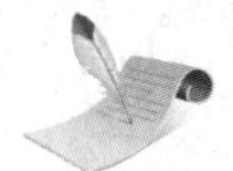

HRQOL的特点包括：①多维度；②主观体验是主要因素，测量内容多以主观评价指标为主；③其内涵、测量和评价具有明显的文化依赖性；④更多的使用功能或行为术语被用来解释；⑤时变性；⑥衡量健康的消极方面并反映健康的积极方面；⑦不仅能反映个体的健康状况，还能反映群体的健康水平。

随着生命质量评估的应用，健康测量已由物质测量向精神测量、由客观测量向主观测量转变。其不同于传统的客观性健康评价，在新的医疗模式下，人们更加注重个体感受。随着研究的深入，临床医学在医疗体系中的比重将逐渐下降，以保健预防为目的的康复医学、保健医学等新兴医学将受到重视。

在临床工作中，必须尊重患者的知情权和参与医疗的权利。在手术治疗中，需要从生命质量的角度来决定是否采用手术和采用哪种方案。在护理工作中，必须以患者为中心，实施有计划的、系统的、全面的护理模式，即整体护理，已成为护理发展的新趋势。药物的开发和应用需首先考虑对生命质量的影响。在医疗管理中，生命质量评价将是疗效评价的重要指标，患者将有更多的机会参与医疗管理。在卫生行政部门的卫生决策工作中，应将卫生资源的利用和配置优先放在生活质量上，加强对卫生资源投资效益的评价，如使用质量调整生命年；更加重视预防医学和社区保健；卫生立法和政策制定必须重视生命质量因素。

二、生命质量的测定方法

QoL常用的测量方法有访谈法、观察法、主观报告法、症状定时检查法和标准化量表法，其中标准化量表法是目前测量生命质量最普遍的方法。目前已报道的生命质量测定量表有数百种，其适用的对象、范围和特点各异。生命质量测定的核心是研制适宜的测定量表，针对不同的社会群体研制了特定的测量工具，但国内学者较多地沿用或借鉴西方学者开发的测量工具进行研究，也有的学者根据中国特定群体的身体特征开发了一些有价值的本土化测量量表。

（一）常见生命质量评价量表的类型

1. 普适性量表（Generic scale） 包括：①由世界卫生组织研制的WHOQOL-100（WHO quality of life assessment instrument 100，WHOQOL-100）；②六维健康调查表（short form-6D，SF-6D）；③欧洲五维健康量表（euro QoL-5D，EQ-5D）；④健康效用指数（health utilities index，HUI）；⑤健康指数量表（quality of well-being，QWB）等。

2. 特殊病种生命质量调查 包括：①帕金森病生命质量调查表（the 39-item Parkinson's disease questionnaire，PDQ-39）；②慢性心力衰竭（CHF）调查表；③严重心力衰竭生命质量调查表（QLQ-SHF）；④糖尿病生活质量问卷（DQOL）；⑤癌症患者共性的核心量表（QLQ-C30）；⑥癌症患者生活功能指标（FLIC）；⑦癌症治疗功能评价系统（FACT）等。

3. 特定群体专用量表 包括：①用于老年人日常生活活动测定的量表，如WHO生存质量老年模块量表（WHOQOL-OLD）、生命质量问卷老年版（QOLPSV）；②用于心理健康测量的量表；③用于社会健康测量的量表；④主观生活质量测量量表；⑤疾病影响量表（sickness impact profile）；⑥Karnofsky机能状况量表（Karnofsky performance status）；⑦健康良好状态指数综合评价（Index of well-being，IWB）等。

（二）常见生命质量评价量表的简介

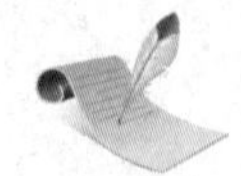

1. WHOQOL-100量表 由于生命质量研究的跨文化性，生命质量量表需要有一个能够

被许多国家应用的统一量表。为此，世界卫生组织的20多个国家和地区共同开发了一套适用于一般人群的跨国家、跨文化的普适性量表，命名为世界卫生组织生命质量量表（WHOQOL-100）。该量表自1991年开始发展，经几年的探索，条目从236条减到100条，也就是WHO-QOL-100。该量表由6个领域的24个小方面外加一个总的健康状况小方面构成。每个小方面由4个条目构成，从强度、频度、能力、评价四方面反映同一特质。WHOQOL-100的各领域计分方法见表9-3。

表9-3　WHOQOL-100各领域及计分方法

领域	条目数	得分范围	计分方法*
躯体功能 PHD（physical domain）	12	0~60	F1+F2+F3
心理功能 PSD（psychological domain）	20	0~100	F4+F5+F6+F7+F8
独立性 LID（level of independence domain）	16	0~80	F9+F10+F11+F12
社会关系 SRD（social relationship domain）	12	0~60	F13+F14+F15
环境 ED（environment domain）	32	0~160	F16+F17+F18+F19+F20+F21+F22+F23
精神/宗教/信仰 SRPD（sprituality/religion/personal belief domain）	4	0~20	F24
总量表	96	0~120	PHD/3+PSD/5+LID/4+ +SRD/3+ED/8+SRPD/1

*FX为第x小方面的得分。总体健康状况小方面未参加总量表计分。

2. 六维健康调查表（short form-6D，SF-6D）　SF-6D是SF-36量表演化出的简化版本。SF-36量表是目前相关研究领域较为常见的通用型生命质量量表之一，其所涉及维度比较丰富，能够较全面具体的体现患者的生命质量，因而在多个国家及地区得到推广使用。但SF-36量表是描述性量表，其结果只能体现量表各维度的人数分布和得分，并没有积分效用体系，无法得到总效用值得分。相较于SF-36量表，SF-6D是基于偏好的量表，共包含有6个健康状态维度和一个评分体系。SF-6D量表在设计上使用了简明健康量表中的11个条目，6个维度，每个维度都有4~6个水平，因此可以测量总共1800个健康状态。SF-6D量表兼具了测量维度丰富、各维度分级精细以及具有科学的效用值换算公式等优点，值得进一步在生命质量评价和药物经济学研究领域推广使用，其效用积分体系最先是使用标准博弈法基于英国一般人群构建而成的。目前中国学者已翻译了中文版本，并做了本土化处理，可用于中国地区人群健康效用的测量中。

3. 欧洲五维健康量表（European quality of life 5-dimensions，EQ-5D）　EQ-5D是由欧洲生命质量工作组（EuroQol Group）发展起来的一个简易普适性生命质量自评量表，由5个维度［即行动（mobility）、自我照料（self-care）、日常活动（usual activities）、疼痛/不舒服（pain/discomfort）、焦虑/抑郁（anxiety/depression）和在视觉模拟尺度（visual analogue scale，VAS）］上标记总的健康感觉构成。每个维度有3个水平（没有困难、有一些困难、有严重困难）的答案，这个体系也被称为EQ-5D-3L。根据这5个维度和3个水平，可以确定243种可能的健康状态，另外再加上“无意识”和“死亡”两个状态，共245个健康状态。患者健康状态的效用值落在死亡（0）至完全健康（1）的范围内。视觉模拟尺度（VAS）是一个垂直的标尺，其上端是“心目中最好的健康状况”，赋值1~100，下端是“心目中最坏的健康状况”，赋值为0。受访者被要求在这个垂直标尺上标出最符合自己当时健康状况的点，也就是对自己当前的健康状况进行自我打分。VAS用来测量受访者对自己的总体健康状况的感受，经常与五维度测量合用，全面反映个体或人群的健康状况。基于EQ-5D-3L，欧洲生命质量工作

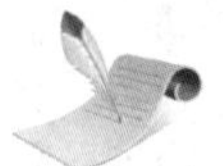

组又开发了 EQ-5D-5L 量表，即每个维度各包含 5 个水平的答案（没有任何困难、有轻微困难、有中等困难、有严重困难、有极严重困难）。EQ-5D 量表是国际上使用最为广泛的普适量表之一，英国 NICE 等机构还将其推荐作为成本 - 效用分析首选的生命质量测量工具。目前该量表已在很多国家建立了效用值积分体系，中国从 2000 年开始应用 EQ-5D-3L 量表，测量并分析受试者的生存质量，其信度和效度已经经过了很长时间的验证，已建立了基于中国人群偏好的积分效用体系，现已广泛用于药物经济学评价的相关研究中。

4. 健康效用指数（health utility index，HUI） HUI 量表是一种多属性效用量表，已经发展出了 HUI 的第 1、2 和 3 版（health utilities index mark 1、2 和 3，或 HUI1、HUI2 和 HUI3）。每个版本都包含一个健康状态分级系统和一个效用评分体系，获得的效用值都是在传统的死亡至健康的 0 ~ 1 范围内。HUI2 和 HUI3 在加拿大人口普查中得到了成功应用。HUI2 和 HUI3 所描述的健康状态是相互补充的，由于 HUI3 有着更详细的描述体系和完整的结构独立性，因此大多数研究选择 HUI3 作为主要的工具。而 HUI2 可以充当额外补充的角色，或作为研究的敏感度分析来使用。两个量表的主要区别之一为，HUI2 的感觉维度在 HUI3 中拓展为 3 个维度，即视觉、听觉和语言。另外，HUI2 有一些 HUI3 没有的额外维度，这些维度在某些特殊的研究中可能是有用的。

HUI 量表目前已有 40 多种语言和 250 多个版本，在加拿大、美国、日本、欧洲等国家广泛使用，大量应用于临床研究或人口研究中。

5. 健康指数量表（quality of well-being，QWB） QWB 量表是一个权重量表，在国际范围内广泛使用。该量表包括 4 个维度，即行动能力（mobility）、躯体活动能力（physical activity）、社交能力（social activity）和健康问题/症状（health issues/symptoms）。前 3 个维度均包含 4 ~ 5 个功能水平，最后一个包括 3 或 4 个症状类别。量表各部分和各症状复合健康问题的权重指数已在患者和普通人群中进行定义、检测。并且，各症状复合健康问题的排列顺序是给予患者症状和体征制定的。QWB 在国外的研究中，QWB 量表的研究大多集中在对有各种疾病状态人群的生命质量评估。QWB 量表的敏感性和有效性被很多关于各种特殊疾病领域的研究所肯定，适用于不同的疾病领域，如创伤后评估、骨关节疾病、感染和肿瘤、精神心理异常、肺部疾病等。因此，QWB 量表可被应用于不同疾病群体的生命质量评估、临床疗效的评估与研究、成本 - 效益分析和卫生经济决策的评估。与其他量表相比，QWB 量表信度和效度良好，结构更短小、更经济，在某些疾病的症状变化的敏感性上比 SF-36 更好。但是在国内，QWB 量表尚未被普遍应用，缺少基于中国大陆人群偏好的效用积分体系。

6. 特定群体生命质量量表 除了普适性生命质量量表之外，还有一些针对各特定群体或疾病的生命质量量表。对不同的人群或疾病，只有依据其相关特征进行调查、提问，才能够更加具体、有针对性地了解到其生命质量状况。首先是关于癌症患者生命质量的量表，由于对癌症患者生命质量研究较多，关于其测量工具也相对较多，其中最具有代表性的量表是 EORTC QLQ-C30 量表系列、KPS 量表、FLIC 量表和 FACT 量表系列。

（1）EORTC QLQ-C30 量表系列 欧洲癌症研究与治疗组织（European Organization for Research and Treatment of Cancer）的生命质量核心量表。1986 年，该组织开始为癌症患者开发核心量表（通用量表），在此基础上增加不同的特异性条目（模块），形成不同病种的特异量表。1987 年开发了第一代核心量表 QLQ-C36 含 36 个条目。90 年代初第二代 QLQ-C30 一、二版相继开发出来，含 30 个条目的。第三版于 1999 年推出，包括 5 个功能子量表（躯体、角

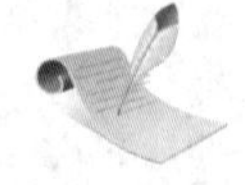

色、认知、情绪和社会功能)、3个症状子量表（疲劳、疼痛、恶心呕吐)、1个总体健康状况子量表和若干单条目。目前已开发出肺癌、乳腺癌、头颈部癌、直肠癌等多个特异性模块。QLQ-C30（V3.0）的计分方法见表9-4。

表9-4　QLQ-C30（V3.0）各子量表及计分（粗分）方法

子量表	条目数	得分极差	计分方法（条目得分相加）
功能子量表(functional scales)			
躯体功能(physical functioning)	5	3	(1+2+3+4+5)/5
角色功能(role functioning)	2	3	(6+7)/2
情绪功能(emotional functioning)	4	3	(21+22+23+24)/4
认知功能(cognitive functioning)	2	3	(20+25)/2
社会功能(social functioning)	2	3	(26+27)/2
总健康状况子量表(global health)	2	6	(29+30)/2
症状子量表(symptom scales)			
疲倦(fatigue)	3	3	(10+12+18)/3
恶心与呕吐(nausea and vomiting)	2	3	(14+15)/2
疼痛(pain)	2	3	(9+19)/2
呼吸困难(dyspnoea)	1	3	8
失眠(insomnia)	1	3	11
食欲丧失(appetite loss)	1	3	13
便秘(constipation)	1	3	16
腹泻(diarrhoea)	1	3	17
经济困难(financial difficulties)	1	3	28

（2）KPS量表（Karnofsky performance status，KPS）　即Karnofsky的行为表现量表，是较早应用于医疗领域的测量量表。医务人员会根据癌症患者病情的变化对其身体功能进行评估。这种方法虽然重现性好，但不包括患者的主观感受，所以严格来说不能反映生命质量，只能算作生命质量的一部分。

（3）FLIC量表（the functional living index-cancer，FLIC）　即Schipper的癌症患者生活功能指标，包括22个条目，用于癌症患者生命质量的自我测试，也可用于鉴定特异性功能障碍的筛选工具。它比较全面地描述了患者的活动能力、执行角色功能的能力、社会交往能力、情绪状态、症状和主观感受等，较适宜预后较好的癌症患者，如乳腺癌患者。每个条目的回答均在一条1~7的线段上标记。目前已有正式的中文版发行。该量表5个领域的计分方法见表9-5。

表9-5　FLIC量表各领域及其计分（粗分）方法

领域	条目数	计分方法（相应的条目得分相加）
躯体良好和能力（physical well-being and ability）	9	4+6+7+10+11+13+15+20+22
心理良好（psychological well-being）	6	1+2+3+9+18+21
因癌造成的艰难（hardship due to cancer）	3	8+12+14
社会良好（social well-being）	2	16+19
恶心（nausea）	2	5+17
总量表	22	全部条目

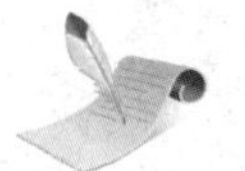

（4）FACT 量表（functional assessment of cancer therapy，FACT）系列　FACT 是美国芝加哥医学中心的 Cella 等人开发出的癌症治疗功能评估系统。该系统是由一个用于测量癌症患者生命质量共性部分的通用量表（通用模块）FACT－G 和一些癌症特异性的子量表组成。FACT－G（第三版）包含 34 个条目，分为 5 个部分：身体状况（8 条）、社会/家庭状况（8 条）、与医生的关系（3 条）、情感状况（7 条）和功能状况（8 条）。其中，每一部分的最后一个条目都是患者对该部分的总评价（作为总评价和加权评分），这些条目不包括在每个部分的评分计算中（表 9－6）。

特定癌症的量表则由通用模块及其特异模块组成（特异模块中也有一个总的对该部分的评价条目，计分时不包括）。目前已经或正在开发的特异模块有肺癌（FACT-L，实际上 FACT-L 已经包括 FACT-G 和肺癌的特异模块，下同），乳腺癌（FACT-B），膀胱癌（FACT-Bl），脑瘤（FACT-Br），宫颈癌（FACT-Cx），结肠癌（FACT-C），头颈癌（FACT-H&N），卵巢癌（FACT-O），前列腺癌（FACT-P）等。表 9－6 给出了第三版本的 FACT－L 量表的计分方法（去除肺癌特异模块部分即为 FACT－G）。

表 9－6　FACT－L（第三版）的各领域及其计分（粗分）方法*

领域	条目数	得分范围	计分方法（相应条目得分相加）
躯体状况	7	0～28	1＋2＋3＋4＋5＋6＋7
社会/家庭状况	7	0～28	9＋10＋11＋12＋13＋14＋15
与医生的关系	2	0～8	17＋18
情感状况	6	0～24	20＋21＋22＋23＋24＋25
功能状况	7	0～28	27＋28＋29＋30＋31＋32＋33
肺癌特异模块	9	0～36	35＋36＋37＋38＋39＋40＋41＋42＋43
总量表	38	0～152	1＋2＋…＋42＋43

注：*条目 1～7，9，13，20，22～24，35～36，38～39，41，43 为逆向条目，在计算条目得分时应进行正向变换。目前，已经推出第四版的 FACT 系列量表。其中，FACT－G（V4.0）由原来的 34 个条目减为 27 个条目，删去了原量表中每个部分的最后一个总体评价条目，删去了与医生的关系整个部分。

（5）针对老年人的特殊量表　随着全球老龄化问题越来越严重，老年人的生命质量受到了重视，老年人生命质量的测量工具也随之产生。虽然大多数主流量表都适用于老年人，但也有针对老年人的特殊量表，其中 WHOQoL－Old Scale 和（quality of life profile-seniors version，QoLPSV）被广泛使用。WHOQoL－Old Scale 是 WHO 一种老年人模块量表，包括能力、自主、过去、现在和未来行为领域、社会参与、死亡观、亲密关系等 6 个维度 24 个项目。该量表研究范围广泛，可以深入调查老年人的生活质量，具有较强的普适性，适用于许多国家。QoLPSV 主要适用于社区老年人的生命质量评估，分为 3 个维度和 9 个子维度，共 111 项。但由于量表中项目较多，Raphael 等人为了调查方便，开发了 QoLPSV 的短版（54 项）和简化版（27 项）。

三、生命质量评价的应用及前景

（一）生命质量再评价

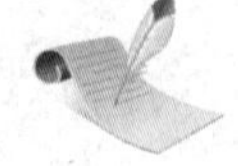

生命质量评价最先在临床药物评价中的应用，是由 Croog 等人在评价抗高血压药物中使用，该研究被新英格兰医学杂志的编者按称为“里程碑式的研究（landmark study）”。该研究

是一项随机双盲临床试验，评估了卡托普利、甲基多巴和普萘洛尔对626名轻中度高血压患者血压和生命质量的影响。生命质量是根据一般健康、生活满意度、身体功能、情感、智力、社会和社会功能来测量的。随访6个月，三组治疗组的血压控制效果无显著性差异。生命质量数据显示，卡托普利组的一般健康状况、工作效率和认知功能均有明显改善。甲基多巴组除认知功能外，其他方面无显著改善，但工作效率、性功能、躯体症状和生活满意度明显较差。普萘洛尔组的认知功能和社交活动有所改善，但性功能障碍和不适有所增加。研究结果显示，卡托普利组与甲基多巴组、普萘洛尔组比较差异有统计学意义，而甲基多巴组与普萘洛尔组比较差异无统计学意义。卡托普利组生活质量好，疗效优于其他两种药物。

Testa等人研究了479名高血压患者，利用生命质量评价卡托普利、依那普利和安慰剂的临床疗效。结果表明，在治疗前QoL基线较低的患者中，两种药物都能在治疗后维持或改善QoL。对于治疗前QoL基线较高的患者，卡托普利治疗后QoL无变化，而依那普利组QoL下降。

Fletcher等人也使用生命质量指标来评价抗高血压药物。研究者用几种抗高血压药物治疗了477名高血压患者。结果显示，选择的药物如甲基多巴、普萘洛尔、利尿剂等对患者的身体功能和认知功能有影响。服用后会产生一些副作用，如记忆丧失、思维能力下降、抑郁、性功能障碍、身体虚弱、睡眠障碍、工作效率下降等。研究结果认为，抗高血压药物的降压作用虽然可以减少心血管疾病的危害，但其副作用影响了患者的生活质量。研究还发现，许多轻度或中度高血压患者由于无法忍受降压药的副作用而自行停止服药。

以上研究实例可以发现，生命质量评估可以灵敏有效地反映不同种类抗高血压药物和同一种类抗高血压药物对高血压患者生活质量的影响。特别是当这些药物在控制血压水平上有相同的临床效果时，更能体现生命质量评价的优越性和独特性。可见，生命质量评价克服了传统生理生化和临床疗效指标的局限性，是药物疗效评价体系的有益补充。

生命质量在评价抗肿瘤药物的应用中也有重要的作用，肿瘤患者的生命质量受到疾病本身及治疗因素的影响。鉴于许多研究采用生命质量来评价抗肿瘤药物的疗效，美国癌症研究所（National Cancer Institute，NCI）和FDA的一个联合工作组建议把生命质量作为临床药理试验的终点；1985年，FDA决定抗肿瘤药物的疗效评价一定要有生命质量资料。因此，生命质量在抗肿瘤药物疗效评价中的应用研究也越来越广泛。在有关转移性乳腺癌间歇治疗与连续治疗的比较研究中，研究人员将癌症患者随机分成两组，连续治疗组采用循环综合化疗直至病情明显发展；间歇治疗组接受3周治疗后停药，直到病情发展再治疗。两组中连续治疗组患者应用阿霉素和环磷酰胺，间歇治疗组应用环磷酰胺、甲氨蝶呤、氟尿嘧啶和泼尼松龙。研究结果发现间歇治疗组的药物疗效明显较差，患者病情发展快，生存时间较短。临床医师根据经验推测采用间歇治疗对患者会更有利，但研究结果提示持续治疗组生命质量较高，这表明虽然化疗药物能够提高患者的生存时间，但是化疗药物产生的严重毒副作用对患者的生命质量影响很大。据此，在评价抗肿瘤药物的疗效时，不仅要考虑药物的疗效，还应考虑药物对患者生命质量的影响。

（二）生命质量评价的前景

20世纪60年代前，药品监督管理部门评价药物疗效的关键指标是毒性，许多国家规定了上市药物必须保证无毒性，之后，药品监督管理部门在审批药物时，要求药品生产商不仅要提供药物无毒性的指标，而且还必须有证明药品临床疗效的资料，如FDA在此期间审批新药一般考虑两个指标：安全性和有效性。20世纪80年代以来，随着健康观念和医学模式的改变，药品监督管理部门在评价药物疗效时，要求药物研究人员必须更多地去关注患者，而不仅仅是疾病或器官，因此，在药效评价中，生命质量指标受到重视。

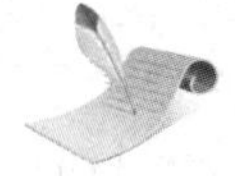

生命质量与传统的一些药物评价指标，如疗效、药物价格等相比，似乎显得不是那么重要，但是药品监督管理部门非常注重患者生命质量的测量。1985 年，美国 FDA 决定评价抗肿瘤新药的疗效，既要考虑提高生存时间，又要有改善生命质量的资料。在法国，药品监督管理部门也开始将生命质量列为部分新药审批的必要指标，药典委员会的成员提出，在他们的决策中患者的生命质量是一个重要的药效评价指标，如果与药物密切相关的患者生命质量令人满意，他们愿意给该药物定较高的价格。如果某药物能够改善患者的生命质量，则可以预测到该药物的长期经济效益和社会效益。因此，药品监督管理部门和药物研究人员都越来越重视生命质量在药效评价中的应用。

由于生命质量评价能够综合、全面、灵敏地反映人群的健康状况和各种干预措施（包括药物治疗）对人群健康状况的影响，有关生命质量的理论和应用方面的研究日益受到了医学界广大医务工作者的重视。随着医学实践的发展，生命质量在药效评价中的应用也越来越受到重视，WHO 团队在比利时组织召开了“国际生命质量协会”成立大会，会议总结了生命质量领域的六个主要研究方向，生命质量测量在疗效评价和临床试验领域的应用研究是其中之一。通过测量生命质量，可以全面准确地评价药物的疗效，指导医生和患者正确选择药物。比如，在两种药物临床疗效没有显著差异的情况下，选择一种对生活质量影响较小的药物，不仅可以帮助患者战胜疾病，还可以减轻患者的痛苦，增强患者对药物的依从性，最终使患者健康地回归社会生活。

相信随着医学科学的发展和生活质量评估技术的不断完善，其应用范围将不断扩大，其在各种药物疗效评价中的应用也将更加深入和广泛。生命质量作为药物治疗的结果指标和评价药物疗效的必要指标，将为药物研发和临床应用提供重要信息，对提高药物治疗效果和全面提高患者生活质量起到积极作用。

第四节　药物经济学研究的意义

药物经济学不仅注重药物治疗的成本，同时也关注药物治疗的结果，因而在控制药品费用、合理配置药品资源方面具有较强的科学性和可接受性。目前许多国家政府部门已经采取一系列措施，加强对临床药物利用的经济学评估并且颁布了相关的评价指南，可见药物经济学研究的作用是不可忽略的。目前药物经济学已被众多国家用于控制药品费用的各个环节（表 9－7）。

表 9－7　各国药物经济学评价在药品政策中的应用

国家	药品定价管制	药品补偿水平	医保目录调整	诊疗规范制定	公共资源配置
澳大利亚	√	√	√	—	—
加拿大	√	√	√	√	—
英国	—	—	√	√	√
美国	—	√	√	—	√
芬兰	√	√	√	—	—
德国	—	√	√	√	—
日本	√	—	√	—	—
韩国	—	√	√	—	—
泰国	—	√	√	—	√

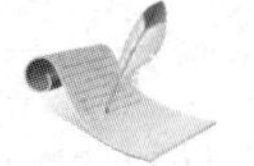

一、指导新药的研制生产

对药品价格的控制结果将直接影响到卫生费用总量，药品价格的下降将直接带来整体卫生费用的下降。在加拿大，新上市的产品不得高于同类等效药品的价格。

我国的药品价格实行政府定价和市场调节价政策。基本药物和国家医保目录内品种由国家发改委定价，但目录外品种和新药由企业自主定价，并报地方物价局备案。企业自主定价导致一部分药品价格不合理。针对这一情况，国务院 2009 年审议并通过的《关于深化医药卫生体制改革的意见》提出了新药和专利药品逐步实行定价前的药物经济性评价制度。这是政府应用药物经济学理念指导医改走向的重要体现。

二、用于制定基本医疗保险药品目录

澳大利亚、加拿大、荷兰等国将药物经济学证据与药物临床有效性、安全性、产品质量等放在一起综合评估，作为药品能否获得报销的必要条件。如果制药企业能够提供药物经济学评价证据来说明其生产的产品比已在报销目录上的产品更具有成本效果优势，就可以增补进入报销目录。

长期以来，我国的基本药品目录和医保报销目录主要是参考药品的有效性和安全性，并结合临床必须性来进行药品的取舍，对于药物的经济性考虑较少。2009 年基本药物目录筛选原则中首次体现了药物安全、有效、经济的原则。最新开展的 2019 年国家医保目录调整虽未强制要求，但鼓励各制药企业提交各自药品的药物经济学证据，并在药品遴选过程中征求了药物经济学专家的意见。

三、制定医院用药目录，规范医师处方行为

药物经济学研究在传统的药物安全性和有效性评价基础上，提供了经济学评价的客观依据，因此药物的选用原则，除安全和高效外，费用问题（经济因素）作为指导临床决策和合理用药的一个方面，亦备受关注。以英国为例，健康与护理研究所（NICE）制定临床指南时极其重视药品的临床和药物经济学两方面的循证医学证据。

药物经济学的研究结果指导临床合理用药，控制医疗成本。随着治疗手段和诊断仪器的进步，以及新药的大规模上市和药品价格的逐年提升，我国医疗总费用逐年增加。降低医疗费用，减轻患者负担已成为国家卫生事业发展的重要目标。药物并非越贵，效果越好，在诊疗过程中，应当尽可能地选择疗效好、成本低的药物，即成本效果比较好的药品。随着国家医保局对临床路径管理、按疾病诊断相关分组付费（diagnosis related groups，DRGs）付费体系的推广，医院需要掌握和运用药物经济学原理，制定符合自身医疗机构需求的药品目录，以促进临床药品合理使用和节约医疗支出。

四、确定药品适用范围

药物有其一定的适用范围，对患某种疾病的某一人群有效的药物对另一人群不一定有效。例如，降胆固醇药物用于治疗具有一定危险因素的高胆固醇血症患者，是公认成本 - 效果好的治疗

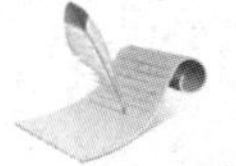

方案，而用于单纯高胆固醇血症患者，则成本－效果不佳。若将降胆固醇药物用于治疗没有危险因素的单纯高胆固醇血症患者，不但不能降低医疗费用，相反会引起医疗费用的上涨。药物经济学研究的是特定人群特定疾病的药物治疗效果－成本比，因而其针对性较强，目的比较明确。

五、指导患者正确选择药物

随着社会经济的发展，人民生活水平和文化素质的提高以及新医改政策的不断深化，人们防治疾病意识越来越高，就医行为正在改变。传统的医疗服务中，医院与患者之间信息沟通存在一定的屏障，就医者通常被动接受医院给予的服务，同时因为自身不具备评价药物疗效的能力，在整个就医过程中，患者掌握的信息量少，难以获得公正的药物性价比方面的经济信息。在如今的市场机制作用下，更多的患者会自行选择医院、选择药店，关注自己的治疗方案，对有关药品的价格、效果和“性价比”信息的需求将会增加。药物经济学研究结果可以为患者提供选用成本－效果最佳的高价值的药物治疗方案，而非以价格判断，既保证患者的治疗效果，又减轻患者经济负担。

本章小结

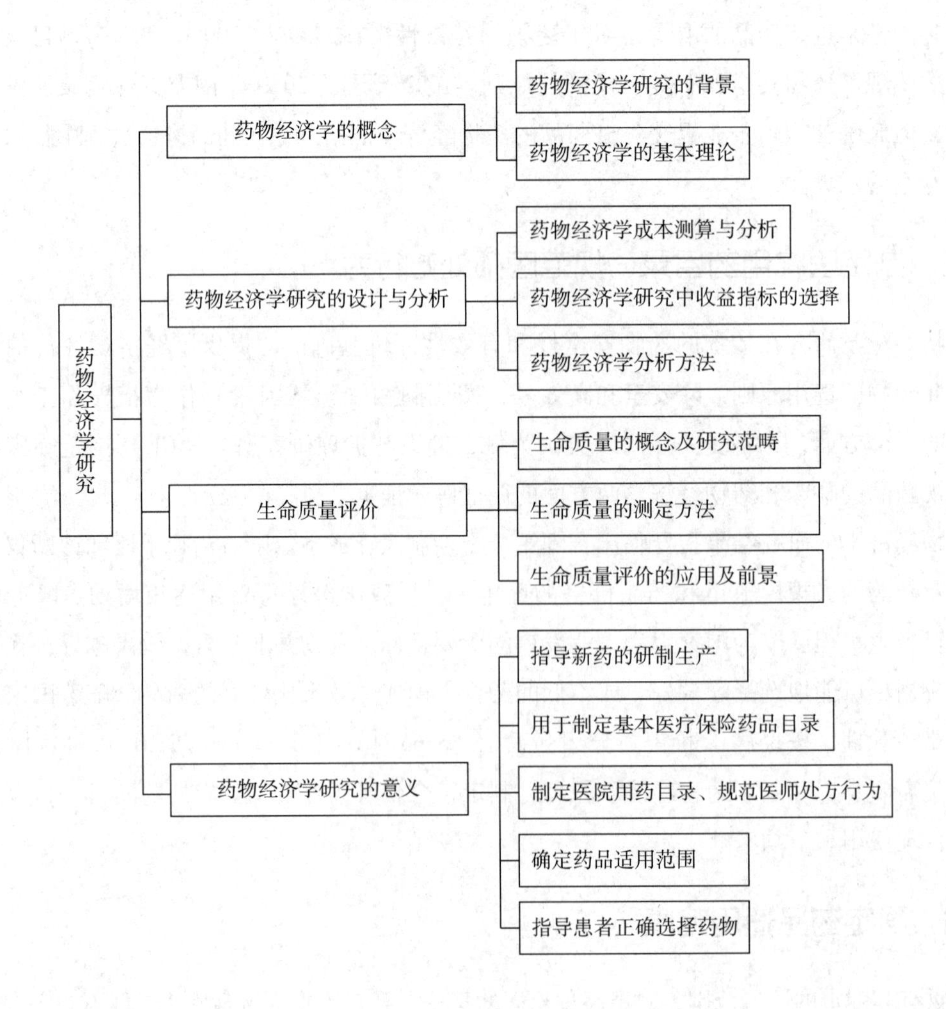

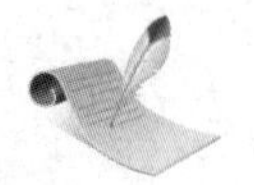

思考题

1. 简述药物经济学评价的方法有哪些？主要的共同点与不同点是什么？
2. 简述药物经济学中直接成本与间接成本的主要测量方法。
3. 请列举三种生命效用间接测量工具。
4. 简述药物经济学一般应用于哪些方面。

（沈爱宗）

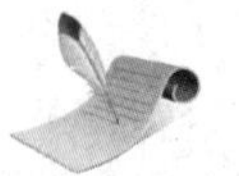

第十章 药物流行病学与合理用药

教学目标：本章主要介绍合理用药的基本概念、研究内容、意义以及常用方法。通过对此部分内容的学习，使学生掌握药物流行病学研究与合理用药的关系、药物流行病学与用药个体化的关系，了解以医院药学基础的药物流行病学研究的重要意义。

学习要求

掌握 合理用药的概念。

熟悉 药物流行病学研究与合理用药；药物流行病学研究与用药个体化。

了解 合理用药的国内外发展动态。

第一节 合理用药的宏观概念

一、合理用药的定义

合理用药的概念和内涵随着不同时期人们的认知水平而变化。1985 年，WHO 在肯尼亚首都内罗毕召开的国际合理用药专家会议上提出了合理用药的基本要求：对症开药，供药适时，价格低廉，配药准确，剂量和用药时间正确无误，药品质量合格，安全、有效、无害。而目前国际统一认为合理用药应当是以现有的疾病和药物系统知识和理论为基础，安全、有效、经济、适当地使用药物。

药学管理专家唐镜波教授提出的合理用药概念是以当代系统的医学、药学、管理知识为基础，合理地选择使用药物，以实现安全、有效、经济的最终目标。为保证临床实践中合理用药，医生、护士、药师共同参与用药全流程，形成完整的临床用药安全体系。完整的用药流程包括医生的正确诊断和正确选择药物、药师在医嘱执行前的事前审核和正确处方调配、护士的医嘱正确执行及药师在用药后的药学监护四大环节。这是对合理用药概念的进一步深化，重点强调了用药环节把控、系统管理及专业协作的重要性，反映了更加以患者安全为中心的合理用药理念。

二、合理用药的国内发展动态

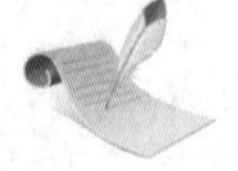

2002 年 1 月，卫生部和国家中医药管理局颁布的《医疗机构药事管理暂行规定》中将合理用药的定义概括为“安全、有效、经济”。将安全认定为合理用药的基本前提、而合理用药

的首要目标是有效、期望目标是经济。社会对医疗过程中合理用药的期望将医疗机构的药学工作人员推上了合理用药的舞台，给临床药学的发展带来了前所未有的机遇，也给临床药师带来了挑战。2011 年 3 月 1 日国家正式颁布实施的《医疗机构药事管理规定》将医疗机构药事管理和开展临床合理用药工作作为药学服务主体以法律的形式固定下来，成为医疗机构药学服务工作的衡量标准，也赋予药学专业人员新的历史使命 - 合理用药管理工作。药师与合理用药的关系成为讨论的焦点，药学监护（pharmaceutical care，PC）的概念在 1990 年由 Hepler 和 Strand 教授提出，即提供安全有效、负责的药物治疗，达到改善患者生活质量的最终结果，包括：①治愈疾病；②消除或减轻疾病症状；③逆转或延缓疾病进程；④预防疾病或症状的发生。

不合理用药是一个普遍存在的问题，临床用药不合理在各个国家、各个地区均不同程度的存在。相对发达国家，发展中国家的情况更加严重，究其原因随着社会和医疗科技飞速发展，国家公费医疗保障无法满足人民群众对医疗的需求，卫生资源的浪费、药品配备不均衡，公民医保经费不足，医药费用增长过度等，使得临床合理用药的重要性、迫切性更为突显。2004 年由《中国卫生杂志》《大众健康杂志》《健康文摘报》共同开展的“百姓安全用药调查”显示，中国临床不合理用药的情况相当严峻，约占用药者的 12% ~32%。上海华山医院抗生素研究所近年的调查表明，抗菌药物金额约占药品总金额的 1/3，抗菌药物治疗性与预防性使用的不合理比例分别为 30% 和 50%；感冒、病毒感染使用抗菌药物的情况在临床仍然很普遍；以病原学检测结果作为使用抗菌药物依据的比例平均小于 10%，与原卫生部《医院感染管理规范》要求医院抗菌药物使用率和细菌学检测率标准相差甚远。2004 年，国家卫生计生行政部门、中医药管理和总后勤部卫生部发布实施了《抗菌药物临床应用指导原则》，对规范抗菌药物临床应用起到了积极作用，2015 年 8 月 27 日，国家卫计委医政医管局发布了《抗菌药物临床应用指导原则》(2015 年版)。尽管我国抗菌药物使用的合理性较过去有所改进，但是前景不容乐观，抗菌药物临床合理使用仍然是合理用药管理的重点工作。

临床药师加入合理用药管理的团队，并逐渐成为骨干力量。2005 年 11 月，卫生部公布了全国 19 家作为临床药师培训试点工作培训基地。2006 年 2 月，卫生部科教司在北京召开临床药师培训试点工作会议，介绍了临床药师培训试点工作方案及试点工作思路。中国医院协会临床药师培训专家指导委员会提出了临床药师培训与培养相关标准及考核细则，为临床药师明确了之后的工作方向。2006 年 3 月，卫生部正式启动临床药师培训试点工作，为期3 年，并计划在全国范围内建立临床药师培训基地约 50 个，培养具有独立临床工作能力的临床药师 300 ~ 500 人。通过建立第一批临床药师培训基地，探索中国临床药师培养模式。2007 年 1 月，卫生部公布了第二批 31 家试点基地，至此，全国共建立 50 家临床药师培训基地。采用脱产进修方式，通过一年的临床培训，使学员具备独立参与临床药物治疗工作的能力，对所选择临床专业范围内疾病的常用药物的药理学、药动学、药物治疗学等相关知识熟练掌握并能进行临床应用。经过十余年的努力，临床药师在临床团队中拥有不可取代的地位，在院内多学科会诊、慢病管理、抗菌药物合理应用管理及麻精药物合理应用管理等多项工作中发挥重要作用。从国内形势和现状看来，通过制定明确的国家药物政策作为坚强后盾，同时培训大批专业的临床药师作为抓手，指导临床合理用药是可行的。

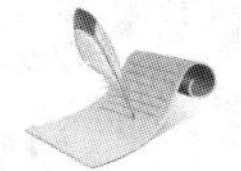

三、合理用药的国际发展动态

（一）基本药物遴选和合理用药密不可分

20世纪70年代末期，世界卫生组织倡导各国发展以基本药物为基础的国家药物政策，进而推动合理用药工作。各国通过制定《国家基本药物目录》从临床现有的药品中筛选出临床必须的，安全有效、经济、使用方便的药品，供医疗机构、国家医疗保障部门和患者选择。与此同时，制定《处方集》和《标准治疗指南》来规范临床用药选择。近年来，超说明书用药的规范性也在逐步制定与完善中，并在临床逐步推广。

（二）加强药品生产流通环节的管理和监督

研究发现，国外药品流通市场的集中度很高，大型医药公司年销售额一般都在20亿美元以上。欧盟排在前3位的药品分销企业市场占有率为65%，日本排名前5位的企业占有率为80%，美国前3位企业市场占有率更是高达96%。因此，加强药品生产流通环节的管理和监督至关重要。

首先要加强药品物流基础设施建设，药品流通的顺利开展需要良好的基础设施的支持，我国应加快物流基础设施建设，为现代药品流通的发展创造良好的运作平台，具体包括交通运输设施、仓储设施、信息通讯设施等建设；其次，要发挥政府宏观调控的服务职能，发达国家具有成熟的市场经济体制，药品流通市场相对发达、规范，流通过程也更为有效，政府对药品流通主体的经营活动直接干预较少，政府通过政策的引导，引导药品流通企业走规模化、集约化，达到减少流通环节，减少流通费用、降低管理成本的目的；此外，从发达国家对药品价格的管理上看，一般都实施较为严格的管制，药品价格干预主要集中在药品零售环节，由国家制定药品零售价或者最高零售价等，对流通环节的价格干预，规定药品流通差率，对流通中的价格折扣、药品销售费用等进行控制；在药品流通企业准入方面，大多数发达国家对药品流通企业是通过质量体系、信用体系的建立来保证其规范运行。我国政府也应积极推行质量体系，信用体系等非许可手段实现管理。

（三）针对合理用药的健康教育

以美国为例，20世纪90年代美国药师协会开始探索药学服务模式，经过多年发展，形成了较为系统的一套模式——美国药物治疗管理（medication therapy management，MTM）模式，是一套由经过规范化培训、具备药学专业技能的药师向患者提供包括用药教育、咨询指导、调整药物等在内的全过程药物治疗管理服务。

美国各社区医院及药房自实施MTM以来，整体药学服务水平显著提高，不仅提高了患者用药的合理性、安全性和有效性，而且减少了患者的门、急诊次数，降低了相应的医疗支出和药品费用，医疗负担相应减轻，经济效益显著，民众受益的同时亦减少了政府的医药卫生支出。这对我国基层医疗机构药学服务能力建设，促进基层合理、科学用药具有重要借鉴意义。

（四）以循证医学促进合理用药

20世纪80年代以前，国际上评价药物的治疗效果往往以经验和推论为基础，即根据某药物对某些临床指标的作用。如硝苯地平经临床观察降低血压，又无明显的肝肾毒性，曾被认为是安全、有效、经济的降压良药，从而被广泛用于临床。但是经循证医学的大规模、多中心对

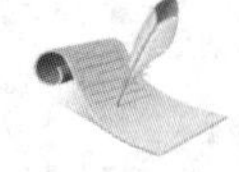

照试验表明，尽管硝苯地平能有效降压，但可能促使心脏缺血事件的发生，增加心肌梗死和死亡的危险，而且用药剂量越大，危险也越大。一种国际上广泛应用了20年的药物最终被发现其安全性存在问题，应用循证医学模式进行药物应用评价研究可为临床提供准确的药物信息。这对我国在选择药物的问题上本着科学的态度，坚持对症给药、有证可循，以保证临床用药合理、安全、有效有着重要参考意义。

第二节　医院中的药物流行病学研究与合理用药

一、以医院为基础的药物流行病学研究

由临床药理学、流行病学和药事管理学在医疗实践过程中相互渗透而形成了药物流行病学。医院中开展药物流行病学研究主要集中在对上市后药品的安全性进行监测，这是一个逐步完善的过程。在20世纪60年代，药品不良反应（ADR）监测应用于上市后药品安全性评价中，并逐渐建立起有效的监测方法和上报系统；随后以药物安全性为重点，兼顾药品安全性和有效性特点的上市后药物监测（post-marketing surveillane，PMS），通过立法形式将药品的安全性问题提高到前所未有的地位。到了20世纪80年代，流行病学专家和从事药物安全性监控的药学专家将流行病学研究方法引进临床大样本用药研究中，通过回顾性研究分析，客观、公正地评价药物使用的安全性和合理性，从而使药物经济学作为一门独立的学科得到了快速的发展。

药物流行病学研究的目的是给社会、国家药品监督管理部门、医疗单位及医疗保障机构开展安全、合理用药研究工作提供客观指标。医院开展药物流行病研究主要体现在建立药品不良反应监测报告制度和方法；开展治疗药物监测（TDM）；通过临床药师的工作开展科室用药的动态分析，如抗菌药物监测；开展药师合理用药咨询服务等。

（一）建立健全医院ADR上报系统

为了加强医院临床用药的安全监管，规范医院药品不良反应与药害事件监测报告管理程序，研究药品不良反应与药害事件的因果关系和诱发因素，保障临床用药的安全性，同时也为评价淘汰药品提供服务和依据，根据《中华人民共和国药品管理法》和《药品不良反应报告和监测管理办法》（卫生部第81号令）的相关规定，医院实行药品不良反应与药害事件监测报告管理制度。

医院药事管理与药物治疗学委员会领导的医院药物安全性监测管理组，由主管行政领导、医学、药学、流行病学、统计学等相关的专家组成。成立药品不良反应与药害事件监测办公室，是医院药品不良反应与药害事件工作的核心机构，设在药剂科。建立医疗机构临床药品不良反应与药害事件监测网，医院临床科室的各级医、药、护、技人员。各临床科室（包括各病房、急诊科、门诊部）均设立两名兼职监测员，药剂科下属部门各设立一名兼职监测员，与临床药师共同组成临床药品不良反应与药害事件监测网。为了最大限度地降低人群的用药风险，本着“可疑即报”的原则，各科室部门需报告发现的所有药品的不良反应及可疑不良反应；新药监测期内的国产药品应当报告该药品的所有不良反应/事件；其他国产药品，报告新的和严重的不良反应/事件；进口药品自首次获准进口之日起5年内，报告该进口药品的所有不良

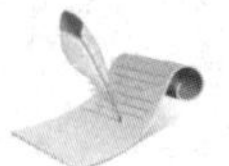

反应/事件；满5年的，报告新的和严重的不良反应/事件；新的或严重的药品不良反应/事件应于发现或者获知之日起15日内报告，其中死亡病例须立即报告，其他药品不良反应/事件30日内报告。有随访信息的，应当及时报告。

为使ADR监测工作成为医疗机构、药政部门科学决策的依据，必须坚持、完善ADR监测方法学，对医护人员进行定期培训，使得上报的ADR数据真实、客观、科学。另一方面，医院利用药物流行病学研究方法，通过计算机软件的开发，将收集的ADR数据进行整合，更好地应用于临床合理用药评价工作。

（二）开展治疗药物监测

治疗药物监测（therapeutic drug monitoring，TDM）在药物流行病学中有重要作用，可帮助确定药物疗效与ADR是否与用量呈剂量-反应关系，还可有效预防高风险药品ADR的发生。它从客观角度反映了药物在体内的存在情况，为药物在人体中的定量提供科学准确的药动学参数，使人们能够掌握药物在体内的变化情况，从而对其做出准确的定性分析，制定出合理的个体化给药方案，对减少药品不良反应的发生，提高住院患者临床治疗效果具有重要意义。TDM分为药效学监测和体液药物浓度监测，由于前者要求被监测药物需要具有药效方面的定量指标，如心率、血压、血糖等，故有一定的局限性。而随着精密检测仪器的发展，使体液中药物浓度尤其是血药浓度的监测成为可能，正确地实施血药浓度监测可在确保药物在发挥最佳疗效的同时，尽可能避免不良反应的发生。

在医院最早利用高效液相色谱分析法对氯丙嗪、氨茶碱等药进行血药浓度监测，给临床合理用药提供参考。随着TDX等先进设备的引进，医疗机构开展TDM的药物品种、范围及水平也在不断扩大和提高。现在，医疗机构开展的包括氨茶碱、利多卡因、地高辛、苯巴比妥、苯妥英钠、万古霉素等十几种药物的血药浓度监测。地高辛为中效强心苷，临床上主要用于慢性心力衰竭，尤其是伴有房颤的情况下，由于其治疗窗窄，血药浓度大于2.0ng/ml，一般会出现中毒症状，临床上已逐步放弃传统的负荷剂量法，而直接给予维持剂量（0.125mg，qd）。氨茶碱为茶碱（含量约为80%）和乙二胺的复合物，作为常用的支气管扩张剂，其治疗窗狭窄，目前推荐其血药浓度范围为5～20μg/ml，该药物静脉滴注过快或血药浓度过高（>25μg/ml）可强烈兴奋心脏，引发相关不良反应。茶碱类药物相互作用较多，主要表现在与肝药酶抑制剂或诱导剂合用时。丙戊酸钠为广谱抗癫痫药物，由于其疗效好，起效快，广泛应用于临床。其注射制剂静脉给药后几分钟内即可达到稳态血药浓度，之后以静脉滴注维持。丙戊酸钠的不良反应以肝功能异常较为常见，且与其血药浓度相关，国外一项RCT研究表明其发生率约为4%。目前认为丙戊酸的血药浓度应维持在50～100μg/ml。万古霉素作为治疗耐甲氧西林金黄色葡萄球菌（methicillin-resistant staphylococcus aureus，MRSA）的有效药物，广泛用于临床，目前国内外研究均指出万古霉素在治疗感染性疾病的同时应监测血药浓度尤其是谷浓度，以确保疗效并减少不良反应的发生，其谷浓度多建议维持在10～20mg/L。万古霉素血药浓度监测达标率偏低，有必要加强血药浓度的监测，适时调整给药剂量。使用丙戊酸钠、茶碱类药物及地高辛时应注意联用药物，避免药物相互作用，适时监测血药浓度。由于药物药代动力学特点个体差异大，联用药物较多，更加有必要进行血药浓度的监测，以便实施个体化用药。

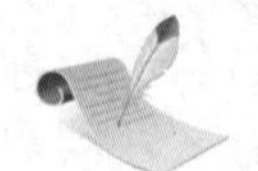

（三）开展科室用药的动态分析研究

科室用药的动态分析研究是医疗机构开展药物流行病学研究的一项重要内容。该项工作从药效学、药代动力学、药物安全性及药物经济学等多方面分析药物在临床上的使用情况，主要评价指标为药物使用的合理性和经济性。实现对临床合理用药的管理和干预。

通过对药物使用动态分析研究，帮助我们了解上市后药物的疗效差异、不良反应发生率和严重程度。通过对药物的效果-成本分析进行横向对比，为临床药物的选择提供科学的参考依据，对指导临床合理用药和制定患者个体化用药发挥重要的促进作用。主要用于动态分析的指标包括：门诊处方指标、住院用药指标、行政管理指标。

1. 门诊处方指标　①每次就诊的处方药品平均品种数；②每次就诊的处方抗菌药物品种数；③每百例次就诊使用抗菌药物的比例；④每百例次就诊使用注射液的比例；⑤每百种处方用药中基本药物或处方集药物的比例。

2. 住院用药指标　①联合使用2种及以上抗菌药物的病例数；②各科室抗菌药物使用强度；③Ⅰ类手术切口抗菌药物预防使用情况；④使用麻醉性镇痛药的病例数；⑤用药医嘱和用药记录完整的百分率；⑥未进行细菌培养而静脉使用抗菌药物的比例。

3. 其他指标　①每次就诊处方的平均药费；②抗菌药物金额占处方总金额的比例；③注射剂金额占处方总金额的比例；④医院是否建立处方集；⑤患者对全部医疗服务的总体满意度。

（四）基于医院为基础的药效学研究

药效学研究包括新药上市后预期的药效学和非预期的药效学研究。

1. 新药上市后预期的药效学研究　药物预期作用的研究主要包括三个方面：①药物的有效性研究；②药物的安全性研究；③药物与药物或药物与疾病之间的相互作用。药物的有效性研究主要通过随机、对照临床试验的方法进行探讨，这类试验中患者的依从性能够得到保证，治疗组和对照组的外界干扰因素可以排除。但是由于临床试验阶段纳入的患者中排除了老年人、儿童、孕妇、肝肾功能不全者等特殊人群，所以临床试验阶段研究的用药人群不能完全代表药物上市后使用的人群。因此在药物上市后仍要进行大样本量的Ⅳ期扩大临床试验来进一步验证药物的疗效，在临床阳性药物对照下，进行两种或多种药物之间的疗效比较。对于Ⅳ期临床试验研究来说，所需纳入的病例数较多，仅仅依靠一个医疗机构很难完成，所以通常需要联合多家医院或在全国范围内征集医疗中心进行协作，共同完成药物上市后的药效学试验的进一步验证和研究。

2. 新药上市后的非预期药效学研究　新药在上市前的药效学临床试验是根据主要适应证设计的，由于适应证固定，试验样本量少，用药观察时间短，不良反应观察不完全。因此某种新药所具有非预期药效阐述并不全面，需要在上市后临床使用过程中去补充、完善及验证。如阿司匹林作为解热镇痛药物应用于临床，近百年之后又发现阿司匹林具有抑制血小板聚集，降低血小板黏附率，预防血栓形成的作用。目前阿司匹林已被广泛用于冠状动脉粥样硬化和血栓栓塞性疾病的预防和治疗。此外临床医生通过丰富的临床经验所发现的“老药新用”不胜枚举，亟待通过药物流行病学研究加以证实，才能更好地应用于临床。

二、药物风险-效果-成本比的评价

随着我国人口老龄化，慢性病逐渐增加，疾病谱随之发生改变，加之药品成本提高及生物制剂和进口药品的广泛应用，进而导致药品费用上涨，给社会大众就医带来了经济压力。药物

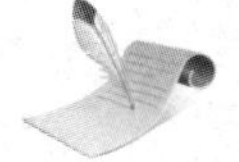

风险－效果－成本比的评价受到药物流行病学家高度重视，在保证药物安全性、有效性的基础之上强调药物经济性。即以最低的经济成本获得最安全、最适当的药物治疗。

药物经济学研究与评价中的效果，是指健康效果，是满足人们需要的属性。成本－效果分析（cost－effectiveness analysis，CEA），是将备选方案的成本以货币形态计量，收益则以临床效果指标来表示，进而对各备选方案的成本和效果进行分析和比较的一种评价方法。该分析法中的收益直接采用治疗或干预方案实施后所产生的健康效果或临床结果指标，如血压降低的千帕数，血糖、血脂等指标的变化值，有效率等。因方案的收益采用了非货币化的计量方式，降低了方案间的可比性，故成本－效果分析法仅限用于效果相同或相当的备选方案的评价与比较，大大缩小了成本－效果分析法的适用范围。目前在我国卫生资源不充足的情况下，效果－成本的评价在医疗活动中起到重要作用。在两种或两种以上治疗方案的选择上，如果只考虑效果和单次成本，而不考虑给药频次和治疗时间以及药物监测所付出的直接成本、间接成本及隐形成本，就不能客观地反映出治疗方案在效果－成本上的差异。

对于某种疾病的治疗有多种药物可供选择时，如果成本相似，就要对各种药物的风险、效果进行评价。美国波士顿 Vincent 纪念医院妇产科医生 Herbst 在临床诊疗过程中发现年轻女性阴道腺癌的发生可能与母亲妊娠期服用已烯雌酚有关。因此 Herbst 对 1966～1969 年收治 7 例阴道腺癌患者进行研究分析，发现患者均为 15～22 岁女青年。通常阴道癌占女性生殖系统癌的 2%，阴道腺癌仅占阴道癌的 5%～10%，非常罕见，而这 7 例全是腺癌；阴道癌患者年龄通常均大于 25 岁，而这 7 例全在 15～22 岁之间。Herbst 对阴道腺癌危险因素进行研究，将 7 例患者加上另一个医院的 1 例阴道腺癌患者作为病例组，每个患者配 4 个对照，共 32 个对照（选自与病例同一医院出生、出生日期与病例前后不超过 5 天的女青年。）调查员用标准调查表对病例、对照与她们的母亲进行了调查（设计几十种有关因素，对病例组、对照组及她们的母亲进行了调查），经过统计学分析得出结论：认为母亲妊娠早期开始持续服用已烯雌酚显著地增加了其女儿青春期发生阴道腺癌的危险性。根据这一研究结果，又鉴于阴道腺癌的严重性，美国 FDA 撤销怀孕妇女使用已烯雌酚的批准书。

第三节　药物流行病学与用药个体化

用药个体化是强调在一种疾病标准化治疗的基础上，重视患者的个性特征，根据个人对药物的敏感性和耐受性，调整给药方案，包括药品种类、剂量、频次及给药途径等，从而实现个体化药物治疗。对于标准化治疗的概念，WHO 给出如下定义："标准治疗指南有助于医师或患者在特定临床条件下做出适当医疗保健决定的系统性规定。"疾病的治疗方案存在多种选择，不同级别、水平的医师不可避免地对疾病的诊疗存在认识上的局限，对药物的选择上存在偏颇，特别是医师对本专业以外的专科药物的治疗缺乏经验。在这种情况下，借助以循证医学为基础制定的标准治疗指南，能够有效帮助医师避免因认知局限而发生不合理用药的现象。

一、影响药物作用的因素与用药个体化

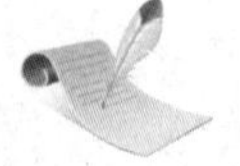

有关临床药物治疗效果受到多种因素影响已在医疗界达成共识。影响药物疗效的因素主要包括药物因素、机体因素及饮食和环境因素。目前强调临床药物治疗是一个尽可能全面考虑和

控制各种因素对药物效应的影响，以期充分发挥药物疗效，减少不良反应的发生的过程。药物因素主要包括剂量问题、给药途径、给药时间和频次、药物在体内过程及联合用药。机体自身因素尤为复杂，其中包括患者生理因素（年龄、性别、精神或心理因素、遗传因素）及疾病因素。现代医学有关临床药效与药代动力学（PK/PD）相关性研究揭示，不少药物的治疗效应及毒性反应与药物在体内的血药浓度密切相关，明确药物的有效治疗剂量和最低中毒剂量的范围，形成治疗窗（therapeutic window）。随之，治疗药物监测（TDM）技术在临床广泛应用，以成为协助医生及时准确地调整用药方案的有效辅助手段。

TDM 已成为用药个体化重要的手段之一。目前临床上需要开展 TDM 的药物大约有几十种：阿米卡星、万古霉素、环孢素 A、他克莫司（FK506）、卡马西平、苯妥英钠、苯巴比妥、丙戊酸钠、甲氨蝶呤、利多卡因、奎尼丁、异丙吡胺、普鲁卡因胺、普萘洛尔、地高辛等。治疗窗较窄的药物实施 TDM，可为调整用药方案提供了个体化的科学依据。例如对于心律失常的患者，可根据患者心律失常的类型、原发病因、发作频次及人体血流动力学干扰的程度，决定是否进行药物治疗及药物治疗达到的预期。对于伴有器质性心脏损害或伴有临床症状的心律失常患者，需要进行有效的抗心律失常药物治疗。药物选择的种类、给药途径及用量，根据心律失常的类型及患者年龄、性别、肝肾功能状态及合并用药等因素进行判断，制定符合患者的个体化临床用药方案，这也成为临床合理用药的基础。在这一过程中，借助 TDM 技术对抗心律失常药物的血药浓度进行监测作为重要的依据。

除治疗药物监测外，以药物基因组学为基础的药物个体化治疗成为临床合理用药的重要补充。药物基因组学（pharmacogenomics）是研究药物代谢酶、药物转运蛋白和受体基因多态性与临床药物作用和代谢关系的新兴学科。基因多态性可能造成与药物相关酶或受体功能不全或丧失，由此引发药物作用和代谢的变异。因此若能对患者实施基因检测，并根据个体基因变异与药物效应改变的关系，设计临床个体化用药方案，以达到充分发挥药物作用，增强药物效应，降低药物毒性的目的。随着药物基因组学研究的深入，药物处置和药物作用的基因组学基础将得以进一步阐明。例如，别嘌醇是降低尿酸水平的首选药物之一，主要用于高尿酸血症和痛风的治疗。因疗效确切，临床使用较广泛，但是不良反应报告逐渐增多，呈逐年上升的趋势。别嘌醇引起的皮肤不良反应最常见，其中大约有 2% 的患者会出现皮肤不良反应，表现为皮疹如发疹型、多形性红斑型、红皮病型或剥脱性皮炎，或更为罕见的 Steven–Johnson 综合征（Steven–Johnson Syndrome，SJS）和中毒性表皮松解坏死（Toxic Epidermal Necrolysis，TEN）。别嘌醇诱发 SJS 和 TEN 的机制是迟发型免疫介导反应，基因研究已经显示 HLA–B*5801 等位基因与别嘌醇诱导的 SJS 和 TEN 有很强的相关性。国内已有中日友好医院、苏州大学附属第一医院等医疗机构开展了服用别嘌醇患者发生相关不良反应后，HLA–B*5801 基因表达情况的检测工作，并逐步推广至临床常规检测。

随着药物基因组学及肿瘤分子生物学研究的深入，人们对肿瘤异质性特征的逐步了解和认识，治疗性抗肿瘤药物的研发，从广谱抗肿瘤药物向靶向抗肿瘤药物的研发，为恶性肿瘤实施个体化治疗提供了有效治疗药物。药物靶向作用明确了个体化精准治疗已然成为肿瘤治疗最有效的方法。美国 FDA 批准以药物基因组学为基础的抗肿瘤靶向治疗药物包括：利妥昔单抗（rituximab，抗 CD_{20} 克隆抗体）治疗顽固性低度或滤泡性非霍奇金淋巴瘤；曲妥珠单抗（trastuzumab，抗 HER–2 单克隆抗体）治疗转移性乳腺癌；酪氨酸激酶抑制药甲磺酸伊马替尼（imatinib）用于治疗费城染色体阳性慢性粒细胞白血病急变期患者，亦用于治疗不能切除和

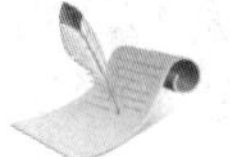

(或) 发生转移的恶性胃肠道间质肿瘤成人患者；酪氨酸激酶抑制药吉非替尼治疗既往接受过化学治疗或不适于化疗的局部晚期或转移性非小细胞肺癌；抗表皮生长因子单克隆抗体西妥昔单抗（cetuximab），治疗转移性结直肠癌。还有今年来针对程序性死亡蛋白 1（PD1）和程序性死亡蛋白配体 1（PDL1）靶点作用于实体肿瘤的药物进入临床试验阶段，为肿瘤的基因靶向治疗开拓了新的免疫治疗的领域。

二、合理用药与用药个体化的现状及前景

合理用药的核心是个体化给药，目前最主要的方法是：测定药物的血浆浓度，以药代动力学原理计算药代动力学参数，设计个体化给药方案，这对于血药浓度与药效相一致的药物是可行的，但对于血药浓度与药效不一致的药物，如何达到个体化给药，目前并没有比较可靠的方法。

传统治疗药物检测已经无法满足个体化用药的要求，而药物基因组学检测能够在患者用药前通过检测药物基因型了解患者的代谢能力及水平，从而选择合适的药物和剂量，提高用药精准度和治疗效果。虽然，药物基因组学在其发展过程中还存在一些问题，如有限的探针药物、伦理学限制等，但其广泛、全面地应用将是毋庸置疑的。药物基因组学终将对临床个体化用药与治疗起到重大的推动作用。

本章小结

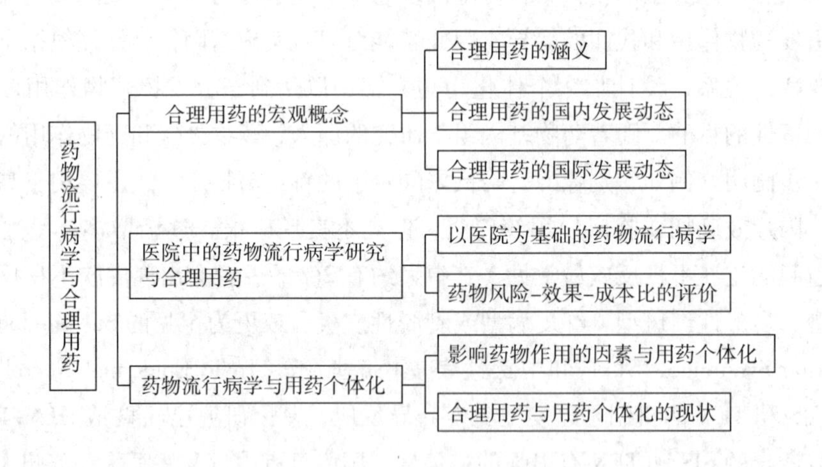

思考题

1. 在医疗系统内如何开展药物流行病学研究？
2. 什么是药物的成本 - 效果分析？如何进行药物效果 - 成本比评价？

（杨雅茹）

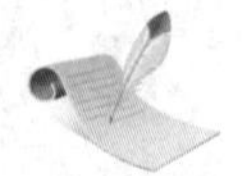

第十一章　药源性疾病与药物警戒

教学目标： 本章主要介绍药源性疾病的基本概念、流行病学、诊断与处理原则和临床药学监护，以及药物警戒的概念、分类和探索方法。通过对此部分内容的学习，使学生掌握药源性疾病的概念、药物警戒和药害事件的区别，了解药害事件的病因探索方法和实例。

学习要求

掌握　药源性疾病和药物警戒的概念。

熟悉　药源性疾病的流行病学、诊断与处理原则；药物警戒和药害事件的区别。

了解　历史上发生的重要药害事件。

第一节　概　述

在人类与疾病的斗争中，药物发挥了重要的作用。然而，药物是把双刃剑，在发挥防治疾病作用的同时，也会因其对人体的毒副作用导致疾病，这类药物作为致病因子诱发人体的功能或组织损伤而导致的疾病称为药源性疾病（drug induced diseases，DID）。如震惊世界的沙利度胺（反应停）致海豹肢畸形灾难；拜斯亭事件导致 30 多例患者因横纹肌溶解而死亡；马兜铃酸致肾损害事件；苯丙醇胺制剂致肾功能衰竭和出血性脑卒中。因此，药源性疾病已对人类健康构成威胁，成为全球性的公共安全问题。近年来，药源性疾病呈现持续增多的趋势，据世界卫生组织报道的数据，全世界死亡人数中约有 1/3 死于用药不当，美国每年因为药源性损伤而死亡的人数有十余万，成为继心血管疾病、癌症、肺病、脑卒中之后导致死亡的第五大原因。在我国，不合理用药占用药总数的 20% ~26%，每年约有 19 万人死于药源性疾病。药源性疾病发生的原因主要分为药品不良反应、药品质量事件和用药错误，比如药物毒性、超剂量服用药物、用药疗程过长、药品质量问题、给药途径随意改变、中西药联合使用不当等。

一、药源性疾病的定义

药源性疾病是指药物在使用过程中，通过各种途径进入人体后发挥药理作用时，产生一些与治疗作用无关的反应，出现生理生化过程紊乱、组织结构变化等异常反应，可引起单一或多个器官的功能或代谢紊乱和（或）组织学损害，常有典型的临床症状，如链霉素耳聋、四环素牙等。常见的药源性疾病有药源性肝病、药物性肾损伤、药源性心肌病、药源性肺纤维化、药源性血液病、药源性骨病等。

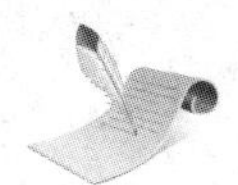

药源性疾病和药品不良反应既关系密切也有所不同。药品不良反应主要包括：副作用、毒性作用、后遗效应、继发反应、变态反应、特异质反应、药物依赖性、致癌、致突变、致畸作用等。药品不良反应到一定程度可发展为药源性疾病。严重药源性疾病有：喹诺酮类抗菌药物致血小板减少性紫癜，合并急性肾功能不全；磺胺类药物可引起皮疹、瘙痒等一般性的药品不良反应，但发展成严重持久的药品不良反应如表皮坏死松解症、药物性肝损伤、超敏综合征等。

二、药源性疾病的流行病学

随着我国医药卫生事业的发展，医疗资源不断增加，更多新药用于疾病治疗的同时，可能引发的药源性疾病也将随之增多，因此防范药源性疾病的发生是提高我国医疗水平，最大限度地保护患者的健康和利益的关键所在。药源性疾病的防治要采取预防为主，防治结合的策略，加强新药上市前和上市后安全性评价研究，保证药物临床试验质量，建立和完善临床药物应用的安全性评价与风险管理机制，对药物存在的安全风险进行早治疗、早防控，尽可能地规避药源性疾病的发生。

（一）药源性疾病的发生率

随着临床用药种类和频率不断增多，药源性疾病的发生率已明显高于其他医疗因素导致的疾病。据相关文献报道，20 世纪 60 年代，约有 10% 的住院患者发生药源性疾病，70 年代，药源性疾病的发生率已上升至 10% ~20%，到了 80 年代高达 30%。据统计，1995 ~2005 年美国平均每年因药源性疾病前往门诊的人数为 350 万人；2008 ~2011 年美国住院患者发生药品不良事件共 9.44×10^6 例，占总住院人数的 6.28%；2016 年，我国药品不良反应监测网络累计收到《药品不良反应/事件报告表》近 143 万份药源性疾病的上报。药源性疾病在威胁患者健康的同时，也造成了巨大的经济损失，因而，药源性疾病的防控成为目前药物合理使用及用药风险评估的重点和难点。

（二）药源性疾病的分类

关于药源性疾病分类，目前尚无统一的分类标准。

根据病因学分类：① A 型药品不良反应：由药物本身或（和）其代谢物引起，是由药物的固有作用增强和持续发展的结果。其特点是剂量依赖性、能够预测，发生率较高但死亡率较低。② B 型药品不良反应：即与药物固有作用无关的异常反应，主要是人体的特异体质有关。其特点是与用量剂无关，难以预测，常规的毒理学筛选不能发现，发生率低但死亡率高。

根据病理表现分类：①功能性改变，如抗胆碱和神经节阻断药可引起无力性肠梗阻，利血平引起心动过缓等；②器质性改变，与非药源性疾病无明显差别，也无特异性，因此，鉴别诊断不能根据病理变化，主要依靠药源性疾病诊断要点。包括有炎症型（如各型药物性皮炎）、增生型（如苯妥英钠引起皮肤萎缩、皮肤变薄、表皮乳突消失）、血管型（如药物变态反应引起的血管神经性水肿）、血管栓塞型（如血管造影剂引起的血管栓塞）、赘生型（如药物致癌变）等。

根据临床用药的实际情况分类：①量 - 效关系密切型（A 型）；②量 - 效关系不密切型（B 型）；③长期用药致病型；④药后效应型。这是目前最通用的分类方式。

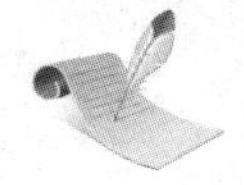

1. 量 - 效关系密切型（A 型） 此类型特点是发生率高（70% ~80%），病死率相对低。

药物治疗疾病目的是得到预期效果，但由于药效学和药代动力学的差异而造成药源性疾病，如用胰岛素治疗糖尿病，易伴有低血糖的发生，相应地临床上常备葡萄糖以防止低血糖的发生。此外个体血药浓度监测也用来辅助临床用药，如抗凝剂华法林、抗心律失常药物利多卡因、强心药的地高辛、抗菌药物万古霉素等。以上药源性疾病均是由于药物固有药理作用增强所致。药源性疾病与药物制剂、药物的药效学和药代动力学及患者所处病理生理状态也密切相关，1960 年澳大利亚一癫痫患者发生苯妥英钠中毒事故，其原因是改变了原有的药物制剂的赋形剂，将硫酸钙改为乳糖，增加了苯妥英钠的生物利用度而引起中毒。药代动力学的因素可以因人体代谢的差异，特别是肝脏代谢、肾脏排泄功能的差异会对药物在体内代谢过程产生影响，比如药物或某些具有生物活性的药物从肾小球滤过和排泄，如果患者存在肾功能不全将产生毒性。以下药物在患者肾功能不全时易产生毒性：青霉素、链霉素、庆大霉素、万古霉素、甲基多巴、普鲁卡因胺、地高辛等。

2. 量－效关系不密切型（B 型） 特点是发生率低（20%～30%），低于 A 型，但是病死率高且很难预测。例如青霉素注射引起过敏性休克等。此类型药源性疾病一般与药物固有药理作用无关，主要与遗传因素和免疫反应密切有关。

（1）变态反应 药物的变态反应是在用药后产生的不良反应，而这种反应与该药固有的药理作用无关。变态反应分为速发型和迟发型反应，与药物剂量无相关性，通常很小的剂量就可能产生明显的不良反应，一旦停药，则反应消失。变态反应仅发生于少数人，这些不良反应被认为是免疫反应，其临床表现为皮疹、红斑、血清病荨麻疹、哮喘、血管性水肿等。发生药物变态反应的原因主要为药物和患者因素：①药物因素，大分子如蛋白质（疫苗）、多肽（胰岛素），多糖类和右旋糖酐等本身就是免疫原，具有刺激机体免疫机制的能力，产生抗体 IgG、IgM 和 IgE。小分子化合物（分子量 500～1000）可以看作半抗原与体内蛋白载体如白蛋白、变性 DNA、细菌代谢产物等结合后形成抗原复合物才具有抗原性。②患者因素，某一特定人群更容易发生变态反应，比如患者有哮喘、花粉症、荨麻疹等过敏史，还有的患者发生过敏反应与遗传基因所决定的组织相容性抗原（histocompatibility antigen，HLA）有关。老年人免疫功能降低，药物的变态反应发生率相对较低。

从临床实际出发，变态反应常见的有下列几种：①药热，应用青霉素、苯妥英钠、奎尼丁产生的发热与其他症状无关，患者常常无其他临床症状，停药后低热渐消。②药疹，临床上常见的药疹包括中毒性红斑（常见于青霉素、磺胺类、链霉素、利尿剂、保泰松等），荨麻疹（常见于青霉素、阿司匹林、可待因、右旋糖酐及 X 线造影剂等），多发型红斑（常见于青霉素、磺胺类、巴比妥、保泰松等），结节型红斑（常见于磺胺类、口服避孕药），皮肤脉管炎（常见于磺胺类、保泰松、利尿剂、苯妥英钠、别嘌醇等），紫癜（常见于皮质固醇类药物、利尿剂等），剥脱性皮炎和红皮病（常见于异烟肼、卡马西平等），光敏反应（常见于磺胺类、利尿剂、四环素、胺碘酮、噻嗪类等），结缔组织病（类似红斑狼疮综合征，常见于普鲁卡因胺、苯妥英钠和乙琥胺）。

（2）遗传因素 遗传药理学的变异引起的毒性反应与剂量无关。其原因多是由于某些生理性化学物质的缺陷造成机体对某些药物特别敏感。例如，缺乏葡萄糖-6-磷酸脱氢酶（G-6-PD）的患者对呋喃妥因、非那西汀、伯氨喹、磺胺类、丙磺舒等药物最敏感，易诱发溶血现象；机体缺乏乙酰化酶的患者服用异烟肼后更容易发生多发性神经炎。

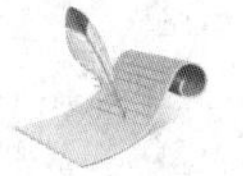

3. 长期用药致病型 造成这种类型的药源性疾病与用药的时间和用药剂量关系密切。

（1）机体的适应性　机体对药物的适应性构成了药源性疾病的基础，如身体对麻醉镇痛药的耐受性和依赖性。长期应用氯丙嗪治疗精神分裂症，容易产生迟发性运动障碍，其原因是药物阻断大脑多巴胺功能，使大脑锥体外区的敏感性增加。另外，麻醉镇痛药的戒断现象也是适应性的一种临床表现，如阿片类和皮质固醇类药物。

（2）反跳现象　当长期用药时，机体对药物产生依赖性，突然停止用药会导致反跳现象的发生。临床上常见的有：麻醉镇痛药的突然停止使用产生明显戒断症状；长期酒精依赖患者的戒断症状是震颤；突然停用巴比妥，产生不安、精神错乱或痉挛；停用苯二氮䓬类，出现焦虑；停用抗高血压药物，如可乐定，则加重高血压；在心肌缺血症时，突然停用β－肾上腺素能阻断剂也会产生反跳现象。肾上腺皮质类固醇类药物长期应用后，一旦停用必然产生明显的反跳现象，其反跳机制是因为大量皮质固醇类药物反馈性地抑制了丘脑－垂体－肾上腺系统的功能。因此，此类型的药物需要逐渐减量，进而避免反跳现象的发生。

4. 药后效应型

（1）药物的致癌性　由于癌症的发病机制和原因至今并不明确，临床上很难区别药物性致癌和原发性癌症。目前更多是通过流行病学的调查分析来推断癌变的发生是否与某一药物有关，但药物作用时间的长短，发病潜伏期多久仍无法明确。流行病学研究和临床回顾性系统分析认为，长期应用一些药物会增加癌症发生的风险，比如雌激素，患有更年期综合征的女性使用雌激素替代治疗，增加子宫内膜癌的发生风险；在怀孕期使用己烯雌酚，明显地增加了女儿阴道腺癌的发生概率；口服激素避孕药能增加肝脏良性瘤发生；长期使用免疫抑制剂的患者，会增加以下肿瘤的发生风险，如肝癌、膀胱癌、支气管腺癌、黑色素瘤等；烷化剂有增加膀胱癌和非淋巴细胞白血病发生的危险性。滥用非那西汀容易发生肾盂癌。

（2）药物的致畸性　某些药物通过胎盘影响胎儿的生长发育，进而造成畸形。其作用机制，首先是药物通过胎盘、穿过细胞膜，进行简单的扩散。脂溶性药物作用于母体后，药物通过胎盘屏障输入胎儿，沙利度胺就是药物致畸的典型例子。因此在妊娠期用药应当慎之又慎，根据药物的安全性分级选择对胎儿相对安全的药物，全面评价药物的安全性之后再进行药物治疗。

（三）药源性疾病的影响因素

药源性疾病的诱因主要分为机体和药物因素。临床上已为大多数药物建立了安全评价体系和防范措施，有效地避免药源性疾病的发生。但是，仍有很多药物由于毒性较大、临床获益风险比高，且尚无更好的药物替代，如激素类、部分抗菌药物、化疗药物等，其风险往往难以有效规避，因此对于这类药物建立有效的药源性疾病预防和治疗手段，是降低药源性疾病发生率的有效途径。另一方面，目前更多的药源性疾病的发生与临床滥用、错用药物，超适应证、超途径使用药物，不按医嘱服用等不合理用药现象有关，这已成为我国药源性疾病高发的主要原因。最后，由于中医药在我国医疗体系中占据相当重要的地位，而中药品种繁多，基础研究薄弱，成分复杂，质量参差不齐，不合理用药现象较为突出。中药的合理使用、不良反应防治及中药（包括传统汤剂、中成药等）和西药间的相互作用，都必然会增加药源性疾病发生的风险。《中药药源性肝损伤临床评价技术指导原则》指出，联合用药较普遍，有中药之间，中药与化学药物或与生物制品之间的联用，高龄是药源性肝损伤的易感因素；中药药源性肝损伤缺少特异性诊断指标，这对药源性疾病的诊断增加了难度。

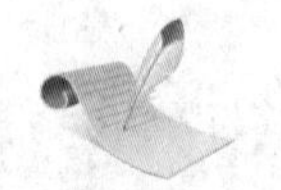

1. 机体因素　年龄、性别、遗传、种族、机体免疫和代谢等均是诱发药源性疾病的风险因素。因机体差异导致的药代动力学的改变，也可能导致药品不良反应发生乃至诱发药源性疾病。对于存在性别、年龄等可预知因素影响的药物，通常在新药研发阶段已对药物的安全性进行研究和评价，此类药物在使用时按规范和医嘱服用通常是安全的。但是对于受遗传、机体代谢和免疫等未知因素影响的药物，用药剂量和不良反应之间没有明显相关性，且具有发生率很低、不可预知性的特点，在药物研发阶段难以发现，这类药物的不良反应或药源性疾病一般被定义为特异质型反应，研究发现特异质型反应已经成为药物撤市或 FDA 发出用药警戒的主要原因，也是导致临床药源性疾病的主要类型。

（1）年龄　婴幼儿和老年人是药源性疾病发生的主要人群。根据老年人的生理特点，肝肾功能退行性减退，药物在体内代谢、排泄延缓；同时对靶器官作用敏感性增加，更容易发生毒性反应。根据老年人的疾病特点，心血管疾病、糖尿病、感染以及肿瘤等疾病在老年人群中高发，老年人群用药种类多集中在以上几类疾病。其中，发生药源性疾病频率较高的药物有华法林、胰岛素、口服抗血小板聚集药物、口服降糖药、阿片类镇痛药和抗肿瘤药物。婴幼儿特别是新生儿因为肝脏功能发育不完全，药物代谢酶体系发育不完善，使很多药物的代谢减慢，药物在体内半衰期延长，增加了药品不良反应和药源性疾病的发生率。

（2）性别　根据文献报道，药源性疾病的发生率男性明显低于女性。例如，男性使用氯霉素引起再生障碍性贫血的比例低于女性 2 倍；男性服用阿司匹林发生过敏反应的比例也明显低于女性。

（3）遗传　遗传是机体差异的决定性因素，多与基因多态性有关。例如，慢乙酰化者应用异烟肼、普鲁卡因胺时容易发生不良反应；机体因 G-6-PD 缺陷的人群在使用伯氨喹、奎宁等药物时发生溶血性贫血的概率增加。

2. 药物因素

（1）药物特性　由于药物本身的药理作用导致药源性疾病发生，最常见的是心血管系统药物、抗菌药物、解热镇痛药物等。近年来有多种药物因安全性因素撤出市场。药品不良反应信息通报定期发布药物安全信息，如限制曲美他嗪适应证并警惕其引起的运动障碍等安全性风险；警惕他汀类药血糖异常不良反应及与 HIV 蛋白酶抑制剂的相互作用；警惕门冬氨酸钾镁注射剂的严重过敏反应；警惕辛伐他汀与胺碘酮联合使用或高剂量使用增加横纹肌溶解发生风险等。

（2）药物相互作用　药品不良反应的发生与用药种类密切相关，同时用药种类小于 5 种，不良反应发生率为 3.5%；10 种以上药物同时使用，不良反应发生率高达 24.2%。如奥美拉唑可抑制氯吡格雷的代谢酶 CYP2C19，两者联用时，氯吡格雷对血小板的效应降低多达 47%。FDA 对他汀类药物与人类免疫缺陷病毒（HIV）和丙型肝炎病毒（HCV）蛋白酶抑制剂的相互作用进行了警告。HIV 蛋白酶抑制剂是治疗 HIV 感染的抗病毒药物，包括洛匹那韦、达芦那韦、沙奎那韦、阿扎那韦、利托那韦等。HCV 蛋白酶抑制剂是用于治疗丙型肝炎感染的抗病毒药物，包括波普瑞韦（boceprevir）和替拉瑞韦（telaprevir）。这两类药品均为 CYP3A4 抑制剂，合并使用可能增加他汀类的血药浓度，并增加肌肉损伤的风险。

（3）药物的使用　用药不合理导致的药源性疾病常见以下几个方面：①对患者的既往史、过敏史、药品不良反应史和遗传缺陷了解不充分；②联合用药不合理；③未充分评估患者的机体和疾病状态；④滥用药物；⑤误用药物；⑥超适应证、超途径给药等。

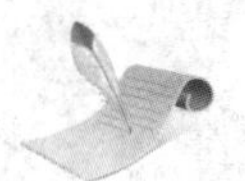

三、药源性疾病的诊断与处理原则

（一）药源性疾病的诊断

药源性疾病是指在药物预防、诊断、治疗疾病过程中，因药物本身的作用，药物之间的相互作用及药物的不合理使用，导致患者身体组织或器官发生功能性或器质性损害而出现的各种异常状态。药源性疾病的诊断是临床进行治疗的基础，由于药源性疾病通常是在原有疾病的治疗过程中发生的，因而很容易将药源性疾病误判为原有疾病的加重或并发症；其次，药源性疾病对机体脏器的损害和疾病的病理表现并无明显的特异性；最后临床治疗疾病过程中合并使用的药物较多，很难判断发生药源性疾病究竟和哪个药物相关，是否必然相关，因此至今没有确定的诊断标准。药源性疾病通常为排除性诊断，首先排除因疾病加重因素或者本次住院的主要原因非原有疾病史，通过对近期脏器损伤的原因分析、论证，确定其关键病因是药源性损害。

对药源性疾病的诊断，首先需要充分了解患者的用药史、既往史、药物过敏史等。详查病例用药史的工作很繁重，除了耗费大量时间，常常需要反复问询、核查具体的用药情况，查阅病历及所有药物。其次，用药时间与药源性疾病发病时间的先后顺序对于诊断具有重要意义，疾病症状是否因服药而加重，因减量或停药而减轻成为诊断药源性疾病的有力证据。不同药源性疾病的潜伏期也不同，例如青霉素用药后5分钟内即可发生过敏性休克，而药源性肝损伤和药源性肾损伤多发生于长期用药后。最后，结合患者的病史、肝肾功能状态、临床表现、病理学检查和生化检验等资料，确定致病药物，停用或换用其他药物。停药后密切观察患者的症状，如若症状缓解或消失，表明药源性疾病的诊断是正确的。

（二）药源性疾病的处理原则

当疾病被诊断为药源性疾病时，处理方案原则上首选停用可疑药物，多数患者在停用相关药物后症状得以自行缓解或痊愈；对于症状较重需要干预的患者，可采用催吐、利尿、血液透析等方法加速药物的排泄，也可利用药物的拮抗剂来降低可疑药物对机体的损伤。例如，鱼精蛋白能与肝素结合使肝素失去抗凝作用；维生素 K_1 可拮抗华法林的抗凝作用，进而拮抗肝素和华法林过量而引起的出血。对于青霉素或紫杉醇引起的过敏性休克，要及时使用肾上腺素治疗。对于化疗药物引起的呕吐、恶心等症状也要积极对症处理，原则上应尽量简化治疗措施，避免加重药源性疾病。

四、药源性疾病的临床药学监护

临床药师参与临床药物治疗可在一定程度上有效规避药品不良反应的发生，保证了患者用药的安全性和有效性。医师更多地将工作重点放在疾病的诊治上，而对不良反应关注相对较少，对药品不良反应和所致的药源性疾病，常常认定为是疾病的进展。临床药师对药品不良反应和药源性疾病、药物相互作用等更敏感，为了减少药源性疾病的发生，降低药源性疾病对患者的损害，保障患者用药安全，临床药师开展药学监护显得尤为重要。临床实践过程中需要注意：①仔细询问患者的食物、药物过敏史和药品不良反应史。②确认处方药物的名称和诊断一致，避免用药错误的发生。③确认患者用药有明确适应证，排除禁忌证，并根据药效学和药代动力学特点，制定合理的用药方案包括药物剂量、药物频次、给药途径、溶媒、滴速及疗程

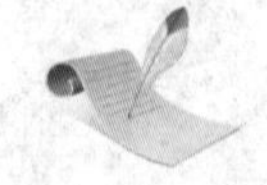

等。尤其是对肝功能不全、肾功能不全、妊娠期或哺乳期妇女、老年人和婴幼儿等特殊人群，需要制定个体化用药方案。④治疗过程中做好用药监护，如长期服用抗结核药的患者要定期检查肝功能，对治疗窗较窄的药物如地高辛、氨茶碱等进行血药浓度监测，保证用药安全。⑤重点审核药物之间的相互作用，尤其是用药品种较多、肝肾功能不全的患者，联用药物更需要关注不良反应的发生。⑥对可疑的药源性疾病，应根据患者的病情选择及时停药或换药、加强可疑药物的排泄、使用拮抗剂对症处理，同时密切观察停药后患者症状是否减轻，来证实是否为药源性疾病。告知患者引起药源性疾病的药物名称，避免患者再次使用。

药源性疾病发病机制复杂，诊断困难，对机体损伤较大，甚至单一药物可累及多种组织器官，形成多组织器官损害，这为药源性疾病的防控带来极大挑战。目前，新药在上市之前开展系统的安全性研究，一定程度上可以有效防控药源性疾病的发生；对于药物的特异质反应常常在上市前难以发现，因此建立药物安全性评价体系和上报系统，加强上市后的临床风险监测是解决其临床用药风险的有效途径。目前我国多数中药特别是中成药的安全性研究较缺乏，对于中药（包括传统汤剂、中成药等）不良反应监测、中药和西药之间的相互作用等研究亟待开展。由此看来，基于临床安全用药和合理用药工作的药源性疾病的防控，任重而道远。

第二节　药物警戒

一、药害事件与药物警戒的概念

药害事件（medication misadventure）是一个广泛的概念，泛指任何与药物有关的医源性灾害或事件，包括药品不良事件（ADE）、药品不良反应（ADR）、用药错误（medication errors，ME）和药品质量事件（drug quality accident，DQA）。它们共同构成了药品安全性监测范围（图 11－1）。其中 ADR 属于 ADE 的范畴，ME 和 ADE 是有相互重叠的部分，都属于药害事件的子集。ADE、ADR 和 ME 三者有一定的相关性，任何由药物导致的机体损伤事件均定义为 ADE，包括 ADR。另外，ME 是指任何由于药物使用不当而导致机体损伤的可预防性事件。

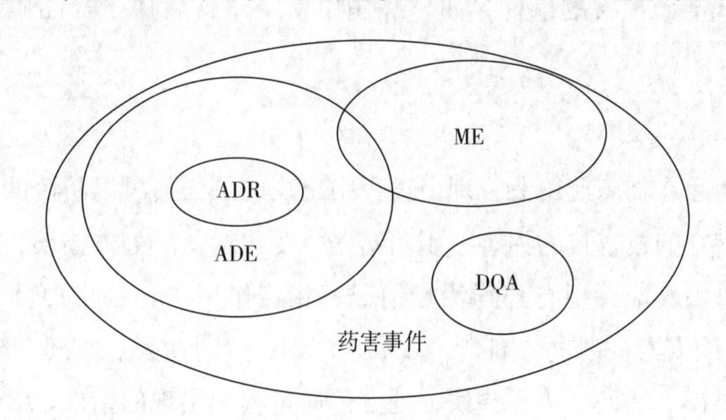

图 11－1　药品安全性监测范围逻辑图

药物警戒是指“发现、评价、理解和预防不良反应或其他任何可能与药物、医疗有关问题的科学研究与活动”。药物警戒概念的首次提出是 1974 年，药物警戒最初的范畴是以药品不良反应为主的监测。ADR 是药物警戒的重要内容，但是药物警戒又不单指 ADR，还包括药品质量事件存在的风险，以及不合理用药导致的 ME 的监测。药物警戒贯穿于药物的研发、审批、

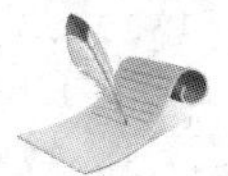

上市的整个生命周期。在药物警戒不断发展的过程中其范围也在不断地扩展，主要包括 ADR 监测和上市后药物的再评价。我国的药物警戒是在 ADR 监测系统基础上建立起来的，因此加快完善我国 ADR 监测体系法律法规的制定，积极发布 ADR 上报信息和管理办法，才能逐步完善药物警戒体系。

二、药害事件的分类

药品是把双刃剑，既可以防治疾病，也可以导致疾病的发生，甚至死亡。药害事件只是冰山一角，用药安全值得持续关注，加强用药安全性监测是促进临床用药安全十分重要的方面。根据药物在疾病预防、诊断、治疗过程中可能发生的环节，药害事件主要包括以下三种类型：药品不良反应事件、药品质量事件和用药错误。

（一）药品不良反应事件

药品不良反应指合格药品在正常用法用量下出现的与用药目的无关的或意外的有害反应。ADR 主要包括：副作用、毒性作用、后遗效应、继发反应、变态反应、特异质反应、药物依赖性、致癌、致突变、致畸作用等。新的药品不良反应是指药品说明书中未载明的不良反应。说明书中已有描述，但不良反应发生的性质、程度、后果或者频率与说明书描述不一致或者更严重的，按照新的药品不良反应处理。严重的药品不良反应是指因使用药品引起以下损害情形之一的反应：①导致死亡；②危及生命；③致癌、致畸、致出生缺陷；④导致显著的或者永久的人体伤残或者器官功能的损伤；⑤导致住院或者住院时间延长；⑥导致其他重要医学事件，如不进行治疗可能出现上述所列情况的。例如，反应停（沙利度胺）与先天性海豹肢事件、妊娠期妇女服用己烯雌酚与下一代少女阴道腺癌事件等都属于不良反应事件。

（二）药品质量事件

药品质量事件指药品使用各环节因药品质量问题而发生的危及患者人身安全或导致损失的事件。药品损害事件由于药品质量不符合国家药品标准造成的对患者的损害。例如因药品质量问题（假药、劣药）导致损害的事件，如“亮菌甲素”事件就属于药品质量问题导致的药害事件。

（三）用药错误

用药错误是指药品在临床使用及管理全过程中出现的、任何可以防范的用药疏失，这些疏失可导致患者发生潜在的或直接的损害。用药错误主要包括：①处方错误，药物选择基于适应证、禁忌证、已知过敏反应、现有药物治疗情况、相互作用（包括中西药及食物药物相互作用）、重复给药及其他因素，剂量、剂型、数量、疗程，给药途径、时间、频次、速率，溶媒、浓度，处方潦草等错误。②处方传递错误，处方传递过程中出现的错误。③药品调剂与分发错误，例如，阿糖腺苷误处方为阿糖胞苷；新生儿水合氯醛过量事件；胰岛素过敏者注射鱼精蛋白致过敏性休克死亡事件等。

三、药害事件的病因探索方法

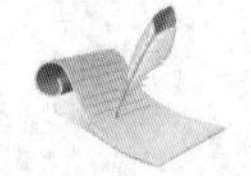

目前用于药害事件的病因探索方法主要有以下几种。

（一）被动监测

被动监测包括自愿报告和病例组报告两种形式。自愿报告即医务人员、其他专业人员或消费者自愿地向国家或地区的药物警戒中心、国家管理机构或制药企业报告药品不良反应事件或反应，是上市药品 ADR 监测最常见的形式，其监测范围广，时间长，可尽早发现潜在的 ADR 信号，特别是在发现罕见 ADR 方面，是唯一可行的方式。但是，此方法也有其局限性，如漏报，不能计算 ADR 的发生率，报告主观性强，导致过度归因或低归因，资料不全等。病例组报告可用来确定某种不良反应在临床试验大的人群中是否出现：在一定条件下，对不良反应的发生率做定量评估，提供某类暴露的疾病描述或是某类疾病的暴露调查。

为了鼓励医务人员及其他专业人员报告不良反应，有时会在某些部门（如医院），在某段时间内对某些新药采用促进报告的方法，即强化报告。如不良事件的在线报告，或是根据预先设计的方法从管理方面激励不良事件的报告等。尽管此方法能促进报告，但仍是一种自愿报告，不能摆脱被动监测的局限性，不能计算 ADR 发生率。

（二）主动监测

主动监测通过不断执行事前设计的方案，寻求完整的确定不良事件的数目。因此，与被动监测相比，主动监测更有利于获得多样性数据。主动监测包括以下方法：①定点监测，是指在一定时间、一定范围内对某医院或某地区内所发生的 ADR 及药物利用做详细记录，以计算 ADR 的发生率，并探讨 ADR 的风险因素，资料详尽，数据准确可靠。其主要缺点是病例数少，数据代表性较差，缺乏连续性，且费用较高。②处方事件监测，是根据处方或医疗保险资料确定患者，然后在预定的时间间隔内向每一处方医师或患者发出调查表，获取其转归的资料。该方法可从医师或患者那里获得大的不良事件资料，但缺点是医师和患者的应答率低，收集的数据分散，且可能掩盖主要的信号。③登记，即把出现某相同特点的患者列成清单，然后通过标准问卷前瞻性地收集与这些特点相关的组资料。根据患者特点，可分为药物暴露登记（即研究某种药物对使用人群的影响）和疾病登记，如血液恶病质、严重皮肤反应、先天性畸形等疾病的登记。

（三）药物流行病学研究

药物流行病学研究方法包括描述性研究法、分析性研究法和试验性研究法。

1. 描述性研究法　属观察性研究，是流行病学研究的基础步骤，通过对疾病和健康状况在时间、地点、人群方面的基本分布特征的描述得到病因假设，为开展分析性研究提供病因线索，主要用于提出假设。描述性研究法包括疾病的自然史、药物应用研究、横断面研究等。

2. 分析性研究法　也是一种观察性研究，即用传统的流行病学方法对药品不良事件做出评价，用于检验假设。分析性方法有病例对照研究和队列研究。病例对照研究是选择患有某种疾病的组人群和未患疾病的组人群为研究对象，研究病例组和对照组的既往暴露状况。应用病例对照研究可以识别和确认不良事件的风险因素。队列研究是选择使用某一药品的患者和不使用该药的患者为研究对象，通过对其持续跟踪，观察疾病的发生。应用队列研究可以计算不良事件的发生率和相对风险度。

3. 试验性研究法　是按照随机分配的原则将研究人群分为试验组和对照组，试验组使用某一试验药物，而对照组使用另一种未知疗效的药物或安慰剂或空白对照，对比药物的临床效应或不良反应。主要是通过试验方法来验证假设。选用何种药物警戒方法，依据问题是已发现

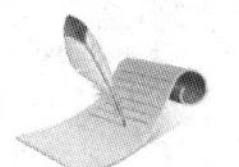

的，还是可能存在的或仅是资料遗漏的问题，同时参考下一步研究的主要目标是检测信号、评价信号还是论证安全性。

第三节　药源性疾病与药物警戒研究实例

一、苯溴马隆与肝损害事件的风险评估

（一）背景资料

苯溴马隆是促尿酸排泄药，通过抑制肾小管对尿酸的重吸收，从而降低血中尿酸浓度。临床上主要用于原发性和继发性高尿酸血症、各种原因引起的痛风以及痛风性关节炎非急性发作期的治疗，在风湿免疫科、内分泌科、肾内科等应用较广泛，在2013版的《高尿酸血症和痛风治疗中国专家共识》中被推荐使用。2004年1月1日至2013年12月31日，国家药品不良反应监测数据库中收到苯溴马隆药品不良反应/事件报告533例，不良反应/事件主要为胃肠系统损害、皮肤及其附件损害、全身性损害、肝胆系统损害、泌尿系统损害等。

（二）病例资料

苯溴马隆的副作用主要表现为胃肠道损害和因其作用机制导致的尿管结石。苯溴马隆的严重不良反应中肝损害问题比较突出，可引起暴发性肝炎或肝衰竭（fulminant hepatitis/fulminant hepatic failure）。暴发性肝衰竭一般是指大量肝细胞坏死或任何其他突然的原因引起严重的肝功能损害的一个临床综合征。临床上以肝性脑病、呼吸衰竭、肾功能衰竭、电解质平衡失调、出血倾向为其主要表现，一般认为在服药2个月以上出现，诊断可依据临床上有黄疸、肝脏缩小及脑病表现，生化检查有高胆红素血症、转氨酶活力升高、凝血酶原和凝血因子V等凝血因子的极度降低等。由于该疾病一旦发生，患者可在1~2天内迅速发生昏迷，治疗效果差，病死率极高。

相关病例报告情况：①严重病例，苯溴马隆严重药品不良反应/事件报告23例，占该药品整体报告的4.31%，不良反应主要表现为肝功能异常8例次，肝细胞损害3例次，肾功能损害3例次等。②肝损害病例，533例报告中涉及肝损害报告28例（占5.25%），不良反应表现主要为肝功能异常14例次、肝细胞损害9例次，肝酶升高2例次、肝炎2例次、谷丙转氨酶升高2例次、谷草转氨酶升高1例次、肝区疼痛1例次。肝损害程度：根据国家药品不良反应监测中心制定的肝损害药品不良反应判定评价标准（轻度肝损害：ALT异常伴$1 \times ULN < TB \leq 5 \times ULN$，患者无症状或仅有轻微症状；重度肝损害：$ALT \geq 10 \times ULN$，伴$5 \times ULN < TB \leq 10 \times ULN$，患者出现明显肝损害症状和体征），对28例肝损害病例进行了分类，轻度肝损害16例，重度肝损害3例，无法分级的9例，无肝衰竭病例。

（三）苯溴马隆肝毒性事件的风险评估

虽然到目前为止，有关苯溴马隆可能会引起严重肝损伤的药害事件均为个案报告，但是由于该不良反应的严重性以及报告来源的多样性，因此这些病例可以为药品警戒提供重要证据。药品监管部门、临床医师、药师应高度重视，并采取相应措施，以保证用药者生命安全。

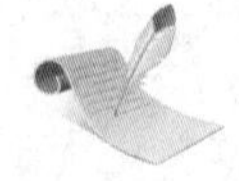

2014 年 12 月 31 日，国家食品药品监督管理总局发表了苯溴马隆药物警戒，给医护人员的建议：①在使用苯溴马隆时，应从低剂量开始；治疗期间定期进行肝功能检查；避免同其他具有肝毒性的药物合用，减少严重不良反应的发生。②患者用药期间，应注意肝损害的症状和体征，如出现食欲不振、恶心、呕吐、全身倦怠感、腹痛、腹泻、发热、尿路感染、眼球结膜黄染等，应及时就诊，必要时检查肝功能并进行相应治疗。③药品生产企业加强药品不良反应监测和临床安全用药的宣传，确保产品的安全性信息及时传达给患者和医生。

二、依那普利的处方事件监测

（一）依那普利的处方事件监测概述

依那普利是血管紧张素转换酶抑制剂，口服后在体内水解成依那普利拉，对血管紧张素转换酶起强烈抑制作用，降低血管紧张素Ⅱ的含量，造成全身血管舒张，血压下降。因此，该药可用于治疗各种类型的高血压。由于依那普利治疗效果优于卡托普利，不良反应又较轻，故使用日益广泛，成为高血压治疗的首选药。

1985 年 4 月，依那普利马来酸盐在英国首次上市，Inman 等采用了药物安全研究处（Drug Safety Research Unit，DSRU）开发的处方事件监测法，对依那普利上市后安全性进行了处方事件监测研究。

监测结果与分析：在 13713 个处方中共计有 19504 个事件被记录，在有精确治疗记录的 12543 例患者中，有 13151 个事件发生在治疗期间内，2128 件是在治疗之后发生。有 2079 个事件发生第一个处方后的 13 个月，还有 2146 个事件没有精确的处方记录日期或事件发生日期。主要事件为眩晕、持续性干咳和头痛。少见的反应有血管性水肿、荨麻疹和肌肉痉挛。

总共有 1098 人死亡，死亡率为 8%。有 123 例死亡原因未确定，其中 16 例因为医生未回答，37 例为家庭医生委员会未回答，26 例没有追踪记录，42 例没有给出需要的信息以及还有 2 例死于国外。最终显示死亡原因与治疗有关的为 975 例，其中死亡原因被家庭医师委员会证实的为 913 例。975 例死亡病例中，有 434 例（45%）发生在治疗期间内，治疗停止后死亡的 243 例（25%）。治疗 1 个月内和一个月后平均死亡率分别 3.7‰和 7.1‰。死亡原因分析发现，因充血性心力衰竭死亡占主导地位。但在 75 例因肾衰竭死亡病例中，有 10 例可能与依那普利有关。为了明确产生风险的诱发因素，研究团队做了进一步调查分析。

（二）风险诱因的进一步调查

根据前面的处方事件监测研究发现，依那普利可能导致患者肾衰竭而引起死亡。进一步分析 75 例肾衰竭死亡的病例资料发现，他们有明显的尿素或肌酐浓度增加，比治疗前高出 50% 以上，有 10 例肾功能衰竭死亡的病例可归因于依那普利。这些死亡病例具有一些重要特征，包括老年人、高剂量用药以及存在肾疾病病史。总之，依那普利很少导致实质性肾功能下降，但是对于某些“脆弱”的患者，特别是那些接受已知对肾功能产生不利影响的其他药物患者，要注意这些患者的特点和他们伴随的治疗，可以减少依那普利的风险。

总之，应用处方事件监测方法，可以有效地进行新药上市后不良事件监测。其最大的优点是避免了普通临床试验中的选择性偏倚，收集的信息是基于人群资料，具有很好的代表性。

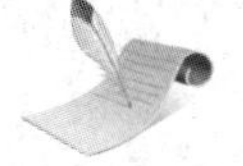

三、磺胺酏剂与肾衰竭事件

（一）背景资料

1937 年美国发生了磺胺酏剂（含二甘醇）致死事件。与二甘醇有关的致死事件最早发生在 20 世纪 30 年代，1935 年药学家们发现磺胺类药物的抗菌作用，很快各种磺胺片剂、胶囊剂相继问世。1937 年美国 Massengill 公司的主任药师瓦特金斯（Harold Watkins）为使小儿服用方便使用二甘醇（diethylene glycol）代替乙醇作溶媒，配制色、香、味俱全的口服液体制剂，称为磺胺酏剂（elixir sulfanilamide）。该制剂含：氨基苯磺酰胺 10%、二甘醇 72%。Massengill 公司未进行动物实验，就将药品投入市场，用于治疗感染性疾病。1937 年 10 月，美国 FDA 收到塔尔萨市的病例报告，调查组调查结果发现，在 4 周内 353 人曾经服用磺胺酏剂，文献记载有 107 人死亡，病死率为 30%，其中 34 例儿童，71 例成人，致死剂量：儿童平均为 53ml（相当于二甘醇 38g），成人平均为 99ml（相当于二甘醇 71g）。发病到死亡的时间为 2～22 天，平均 9.4 天。起初以为是磺胺类药物引起，在分析了磺胺酏剂的成分并进行毒理实验后，发现引起该事件的原因是磺胺酏剂所含有的二甘醇。这起含有二甘醇的磺胺酏剂中毒事件已成为 20 世纪影响最大的药害事件之一。

同类型的药害事件在之后不断上演。1990 年发生了两起二甘醇药害事件。1990 年尼日利亚的一家医院，47 例 6～23 个月龄的婴儿突发肾衰竭造成死亡。因为这些婴儿在发病前都服用了对乙酰氨基酚糖浆治疗上呼吸道感染和疟疾。经调查证实，当地药房自制该种退热糖浆时，用二甘醇代替丙二醇。另一起是孟加拉国达卡地区的一家医院中儿童肾衰竭患者突然增多，共收治 429 例，其中 339 例原因不明。经过调查，大多数儿童都服用了对乙酰氨基酚酏剂。其原因是在对乙酰氨基酚酏剂的生产过程中使用了廉价的二甘醇代替丙二醇。这是二甘醇引起的药害事件中死亡人数最多的一次。2006 年 4 月我国广州中山大学附属第三医院传染科发现 6 名肝病患者均出现无尿症状。其中 2 例肾穿病理活检结果显示为肾小管间质性肾炎伴急性肾小管坏死，提示为毒性肾损害。经调查发现，这些患者都曾使用过亮菌甲素注射液，也是亮菌甲素注射液中使用二甘醇代替溶媒丙二醇所致。

（二）二甘醇致肝肾损害事件的表现与诊断

二甘醇（diethylene glycol，DEG）系统命名为 2-羟基乙基醚，又称一缩二乙二醇、乙二醇醚、二乙二醇醚等。二甘醇为无色、无臭、透明、吸湿性的黏稠液体，有着辛辣的甜味，无腐蚀性，低毒。二甘醇是一种重要的化工原料，用于制备增塑剂，亦用作萃取剂、干燥剂、保温剂、柔软剂和溶剂等。由于二甘醇的售价比外观近似的药用辅料丙二醇及甘油便宜，因此有人以二甘醇冒充丙二醇或甘油出售，许多中毒事故由此而引起。从动物实验数据看，二甘醇急性毒性并不大，但实际临床观察有很强的肾毒性。二甘醇进入体内后，可迅速分布到各个器官，其中肾脏浓度最高。大部分二甘醇以原型从尿中排出，但是部分二甘醇能在醇脱氢酶的作用下氧化成 2-羟基乙氧基-乙醛，然后在全脱氢酶作用下氧化成 2-羟基乙氧基-乙酸。有实验报告认为草酸是二甘醇的降解产物，并提出草酸钙可引起继发病变。二甘醇中毒的主要表现是肾衰竭、肝损害和中枢神经系统损害。中毒早期的症状有呕吐、腹泻、发热，随着消化道症状加重，患者可表现出脱水，继之出现腰痛、少尿等急性肾衰竭表现。许多患者还有明显的肝功能异常、心动过速、呼吸性酸中毒、血压升高或休克，少数可并发胰腺炎。二甘醇对中枢神经

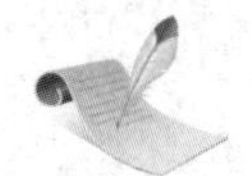

系统有抑制作用，晚期损害常表现为昏迷和癫痫样抽搐。实验室检查主要有肌酐和尿素氮升高、高血钾、低血糖、贫血、白细胞升高等。

（三）二甘醇致肝肾损害事件的风险评估

通过巴拿马老年人急性肾功能衰竭与止咳糖浆的病例对照研究进行风险评估。2006 年 9 月，在巴拿马发现有大量的老年患者出现原因不明的急性肾功能衰竭并伴有严重神经功能障碍，在 21 名病例中有 12 人死亡。随即巴拿马卫生部请求美国疾病预防控制中心（Centers for Disease Control，CDC）协助调查事件发生的原因。2006 年 10 月，CDC 实施一项病例对照研究，病例组为在 2006 年 8 月或之后出现明显的病因不明急性肾损伤的患者，对照组为与病例来自相同医院，排除肾损伤因其他原因住院的患者，并按照年龄和入院时间进行匹配。共有 42 例患者符合病例定义作为病例组，140 名患者作为对照组进行了病例对照研究。研究对象的年龄中位数为 68 岁，其中男性占 64%。控制了高血压史、肾病病史和血管紧张素转换酶抑制剂后，口服止咳糖浆与肾损伤存在有意义关联，调整后的 OR 值为 31.0（95% CI：6.93 ~ 138）。实验室分析证明在患者的尿液样品中检测到了二甘醇，在止咳糖浆样品中含有 8% 的二甘醇。由此可见，由于止咳糖浆被工业原料二甘醇污染导致了急性肾功能衰竭事件。

据统计，因为药品中污染二甘醇的药品质量问题所导致药害事件至少有 13 次。如何杜绝类似事件再次发生，需要政府药品监管部门加大药品安全管理。制药企业应重视其社会责任，从药品生产质量、注册审批、流通秩序、药品不良反应报告等全方位实施有效的风险管理措施，才能防止类似事件再度发生。

四、左旋咪唑上市后安全性再评价与风险管理

（一）左旋咪唑上市后有效性与安全性

盐酸左旋咪唑（levamisole hydrochloride，LMS）具有广谱杀灭（驱除）寄生虫和激活免疫功能的作用，曾被世界卫生组织和我国卫生行政主管部门认定或推荐为治疗蛔虫病和钩虫病的药物。LMS 由比利时杨森公司首先研制开发。1966 年开始应用于驱肠道蛔虫、蛲虫和钩虫等治疗。随着 LMS 在临床上的广泛使用，其治疗效果也被普遍认同，曾被世界卫生组织（WHO）和我国卫生行政主管部门制订的基本药物目录遴选为抗肠道寄生虫病的基本药物。1971 年人们又发现 LMS 具有激活人体免疫反应的能力。我国生产的盐酸左旋咪唑于 1982 年上市，取代被淘汰的四咪唑，主要用于肠道驱虫治疗，少部分用于免疫增强治疗，临床使用普遍。

然而随着其应用日益广泛，国内外文献陆续报道了该药可引起人体多个系统的严重不良反应，综合多年的临床病例报告，温州医学院郑荣远教授等于 1985 年最早报道了“左旋咪唑引起脑炎综合征”，随后十多年，又连续收集了国内外有关该药的药物警戒信号，即该药引起人体多个系统的严重不良事件的病例资料，如脑炎综合征（急性脱髓鞘脑炎或称变态反应性白质脑病）、粒细胞减少、严重药疹，致残，甚至致死等。原国家食品药品监督管理总局药品评价中心针对咪唑类驱虫药临床应用的安全性问题，需要实施安全性监管，首先必须要进行全面的上市后安全性再评价，并委托郑荣远教授的研究小组领衔咪唑类驱虫药（LMS、阿苯达唑、甲苯咪唑等）上市后安全性再评价的文献调查研究计划。

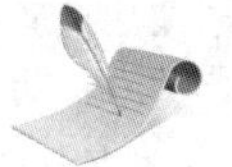

（二）完成LMS上市后安全性再评价计划，系统评价LMS的用药风险

再评价发现LMS的严重ADR涉及多个系统，有潜在急性脱髓鞘脑病的发生风险，LMS上市20年后才发现潜在安全性隐患，其严重ADR主要涉及神经系统，可能产生致残、致死的严重后果。虽然该病发生率低，但是LMS使用面广，用药人数多，受害人数相应较多，危害较大。这些药物警戒研究信息曾受到我国药品监督管理部门的高度重视，也曾引起用药人群及我国社会舆论界的普遍关注。

1. LMS严重ADR的特点与用药风险 ①严重ADR涉及全身多个系统与器管：如神经、血液、心脏、皮肤、消化等。中国共收集LMS不良反应有效病例602例，以神经系统损害最多见，占97.00%（主要表现为脑炎综合征/脱髓鞘脑病，占94.51%）。血液损害居其次，占0.08%，皮肤损害居第三位。②严重ADR类型多样化：可能属于A类反应：粒细胞缺乏症，与剂量呈正相关，多发生于长疗程、高剂量服用LMS过程中。可能属于B类的反应：脑病、视神经炎等，发生率低，与剂量无关，在常规药物筛选过程中也不易发现，一旦发生常很严重，多发生于具有过敏体质或特异体质的患者。可能属于H类反应：如严重药疹等，主要涉及机体的免疫应答过程。③潜伏期长短取决于严重ADR的种类：脑炎综合征/脱髓鞘脑病多在3~32天左右发生，血液系统损害多在连续用药后数月甚或半年内发生，这两种严重ADR都属于迟发型免疫变态反应。④女性易感性较高：据国内外部分病例报告文献记载，LMS的严重ADR病例男：女性别比为1∶1.3，认为女性更易受LMS的损伤。据中国前瞻性队列研究结果：LMS致脑炎综合征的归因危险度（attributable risk，AR）：45.8/10万，女性AR：93.8/10万，佐证女性易感性高于男性。⑤青年多见：中国资料平均32.05岁，主要来源于成年人寄生虫病的治疗用药；国外36例中，平均34.53岁。在儿童，多发生在治疗肾病综合征的过程中：在老年人，多发生在恶性肿瘤化疗过程中，以脑炎/脱髓鞘脑病为主。

2. 中国LMS所致脑炎综合征的特点 不同咪唑类驱虫药引起脱髓鞘性白质脑病的临床表现特点相同。根据202例临床资料记载，LMS性脱髓鞘性白质脑病的临床特征如下。①病前有咪唑类驱虫药（LMS）服用史，潜伏期2~4周。②部分病例服药当天或次日出现LMS速发的严重ADRs：如头痛、恶心、发热及四肢无力等流感综合征，或风疹块样皮疹等。持续1~7天后消失。③脑炎综合征呈急性或亚急性起病。症状出现后2~6周内到达高峰期。④脑炎的临床主要症状体征：早期，无感染性发热，精神障碍突出；进展期，神经障碍弥漫多灶。⑤辅助检查：脑电图检查，中至重度异常达90%以上，以慢波为主；脑脊液检查，半数病例正常或呈轻度炎症改变及IgG增高；CT检查，脑部呈广泛片状或斑块状多病灶低密度阴影；MRI检查，脑白质多病灶信号异常，多呈类圆形，长TIW、长T2W；脑活检，光镜病理显示病灶区炎症细胞浸润和脱髓鞘两大改变，电镜显示神经髓鞘崩解、断离、脱失。具有多灶炎性脱髓鞘性白质脑病（或变态反应性脑炎）的病理特征。⑥临床类型：有精神异常型、偏瘫型、昏迷型、假瘤型、良性颅压增高型。⑦急性期采用肾上腺皮质激素等专科综合治疗措施有肯定的疗效。治愈率78.0%，好转率10.0%。⑧单相自限性病程，总病程3~6个月左右。⑨重复使用该类药物可导致该脑病再发（第二、三次），再发比例8.4%。再发脑病的临床表现与初发脑病的相似。⑩预后：远期康复较好，病残率14.5%，病死率7.5%。

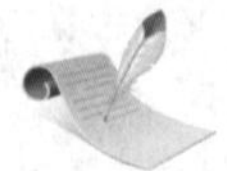

3. LMS致脑炎综合征的病前暴露因素分析，排查用药风险 据温州市193例脑炎综合征的暴露因素调查，发现用药风险来自：①接受游医驱虫宣传，75.5%患者自行购买驱虫药来自

江湖游医之手（经鉴定认证为 LMS），服用之后患上该脑炎综合征。②中青年女性易感性最高。发病年龄的中位数 35 岁，16～44 岁占 91.1%。男女比 0.65。高颅压型 14 例全是女性。③暴露后的作用：23.9% 病例有驱虫效果，其余的均未见排出现象，用药风险可能与驱虫的药理作用无联系。④暴露后的副作用：速发不良反应发生率 56.7%，其他迟发不良反应发生率 8.9%。如肝炎样反应 4.7%、血液病样反应 2.2%、粒细胞缺乏、粒细胞减少、血小板减少性紫癜和口腔溃烂等，用药风险与药品过敏反应有联系。⑤用药目的：90% 驱虫，其余作为免疫增强剂治疗脱发、面扁平疣、变应性亚败血症、慢性气管炎、肠道溃疡病、类风湿关节炎、肾病综合征等。⑥再次无意识地重复服用驱虫药将再度激发脑炎综合征：长期跟踪 202 例确诊的驱虫药性脑病，发现有 17 例在治愈若干时间后，患者又自行服用该类驱虫药，则再次发生第 2 次（16 例）和第 3 次（1 例）脑病。再激发"阳性"率 100%。⑦发病与 LMS 的用法和总剂量无相关性。所有病例服用的是常规剂量（总量 150～300mg）和用法（分 1～2 次），口服或皮肤涂抹。无超量或累积中毒的可能。⑧采用晚间空腹和翌晨空腹单独投药，无联用，亦无任何食物伴随，可排除药物或食物的相互作用。

（三）左旋咪唑上市后安全监管措施的建议与实施风险管理

1. 警戒通报　根据 2004 年 4 月北京市召开"左旋咪唑临床应用安全性问题"的专题论证会收集的有关"咪唑类驱虫药引发人体严重不良反应"的药物警戒信息。同年 5 月，原国家食品药品监督管理局安全监管司协调国家药品不良反应监测中心和国家药品评价中心联合发布了第六期《药品不良反应信息通报》，同时在新闻媒体上同步公开发布了《左旋咪唑等咪唑类驱虫药与脑炎综合征》的国家药品监管信息，首次在全国范围内通报了"左旋咪唑、阿苯达唑、甲苯咪唑等咪唑类驱虫药引起脑炎综合征的概况"。在之后，我国药政管理部门采纳了有关 LMS 上市后安全监管措施建议，调整药品监管措施，对 LMS 的临床应用，实施了风险管理的相应措施。

2. 强制修改药品说明书　要求制药企业修改该药的说明书。其说明书警告栏中必须注明"可能发生严重不良反应"，尤其是"可能发生脑炎综合征"。"应用此药时，必须在医师指导下使用"。

3. 重新划归处方药管理　将原本已划归 OTC 管理的 LMS 重新调整为处方药严格管理，仅限于在医师指导下使用，减少滥用和不合理使用。有特异过敏体质或曾有过敏反应史的患者禁用。

4. 将 LMS 从国家基本药物目录中剔除　国家药品监督管理部门再次修订国家基本药物目录时，将 LMS 从新版国家基本药物目录中彻底删除，取缔了"左旋咪唑居抗蠕虫药基本药物目录之榜首"的地位。

5. 保驾群防群治　我国农村人群寄生虫感染率达 60% 以上，以肠道寄生虫感染为主。国家在中小学生或农村人群中推行"群防群治"的防治寄生虫规划。大范围人群用药应避免使用咪唑类驱虫药，以消除安全隐患。因此，建议用药人数超过 1 万人以上的"群防群治"防治规划，必须报告国家药品监督管理部门进行审查批准，杜绝爆发严重 ADR，确保用药者的安全。

6. 临床用药，谨慎选择治疗　肠道寄生虫病时，建议使用非咪唑类驱虫药，如伊维霉素、噻嘧啶等，尽可能不选用 LMS；其他咪唑类药物也应慎用，目前治疗皮肤与内脏幼虫移行症

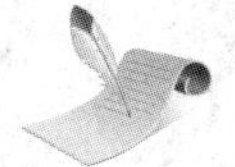

时，国内外仍推荐使用阿苯达唑或伊维霉素（两药的安全性和有效性均优于吡喹酮），如果必须选用阿苯达唑时，剂量不宜过大，疗程不宜过长。制定新版的国家基本药物目录时，可考虑增加伊维霉素、噻嘧啶，逐步取代咪唑类驱虫药物。至于免疫增强治疗，为用药安全起见，尽可能选用其他免疫增强剂来替代 LMS。

7. 提议撤出市场 根据《左旋咪唑上市后安全性再评价文献调查研究报告》内容，LMS 的严重 ADR 主要为中枢神经系统病变，尤其是脑炎综合征/脱髓鞘脑病，多达 94.51%，会导致残疾，甚至死亡。国内已有多起因服用 LMS 治疗发生脑炎综合征导致严重伤残，引发民事医疗纠纷诉讼，给用药患者带来极大的风险与伤害，给社会和家庭造成巨大的经济负担。必须从源头上实施风险管理措施，建议参照美国的做法，将 LMS 撤出市场。临床上若要驱虫治疗或免疫调节治疗，完全可以选用其他驱虫药或免疫调节剂来代替。

五、葛根素注射剂用药风险监测调查

（一）病例基本情况

统计 2000 年至今文献报道的葛根素注射剂致溶血个案共 39 例。其中，男性病例占 29 例，女性病例占 10 例，年龄在 54 ~ 84 岁占 90%，另有 2 例分别为 33 岁、41 岁，2 例不详。39 例患者均属多次用药后致敏，其中死亡 10 例。

39 例资料中，有 7 例报道了致溶血葛根素制剂的生产厂家和批号；有 6 例仅报道了生产厂家。13 例详细报道中涉及 5 个厂家，7 个批号。在已知生产厂家和批号的 7 例报道中，无使用相同厂家相同批号葛根素制剂的情况。39 例患者中，1 例死亡患者联合使用了头孢呋辛，3 例患者分别联合应用丹参注射液、安痛定等；超剂量使用者 1 例（$750mg \cdot d^{-1}$），有磺胺过敏史者 2 例。资料显示头孢菌素类药物可以作为半抗原，使机体产生自身免疫性溶血反应；丹参注射液、安痛定、吡拉西坦等也可能致溶血。因此，在静脉给予葛根素制剂时，应避免与有溶血危险的药物联用；防止超剂量使用；有药物过敏史者，慎用。

提取相关病例，同时进行文献检索，对葛根素和急性血管内溶血两者之间的相关性进行评价，发现葛根素系从豆科植物野葛根或甘葛藤根中提出的一种黄酮苷，为血管扩张药，有扩张冠状动脉和脑血管、降低心肌耗氧量，改善微循环和抗血小板聚集的作用。时间上符合 2 型变态反应；不同适应证存在不同的风险。

（二）葛根素溶血反应的临床表现与诊断

根据 16 例溶血患者资料统计，葛根素注射液致溶血时伴有腰腿关节及全身痛（12 例）、寒战发热（10 例）、头晕乏力（10 例）、面色苍白（4 例）、心悸气短（5 例）、小便浓茶色或酱油色（13 例）、恶心呕吐（I 例）及黄疸（9 例），严重者神志不清（4 例）、休克（3 例）、尿量减少或无尿及肾功能衰竭（8 例）等临床表现。实验室检查多表现为血 RBC（3.58×10^2 ~ 2.11×10^2/L）及 Hb（90 ~ 49g/L）降低、网织红细胞增高（最高 30%，最低 1.6%）；尿蛋白阳性（7 例）、尿胆红素阳性（1 例）、尿潜血阳性（8 例）；进行血液免疫学检查见 IgM 型抗葛根素抗体 4 例。经停用葛根素、及时给予肾上腺皮质激素、血透、输血等积极对症支持治疗后，多数可以痊愈。本组中 14 例痊愈，2 例死亡。

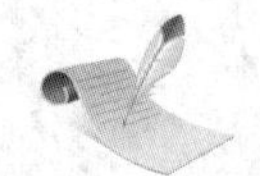

（三）用药风险监测分析

2002 年《药品不良反应信息通报》第 3 期信息通报中首次发布葛根素注射液发生急性血

管内溶血的不良反应；2004 年和 2005 年两次发布《关于修订葛根素注射液说明的通知》；2006 年第 10 期信息通报中再次发布该不良反应。说明书中不良反应项增加“偶见急性血管内溶血：寒战、发热、黄疸、腹痛、尿色加深等”。禁忌项增加“对本药过敏或过敏体质者禁用”。注意事项增加“1. 使用本品者应定期监测胆红素、网织红细胞、血红蛋白及尿常规；2. 出现寒战、发热、黄疸、腰痛、尿色加深等症状者，需立即停药，及时治疗”。

建议临床医生根据《中药注射剂临床使用基本原则》的要求，注意以下问题。

（1）中药注射剂合并用药现象突出，应警惕药物的相互作用。

（2）通过对 2014 年中药注射剂不良反应/事件报告数量排名前 20 位的药品合并用药情况进行分析，其总体报告涉及合并用药的占 42.3%，严重报告涉及合并用药的占 57.0%。以上数据提示单独或联合其他药品使用中药注射剂均可出现不良事件，并且合并用药可能会加大中药注射剂的安全风险。

（3）单独使用中药注射剂，禁忌与其他药品配伍使用。

（4）谨慎联合用药，如确需联合使用其他药品，应考虑药物相互作用以及与中药注射剂的间隔时间、输液容器的清洗等问题。

本章小结

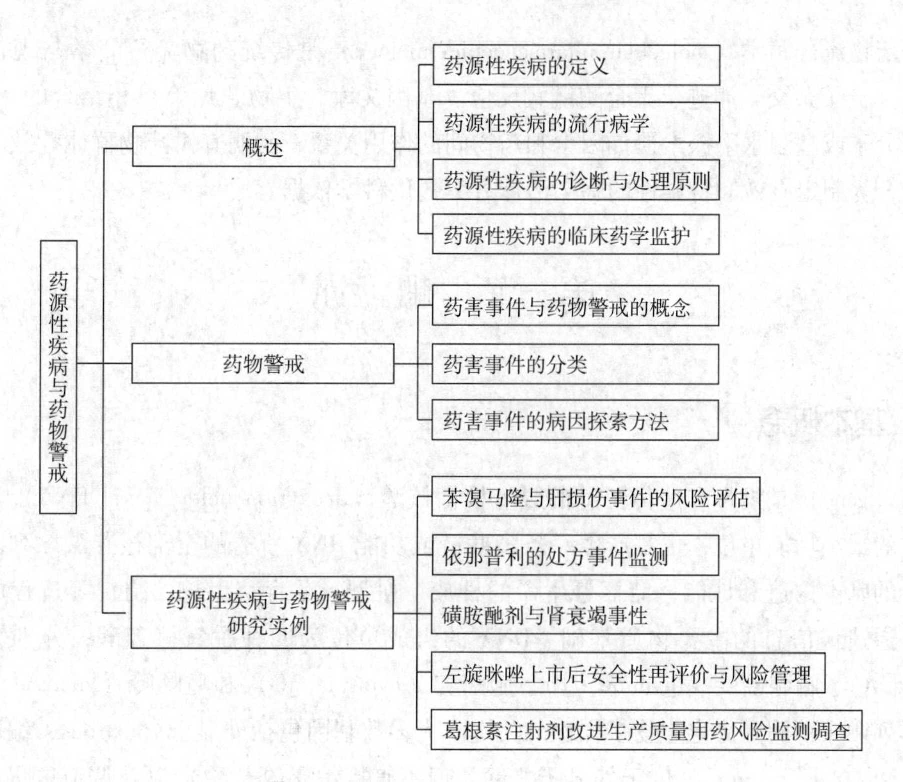

思考题

1. 药源性疾病的概念？

2. 药害事件的病因探索方法有哪些？

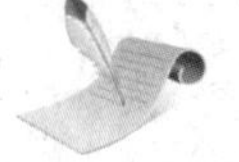

（吕雄文　杨雅茹）

第十二章　分子药物流行病学

教学目标：本章主要介绍分子药物流行病学研究设计与实施的过程以及临床应用。通过对此部分内容的学习，使学生掌握分子药物流行病学的研究方法，了解其临床应用等相关知识。

学习要求

掌握　生物样本的选择与处理方法；分子药物流行病学研究中可以采用的研究方法。

熟悉　基因的选择与检测方法。

了解　样本量估算的方法；分子药物流行病学的临床应用。

分子药物流行病学（molecular pharmacoepidemiology）是传统药物流行病学与现代分子生物学技术（分子杂交、印迹、聚合酶链式反应、基因文库、生物芯片等）相结合的一门科学，主要是从分子或基因水平探索遗传因素和药物间的作用关系，阐明其对药物群体疗效及治疗过程的影响，为制定有效和特异性的临床治疗方案提供科学依据。

第一节　概　述

一、基本概念

基因（gene）是携带有遗传信息的脱氧核糖核酸（deoxyribonucleic acid，DNA）片段，是遗传物质的最小功能单位，也是产生一条多肽链或功能 RNA 所需的全部核苷酸序列。基因支持着生命的基本构造和性能，储存着生命的种族、血型、孕育、生长、凋亡等过程的全部信息，是传递遗传信息的主要物质基础。DNA 的组成单位为四种脱氧核苷酸，分别为腺嘌呤（adenine，A）、胸腺嘧啶（thymine，T）、胞嘧啶（cytosine，C）和鸟嘌呤（guanine，G）。四种碱基排列顺序不同是决定生物多样性的关键。大多数基因包括外显子（extrons，编码蛋白质的序列）、内含子（introns，位于外显子之间，但不直接编码氨基酸）以及调节区（regulatory regions），这些序列通过调控核糖核酸（ribonucleic acid，RNA）的转录和 RNA 的翻译过程决定基因的表达。细胞内所包含的遗传信息以核苷酸序列形式存储。细胞或生物体中，一套完整的单倍体的遗传物质总和称为基因组（genome）。

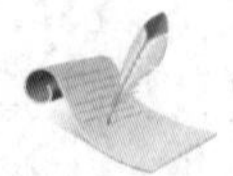

等位基因（allele）一般指位于一对同源染色体的相同位置上控制同一性状不同形态的基因，它可能是出现在染色体某特定位置上的两个或多个基因中的一个。若同源染色体的相同位

点上，存在两种以上的等位基因，便称为复等位基因。基因型（genotype）是控制生物性状的基因位点上特定等位基因的组合，若成对的等位基因中两个成员完全相同，则该个体的基因型为纯合子（homozygote），如 AA；若两个等位基因各不相同，则为杂合子（heterozygote），如 Aa。随着科学技术的进步，人们对基因的表达调控机制有了新的认识，提出基因表型（phenotype）的概念。表型是指生物体个别或少数性状以至全部性状的表现，是基因型和环境条件共同影响的结果。单倍型（haplotype）指在同一染色体上或一定区域内若干个决定同一性状的相关联单核苷酸多态性位点（single nucleotide polymorphisms，SNPs），可以是两个基因座或整条染色体。与统计学疾病频率指标类似，基因在人群中的分布也有相关频率指标。假设人群中某位点上有 n 个等位基因，每个等位基因占该位点上所有等位基因的比例称为该等位基因的等位基因频率（gene frequency），而每种基因型占该位点上所有基因型的比例称为该基因型的基因型频率（genotype frequency）。在一个较大的、随机婚配的人群中，在无迁移、无自然选择、无突变的理想情况下，各种等位基因频率和基因型频率将一直保持不变，符合 Hardy - Weinberg 平衡法则，该法则是群体遗传中最重要的原理，简称 H - W 定律。假设一个位点上有两个等位基因 A 和 a，其等位基因频率分别为 q 和 p，且 $p+q=1$，那在一个随机婚配的群体中，基因型 AA、Aa 和 aa 的基因型频率分别为 p^2、2pq 和 q^2，且 $p^2+2pq+q^2=1$。但上述的理想情况在自然界中是不存在的。群体中不同位点上的等位基因共同出现的频率偏离随机组合的预期，即称为连锁不平衡（linkage disequilibrium，LD），其原理为假定两个紧密连锁的位点各有两个等位基因（A，a；B，b）。那么在同一条染色体上将有四种可能的组合方式，分别为 A - B、A - b、a - B 和 a - b。假定等位基因 A 的频率为 P_a，B 的频率为 P_B，如果不存在 LD（如组成单倍型的等位基因间相互独立，随机组合），单倍型 A - B 的频率应为 $P_A \times P_B$。如果 A 与 B 是相关联的，单倍型 A - B 的频率则应为 $P_a \times P_b + D$，D 是表示两位点间 LD 程度的参数。

基因变异（gene variation），也称遗传变异，是指基因组 DNA 分子发生突然的可遗传的变异。从分子水平上看，基因变异是指基因在结构上发生碱基对组成或排列顺序的改变。基因多态性亦称遗传多态性（genetic polymorphism），是指在一个生物群体中，同时和经常存在两种或多种不连续的变异型或基因型或等位基因。多态性通常分为三大类：DNA 片段长度多态性、DNA 重复序列多态性和 SNPs 的多态性。SNPs 主要是指在基因组水平上由单个核苷酸变异所引起的 DNA 序列多态性，它是人类可遗传变异中最常见的一种，占所有已知多态性 80% 以上，包括颠换（transversion）、转换（transition）、缺失和插入。理论上，每一个 SNP 位点都可能发生 4 种不同的变异形式，但实际上发生的只有转换（同类碱基的置换）或颠换（不同类碱基的置换），二者之比为 2∶1。SNPs 在 CG 序列上出现频率最高，且多是 C 转换为 T，因为 CG 中的胞嘧啶常被甲基化，随后自发地脱氨成为胸腺嘧啶。在基因组 DNA 中，任何碱基都有可能发生变异，因此 SNPs 既有可能在基因编码序列内，也有可能在基因以外的非编码序列上。总的来说，位于编码区内的 SNP（coding SNP，cSNP）比较少，因为外显子内变异率仅是周围序列的 1/5，但它在遗传性疾病研究中却具有重要意义，因此 cSNP 的研究更受关注。从对生物的遗传性状的影响上来看，cSNP 又可分为 2 种，一种是同义 cSNP（synonymous cSNP），即 SNP 所致编码序列的改变并不影响其所翻译蛋白质的氨基酸序列，突变碱基与未突变碱基的含义相同；另一种是非同义 cSNP（non-synonymous cSNP），指碱基序列的改变可使以其为蓝本翻译的蛋白质序列发生改变，从而影响蛋白质的功能，这种改变常是导致生物性状改变的直接原因。

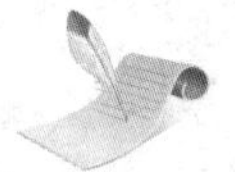

二、药物遗传学、药物基因组学与分子药物流行病学

药物遗传学（pharmacogenetics）又称药理遗传学，是药理学与遗传学相结合发展起来的边缘学科，主要研究机体的遗传因素对药物代谢和药物反应的影响，特别是遗传因素引起的异常药物反应。在临床药物治疗个体化中，药物遗传学的主要研究内容是异常药物反应的遗传基础。单基因遗传在引起药物反应个体差异的多种因素（包括生理状态、性别、年龄、遗传、环境因素等）中，遗传因素起主要作用。遗传因素引起的异常药物反应实质上就是遗传缺陷对药物在机体内代谢过程或对药物效应的影响。许多异常药物反应是由某一种酶缺陷导致的结果，为单基因所控制。例如，抗结核药异烟肼在体内必须先在 *N*-乙酰基转移酶（*N*-acetyltransferase，NAT）的作用下经乙酰化失去活性后才经肾脏排泄，而体内 NAT 缺陷会影响患者对药物代谢的能力，从而出现异常药物反应。

分子药物流行病学，作为药物流行病学应用和发展的一个分支，在流行病学和临床药理学的基础上，应用药物遗传学和药物基因组学，通过在药物治疗过程中对各种微观水平上生物标志物的测量，揭示药物作用机制，探索遗传因素和药物间的作用关系，观察治疗效果，进而为临床制定有效的个体化治疗方案提供科学依据。分子药物流行病学重点研究遗传因素对药物治疗所致临床结果的影响，药物遗传学和药物基因组学主要目的是考察药物与治疗结局之间的中间指标（如药物浓度、药效学特性或药物效应的替代指标）。

分子药物流行病学所解决的问题主要包括：①SNP 及其他遗传变异的人群发生率；②评价 SNP 如何改变疾病结局；③评估基因 - 药物和基因 - 基因交互作用对疾病风险的影响；④评估基因检测对药物暴露或暴露人群的适用性及其影响。

分子药物流行病学与常规药物流行病学一样，其基础学科均为流行病学，但不同的是分子药物流行病学所用的研究方法能处理大量对结局可能产生影响的遗传性因素，其中包括那些被认为与药物反应有关的“假设”基因。而这些基因可能与药物反应并不构成真正的因果关联，仅与被研究人群染色体上具有真正因果关联的基因相邻（而其他人群可能并不具有类似相关性）。这些对结局可能产生影响的基因也可能为多种基因的联合作用，虽然每种基因单独作用较小，但其联合作用可改变药物反应。此外，也要关注基因、药物和环境间存在的复杂相互作用。

三、研究现状

人类基因组计划的实施和遗传变异检测方法的发展，为开展分子药物流行病学研究提供了基础。近年来，分子药物流行病学研究发现，药物代谢通路上相关基因的遗传变异可以影响药物的有效性和安全性。具体表现为：①药物代谢酶，例如参与Ⅰ相代谢的细胞色素氧化酶 CYP450（Cytochrome P450）超家庭（CYP1A1/2、1B1、2A6、2B6、2C8、2C9、2C19、2D6、2E1、3A4/5/7）、乙醛脱氢酶（aldehyde dehydrogenase，ALDH）、乙醇脱氢酶（alcohol dehydrogenase，ADH）、二氢嘧啶脱氢酶（dihydropyrimidine dehydrogenase，DPD）等，参与Ⅱ相代谢的 NAT（NAT1/2）、尿苷三磷酸葡萄糖醛酸基转移酶（uridine triphosphate glucuronosyltransferas，UGT）、硫嘌呤甲基转移酶（thiopurine s-methyltransferase，TPMT）等。其中 CYP450 是一组结构和功能相关的超家族基因编码的同工酶，参与大多数内源性物质（如脂肪酸、维生

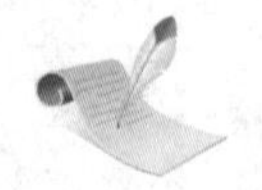

素、胆酸）的代谢，外源性物质（如药物）的解毒，前致癌物质（如芳香类物质）的激活，在药物代谢中发挥重要的作用。② 药物转运蛋白，如 P-糖蛋白（P-gp）是多药耐药基因 MDR1 编码的一种能量依赖性药物排除泵，与抗癌多药耐药表型及临床化疗效果密切相关。它是一系列复杂的疏水化合物底物的转运者，可介导植物碱类药物（如紫杉醇）等抗癌药物的耐药。众多研究结果证实，P-gp 是多药耐药机制的标志，由它介导的耐药途径称为经典的耐药途径。寡肽转运体（oligopeptide transporter，PEPT）的基因多态性研究近年来发展迅速，这些多态性的存在可能导致许多药物治疗药效和不良反应的个体差异。③药物靶标和受体，多数药物与特殊靶蛋白结合而发挥药理作用，这些靶蛋白包括受体、酶或与信号转导、细胞周期控制等有关的蛋白质。基因多态性也会影响药物治疗的敏感性。

分子药物流行病学研究为个体化治疗新模式的开启提供了基础。例如可以确认某些基因型患者为某种药品治疗不良反应的易感和多发人群，这也是精准医学的精髓；可以确认某些基因型患者采用某种治疗方案有更好的治疗效果；可以根据药物代谢酶、转运体、药物作用靶点或受体的基因多态性的研究数据，结合患者人口学数据及合并用药信息选择合适的药物剂量和种类。目前，基于分子药物流行病学研究开展个体化治疗较为成功的例子多为单基因分析。

随着临床中对药物基因组学的研究不断深入，研究人员发现 β_1-AR 与 CYP2D6 基因多态性差异与美托洛尔对高血压的治疗效果有一定的关系。β_1-AR 作为心脏的主要 β 受体，对于介导心脏交感神经 - 肾上腺系统信号转导有着积极作用，而 CYP2D6 是细胞色素药物代谢酶中的重要部分，其基因分子上核苷酸的突变会影响药物作用个体差异。在高血压患者中，可以将其代谢类型分为弱代谢型、中代谢型、强代谢型与超强代谢型。在一项研究中，患者经基因导向美托洛尔个体化治疗后，其临床治疗效果明显优于对照组，且不良反应发生率较对照组更低，其治疗方式的成本 - 效果则相对高于对照组。该研究表明，对高血压患者实施基因导向美托洛尔个体化治疗，其治疗效果理想，能减少不良反应发生率，安全性高，但其经济成本较高，要实现临床广泛应用还需进一步研究。华法林是多基因分析指导临床个体化用药的经典例子，CYP2C9 基因和 VKORC1 基因率先被美国 FDA 列为华法林安全用药的生物标志物，用来指导华法林的安全使用。迄今为止，美国 FDA 已经批准 150 种药物在产品标签中注明遗传信息，用于指导不同基因型临床患者的药物应用及对疗效和毒性的预测。

在药物代谢酶相关基因中，与代谢性药物相互作用最密切相关的是细胞色素 P450 混合功能氧化酶系统 CYP450，它们是人体内代谢药物的主要酶，可催化内源性与外源性物质的代谢。已有多个根据 CYP 酶不同基因型给药的个体化药物治疗方案成功用于临床，其中报道最多的是抗凝药、抗癌药、抗高血压药、镇痛药和降糖药等。2000 年，美国 FDA 颁布《行业指南草案：药物基因组学数据报送》，要求新药申报时需提供遗传药理学数据，2005 年该文件成为正式文件。2004 年，人类单核苷酸突变协会完成超过 180 万单核苷酸突变特征的鉴定，期间共有 150 余种药物或新化合物向美国 FDA 呈交了药物基因组学资料；2005 年，国际遗传药理学研究网络（the pharmacogenetics research network，PGRN）和遗传药理学与药物基因组学知识库（pharmacogenetics and pharmacogenomics knowledge base，PharmGKB）成立，其旨在为全人类的个体化用药实现资源共享。2007 年，美国 FDA 批准了第一种遗传分子检测，该检测根据 CYP2C9 和 VKORC1 基因多态性预测抗凝药华法林的敏感性，预示着遗传药理学和药物基因组学已经开始由实验室研究走向实际应用。美国已经批准了多种药品在其标签上添加 CYP450 酶遗传变异的检测信息，这些药物主要通过 CYP2C9、CYP2C19 和 CYP2D6 代谢（表 12 -1）。其

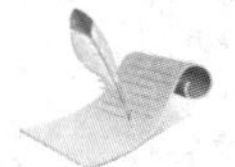

中，氯吡格雷（CYP2C19）和华法林（CYP2C9）的基因型为针对高风险人群的推荐检查，其余遗传标签相关基因检查可供临床参考。

表 12-1　美国 FDA 已批准药物标签的遗传标记物信息

遗传标记	相关药物
CYP2D6	阿立哌唑、托莫西汀、卡维地洛、西维美林、氯氮䓬、西酞普兰、氯米帕明、氯氮平、奎尼丁、可待因、地昔帕明、右美沙芬、多塞平、氟西汀、奥氮平、氟伏沙明、加兰他敏、阿米替林、伊潘立酮、丙米嗪、美托洛尔、莫达非尼、奈法唑酮、去甲替林、帕罗西汀、奋乃静、匹莫齐特、普罗帕酮、普萘洛尔、普罗替、奎尼丁、利培酮、特比萘芬、丁苯那嗪、硫利达嗪、托特罗定、曲马多、对乙酰氨基酚、三甲丙米嗪、文拉法辛
CYP2C19	卡立普多、西酞普兰、氯巴占、氯吡格雷、兰索拉唑、地西泮、屈螺酮、炔雌醇、埃索美拉唑、奥美拉唑、泮托拉唑、普拉格雷、雷贝拉唑、替卡格雷、伏立康唑
CYP2C9	塞来昔布、华法林、氟比洛芬

第二节　分子药物流行病学研究设计与实施

与药物流行病学研究类似，分子药物流行病学也需要利用传统的流行病学研究方法，在合适的研究对象中进行资料的收集与分析。不同的是，分子药物流行病学还需要进行生物标本的采集与检测，并通过分析检测结果研究生物分子对药物治疗所致临床结果的影响。

一、研究设计

分子药物流行病学研究可以使用流行病学的大多数研究方法，既可以是观察性研究，如队列研究、病例对照研究和描述性研究，也可以是试验性研究，如随机对照临床试验等。一般根据不同的研究内容采用不同的研究设计，但就实施的可行性而言，描述性研究和前瞻性队列研究需要相当大的样本，生物标志物的检测也相当昂贵，并且前瞻性研究条件限制过多，使用比较困难，应用也并不普遍。因此，病例对照研究仍然是一种行之有效的方法。下面主要介绍病例-对照研究、巢式病例-对照研究和病例-病例研究。

（一）病例-对照研究

病例-对照研究设计与传统病例-对照研究类似，包括确定病例组、选择合适对照组、确定样本量及控制和避免可能的偏倚，尤其是避免选择对照时产生的选择偏倚。对照应该选自产生病例的源人群，除应具有一定的代表性外，还需要和病例在种族特征和遗传背景上具有可比性，否则会受到人群分层（population stratification）的影响，从而出现错误的结果。如病例来自一个携带基因多态频率较高的种族人群，对照选自携带基因多态频率较低的另一个种族人群，即使基因多态性和结局无关，也会产生“假阳性”结果。此外，在病例的选择时，最好选择新发病例而不是现患病例，除非能证明基因多态性和研究对象的生存无关，否则将产生现患偏倚。与传统病例-对照研究不一样，分子药物流行病学涉及生物标本的采集与检测。如果病例的生物样本获得量与对照不一致，或者有样本人群和无样本人群的许多因素不一致，都可由此产生选择偏倚。由于暴露信息及生物样本的采集一般在临床治疗之后，疾病进程及治疗对于生物标志物的影响无从得知，因此研究结果易受到差异性错误分类的影响。在病例对照研究中，仍然会受到混杂因素的影响，可以通过限制、匹配、调整或分层分析等方法来控制。该方

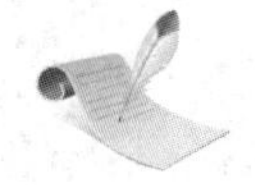

法特别适用于罕见疾病的研究，具有省力、省时、省钱以及容易组织实施的特点。它可用于病因的探讨，特别适合于探索性病因研究，而且广泛用于许多方面，如可以同时研究多个因素与某种疾病的联系。该方法对研究对象多无损害，但不适于研究人群中暴露比例很低的因素。另外，也存在一定的缺陷，例如在选择研究对象时，难以避免选择性偏倚；其次信息的真实性难以保证，暴露于疾病的先后常难以判断；并且获取既往信息时，难以避免回忆性偏倚，不能测定暴露组和非暴露组疾病的概率。

病例对照研究方法是一种回顾性、由结果探索病因的研究方法，是在疾病发生之后去追溯假定的病因因素的方法，是分析流行病学最基本、最重要的研究类型之一。使用和理解病例对照研究是现代流行病学方法学的一个重要进展。近年来，此方法得到越来越广泛的应用，它是流行病学研究，特别是病因学研究的一个重要工具。

（二）巢式病例-对照研究

巢式病例-对照研究是基于大样本人群队列开展的病例-对照研究，开始按照队列研究进行设计实施，收集有关基线流行病学资料和相关生物标本，然后在随访中发现新病例后，从同队列中按性别和年龄等因素随机选取对照，最后待目标病例和对照收集完成后，对生物标本集中进行检测，并将检测结果与基线流行病学资料等联合进行病例对照研究分析。巢式病例-对照研究的基本原理是选择一队列，收集基线资料，采集所研究生物学标志的组织或体液标本储存备用。之后随访到出现能满足病例对照研究样本量的病例数为止，并按病例进入队列的时间、疾病出现时间与性别、年龄等匹配条件，从同一队列选择一个或数个非病例作对照，抽取病例与对照的基线资料并检测收集的标本，按匹配病例-对照研究方法处理资料。

例如，基于抗结核治疗人群的队列获得了肝损害的病例，以同期未发生肝损害的抗结核治疗患者为对照，开展巢式病例-对照研究探讨药物代谢酶基因多态性与抗结核药致肝损害的关系。由于巢式病例-对照研究在基线调查时就已经收集暴露信息并采集了生物样本，可以避免选择偏倚和信息偏倚，使研究对象更具有代表性和可比性，非常适合分子流行病学研究。巢式病例-对照研究中的统计效率和检验效率要高于传统的病例-对照研究，同时巢式病例-对照研究是基于随访队列，可以计算结局发生率。但巢式病例-对照研究也存在缺点，如在统计效率上比队列研究略有损失，其探索病因的能力依赖于回顾性地检测和评价生物标志物的能力，这可能会导致测量偏倚或遗漏而影响所估计的效应。

（三）病例-病例研究

单纯病例研究是 Piegorseh 等学者于 1994 年首次提出，也称病例-病例研究或病例系列研究，是以某一患病人群作为研究对象，收集研究对象的环境暴露（或药物使用）资料，采集患者的生物标本，应用分子生物学技术检测基因型。以具有某一基因型的病例作为类病例组，以无该基因型的病例作为类对照组（当基因型别较多时，也可以分成多组资料），调整其他协变量（如年龄、性别、种族、职业等）后，采用标准粗分析或非条件 Logistic 回归模型等估计二者在疾病发生中的相乘模型交互作用（multiplicative interaction，A、B 两因素同时作用的效应强度不等于 A 因素单独作用的效应强度与 B 因素单独作用的效应强度之积）。例如阿司匹林不耐受性哮喘（aspirin-intolerant asthma，AIA）与人纤维鞘相互作用蛋白 1（fibrous sheath interacting protein 1，FSIP1）基因多态性的病例-病例研究结果显示，在调整了性别、吸烟、特异性反应和体质指数以及多重检验校正后，FSIP1 rs7179742 位点变异会增大 AIA 发生风险

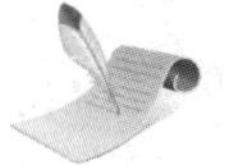

(校正 $P=0.03$，OR = 1.63，95% CI = 1.23 ~ 2.16)。单纯病例研究主要用于估计遗传与环境（或药物）暴露交互作用，也可以用来估计基因与基因之间的交互作用。同时因为统计学把握度高，所需样本量也较小。由于没有传统意义上的对照，从而也避免了由此可能产生的选择偏倚。但这类研究设计也存在一些缺陷：①该研究只能采用相乘模型估计环境暴露与遗传交互作用，而不能评价是否有相加模型交互作用（additive interaction，A、B 两因素同时作用的效应强度不等于 A 因素单独作用的效应强度与 B 因素单独作用的效应强度之和）；②该研究的无效假设是遗传与暴露相互独立，这种假设有时并不成立；③单纯病例研究无法估计主效应因素（基因、环境）与疾病的独立效应。

和传统药物流行病学研究一样，无论采用何种研究设计，都涉及药物暴露和结局，因此对于药物暴露和结局的定义要非常明确。首先，要明确定义药物暴露。药物流行病学研究的暴露因素是药物，而药物的使用常随时间改变，不像年龄、性别、产次等人口学变量可以清楚地定义，因此对所研究的药物必须按服用时间、剂量和疗程给予明确规定，应尽可能地定量，进而能够进行定量分析。根据不同的情况可采用日剂量、处方药总剂量等方法进行定量。由于药物的一些效应只在暴露于药物足够长的时间后才能观察到，对疗程的考虑也非常重要，以便于不同研究之间的比较和因果关系的推断。其次，要明确定义结局。药物流行病学经常以疾病作为研究的结局，因此，疾病发生的时间首先要明确定义，只有肯定是服药后发生的疾病才能作为不良反应研究的结局。研究结局的时间窗口也要考虑。例如，在开始服用某种药物的前 4 周内及 10 周后通常不会出现副反应，那么对副反应的研究应集中在治疗的 4 ~ 10 周，增加无关的观察时间可能降低药物真正的作用。在结局判读中，还要进一步排除研究对象中明显由其他原因引起的病例，如研究药物引起的肝损害，应排除急性肝炎患者。最后，在药物流行病学研究过程中还需要考虑疾病的严重程度。例如，研究某些降压药物是否容易引发急性心梗时，应当分析研究对象患高血压的严重程度，因为严重的高血压本身也是发生急性心梗的危险因素之一。

二、样本量的估算

在任何研究中，研究总体人群一般是不切实际的。为了保证研究结果的可靠性，研究前必须确定研究所需要的最低观察对象数量，即估算样本量。样本量是指在保证研究结论具有一定可靠性的前提下，应用相应的统计方法确定的最小试验单位（研究个体）数。该模型采用的参数估计方法是最大概似估计（maximum likelihood estimate，MLE），这就需要足够的样本量来保证参数估计的准确性，而样本量的估计又是常常困扰研究者的一个问题，以下将汇总二分类 Logistic 回归分析中几种常用的样本量确定方法。目前广泛使用的是所谓应变量（结局变量）事件数（events per variable，EPV）方法，即每个自变量的事件数。在分子药物流行病学研究中，通常需要对大量个体的不同遗传标志物进行检测，因此建立在统计学基础上的遗传学数据分析方法也就成为决定样本量大小的重要因素。如果样本量太低，则统计学把握度小，就难以检测出诸多效应微弱的生物标志物的效应；相反，如果样本量太大，则会导致生物标志物检测成本的增加。

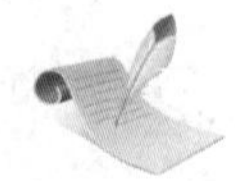

样本量大小的影响因素是多方面的，以检测基因 SNP 与药品不良反应为例，决定样本量大小的因素有某种药品不良反应的发生率、研究设计类型、易感等位基因频率、遗传模型的类

型（显性模型、隐性模型、相加模型等）及遗传标志物的效应值（OR、RR 等）等，此外还有统计学检验水准和检验效能。由于单个 SNP 对结局的作用相对微弱（OR 为 1.1 ~ 1.5），则计算出来的样本量相对较大。如果在估算样本量时还要考虑环境作用以及基因 - 环境或基因 - 基因的交互作用，所需要的样本量将更大，一般是分析每个因素单独作用时样本量的 2 ~4 倍。

样本量的计算可以依据 Logistic 回归估计相对危险度的原理用模拟参数值回代的方式来进行，计算过程可采用 Quanto 软件。该软件可以基于病例 - 对照研究或单纯病例研究来估计样本量，运行该程序时，首先在参数栏（Parameters）中选择结局类型或研究设计（Outcome/Design），如选择未匹配的病例对照研究［Disease/Case - Control （unmatched)］，在假设（Hypothesis）中选择单纯基因、单纯环境、基因 - 环境、基因 - 基因作用，根据选择的不同，栏目中会显示不同需要设置的参数。如设置单纯基因作用，则在 geneG 中设定基因 G 的等位基因频率（allele frequency）、遗传模型（inheritance mode：dominant，recessive，log additive）等参数值；在 Outcome Model 中设定 Baseline Risk（P_0，对照组人群该疾病发生率）和 Genetic Effect（R_G，基因 G 的基因型与疾病的关联强度 OR）；在 Power 栏中设置 Power、type Ⅰ error rate 以及 one - sided 和 two - sided；最后点击 Calculation，即可获得病例组的样本量，对照组的样本量可以根据病例和对照的比来确定。

例如，调查胃癌发病与 3 种生活因素（X1 代表不良饮食习惯，X2 代表喜吃卤食和盐渍食物，X3 代表精神状况）的关系，若胃癌患者占的比例为 20%，那么当假设 EPV = 10 时，由于有 3 个协变量，所以所需胃癌患者例数为 10 × 3 = 30，总共需要的样本量（胃癌患者和健康对照）为 30 ÷ 20% = 150 例。当 EPV 过少时，容易出现分离（separation）现象。此现象出现在自变量若大于某个常数，变量则仅与一个自变量相关联。例如当 X 为连续型变量时，若 X≤0 时，有 Y 恒为 1，则出现完全分离（complete separation）现象（图 12 - 1a），此时参数估计无法收敛，得不到回归系数的估计值。另一情形：X < 0，Y 恒为 1，但当 X = 0 时 Y 兼有观察值 0 和 1，这时会出现拟完全分离（quasi-complete separation）现象（图 12 - 1b），此时最大似然估计值异常大。统计学模拟研究表明，在 Logistic 回归中推荐的经验准则是 EPV 至少为 10，才能保证结果稳健。另外一个比较常用的经验准则是样本量为协变量个数的 10 ~ 15 倍，具体应用时可以综合考虑两种经验准则。

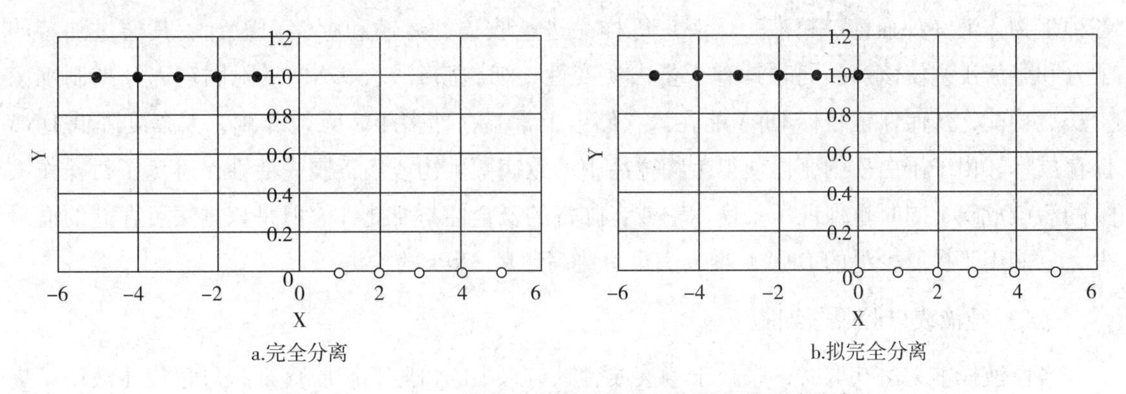

图 12 - 1　Logistic 回归中自变量与结局变量间的分离现象

又如，采用 Quanto 软件（Version 1.2.4），设定参数 Outcome/Design 为 Case-Control unmatched（Controls per Case = 1），Hypothesis 为 Gene-Only，gene G 的 Allele frequency 为 0.3，Inheritance mode 为 dominant，Outcome Model 的 Baseline Risk P_0 = 0.10、Genetic Effect Ro = 1.2，

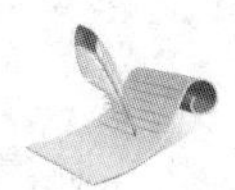

Power^0.80 > Type I error rate = 0.05 (two-sided)，计算出病例组和对照组样本量各为135例。

三、生物标本的选择与处理

常用的生物标本主要有血液标本（如血清、血浆、白细胞和红细胞等）、组织标本和其他生物标本（如唾液、尿液、头发、胃液等），其中来源于外周静脉的血液标本是分子流行病学研究中最常见的生物标本。生物标本的采集和储存必须要保证标本内的生物大分子、细胞结构等不被破坏，一般视生物标本性质而定，多数是低温保存（短期 -20℃、长期 -80℃或液氮储存）。

（一）血液

血液由血细胞和血浆所组成。其中血细胞占血液的45%，包括红细胞、白细胞和血小板。血浆是血液的细胞外基质。血浆的组成极其复杂，包括蛋白质、脂类、无机盐、糖、氨基酸、代谢废物以及大量的水。血液凝固后，在血浆中除去纤维蛋白原及某些凝血因子后分离出的淡黄色透明液体称为血清。生化检验采用的血液标本可来自于静脉、动脉或毛细血管。静脉血是最常用的标本，最常用的采血方法为静脉穿刺。毛细血管采血主要用于儿童，血气分析多使用动脉血。在动脉血采血操作中，肱动脉、股动脉、桡动脉及其他任何部位的动脉都可以作为采血点，但多选择肱动脉和桡动脉。

基因组DNA主要存在于白细胞中，故白细胞可用于DNA提取并进行遗传多态性的研究；血清/血浆可用于检测药物代谢产物、营养素、激素、血脂以及其他生物标志物的循环水平；淋巴细胞还可以用于分子流行病学表型的检测。采集的外周静脉血可先置于4℃冰箱保存，尽量在3~5小时内离心并分离血清、血浆和白细胞，最长不宜超过12小时。采集的外周静脉血在制备血浆样品时，采用含有肝素、EDTA等抗凝剂的采血管采血后缓慢转动试管使其充分混合，离心后所得上清液即为血浆。制备血清样品时，采用非抗凝采血管采血后在室温下至少放置30~60分钟后，待血液凝固后，以3000~4000r/min离心10分钟，得上清液即为血清。如果暂时不使用，血清、血浆可储存于 -40℃或更低温度的冰箱中。

此外，血液标本还可以使用指尖采血的方法采集，并将血滴于试纸上，其中最常用的就是FTA采集卡。该采集卡是一种以植物纤维为载体，用于存储DNA的新型介质，专为室温下对各种生物体液（如血液、精液、唾液）等样品进行收集、运输和存储而设计。其通过独特的配方和生产工艺使该产品同时具有了蛋白质变性、细胞膜破裂、DNA吸附固定以及抑制细菌生长之功能，从而保证目标DNA能在该存储卡上常温存储多年，无须冷藏，大幅度降低DNA保存成本。由于蛋白质的变性使得生物样品中的致病微生物或病毒丧失活性，避免了对操作人员的污染危险，同时也保证了长途运输或者邮寄的安全性与便捷性。但是该方法可存储的血量少，只能用于提取少量的DNA，难以满足一些高通量SNPs的检测。

（二）唾液或口腔脱落细胞

当血液样本无法获取时，来自于唾液或者漱口水中的口腔黏膜脱落细胞可替代血液用于提取基因组DNA，且标本来源容易、无创伤、简便快速，也不受时间和地点限制。如果需要更精细的定量DNA，可以用分光光度计定量。如果需要检测DNA的序列或者进行其他分析，则可以用测序仪或者遗传分析仪来做检测。但口腔脱落细胞中可提取的DNA量较低，并不适用于一些对DNA量要求较高的检测。唾液采集前必须让被收集者漱口。漱口能洗去口腔中过多

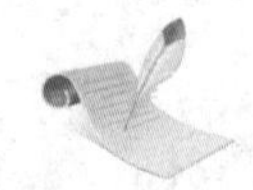

的老化细胞，以及食物残渣、牙膏等抑制扩增的物质。

（三）其他

其他生物标本，如尿液、粪便、毛发、胃液、精液等，在分子药物流行病研究中应用相对较少。在这些标本中，尿样最容易获得，并且样品量大。尿液的主要成分是水、尿素及盐类。它是一种良好的细菌培养基，在采集后需要立即冷藏或防腐处理，否则细菌会很快繁殖而引起尿素分解，产生氨气。冷藏条件一般可置于0℃以下冰箱内。若欲在室温下保存，应在收集尿样后，立即加入防腐剂，如甲苯、三氯甲烷，以抑制细菌的繁殖。

四、基因的选择与检测

基因组DNA提取后进行基因多态性检测时，有两种方法用来寻找相关的多态性位点，即假设驱动和非假设驱动的方法。假设驱动就是一开始需要假设某个或某些特殊的基因可能与某种结局相关，并试图找出此关联，如候选基因策略。非假设驱动则是不考虑具体什么基因与研究结局有关，而是基于特定的技术或方法来扫描整个基因组，看哪些基因与该结局有关联，如全基因组扫描或二代测序法等。

（一）候选基因策略

SNPs研究所揭示的人种、人群和个体间DNA序列的差异将对疾病的诊断、治疗和预防带来革命性的变化。SNPs的应用极为广泛，多基因病和复杂性疾病如人类肿瘤、糖尿病、自身免疫性疾病、阿尔茨海默病等病因学及发病机制探讨，候选基因策略与SNPs研究息息相关。

候选基因策略是基于对疾病病因的深入了解，挑选与疾病相关的生化代谢机制或通路相关基因作为研究对象，通过连锁分析和关联研究，确定这些候选基因是否与该疾病相关和实现易感基因的定位。其实际操作过程中，主要有两个SNPs选择策略，分别是以序列为基础的策略和以LD图谱法为基础的策略。前者即潜在功能性SNPs分析，选择与药物代谢酶、药物转运蛋白、药物作用受体等环节有关的、较可能具有功能学价值的SNPs，尤其是位于候选基因编码，特别是非同义cSNP的位点。如果这些位点位于基因启动子区域，则很可能导致基因转录活性的上升或下降，造成相应蛋白表达量的上升或下降，进一步影响其生物学活性，因此考虑优先入选。以序列为基础的策略优势在于将所选SNPs的生物学价值可能性最大化，也便于进一步对这些SNPs进行功能学评价。由于人类基因组上的SNPs并非随机分布，某些SNPs间存在LD现象，连续分布的多个SNPs可形成LD岛，它所包含的SNPs以单倍体的方式进行遗传。基于此规律，利用少数几个具有代表性的标签SNPs（tagSNPs）来代替整个LD岛上的所有SNPs进行遗传学研究，是既节约成本，又可提高研究效率的好方法。因此，运用标签SNPs进行关联研究已成为遗传学研究的常规方法。通常利用人类基因组单倍型图谱计划（HapMap）基因型数据（http：//hapmap. ncbi. nlm. nih. gov/）和HaploView软件筛选标签SNP，一般要求最小等位基因频率（minor allele frequency，MAF）大于0.05或0.10。相对来说，候选基因策略是一种灵活的方法，花费少，质控和统计分析相对简单，由于入选的均是对疾病有重要影响的基因，故关联背后的生物学解释相对容易。

今后SNPs的研究主要包括两个方面，分别是SNPs数据库构建与SNPs功能研究。其中SNPs数据库构建的主要目的是发现特定种类生物基因组的全部或部分SNPs，非常规实验室所能胜任。而SNPs功能研究是研究SNPs的目的。特定DNA区域的特定SNPs在特定群体的序列

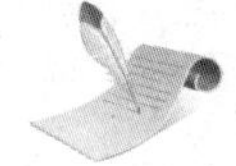

验证和频率分析以及 SNPs 与特定生理、病理状态关系的研究是今后 SNPs 研究的主要方向。

目前，市场上已有商业化的药物代谢酶和转运蛋白遗传检测芯片（drug metabolizing enzymes and transporter，DMET），该芯片通过对药物代谢动力学包括药物体内过程（即吸收、分布、代谢、排泄）及众多药物协同作用相关蛋白的基因型进行检测，判断个体药物代谢反应情况。目前该芯片涉及 231 条基因上的 1936 个各种标记，包括 SNPs、拷贝数和插入缺失标记，其中很多种标记无法通过其他技术简单地探测到。另外，该芯片可以帮助个体用药安全性判断，并且在药物研发阶段分析药物代谢表型和基因型之间的关系以及变化情况来筛选药物候选物，从而开发出适合不同基因人群应用的高效安全药物，推行精准医疗。

（二）全基因组关联研究

随着人类基因组计划（human genome project，HGP）和 HapMap 的陆续开展，以及高通量分型技术的问世，尤其是基于 HapMap 的高通量 SNP 检测芯片出现，研究者能够同时对每一个体的数十万到一百万个 SNP 进行检测，而且高效统计分析软件的出现也使得处理海量分型数据的问题迎刃而解。

全基因组关联研究（genome - wide association study，GWAS）是挖掘动植物重要性状遗传信息的主要手段。随着测序技术的快速发展，开发 SNP 标记的成本大幅降低，以 LD 为遗传基础的 GWAS 技术已被广泛应用。候选基因策略也逐渐被 GWAS 所取代。GWAS 最早由 Risch 等于 1996 年提出，然而 10 年后才真正得以实现。GWAS 的优势在于：①大大缩短了研究时间。通常以自然群体为遗传材料，而常规作图群体的构建一般最少需要 2 年以上的时间，尤其是在构建用于精细定位的群体则需要数年的时间，因此利用 GWAS 方法进行遗传学研究能极大地缩短研究时间。②检测效率大。GWAS 所用到的自然群体可同步检测同一基因位点上的多个等位基因，而常规 QTL（quantitative trait locus）作图群体其同一基因位点仅涉及 2 个等位基因，检测效率有限。③检测精度高。由于 GWAS 利用自然群体在其长期进化过程中积累的大量重组遗传信息，因此利用 GWAS 方法可实现对 QTL 的精细定位；而常规 QTL 连锁分析分辨率往往较低。④高通量、低成本。

自从有关 GWAS 文章报道以来，各国科学家对肿瘤、糖尿病、心血管系统疾病、风湿病等复杂疾病开展了相关研究。在 2008 年之前，GWAS 分析主要用于欧亚人群克罗恩病（Crohn's disease）和溃疡性结肠炎（ulcerative colitis）的分析；2008 年，GWAS 开始被应用于线粒体疾病分析；而后，该方法被用于脑成像、基因表达、DNA 甲基化、阿尔茨海默症、社会幸福感等疾病或现象的研究。目前已经开展的研究对药物基因组学和个体化用药的发展具有非常重要的意义。

近 10 年来，GWAS 已经广泛用于具有复杂性状的领域，包括常见疾病（疾病的危险因素数量性状的表型）、脑成像、基因组措施（如基因表达和 DNA 甲基化）、社会行为特征（如主观幸福感、教育程度）等。其中，有 10000 多例涉及遗传变异和一个或多个复杂性状关联性的研究。几乎任何复杂的特性经过 GWAS 分析，均有助于找出许多位点的遗传变异。对于大多数性状和疾病的研究，基因组中的突变目标似乎很大，因此很多基因的多态性有助于种群的遗传变异。

（三）外显子测序

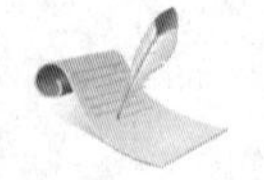

虽然 GWAS 作为一种强有力工具已被广泛应用到分子流行病学研究中，但此方法也存在

缺陷，如容易产生假阳性和假阴性、研究所需样本量过大等，而且发现的与疾病关联的 SNPs 多位于基因间或内含子上，很少位于功能区（如外显子区和 5′-UTR 区）。此外，该方法发现的也是常见变异（MAF >5%），而对稀有变异（MAF <5%）和其他结构变异不敏感。然而越来越多的研究结果表明许多复杂疾病是由少发的变异造成的，而这种基于芯片的 GWAS 在实验设计时尚未充分考虑这部分信息，因此较难搜寻稀有变异。更重要的是，目前多数研究表明复杂疾病大部分功能变异都潜藏于外显子中。

外显子区域的突变更容易对蛋白功能产生重要影响，甚至导致细胞获得癌变能力。陆树健等基于人类全基因组外显子芯片测序技术的全基因组关联分析研究，检测到人类蛋白质编码基因 HLA-B 和 Corf45 与口腔癌存在紧密关联。江一舟等运用外显子测序技术揭示了肿瘤基因组在化疗前后可能发生改变这一概念，TEKT4 变异可以作为预测紫杉类化疗药物疗效的标志物，这为乳腺癌耐紫杉类化疗机制的阐明提供了线索。

随着新一代测序技术的迅猛发展，全基因组外显子测序技术也得到了较大的发展。因此，基于二代测序筛选技术的外显子关联研究（exome-wide association study，EXWAS）也应运而生。外显子测序是指利用序列捕获技术将全基因组外显子区域 DNA 捕捉并富集后进行高通量测序的基因组分析方法，主要包括 DNA 测序、目标区域序列的富集、生物信息学统计三个主要步骤。目前，外显子组测序是确定罕见复杂疾病因果关系的高效策略之一。

药物诱发长 Q-T 综合征（drug-induced long-QT syndrome，diLQTS）是由药物引起的获得性长 Q-T 综合征，主要表现为心电图上 Q-T 间期延长，伴有 T 波和（或）u 波形态异常，临床上表现为室性心律失常、晕厥和猝死的一组综合征，主要由抗心律失常药引起。Weeke 等对 65 例 diLQTS 和 148 例对照进行全外显子测序，采用序列核关联性检验（sequence kernel association test，SKAT）或变量阈值分析，结果提示 KCNE1 和 ACN9 基因上的稀有变异与 diLQTS 有关。而且，相对比先天性长 Q-T 综合征患者，diLQTS 患者拥有更多编码钾离子通道调节的稀有氨基酸编码变异。因此，通过多个稀有变异，尤其是先天性长 Q-T 综合征基因可以使其更易罹患 diLQTS。

五、统计分析

（一）传统分析

关联研究（association study）是分析复杂性疾病遗传易感性的常用方法，通过比较遗传变异在一定样本的病例组和对照组中的差异，进而发现疾病相关的变异位点。常用的分析指标为比值比（OR）及 95% 置信区间（CI）。关联研究具有一定优越性，但也存在局限性，如关联结果易受混杂因素（confounding factor）的干扰。在诸多混杂因素中，群体分层是一个极其重要但又容易被忽视的因素。

在关联研究分析时，一般会采用共显性模型、显性模型、隐性模型、相加模型等遗传模型来估计不同等位基因与结局之间的关系。假定一个多态性位点上存在两种等位基因 A 和 a，A 为野生等位基因，a 为突变等位基因，基因型 AA 为野生纯合型，Aa 为杂合型，aa 为突变纯合型。那么，共显性模型是以野生纯合型 AA 为参比组，探讨杂合型 Aa 和突变纯合型 aa 分别对于结局的影响（Aa vs AA 和 aa vs AA）。显性模型是以 AA 为参比组，探讨 Aa + aa 对于结局的影响（Aa + aa vs AA）。隐性模型则是以（AA + Aa）为参比组，探讨突变纯合型 aa 对于结局

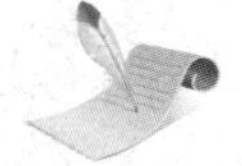

的影响（aa vs AA + Aa）。相加模型主要是评估随着突变等位基因 a 个数的增加对于结局的影响。传统针对暴露因素的统计学分析方法同样适用于分子药物流行病学的关联分析，如 χ^2 检验、单因素和多因素 Logistic 回归分析等。对于预后分析而言，也可以应用 log-rank 检验、Kaplan-Meier 估计以及 Cox 回归等。

由于常见位点之间存在 LD，因此可以在不直接分析单个位点的情况下，通过某个标签 SNPs 来指示重要的染色体位置或区段，从而进行基于单倍型的关联分析。从统计学上看，利用单倍型可以降低研究问题的维数，提高统计分析效率。在获得病例组和对照组标签 SNPs 检测信息后，可以采用 PHASE 2.1 软件构建单倍型并估计单倍型频率，然后以单倍型为基础分析各单倍型与结局的关系。传统分析方法同样适合于单倍型分析，Logistic 回归模型、广义线性模型、似然比检验以及得分检验等统计学方法均可用于分析单倍型与结局发生的关联。

需要注意的是，由于在复杂疾病的发生过程中，单个 SNP 位点的作用是微乎其微的，如果选取的样本量过小，可能就无法检验出关联性，造成假阴性结果。另外，当 SNP 之间存在多重共线性以及所分析的 SNP 数目较大时均可导致 Logistic 回归分析的检验效能不高。而采用单倍型分析又受到群体满足 Handy-Weinberg 平衡的限制，以及单倍型推断复杂性的影响。因此，为提高基于群体的病例 - 对照研究设计关联分析的有效性，多位学者提出了将主成分分析和 Logistic 回归分析两者结合起来的检验方法——基于主成分的 Logistic 回归分析方法，该方法的检验效能比基于单个 SNP 位点或者基于单体型的分析方法更高。

总之，多数研究者均已认识到群体分层对于关联研究结果的影响，并且提出一些对群体分层进行校正的方法。研究者可选择适合自己的校正方法，也可以几种方法联用来进行校正。但由于每种方法均有各自的优缺点，而且采用这些方法的研究报道并不多，因此这些新方法的统计学效能及有效性还需要进一步通过实际应用及与其他方法进行比较才能最终确定。

（二）交互作用

分子药物流行病学除了考察基因和其他生物标志物对临床结局的直接作用，也常考察所用药物与所关注的基因或生物标志物之间的效应修饰（effect modification）或交互作用（interaction），并探索、评价基因和药物之间的交互作用是否会改变临床治疗效果，即个体某基因表型的存在是否会对药物作用产生影响，导致临床药物治疗效果出现差异。基因和药物间的交互作用可以呈现简单的加法作用，也可以是乘法作用。

分子药物流行病学研究中，研究的暴露因素或者是观察结局通常以二分类变量的形式展现，如两分类药物暴露（如用药或不用药）、两分类遗传暴露（如有或无遗传变异）以及两分类结局（如出现或未出现不良反应）。交互作用研究的分析有相加模型和相乘模型。在疾病与易感基因及环境暴露的研究中，通常采用乘法模型进行估计，加法模型常被忽视，可能是由于研究设计及分析方法的限制。Brenman 认为交互作用中乘法模型和加法模型的区分可能与致病途径及位点的不同有关。对于此类研究中基因和药物使用间交互作用的理解，Botto LD 等人提出两种方法：一种就是流行病学研究中的经典分层分析（stratified analysis），即按照基因携带与否对人群分层，再在各层中按药物暴露与否进行分层，从而比较不同层不同组合下观察结果的差异，获得出现与未出现遗传变异个体的用药效果（表 12 - 2）。另外一种方法就是使用 2 × 4 表，可以对每一种联合暴露的结果（如既有遗传变异亦有药物暴露；或有遗传变异而无药物暴露；抑或有药物暴露而无遗传变异）与缺乏任何一种暴露的结果进行比较。2 × 4 表可以很

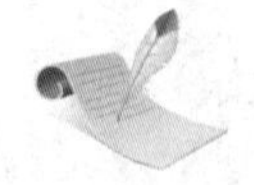

容易判断基因和药物各种组合下的效应，同时还可以通过比较效应值的大小来判断基因和药物暴露之间的交互作用类型。当同时暴露于药物和基因型时的比值比（A）高于仅单独暴露于药物或基因型时的乘积（B×C）时（即 A > B×C），可以认为存在相乘型交互作用。而当同时暴露于基因型和药物（A）时的比值比高于单独暴露于药物和基因型（B + C）的比值比之和时（即 A > B + C），则可认为是相加型交互作用（表 12 – 2）。

2×4 表还允许直接评估每组个体数目及测得效应的置信区间，以直接检查评估的准确度，更好地了解研究的把握度。此外，还可对单独暴露和同时暴露的归因分值（attributable fraction）分别进行计算。上述两种数据表达方式均比较好，可以更加充分地理解每种暴露的效应（2×4 表）及有或没有基因变异时的药效表现（分层表）。

单纯病例设计是 1994 年 Piegorsch 等提出用于研究基因 – 环境的交互作用。主要以患病人群为研究对象（不采用对照），收集研究对象的环境暴露资料及患者的基因型检测；以具有某一表型或基因型的患者作为病例组，以无该表型或基因型的患者作为对照组。单纯病例研究的局限主要有：运用的是相乘模型估计交互作用；基因与暴露或基因与基因之间是相互独立的，即感兴趣的基因与基因要求两者不在同一染色体上，或在同一染色体上相距很远；不能分析各研究因素的主效应。

单纯病例研究也可以用来检验药物和基因遗传因素间的交互作用。在研究基因和药物使用间的关系时，只选择病例作为研究对象。以表 12 – 2 中的 2×4 表为例，基因与药物使用间的比值比等于 ag/ce。与病例 – 对照研究相比，单纯病例研究一个突出的优点就是研究不需要对照人群，比较准确地估计基因和药物间的交互作用。其缺点是方法应用的前提是建立在药物使用和基因型相互独立的假设基础上。在一些情况下，某些基因型可以影响药物的疗效，在对患者进行药物治疗时，应考虑个体遗传因素。该方法的另一个缺点是不能研究基因或者药物使用对临床治疗效果的单独作用，而且对基因和药物间的交互作用性质的判断只能局限于乘法模型。

表 12 – 2　以病例 – 对照研究为模型的分子药物流行病学研究显示交互作用的两种方式

基因研究	研究药物治疗	病例组数	对照组数	比值比	提供的信息
分层分析					
+	+	a	b	ad/bc	在基因携带人群中的药物作用
	–	c	d		
–	+	e	f	eh/fg	在非基因携带人群中的药物作用
	–	g	h		
2×4 表					
+	+	a	b	ah/bg = A	基因和药物的联合应用
	–	c	d	ch/dg = B	基因的单独作用
–	+	e	f	eh/fg = C	药物的单独作用
	–	g	h	参照	参照组

在统计分析时，常采用传统的 Logistic 回归模型来进行交互作用的分析，但方法学的缺陷可能会增大第Ⅱ类错误而降低检验效能。2001 年 Ritchie 等首次提出多因子降维（multifactor-dimensionality reduction，MDR）法，该方法是一种非参数、无须遗传模式的高阶交互作用分析方法，现已被应用于多种不明病因复杂性疾病的研究。2007 年 Lou 等又提出了种基于 MDR 基

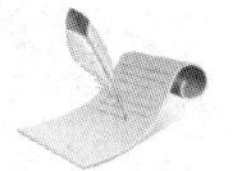

本原理的扩展方法广义多因子降维法（generalized multifactor dimensionality reduction，GMDR），该方法通过将广义线性模型概念引入到 MDR 中，使其不但能够分析连续变量，而且能够纳入协变量，从而控制协变量引起的干扰，提高预测的准确度。GMDR 的出现为分子药物流行病学研究存在的基因 - 基因、基因 - 环境交互作用提供了方法基础。

（三）群体分层所致混杂

关联研究是在群体水平上研究某个特定等位基因的频率与某种结局的相关性，如果遗传标记的等位基因频率在病例组和对照组间具有明显的统计学差异，则可认为该等位基因型与结局存在统计学关联，并可推断该遗传标记存在于该结局易感基因内，或者与结局易感基因间存在 LD 关系。但这样的关联结果易受混杂（confounding）的干扰，其中常见的因素是群体分层现象（population stratification）。在病例 - 对照研究设计中，若某遗传标记的等位基因频率在病例组和对照组间存在显著差异，但这个遗传标记并不与表型相关，则认为该研究中存在群体分层现象。群体分层往往是由于遗传背景不一的亚人群混合所致，其产生机制复杂，可能与各亚人群祖先的迁移模式、婚配习惯、生殖强弱及基因组的随机突变等因素有关。群体分层对遗传关联分析的直接影响是可能导致结果偏倚，产生假阳性或假阴性的结果。因此在进行病例 - 对照的关联研究时，要尽可能排除群体分层的干扰。

排除群体分层的干扰，常用手段是加大样本量，尽可能选择一个遗传上相对相似的群体，如出生地、年龄结构、种族、性别比例相同、人口流动性小的相对封闭群体。然而，即便如此，依旧不能彻底排除可能存在隐藏分层的干扰。解决的办法有两种，一种是基于核心家系的研究策略，即选择以受累家系为基础的内在对照组（由双亲或同胞组成），采用传递不平衡检验（transmission disequilibrium test，TDT）等方法进行检验。另外一种是基于基因组对照（genomic control，GC）的研究策略，即选取一定数目、与疾病无关的遗传标记在病例对照样本中同时进行分型，并以这些数据为基础，应用专业的软件或算法推断群体分层存在与否以及分层的程度，并对关联分析的结果进行校正。

基于基因组对照的研究策略进行群体分层校正主要有两种途径：一是基因组对照法，二是结构化关联（structured association，SA）。GC 法采用卡方检验（chi-square test）（或趋势检验）进行统计学分析，该方法无须考虑环境因素对疾病的直接作用，并假设群体分层的效应在基因组水平上是一个常量，即选择若干不相关的遗传标记分别进行病例对照 χ^2 检验时，若人群确定了，则 χ^2 值应是一个常量。在病例 - 对照研究中，群体分层将导致 χ^2 检验统计量发生偏倚，由此用估算出的偏离系数 A（或称膨胀因子，inflation factor）来估计出可能的分层效应，并进一步用 A 去除 χ^2 值，以达到校正的目的。SA 是通过估计亚人群的数目以及各个体应属于哪个亚人群来进行校正。假设研究所选的病例 - 对照群体为遗传异质性较高的人群，由几个同源的亚人群组成，则利用基因组内多个遗传标记的分布特点，将研究群体在遗传学上同类的个体重新分配到亚人群中，使各个亚人群内病例组和对照组间的匹配更佳，并在各个亚人群中分别进行结局与遗传变异的关联研究。最后，总体的关联研究结果是各个亚人群各自关联研究的综合。该方法利用全部所选遗传标记的数据来检测分层的存在，因此最大限度地利用了各个遗传标记的分型数据。

（四）统计学错误

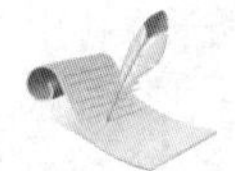

在分子药物流行学研究中，一般需要研究多个遗传因素和非遗传因素，以及遗传和非遗传

因素之间交互作用对临床药物治疗效果的影响，从而进行多次统计学检验。在统计学上，随着检验次数的增加，研究犯Ⅰ类错误的概率也同样在增加。有学者认为某些分子药物流行病学研究结果之所以较难重现，其中一个原因就是某些研究结果实际上为假阳性结果，研究犯了统计学Ⅰ类错误。有针对性地缩小研究范围，将重点局限到研究基因和临床药物治疗对疗效的影响可以降低发生Ⅰ类错误的可能性，避免假阳性结果的出现。但随着分子药物流行病学越来越强调识别所有的基因型和检验所有可能存在的交互作用，该方法显然有很大的局限性。

对于多重比较带来的Ⅰ类错误概率增大的问题，可以用统计学方法来调整 P 值。Bonferroni 校正法是将单个假设检验得到的每个位点的 P 值乘以本研究中同时进行假设检验的次数（即乘以所选择遗传变异的数目）。如果校正后的 P 值仍然小于 0.05，可判断该位点与疾病之间的关联有显著性。这种校正方法被认为是多重比较 P 值调整方法中最为保守的一种方法，存在校正过度的可能，即增加了假阴性的概率。对一组数据多项比较时，必须说明如何校正 α 水平，以避免增大第一类错误的机会。当同一组数据同时作 k 次分析时，若限定犯假阳性错误的概率总共不超过 α，则每次分析要用 $\frac{\alpha}{k}$ 来控制假阳性的概率。例如 $\alpha=0.05$，$k=10$，$\frac{\alpha}{k}=0.005$。

递减调整法（step-down adjustment）是先将所有单个位点检验获得的 P 值从小到大排序，然后将最小的值乘以所选择的位点数目 m，排列在第二的值乘以所选择的位点数目-1，即（m-1），其他的 P 值依次类推，排在最后的 P 值乘以 1。矫正后 $P<0.05$ 的位点可认为与结局的关联有显著性。模拟运算（permutation）法是先对未矫正的 P 值排序，然后依据基因之间结构上的关系，通过反复抽样模拟运算，分析值的分布，然后对所有的 P 值同时进行校正。控制错误发现率（false discovery rate）法是将未矫正的 P 值从小到大排序，最大的 P 值保持不变，其他的 P 值依次乘以系数（位点总数/该 P 值的位次）。如果矫正后的 P 值 <0.05，可认为该位点与结局的关联有显著性。该法是最为宽松的一种校正方法，因而允许更多的假阳性存在，但同时减少了假阴性。尽管 Bonferroni 方法校正 P 值最为保守和严格，但还是不能从根本上解决由于多重比较可能带来的假阳性关联。要想从阳性关联中发现真正与结局的关联，唯一可行的补救方法就是进行重复试验。为了保证研究结果的可重复性，重复试验时研究者需进行多方面的考虑，如是否有足够的样本量、研究设计是否科学合理、统计分析方法是否正确、样本人群是否存在不同的遗传背景等。

此外，分子药物流行病学研究中也常容易发生统计学Ⅱ类错误，其原因可能是某些基因型在人群中携带水平比较低，可以用来研究的样本人群有限，导致研究未能观察到基因和药物疗效间真实存在的某种反应关系（出现假阴性结果）。避免统计学Ⅱ类错误的发生需要保证研究有足够大的样本量，一个解决的途径就是进行临床多中心合作；另一个就是选择相对集中、具有一定同质性的人群作为研究对象，比如 deCODE 基因公司的研究中建立了大约由十万冰岛当地居民构成的研究队列，同时还构建了该研究人群相应的遗传学数据库。第三途径就是进行系统综述和 Meta 分析，特别是开展前瞻性的 Meta 分析可以有效避免 Meta 分析中偏倚的产生。在进行遗传关联性研究的 Meta 分析时，除了坚持观察性研究 Meta 分析需要遵循的一般原则外，在汇总研究结果时还要特别注意异质性分析、Hardy-Weinberg 平衡检验、多组数据避免多次重复比较以及采用比较敏感的遗传模型进行分析。此外，在有限样本量的前提下，可以通过改进研究设计，如采用匹配的病例－对照研究方法提高统计学效率。

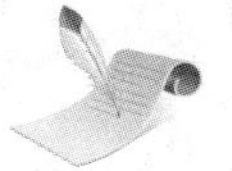

六、质量控制

（一）现场质控

现场调查或随访数据是统计分析的基础，其准确性关系到整个研究的成败。在研究对象治疗过程中，收集的药物及治疗结局信息必须保证其准确性。这和传统药物流行病学研究类似。因此，资料收集前要进行培训，统一认识，尤其是药物信息和结局信息的定义，且在整个调查过程中必须保持一致。如果研究涉及多家单位共同参与，研究前的培训更是必需的。培训内容包括问卷调查、结局的判断识别、实验室检测及其他研究相关事项。研究实施过程中，需要对收集到的资料进行复核，如抽取10%的资料进行复查，以确保调查资料的真实和准确。另外，研究过程中两组或多组研究对象的资料来源和收集方法应保持一致。如果在现场需要采集生物标本，则需要统一采集和储存方法，如采集部位、时间和方法需要一致；标本储存温度、时间需要一致；现场离心分离血清的方法需要标准化等。

（二）实验室质控

实验室检测中的质量控制决定了生物标志物检测结果的真实性和可靠性。在进行实验室检测时，需要注意以下几点：①试剂和材料。管理人员需要密切关注各种化学试剂的有效使用日期，因为化学试剂自身的分子活跃性一般都有一定的期限，在超过该期限之后，会导致试剂变质或者失效等情况发生，直接影响到整个化学分析实验结果的准确性。因此为保障实验室检测结果的精准性，还需做好各种化学试剂的质量控制工作。②仪器。在化学分析实验过程中，分析仪器的精准度会直接影响到整个化学实验的检验结果。为了保障化学分析结果的准确性，要求在购买仪器之前对仪器性能进行严格审核，保证分析仪器的应用性与检测准确度能够充分满足实际工作的需求，以保障实验结果整体的准确性与科学性。③实验方法。在研究中，同一种生物标志的测量方法要统一。如果不同现场需要采用不同的检测方法，则必须对不同检测方法检测结果的一致性进行分析。④操作规范。每一步骤都要制定操作规范，要保证操作者内（即同一操作者）和操作者间（即不同操作者）的可重复性。

此外，设立对照和重复试验也是进行实验室质量控制的重要原则。实验过程中可以通过盲法在实验样本中加入一定量的标准对照、空白对照和重复对照，以监督和控制检测质量。重复试验包括实验室内重复试验和实验室间重复试验，前者为控制实验室内操作偏倚，在同一实验室内部不定期进行不同操作者之间的交叉重复试验；后者是为控制实验室间系统偏倚或检验实验室内结果可靠性，可在不同实验室进行同一批标本的检测，核查其一致性。

第三节　分子药物流行病学的临床应用

如何结合个体遗传基因信息提高临床药物治疗效果（安全性和有效性）是分子药物流行病学研究中非常重要的内容。目前，分子药物流行病学研究已经在药物的有效性、安全性方面进行了应用，这为开展精准医疗提供了理论依据。

一、在治疗有效性研究中的应用

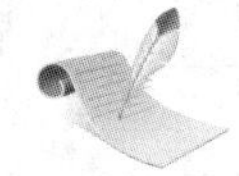

传统医学中，不同的患者在同一疾病治疗时采用同一治疗方案，使用相同的药物和同样的

剂量，而药物在人体的吸收、分布、代谢则有着巨大的个体差异，这也导致患者出现不同的治疗效果和不良反应。通过破解药物相关基因的密码，我们可以科学地决定而不是臆断某一个体对哪种药物较为敏感，药物使用量应该为多少较为安全，以期达到最佳的治疗效果的同时尽可能减少不良反应的发生。依据基因多态性的检测结果，医生可以量体裁衣式地对患者进行合理用药，进而提高疗效和减少不良反应的发生。

近年来，华法林剂量与遗传变异相关性的研究成果已经成功应用于临床指导医疗实践。华法林是一种香豆素类抗凝血药，广泛用于血栓栓塞性疾病的短期和长期治疗（如深静脉血栓形成），并用于预防具有心房颤动、接受矫形外科手术患者的卒中和全身性栓塞事件。但有较大数量的患者发生了华法林所致致命性出血的并发症。华法林治疗窗窄，个体患者的剂量需求差异大，这表明合适剂量可能与患者的遗传变异有关。研究表明，华法林在肝脏经 CYP450 代谢，其中，主要由 CYP2C9 代谢，CYP2C9 基因变异可导致该酶的活性下降，因此 CYP2C9 基因多态性可影响华法林稳定剂量。CYP2C9 最常见的 SNP 为 CYP2C9*2 和 CYP2C9*3，突变后该酶活性分别比野生型下降 20% 和 80%。因此携带 CYP2C9 突变基因的患者所需华法林剂量比野生型个体明显减少。维生素 K 环氧化物还原酶复合物亚基（VKORC1）是华法林的作用靶点，在 VKORC1 编码区和非编码区存在多态性位点，此多态性可能导致 VKORC1 蛋白表达水平的提高，导致需要更多的华法林来抑制 VKORC1 蛋白，这也是导致华法林剂量差异最主要的原因。目前 VKORC1 基因多态性可解释约 27%（范围 15%～40%）华法林剂量差异。CYP2C9 和 VKORC1 不同基因型对合适的治疗剂量影响很大，表 12－3 显示了不同 CYP2C9 和 VKORC1 基因型下预计华法林每天维持剂量的 3 个范围。可见，CYP2C9 和（或）VKORC1 基因型在确定华法林剂量上具有重要作用。

表 12－3　不同 CYP2C9 和 VKORC1 基因型下预计华法林每天维持剂量的 3 个范围（mg）

VKORC1	CYP2C9					
	*1/*1	*1/*2	*1/*3	*2/*2	*2/*3	*3/*3
GG	5～7	5～7	3～4	3～4	3～4	0.5～2
AG	5～7	3～4	3～4	3～4	0.5～2	0.5～2
AA	3～4	3～4	3～4	0.5～2	0.5～2	0.5～2

又如，伊立替康是一种主要用于治疗进展型结肠癌和直肠癌的喜树碱类抗癌药，它在体内转化为活性产物 SN-38 后发挥抗癌作用，SN-38 的抗癌活性是其母药伊立替康的 100～1000 倍，同时发现它与应用伊立替康所出现的严重不良反应密切相关。伊立替康的活性代谢产物 SN-38 在肝细胞内通过尿苷二磷酸葡萄糖醛酸转移酶 1A1（UGT1A1）催化与葡萄糖醛酸结合，形成 β-葡萄糖苷酸 SN-38（SN-38G）而丧失抗癌活性。研究者发现 UGT1A1*28 突变纯合子中严重腹泻的发生率为 70%，而 UGT1A1*28 突变杂合子和野生型纯合子中的发生率分别为 33% 和 17%；另有研究证实 4 级粒细胞减少症的发生率在突变型纯合子、突变型杂合子和野生型纯合子个体中的发生率分别为 50%、12.5% 和 0。多元分析提示发生了 UGT1A1*28 突变的纯合子和杂合子的个体发生严重不良反应的风险极大增加（约 7 倍）。美国 FDA 明确规定，使用伊立替康的患者建议检测 UGT1A1*28 基因型。

再如，巯嘌呤甲基转移酶（thiopurines-methyltransferase，TPMT）参与巯嘌呤和咪唑硫嘌呤的甲基化作用，与其化疗效果和毒性关系密切。TPMT 的活性受到遗传多态性的影响，它可

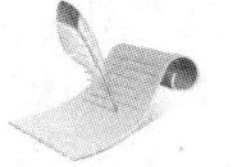

以改变巯嘌呤的代谢率。TPMT 的活性在患者间个体差异明显，86.6% 的野生型 TPMT*1 人群 TPMT 活性较高，而 11.1% 具有中等活性，有 0.3% 活性缺失。其中 3 个基因多态性（TPMT*2、*3A 和*3C）占中等和低活性状况的 80% ~95%。TPMT*3A 的患者 TPMT 活性完全丧失，TPMT*3B 和 TPMT*3C 患者的 TPMT 催化活性降低。区分 TPMT*1/*3（中等代谢者）和 TPMT*3B/*3C（低代谢者）具有重要意义。TPMT 活性缺失和活性中等人群，都面临着患骨髓抑制增加的风险。研究表明，TPMT 中等活性和较低活性的患者只能接受 10% ~50% 的平均巯嘌呤化疗剂量。TPMT 基因的遗传变异对于急性淋巴细胞性白血病化疗反应的疗效和不良反应具有重要意义。

二、在药品安全性研究中的应用

药品在治疗疾病的同时，还可能会出现各种不同的不良反应。分子生物学技术的发展和人类基因组计划的实施，进一步发现和证实药品不良反应的个体差异与基因多态性相关联。当药物吸收进入血液后，通过血液运输（与血浆蛋白结合等）进行分布，在靶组织与受体结合产生药效，通过代谢酶等进行生物转化，最后由肝脏、肾脏排泄。在此过程中所涉及的一系列药物代谢酶、转运蛋白、受体和其他作用靶点的基因多态性，都可能是引起药品不良反应的原因。

抗结核药致肝损害（anti-tuberculosis drug induced liver injury，ATLI）是结核病治疗过程中最主要的药品不良反应。系统综述表明我国抗结核治疗人群 ATLI 发生率约为 11.90%，并有 0.41% ~1.37% 患者因肝损害死亡。ATLI 是导致结核病治疗的中断、不规律用药甚至治疗失败的重要原因，同时也会增加结核杆菌耐药性的发生，这些都极大地影响我国结核病防治规划的实施和结核病疫情的控制。目前 ATLI 的发生机制仍不清楚，其发生可能与毒性中间产物的产生有关，所以基于异烟肼代谢通路从药物代谢酶的角度探讨 ATLI 的个体易感性一度成为热点。国内外多个研究开展了广泛的探索，结果显示携带药物代谢酶基因 CYP2E1 cl/cKNAT2 慢乙酰化或 GSTM1 缺失基因型等均易罹患 ATLI（表 12 -4）。此外，转运蛋白、免疫反应以及氧化应激相关基因多态性也与 ATLI 发生有关联。但由于研究结果还存在一定的差异性，目前尚未有确切关联的结果应用于医疗实践来减少肝损害的发生。

表 12 -4　基因多态性与抗结核药致肝损害的关联研究

基因	研究对象	病例数	对照数	基因型	OR（95% CI）
药物代谢酶					
CYP2E1	混合	599	1813	cl/cl	1.36（1.09 ~1.69）
NAT2	混合	1198	2921	慢乙酰化	
GSTM1	混合	951	1922	缺失型	
CYP2B6	巴西	31	189	Rs3745274 T/T	
UGT1A1	中国	17	81	Ni 和*28 复合杂合	13.86（1.09 ~177.06）
UGT1A6	中国	202	239	-19T/G	1.68（1.32 ~2.15）
				308C/A	2.32（1.74 ~3.03）
				-541A/G	2.05（1.52 ~2.76）

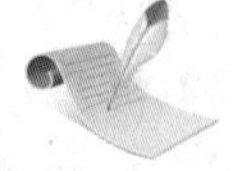

续表

基因	研究对象	病例数	对照数	基因型	OR（95% CI）
CESI	中国	200	273	Rs8192950A/C	0.65（0.43～0.99）
				Rs1968743 G/G	0.65（0.43～1.00）
转运蛋白					
ABCB1	埃塞俄比亚	41	160	3435T/T	5.28（1.21～23.00）
SLCO1B1	中国	155	118	*15 单倍型	2.04（1.05～3.96）
免疫反应					
TNF-a	韩国	77	229	-308 AG or AA	1.94（1.04～3.64）
HLA-DQB1	印度	56	290	无*0102	4.00（1.10～14.30）
				有*0201	1.90（1.00～3.90）
氧化应激					
NOS2A	日本	18	82	Rsll080344 C/C	0.42（1.18～0.99）
BACH I	日本	18	82	Rs2070401 C/C	16.20（1.58～166.39）
MAFK	日本	18	82	Rs4720833 G/A 或 A/A	3.2（1.03～9.69）
MnSOD	中国	115	115	47 T/C or C/C	2.44（1.38～4.30）
MnSOD	中国	101	107	47 C/C	5.77（1.23～27.02）

迟发性运动障碍（tardive dyskinesia，TD）是在长期服用抗精神病药物后出现的一种以躯体不自主、刻板运动为主的锥体外系反应，少见但难以治疗，个体易感性在其发病中起主要作用。Hamelin 等利用 RFLP 和 PCR 技术分析了几种常见 CYP2D6 的等位基因（CYP2D6*1、CYP2D6*3、CYP2D6*4、CYP2D6*5、CYP2D6*6 和 CYP2D6*7）的频率，发现等位基因的分布在长期住院的精神分裂症患者、法裔加拿大精神分裂症患者和健康法裔加拿大人之间无差异，认为常见的 CYP2D6 突变基因与精神分裂症及其症状、药品不良反应和治疗依从性无关。

在控制华法林引起的出血副反应研究中，携带 CYP2C9*2 和 CYP2C9*3 型变异等位基因，或 WCOKC7 基因 AA 纯合子基因携带者在使用华法林时发生出血不良反应的危险率更高。鉴于此，2007 年 8 月和 2010 年 1 月，美国 FDA 两次更新华法林的说明书，将建议患者进行基因检查的信息添加到华法林的药物标签上，以减少临床出血不良反应的发生。

第四节　分子药物流行病学展望

分子药物流行病学的发展使得我们对临床药物使用的研究不再局限于个体、药物或者环境等其他宏观因素，而是更加细致地深入到了个体遗传基因水平。从临床药物疗效的角度来看，无论是对个体遗传因素的单独作用研究，还是对基因与药物间相互作用的研究，都为临床个体化治疗提供了科学依据，如根据遗传变异计算剂量、选择某种特定药物治疗疾病以及在不良反应高危人群中避免使用某种特定药物等。同时也将有助于药物研发和发展，能够将遗传变异合理应用于药物创新和识别好与坏的反应。这些都将在很大程度上提高药物使用的有效性、针对性和安全性。

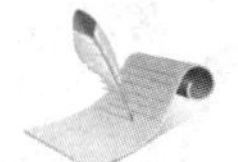

分子药物流行病学的发展也促进了精准医疗（precision medicine）的实现。精准医疗是以

个体化医疗为基础，随着基因组测序技术的快速发展以及生物信息与大数据时代的交叉影响而发展起来的一种新型医学概念与医疗模式。其本质是通过基因组、蛋白质组等组学技术和医学最前沿技术，对于大样本人群与特定疾病类型进行生物标记物的分析与鉴定、验证与应用，从而精确寻找到疾病的原因和治疗的靶点，并对一种疾病不同状态和过程进行精确分类，最终实现对于疾病和特定患者进行个性化精准治疗的目的，提高疾病诊治与预防的效益。从概念可以看出，患者个人的遗传信息（基因组）是精准医疗的支撑基础。只有对基因组信息进行详细解释以及临床化使用，才能确保精准医疗的实施。与个体化医疗相比，精准医疗更重视“病”的深度特征和“药”的高度精准性，是在对人、病、药深度认识基础上形成的高科技含量的医疗技术。2015 年 1 月 20 日时任美国总统奥巴马宣布启动精准医学计划并决定一期投入约 2 亿美元。2015 年 12 月 11 日在上海成立的中国个体化用药 - 精准医学科学产业联盟，标志我国正式开始精准医疗的探索。同年召开的首次精准医疗战略专家会议，最终决定在 2030 年前对精准医疗领域投入 600 亿元。精准医疗根据患者基因、生活环境和方式的个体特异性推测疾病的发生，从而采取有效、精准的疾病预防与治疗手段。精准医疗的发展是建立在目前科学技术快速发展基础上的，如人类全基因组测序、生物信息分析技术、大数据分析工具等。当前精准医学已用于人类癌症治疗靶向药物的创新临床试验、综合性用药选择以及克服个体耐药性。

分子药物流行病学为个体化治疗或精准医疗带来实现可能性的同时，也面临着一些新的挑战。第一，在方法学上的挑战。随着新的测序方法问世，基因分型数据将越来越容易获得，由此一方面丰富了分子药物流行病学研究内容，另一方面也使得资料分析面临新的挑战。当众多基因型测试被应用于临床实践中，许多药物暴露将受到这种测试的影响，使基因型、药物暴露成为非独立因素。因此如何对于基因、药物、患者自身非遗传因素、环境因素等大量相互关联的信息进行高效的设计与统计分析，尤其是交互作用分析，则需要进一步研究。第二，检测个体基因遗传变异势必会增加临床治疗的费用，因此由此延伸的成本效益问题备受关注。2004 年 Veenstra DL 提出一套用于评价药物遗传学检测技术的临床和经济效益的标准，包括：避免出现严重的临床结局；遗传变异与临床相关结果间的关联程度；快速而价廉检测方法的可用性及等位基因变异的频率等。实际上，这套标准亦可用于任何新的诊断检测方法的评价。显然，随着基因技术的不断发展，将需要实施更多的附加研究，以确定新的生物标志物及基因检测技术的成本效益。第三，遗传变异检测会引发有关患者隐私、医疗保健服务的使用以及知情同意等问题。例如对遗传基因的检测可能会影响临床治疗公平性的发展，一方面为了降低药物治疗带来的风险，某些临床药物治疗可能仅局限于预后较好的携带某种基因的特定人群，而忽略了其他同样需要药物治疗的患者人群。另一方面，遗传基因检测也可能成为某些保险公司选择参保覆盖人群的一个标准，很多人会因此失去医疗保险，另外，也可能会导致药物研发只朝着最常见、最具商业吸引力的基因型方向发展。

当然，个体基因复杂的差异性和变异性不可能百分之百的解释个体对药物反应的差异性。从临床治疗学的角度看，药物遗传学检测是进行个体化治疗的一个前置性步骤，可用来预先制定初始剂量，并提供一些个体差异的分子机制，潜在地提高患者对药物治疗的依从性，并避免无效治疗，在提高疗效、缩短病程的同时，也降低了药品不良反应带来的危险，从而实现真正意义上的个体化给药。因此，需要通过分子药物流行病学的研究，探究药物治疗失败或者药品不良反应的发生原因，结合个体遗传因素，研究两者之间的关系，这样才能有助于早日正确、

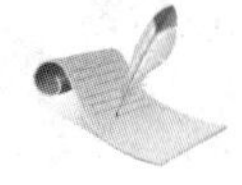

全面认识药物反应的差异，提高临床药物治疗效果。

本章小结

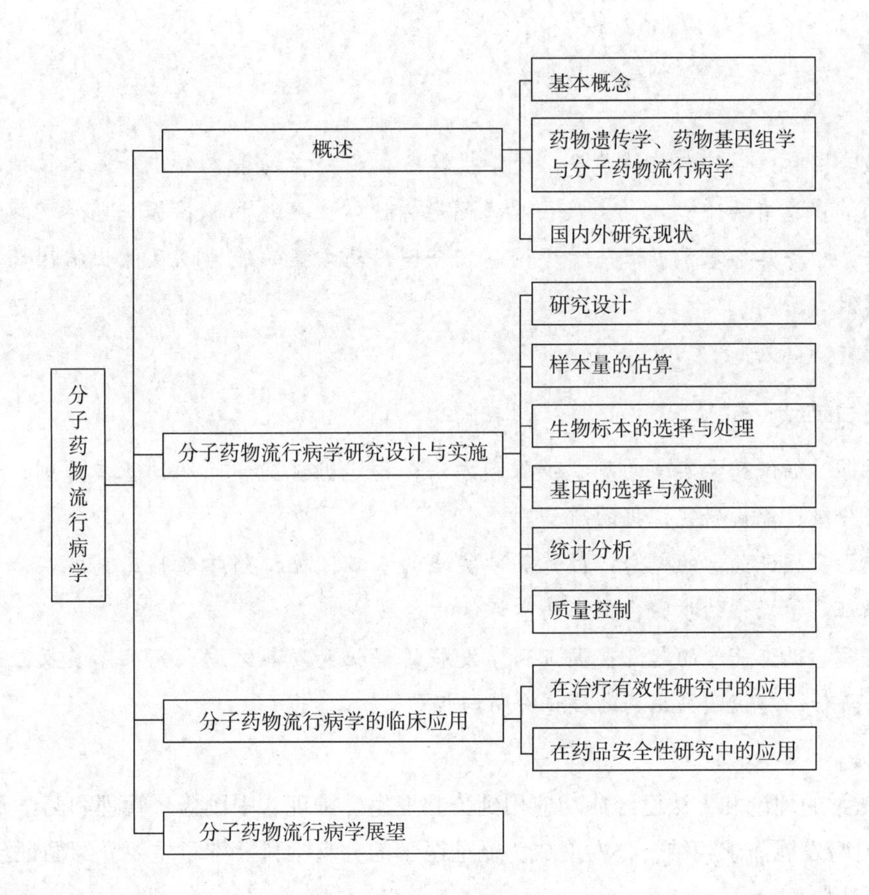

思考题

1. 基因的概念是什么？
2. 什么是等位基因？
3. 什么是基因变异？
4. 分子药物流行病学主要有哪些研究方法？
5. 分子药物流行病学研究中，生物标本主要有哪些？生物标本在采集后一般在什么条件下储存？
6. 分子药物流行病学研究中，对基因的选择与检测共有哪几种方法？
7. 分子药物流行病学研究在实施过程中主要包括哪些步骤？
8. 分子药物流行病学的临床应用主要有哪些方面？
9. 分子药物流行病学在未来可能面临的挑战有哪些？

（韩　军）

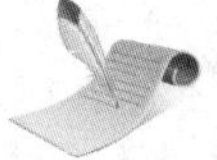

第十三章　药物流行病学与循证药学

教学目标：通过本章的学习，使学生具备循证药学的基本知识和基本技能，培养学生从“以患者为中心”的角度去思考问题，使学生熟悉和掌握循证药学实践的步骤及方法，初步具备基于循证药学理论制定合理用药方案的能力以及做出临床药物治疗决策的能力。

学习要求

掌握　循证药学实践的基本步骤和方法；构建循证药学问题的基本原则；证据的分类与分级；评价研究证据的质量。

熟悉　循证药学的概念；循证药学实践的基础；循证药学在临床药学实践中的应用；循证药学检索的步骤；循证药学评价的方法。

了解　循证药学的起源；循证药学发展的现状和发展方向；药品不良反应的循证分析与评价；超说明书用药的循证分析与评价。

循证医学的理论和方法已经成功应用到公共卫生、护理、中医药、管理和药学等领域，并与各学科自身发展需求相结合，发展成为循证医学的分支学科。本章主要介绍循证药学的基本理论及其应用。

第一节　循证药学的起源

一、循证医学发展史

世界上第一个随机对照临床试验诞生于 1948 年，是由英国著名医学统计学家、流行病学家布拉福德·希尔爵士（Bradford A. Hill，1897）设计的。随机对照试验切中了治疗效果这个医学实践中的重大问题，从而带动了临床问题研究方法学的全面发展，促进了流行病学的一个重要分支临床流行病学的产生。Archie Cochrane（1909—1988），英国著名流行病学家，他看到了这些随机对照研究证据对临床实践的巨大的潜在意义和价值，尖锐地指出了整个医学界对这些研究成果的忽视，从而唤起了社会对系统总结、传播和利用临床研究证据的重视。20 世纪 80 年代初期，国际临床流行病学发源地之一的 McMaster 大学，以临床流行病学创始人之一、国际著名的内科学专家 David L. Sackett 为首的一批临床流行病学家，在该医学中心的临床流行病学系和内科系率先对年轻的住院医师举办了“如何阅读医学文献的学习班”，他们通过联系患者的临床实际问题，检索与评价医学文献，并应用所获得的研究成果于自己的临床实践，取

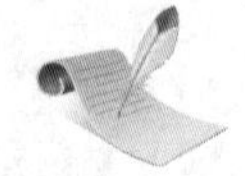

得了很好的效果。1992 年，“循证医学”（evidence based medicine）一词第一次以“医学教学的新模式”在 JAMA 杂志上首次出现，文中指出医生首先必须掌握文献检索、分析理解和正确利用科学研究结果的能力，传统医学教育缺乏对这些能力和技巧的培养。随后 JAMA 又刊登了该工作组“解读医学文献指南”的 33 篇系列文章，为该方面教育和培训提供了重要的资料来源。1993 年底，英国 Iain Charlmers 创建了 Cochrane 协作网（Cochrane Collaboration，CC），邀请 Sackett 教授出任协作网首任主席（1993—1995），规划领导了 Cochrane 协作网生产 Cochrane 系统综述，建立临床研究数据库的工作。1995 年，Sackett 医生出任英国牛津大学循证医学中心（Evidence-Based Medicine Center）首任主任，1997 年出版了循证医学的经典著作*Evidence-Based Medicine：How to Practice and Teach EBM*，并亲自开设循证医学课程，亲临临床一线，实践床旁循证。1997 年，牛津大学卫生科学研究院院长 Muir Gray 爵士出版了 *Evidence-Based Healthcare* 一书，奠定了现今循证医学的总体思想框架。

1996 年，王吉耀教授首次将 *Evidence-Based Medicine* 翻译成《循证医学》。在原卫生部领导与支持下，1998 年，正式成立了中国循证医学中心及 Cochrane 中心，组织了对全国临床医生和相关专业的人员培训，开展了广泛的国际国内合作，出版了《中国循证医学杂志》，推进了循证医学在中国的快速发展。

循证医学的思想和临床流行病学严格的方法学为临床研究提供了新思路，它提倡的随机对照试验及系统综述等对临床医疗产生了划时代的影响，为临床决策的科学化和临床医学的现代化发展做出了突出的贡献。

二、循证药学产生的背景

（一）循证医学与循证药学的关系

循证药学是循证医学的理念与方法在与药学学科自身需求和特点结合后所产生的一个分支学科，是循证医学在药学领域的延伸和应用。循证药学运用循证的理念和方法，解决药学各领域的实践和研究方法问题，涉及药物研发、生产、流通、应用、管理及药学教育等领域，已成为开展临床药学工作、提供药学服务、指导药物临床试验、新药准入、实现合理用药、解决药品不良反应等方面最为推崇的途径，为临床药学实践和医药卫生决策提供可靠的科学依据。循证药学与循证医学的区别在于，一是实践主体不同；二是实践关注的环节不同；三是实践方法不同。

（二）循证药学的产生

20 世纪 90 年代，循证医学理念被引入药学领域，催生了循证药学。药学特别是医院药学领域越来越多的研究者正在关注和提倡循证药学。1997 年，英国皇家药学会（RPSGB）提出，促进药学中的循证实践将为药学服务开辟新纪元。2001 年，Phil Wiffen 教授在其 *Evidence-Based Pharmacotherapy* 一书中提出：21 世纪的药学实践应该以证据为基础，将“循证临床药学”定义为“慎重、准确和明智地将当前所得最佳证据运用于患者的治疗决策”，意为药师必须考虑患者的自身情况、价值观和所处环境。利用药物流行病学与循证医学的理论和专业实践对药物的安全性、有效性、经济性进行科学评价，促进临床合理用药，及早发现并减轻或避免药品不良反应、药源性疾病对公众健康的危害有着重要的现实意义，循证药学应运而生。其核心内容和基本精神是如何寻找证据、分析证据和运用证据，以做出科学合理的用药决策。

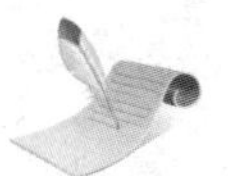

三、循证药学发展现状和发展方向

循证药学历经20余年的发展，已广泛应用于临床药学实践中，解决了用药咨询、合理用药方案制定、个性化给药、药物经济学评价及不良反应评价等方面的问题，为药物的疗效与安全性研究提供证据，同时增强临床药师的证据意识。其主要的研究方向包括：药物有效性、用药安全性、药物信息收集、药物经济学、新药准入、药品不良反应监测、药房管理等方面。国际药学联合会（International Pharmaceutical Federation，IPF）提倡传统和现代医药都要走循证药学道路，从合理用药角度出发，用科学用药逐步替代经验用药，可最大限度减少对药品使用的盲目性。医学院校可通过“药学—生物—医学”教育培养模式改革，培养学生掌握循证药学基本理论、实践和研究的基本方法，能够正确开展合理用药及评价、从事临床药学相关工作、融合现代药学与医学为一体的综合型、应用型和创新型人才。循证药学能克服传统药学方法的局限性，做到更加客观科学，是当代乃至未来临床药学新的发展方向，也必将促使临床药学向更高的层次发展。

第二节　循证药学概述

循证药学作为循证医学的分支学科，其实践的模式、方法和流程等均借鉴于循证医学，在药学领域得到了延伸和发展。循证药学实践的基础由四大要素组成：药学工作者、患者、最佳证据、医疗环境/实验条件。

一、循证药学的概念

循证药学（evidence-based pharmacy，EBP），是指临床药师在药学实践过程中，通过系统地搜集文献、评价科研证据（文献），获得药物疗效、安全性、经济性等方面的研究资料，参考患者的意愿，促进临床合理用药，评估其在制定合理用药方案中的作用，并以此做出符合患者需求的临床药物治疗决策的临床实践的方法。同时也是新药研发机构或人员找寻、分析及应用证据的有效方法，可对收集到的资料进行内在和外在的评估。广义循证药学实践活动和研究范畴涉及药物研发、生产、配送、储存、使用、管理及药学教育等过程中的问题、干预、效果和持续改进。循证药学结合临床药学和药物流行病学的知识基础来研究药物的临床应用，其核心思想是临床药师对患者的诊治应基于当前可得到的最佳证据，结合自己的药学临床实践经验和专业知识技能，并考虑患者的选择和意愿做出临床诊治决策，将三者完美结合，做出科学合理的用药决策。

二、循证药学的实践基础

（一）药学工作者

药学工作者是循证药学实践的主体。作为实践循证药学的药师，首先要具备扎实的临床药理学理论基础和专业技能，具有一定的药物流行病学和药物统计学基础，还要有一定的临床用药实践和药物研发的经验，以及崇高的医德和全心全意为患者解决用药的疗效、安全性和经济

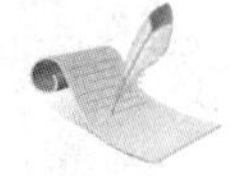

性等方面的问题。同时，可促进循证药学实践，提高个人的临床用药水平。

（二）患者

患者是循证药学实践服务的主体。实践循证药学，必须要取得患者的合作，具备用药的良好依从性。因此，要构建良好的医患关系，加强与患者间的沟通和合作。

（三）最佳证据

最佳证据是实践循证药学的工具，是解决患者用药问题的手段。它主要来源于现代临床药学的研究成果，可通过准确应用科研方法学（流行病学）的原则和方法及相关质量评价的标准，进行严格分析与评价所获得的最新，最真实、可靠，且有临床用药实践价值的研究成果或证据。

（四）医疗环境/试验条件

循证药学实践一般是在具体的医疗环境或进行药物研发的科研院所里进行。不同级别的医院，设备条件和药学工作者的水平各异，即使某一最佳证据对某疾病的疗效较好，可当医疗环境条件受限时，也是难以实现。在新药准入时，可能受医院药房管理等方面的条件所制约；而新药的研发则取决于科研院所的试验条件和环境。

上述四个部分是循证药学实践的基础，缺一不可，是一个临床药师科学用药的系统工程（图 13－1）。需要强调的是：要真正实践循证药学，一定要首先掌握药物流行病学的知识、理论与方法学，才能更加真实地认识、分析和评价最佳证据。

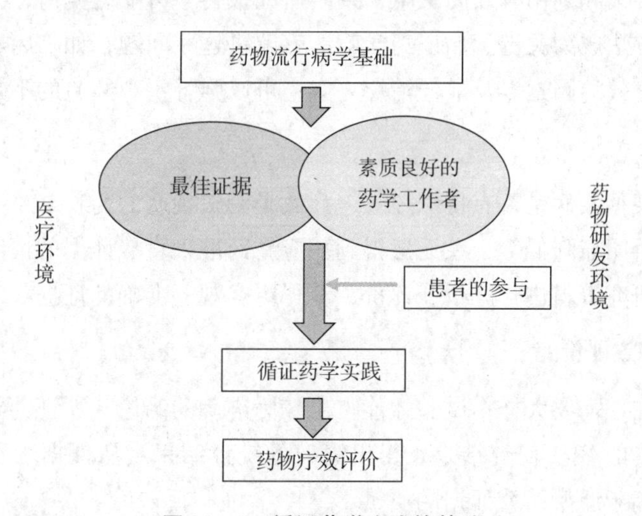

图 13－1　循证药学实践的基础

三、传统临床药学实践与循证临床药学实践的区别与联系

传统临床药学实践模式以药品为中心，以药品提供、调剂为主责；而循证临床药学实践强调以患者为中心，关注患者药品从选择、处方、调剂到使用的全过程，因此是以患者安全与满意为中心的全程药学服务（表 13－1）。国际药学联合会指出：全球药学实践的重心已经从传统的药物提供转移到患者保健；药师的作用也从传统配药和发放药品，转移到药学服务及信息的提供者，最终成为患者卫生保健服务的提供者。因而，临床药师要积极参与临床用药决策，充分利用自己的专业知识与技能，与临床医护人员共同商讨用药方案，提出建议并反馈用药信

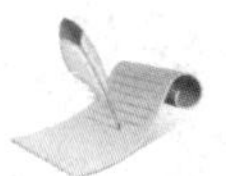

息，加强对患者用药指导与检测，促进合理用药。

表 13-1　传统临床药学实践与循证临床药学实践的区别与联系

类别	传统临床药学实践	循证临床药学实践
理念	药学	药学保健
实践模式	以药为中心	以患者为中心
实践重心	药品提供：配药、发药	全程药学服务：药品选择、处方、调剂、使用、监测与调整等
团队合作	不重视	重视
证据来源	药学研究（药动、药代等）、散在的药物临床研究，参考书、药品说明书及其他药品信息	临床研究、循证用药指南和处方集等
收集证据	不系统、不全面	系统全面
评价证据	不重视	重视
用药依据	发病机制、病理、生理知识；药品说明书，专家和个人经验	当前可得到的最佳研究证据
目标	安全合理用药	提高临床用药疗效，实现患者健康、用药安全和提高其满意度

四、循证药学在临床药学实践中的应用

在临床药学实践中，临床药师面临新药和老药新适应证的不断提出，面对蜂拥而来的大量资讯，如何正确地搜集和利用有效的文献，判断研究报告中可能的偏倚，去伪存真，掌握和使用正确的文献评价方法成为关键。循证药学就能够解决这些问题，如临床药师结合经验与文献资料寻找影响临床疗效的因素以及最佳治疗方案，可以弥补主观经验的不足，减少用药差错。

（一）新药准入

引进的新药对某种疾病是否有特殊疗效，疗效是否较现有的药物好，不良反应是否较现有药物减少，药费是否明显降低等，在无法得到相应新药准入直接证据的情况下，可利用循证药学的方法对现有的研究资料进行分析、评价，获得更客观、准确的证据。

（二）药物的疗效评价

药物疗效分析往往需要大样本试验才能得出较为准确的结论，循证药学可以根据现有的资料，综合大量小样本的 RCT 研究结果，得出高效的统计结果。从证据级别上来说，二次研究证据的质量要远远高于原始研究证据的质量。

（三）合理用药

运用循证药学的方法不仅可以干预不合理用药，判定药品不良反应，进而为合理用药提供依据，还可以分析多种药物联合用药对某种疾病的疗效是否优于单一药物的疗效。应用循证药学的评价方法进行药物应用评价研究，可以为临床提供准确的药物信息同时提高合理用药的水平。如：抗生素是一种对病原菌进行抵抗的药物，不合理使用会造成病原菌耐药性的产生，长此以往会对患者造成较强的影响，增加治疗的难度。循证药学能够很好地将患者的病情以及临床经验进行结合，帮助其合理地对药物进行选择和使用，并且能够很好地提升患者的综合疗效。

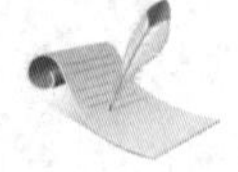

（四）药品不良反应（ADR）监测

通过描述性研究、分析性研究或试验研究可以对 ADR 进行监测。药物流行病学的方法可

以确定 ADR 的发生率，寻找诱发 ADR 的危险因素，验证以前发现的信号，同时通过计算相对危险度（RR）、比值比（OR）等，判断药物与不良反应之间的联系强度。循证药学运用系统评价的方法综合分析药物临床研究证据，对药物的有效性、安全性、经济性和适用性进行评价。

（五）药物经济学评价

循证药学要求临床治疗应考虑成本 - 效果的证据，用药物经济学方法制定出合理的成本 - 效果处方，为临床合理用药和治疗决策科学化提供依据，使患者得到最佳的治疗效果和最小的经济负担。

（六）基本药物目录遴选

2002 年世界卫生组织引入循证医学方法后，将基本药物目录的遴选原则改为药物的成本 - 效果，讲求同类比较的安全性、有效性和经济性证据，价格高但疗效好的药物同样可以进入基本药物示范目录（WHO - EML）。遴选过程中需要参考临床指南、价格信息、国际药典、质量标准信息、Cochrane 系统评价等各类支持证据。在 2013 年第 19 届 WHO - EML 评审会上，专家委员会开始讨论抗肿瘤药物（筛检、McAb、终末期姑息用药）、预防用药、血液制品进入目录及超说明书用药现状与挑战等相关问题。我国《国家基本药物目录》（2018 年版），定义基本药物为“适应基本医疗卫生需求，剂型适宜，价格合理，能够保障供应，公众可公平获得的药品”。我国基本药物目录遴选还需要进一步引入循证药学和药物经济学理论、方法和标准，优化与规范遴选模式与流程，建立完善的基本药物目录遴选体系。

五、循证药学实践对临床药学学科发展的作用

循证药学作为循证医学的分支，是未来临床药学发展的必然趋势。当前，临床药学已经成为医院药学的重要部分，临床药师正在成为药物治疗团队中的重要一员，在以“患者为中心”的现代医疗模式下，患者对药物治疗有了更高的要求，网络信息的发展使得医疗信息对于患者方便可得，传统的医院药学实践模式正面临极大挑战和新的发展机遇。药物的疗效、安全性和经济性指标在未来药物评价领域的应用将会日渐受到重视，对证据的利用效率将会极大地提高。循证药学将当前可获得的最佳研究证据、药师的专业技能、经验与患者的意愿三者完美结合，是适应医院药学发展新需求的实践模式，必将增强医院药师在医疗服务中的专业地位，从而进一步促进临床药学实践。目前，急需建立和完善循证药学知识体系和实践模式，加强学科平台建设，以及加强循证药学知识和技能教育与培训等，为当前和未来临床药学工作提供了稳定的发展方向，也必将推动临床药学学科向更高层次发展。

第三节　循证药学实践的基本步骤和方法

循证药学实践的步骤包括五个部分，每个步骤都具有丰富的内涵和科学的方法，是相互联系的一个完整系统，这个实践的过程可帮助药学工作者对药物的有效性、安全性、适用性和经济性进行评估，从而做出科学合理的用药决策。

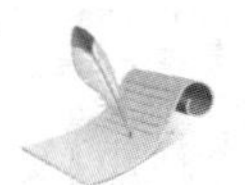

一、实践循证药学具备的条件

实践循证药学需要具备一定的硬件和软件条件。硬件条件包括图书馆、期刊库、计算机检索系统、互联网等。软件条件包括：高素质的药学工作者、高质量的研究证据、药物流行病学的知识、患者的积极参与、医护药人员的合作与配合，以及良好的循证实践的大环境。

二、循证药学实践的基本步骤和方法

循证药学实践实际上是针对患者某一具体用药问题的个体化的决策方法。药学工作者在药学实践过程中需要评估，优选用药需求和问题。主要包括：要解决什么问题（提出临床用药问题）；如何找到证据（确定所要寻找的证据资料来源并查找证据）；如何利用证据（评价证据的安全性、有效性、适用性和经济性，用于解决临床用药问题），具体步骤如下（图 13－2）。

（一）提出并确定用药问题

临床用药过程中有许多问题，首先需要团队合作，并建立良好沟通与交流（包括医生、护士、患者等）。临床药师要善于收集、分析和发现临床用药过程中的相关问题（包括药品安全性、有效性、经济性、适用性等），考虑影响药物治疗效果的因素（包括患者生活方式、期望与偏好、药物因素、疾病因素等），对临床实际用药情况进行综合分析，找准患者究竟存在什么样的临床用药问题需要解决，提出相应的用药问题并制订出干预措施。

（二）系统全面检索医学文献

根据已确定的用药问题和即将实施的干预措施，有目的、有针对地搜集系统检索相关文献。经多渠道收集证据，避免遗漏重要信息，包括计算机检索和手工检索等，尽可能全面检出最贴近患者实际病情和用药干预措施的文献资料，用于分析、评价。若用药方案不明确，还需结合患者实际病情，依照相关文献资料制订出一套合理的给药方案。正确拟定和使用“检索词”和检索式，检索词的确定一是要考虑回答临床用药问题检索要求；二是考虑数据库对输入词的要求，尽量使用检索系统提供的标准检索词进行检索。

（三）严格评价文献

将收集到的有关研究应用药物流行病学关于研究质量的严格评价标准，从证据的真实性、可靠性、临床价值及适用性方面做出具体的评价，筛选出最有效、最合理的用药依据供临床使用，并应用统计学方法对结果进行解释和说明，得出确切的结论。

（四）应用最佳证据指导临床用药实践

临床药师应结合专业知识和技能对患者情况进行正确分析、判断，客观评价和应用药物的适应证、安全性、疗效、经济性、药物相互作用、适用性等直接证据、间接证据和同类比较证据，综合考虑患者期望与价值观，制定最佳个体化药物防治方案，指导和监测患者合理用药。充分发挥药师在临床用药干预中的积极作用，是循证药学应用于临床药学实践的最终目的。

（五）后效评价临床用药治疗效果

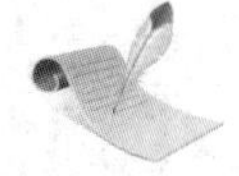

监测和评价当前最佳证据用于指导解决具体临床用药问题，并根据患者实际疗效调整药物。若成功可用于指导进一步临床药学实践；反之，则应找出问题，具体分析原因，总结教

训，为进一步的探讨研究提供方向，重新查找证据、评价证据、做出临床用药决策，直到取得良好的用药效果，为更好地开展临床药学实践奠定理论基础和实践经验，也为临床用药干预指明发展方向。

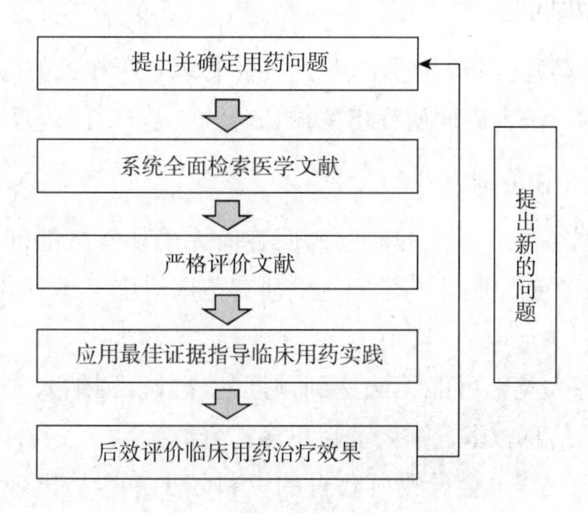

图 13－2　循证药学实践的步骤

第四节　如何提出药学领域的循证问题

实践循证药学的第一步是找准临床用药实践过程中或药物研发过程中存在的药学问题，从而构建出一个需要回答的循证药学问题，这对循证药学实践至关重要。

一、药学问题的类型

在临床药学实践中，由于视角和水平不一，发现和提出的问题会不相同。这些问题主要包括：药物疗效、联合用药和合理用药、药物的后效评价、药品不良反应、新药研发、药物信息的收集与整理等方面。

在临床用药实践过程中，会遇到很多难题，如：超说明书用药、新发疾病的用药等。针对这些比较复杂的问题就需要临床药师先将问题记录下来，依据自己的经验和临床用药思维进行整理，找准关键问题，并制定出解决问题的策略。

二、构建药学循证问题的模式

循证药学借鉴循证医学的实践模式，在构建一个具体的药学问题时，可采用国际上常用的 PICOS 模式。P 指特定的患者群（patient or population or problem），I 指干预措施（intervention），通常为药物、用药方案或用药管理措施；C 指对照组或另一种可用于比较的干预措施（comparison/control），通常为其他药物或非药物的干预措施；O 指结局（outcome），即指药物治疗安全性、有效性和经济性指标；S 指研究设计（study design），或表示医疗环境或实践环境（setting），使其转化为可以回答的形式。每个药学问题均应至少由 PICO 四部分构成。总之，要提出一个好的药学问题，需要具备扎实的临床药学的基础知识和技能，深入临床实践，学会从患者的角度思考，才能构建良好的问题。

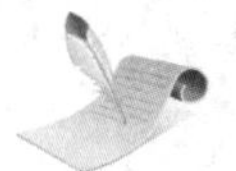

三、确定问题的范围

（一）从不同角度提出问题

对同一类问题，临床药师、新药研发人员、药品管理者等相关的药学工作者常会从不同的角度来理解，有着不同的看法，因而所提出的循证药学问题有所不同。

（二）确定问题的核心和范围

为解决（单个）证据结论不一致的问题，回答尚无确切答案的问题或解释临床药学实践中所遇到的变异问题等，在确定临床药学问题的研究范围时应考虑所具有的资源和条件、临床意义和研究质量等问题。

（1）提出问题的范围太宽，可能无法达到预期的疗效。因纳入研究的异质性增大而使研究结果难以解释，提供的信息较多，需要消耗更多的资源。

（2）提出问题的范围太窄，会导致所获得的资料较少，容易出现机遇的作用，增加假阳性和假阴性结果的机会，使结果不可靠，推广受限制。

因此，研究人员在选择和构建药学问题时应根据自己的资源、条件、可行性、临床药学实践价值、结果的科学性等因素综合考虑，选择范围恰当的问题进行研究。

第五节　证据的来源和检索方法

根据提出的临床问题，确定有关“主题词”“关键词”等，制定检索策略，应用电子检索数据库和期刊检索系统，检索相关证据，从而获取与拟研究的药学问题关系密切的研究证据。

一、证据的分类与分级

（一）证据的分类

证据分类方法众多，如按照研究方法分类、按研究问题分类、按用户需要分类等，这里主要介绍按研究方法进行的分类，可分为原始研究证据和二次研究证据。

原始研究证据是指直接以人群，即患者和（或）健康人为研究对象，对与药物有关的问题进行研究所获得的第一手数据，经统计学处理、分析、总结而形成的研究报告。常见的研究方法有随机对照试验、交叉试验、自身前后对照试验、同期非随机对照试验、队列研究、病例-对照研究、横断面调查、病例分析和病例报告等。

二次研究证据是指在全面收集针对某一具体问题的所有原始研究证据的基础上，应用科学的标准经严格评价、整合处理、分析总结而形成的研究报告。它是对原始研究证据进行二次加工后得到的更高层次的研究证据，其证据的质量取决于原始研究证据的水平。常见的研究方法有系统评价、临床实践指南、卫生技术评估等。

（二）证据的分级

目前，世界上公认的证据分级的经典标准（表13-2），其研究证据使用的推荐强度分为5级，即Ⅰ级、Ⅱ级、Ⅲ级、Ⅳ级、Ⅴ级。2004年，针对当时证据分级与推荐意见存在的不足，推出了GRADE（grading of recommendations assessment，development and evaluation，GRADE）证

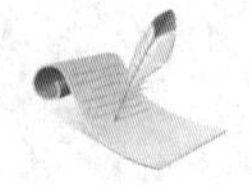

据分级标准（表13－3，表13－4），该标准将证据质量分级与临床使用的推荐强度相结合，通过统一的证据分级标准评价证据的等级。

表13－2　2001年牛津证据分级与推荐强度

推荐强度	证据级别	治疗、预防、病因研究	预后研究	诊断性研究	经济学分析
Ⅰ级	Ⅰa	同质性随机对照试验的系统评价	同质性前瞻性队列研究的系统评价，或经验证的临床实践指南	同质性一流水平的诊断性研究的系统评价，或经验证的临床实践指南	同质性一流水平的经济学研究的系统评价
	Ⅰb	可信区间小的随机对照试验	随访率≥80%的前瞻性队列研究	纳入研究对象适当，且与金标准进行同步独立盲法比较的诊断性研究	采用适当的成本计算，对所有经过严格验证的备选医疗方案的结局进行了比较分析，包括将临床可观察到的变异结合到重要变量中进行敏感性分析
	Ⅰc	观察结果为“全或无”（一种干预措施推行前某病病死率为100%，推行后低于100%，或推行前某病患者存在死亡或治疗失败现象，推行后无死亡或治疗失败）	观察结果为“全或无”	绝对的特异度高即阳性者可确诊，或绝对的灵敏度高即阴性者可排除	—
Ⅱ级	Ⅱa	同质性队列研究的系统评价	同质性回顾性队列研究，或对照组未治疗的随机对照试验的同质性系统评价	同质性但水平低于Ⅰ级的诊断性研究的系统评价	同质性的但水平低于Ⅰ级的经济学研究的系统评价
	Ⅱb	单个队列研究（包括低质量的随机对照试验，如随访率低于80%）	回顾性队列研究，或随机对照试验中未做治疗的对照组患者的追踪结果，或未经验证的临床实践指南	同步做了金标准及诊断性试验，并进行了独立盲法比较，但研究对象局限且不连贯，或未经验证的临床实践指南	采用适当的成本计算，对若干备选医疗方案的结局进行了比较分析，包括将临床可观察的变异结合重要变量进行敏感性分析
	Ⅱc	预后研究	预后研究	—	—
Ⅲ级	Ⅲa	同质性病例对照研究的系统评价	—	—	—
	Ⅲb	单个病例对照研究	—	纳入研究对象适当且与金标准进行了独立盲法比较或客观比较，但部分内容对象未接受金标准试验的诊断性研究	未做准确成本计算的经济学研究，但包含在主要变量中加入临床因素做出的敏感性分析
Ⅳ级		系列病例观察（包括低质量的队列研究和病例对照研究）	系列病例观察（包括低质量的预后队列研究）	未采用盲法或未客观独立地使用金标准实验的诊断性研究，划分真阳性和真阴性的参考标准不统一的诊断性研究，纳入研究对象不适当的诊断性研究	无敏感性分析的经济学研究
Ⅴ级		专家意见或基于生理、病理生理和基础研究的证据	专家意见或基于生理、病理生理和基础研究的证据	专家意见或基于生理、病理生理和基础研究的证据	专家意见或基于经济学理论的证据

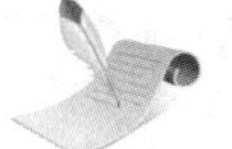

表 13－3　GRADE 证据质量分级的详情表

证据级别	具体描述	研究类型	总分
高级证据	进一步研究也不可能改变该疗效评估结果的可信度	1. 随机对照试验（RCT） 2. 质量升高二级的观察性研究	≥0
中级证据	进一步研究很可能影响该疗效评估结果的可信度，且可能改变该评估结果	1. 质量降低一级的 RCT 2. 质量升高一级的观察性研究	－1
低级证据	进一步研究极有可能影响该疗效评估结果的可信度，且该评估结果很可能改变	1. 质量降低二级的 RCT 2. 观察性研究	－2
极低级证据	我们对效应估计值几乎没有信心：真实值很可能与估计值大不相同	1. 质量降低三级的 RCT 2. 质量降低一级的观察性研究 3. 系列病例观察 4. 个案报道	≤－3

表 13－4　GRADE 证据推荐强度的详情表

证据质量	推荐强度	具体描述
高级证据	支持使用某项干预措施的强推荐	评价者确信干预措施利大于弊
中级证据	支持使用某项干预措施的弱推荐	利弊不确定或无论高低质量的证据均显示利弊相当
低级证据	反对使用某项干预措施的弱推荐	—
极低级证据	反对使用某项干预措施的强推荐	评价者确信干预措施弊大于利

二、常用循证药学证据资源

（一）循证药学证据资源分类

BrainHaynes 等于 2001 年、2007 年、2009 年分别提出了循证医学资源的“4S”“5S”和“6S”的金字塔模型，每一个“S”代表一类循证医学检索资源。本书主要介绍“6S”模型（图 13－3），其将信息资源分成 6 类，包括原始研究、原始研究的摘要及评论、系统评价、系统评价的摘要及评论、证据知识库、证据决策系统。循证药学的证据分类也参照循证医学的“6S”模型，从检索角度来讲，6S 模型太复杂，一般常用“5S”或“4S”。

（1）原始研究（studies）　发表在杂志和综合文献数据库，未经专家评估的文献资料。临床药师在检索和应用此类文献时需要先进行证据的真实性、临床重要性和适用性的评价后方可应用。

（2）系统评价（syntheses）　是指针对某一具体用药问题系统、全面收集全世界所有已发表或未发表的药物研究成果，严格评价纳入文件的偏倚风险，筛选出符合质量标准的文献，进行定量合成或定性分析，从而得出可靠的综合结论。

（3）证据摘要（synopses of studies/synopses of syntheses）　即循证杂志摘要。为了帮助临床药师或药物研发人员快速、有效地搜寻文献，药理学家、临床药师、药物研发人员及方法学家联合起来，制定严格的评价标准，对主要药学期刊上发表的原始研究和二次研究证据进行评价，筛选出高质量的论著以结构式摘要的形式再次出版，并附有专家的评述。如：ACP Journal Club、Cochrance Library-DARE、Bandolier。

（4）循证证据知识库（summaries）　是指针对临床用药问题，直接给出相关背景知识、专家推荐意见、推荐强度和证据级别。循证证据知识库有很多，常用的有 10 种，分别为 DynaMed、UpToDate、MicroMedex、Best Practice、Essential Evidence Plus、First Consult、Medscape

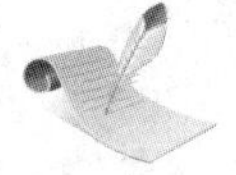

Reference、Clinical Evidence、ACP PIER、PEPID，其中前五位综合评价较高。

（5）证据决策系统（systems） 即计算机决策支持系统，指针对某个药物疗效（联合用药或合理用药）等问题，概括总结所有相关的研究证据，通过电子病历系统与特定患者的情况自动联系起来，为临床药师提供决策信息。目前，现有的数据库尚不能实现此功能。

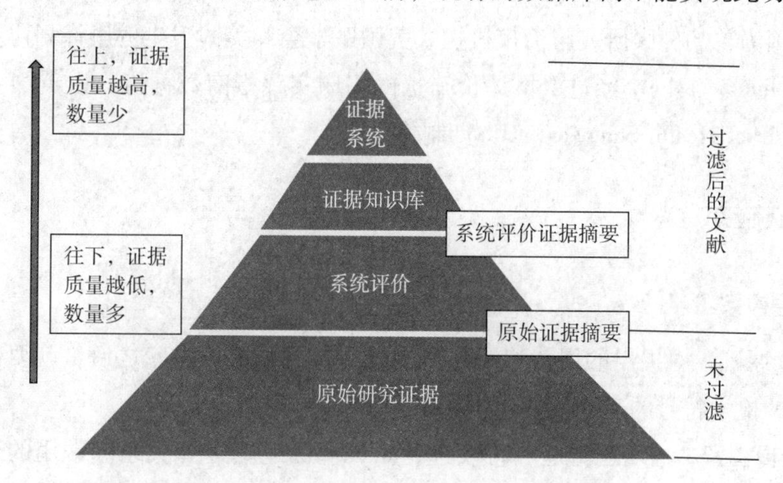

图 13-3 循证药学证据结构——6S 模型

（二）常用的循证药学资源

1. 原始研究

（1）医学索引在线（Medline-index medicus online） Medline 是美国国立医学图书馆（national library of medicine，NLM）出版的综合性生物医学信息书目数据库，是生物医学证据和信息的基本来源，是卫生研究和医疗实践的首要数据库。可通过 PubMed 检索整个 Medline 数据库。

（2）Embase 数据库（Embase database） 是欧洲的一个生物医学文献数据库，以其对药物研究文献的收录而著名。

（3）中国生物医学文献数据库（Chinese biomedical literature database，CBM） 是中国医学科学院医学信息研究所开发研制的综合性医学文献数据库。

（4）Cochrane 对照试验中心数据库（Cochrane central register of controlled trials，CENTRAL）。

2. 二次研究

（1）Cochrane 图书馆（Cochrane library，CL） 是目前临床疗效研究证据的最好来源。包括 Cochrane 系统评价数据库（Cochrane database of systematic reviews，CDSR）、Cochrane 临床对照试验注册数据库（Cochrane conboned trials register，CENTRAL/CCTR）、疗效评价文摘数据库（database of abstracts of reviews of effectiveness；DARE）、卫生技术评价数据库（health technology assessment database，HTAD）、NHS 卫生经济评价数据库（NHS economic evaluation database，NEED）等。

（2）循证医学评价（evidence base medicine reviews，EBMR） 由 Ovid 科技（Ovid technologies）公司制作与更新的付费数据库。

（3）评价与传播中心数据库（centre for reviews and dissemination database，CRDD） 由 NHS 和卫生技术评估国际网络机构（International Network of Agencies for Health Technology As-

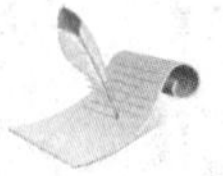

sessment，INAHTA）制作与更新。

（4）临床证据（clinical evidence，CE） 由英国医学杂志（British Medical Journal，BMJ）出版，主要针对临床具体问题提供实用的证据或明确有无证据。

（5）国立指南库（national guideline clearinghouse，NOC） NOC是一个循证临床实践指南数据库，由美国为首的健康研究与治疗机构、美国医学会和美国卫生健康计划协会联合制作。

（6）Guidelines 是一个经过严格评价筛选的临床实践指南数据库。由英国牛津医学科学研究院（Institute of Health Sciences，HIS）制作。

三、文献检索

（一）制定检索策略

根据PICO原则，对提出的用药相关问题进行分解。选择数据库之后，就要制定明确的检索策略。常用的检索符号的运用如下。

1. 布尔逻辑检索 运用逻辑运算符表达检索词间的逻辑运算关系。常用的逻辑运算符号有AND（与）、OR（或）、NOT（不）。AND表示命中文献中同时包含A和B两个检索词，是缩小检索范围的一种技术；OR表示命中文献中至少含有A和B两个检索词中的一个，是扩大检索范围的一种技术；NOT表示命中文献中包含有A检索词，但不包含B检索词。

2. 位置运算符 利用逻辑运算符组配检索时，位置运算符WITH、NEAR、IN表示检索词在命中文献中出现与否，但不能提示检索词间的位置关系，是缩小检索范围的一种方式。

3. 截词检索 包括截词符“*”和通配符“?”两个符号，是扩大检索范围的一种技术。在词干后面运用“*”，表示英文词的前方一致，即检索同词根、词尾形态不同的词。“?”用于替代1个或0个字符。

4. 优先检索 同时应用两个或两个以上运算符检索时，计算机会按一定的顺序处理各运算符。加括号的为优先检索，不加括号时检索顺序依次为：NOT、AND、NEAR、WITH、OR。

5. 限定字段检索 常用的字段有AU、PY、CP、TI、AB、LA、PT等。可通过限定字段提高主题词检索的准确性。

（二）检索步骤

在文献检索时，先利用PICO原则对提出的需要解决的用药问题进行分解，选择相应的数据库后根据制定的检索策略进行检索，得到检索结果后，判断评估检索到的证据是否能回答提出的问题。如果不能回答或回答的不完整，应分析原因调整检索式后再次检索。需要注意的是，若检索结果太少，则需要调整检索策略扩大检索范围，常用的方法有增加检索数据库、增加检索词的同义词或近义词、使用截词符等；反之，若检索结果太多，则需要调整检索策略缩小检索范围，常用的方法有筛选特定的文献、选择主要主题词检索等。

（三）常见的检索问题

1. 常见的误检原因 没有对检索词进行限制，包括字段限制、时间限制、分类限制等；主体概念不够具体或具有多义性导致误检；对所选的检索词截词截得过短。

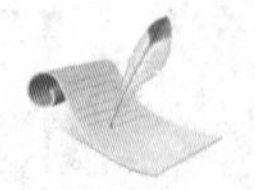

2. 常见的漏检原因 数据库选择不恰当；检索概念太多、检索概念错误或拼写错误；选用了不规范的主题词或某些产品的俗称、商品名作为检索词；同义词、近义词或隐含概念没有

充分考虑；位置运算符过多、过严格或字段限制太严格；一种药物或治疗方法有不同的表达方式，要考虑全面。

第六节　如何评估研究证据的质量

证据评价可以让临床药师或药物研发人员花费少量的时间就能从众多的文献中查询到所需要的信息，从而改进临床用药决策或药物研发的关键环节，提高效率，为患者提供个性化的用药方案。证据的评价包括以下三个方面。

一、评价证据的真实性

证据的真实性包括内部真实性和外部真实性。其中，对一个研究的结果所提供的证据进行严格的评价，所获得的真实性的结论，叫作内在的真实度，它表明该证据的真实程度，真实度越高就越有价值。

内部真实性的评价包括以下五个方面。

（一）研究设计的因素

设计方案的科学性越高，其研究证据的真实性越强。对关于药物疗效、合理用药和联合用药、新药准入等方面所获得的证据，其真实性程度最佳者当属设计完善、执行可靠、数据完整、临床与统计学分析方法合理的随机对照试验（RCT），因为这种试验设计受到偏倚因素干扰的程度最小，所以研究的结果可靠，证据的真实度高。

（二）研究对象的因素

纳入研究的对象务必要有明确的诊断标准（diagnostic criteria），研究对象的样本量、直接影响研究证据的假阳性或假阴性的程度。

（三）观测结果的因素

临床药物试验终点指标的正确观测，对研究证据质量的影响很大。实验室测试指标需要注意试验方法和有关试剂的标准、测试结果的精确度和重复性；测试指标对观测结果的敏感度（sensitivity）和特异度（specificity）等。

（四）资料的收集与整理的因素

科研资料的收集，要按设计方案的要求核对已实施的观测结果，如实地收集与整理，绝不能按主观愿望取舍，或人为地“创造”。否则就会有损于证据的真实性。试验观测指标在中间期和终末期的数据，要与基线状况比较。注重研究对象的依从性（compliance）对研究结果的影响。

（五）统计分析的因素

对研究数据作统计分析处理，应依据不同性质的资料采用不同的统计分析方法。

二、评价证据的临床重要性

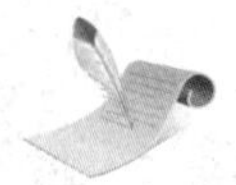

研究证据的临床重要性是指其是否具有临床应用价值。循证药学采用客观量化指标来评价

研究结果的临床意义。包括如下内容。

（1）事件发生率（event rate） 例如痊愈率、有效率、残疾率、病死率、药品不良反应发生率、发病率、患病率等。

（2）绝对危险降低率（absolute risk reduction，ARR） 即试验组的事件发生率与对照组事件发生率的绝对差值。

（3）相对危险降低率（relative risk reduction，RRR） 即为ARR被CER去除所得的商数值的百分数。

（4）预防一例不良事件的发生需要治疗的总例数（number needed to treat，NNT） 为1/ARR。

（5）绝对危险增高率（absolute risk increase，ARI） 常用于表示试验组与对照组发生药品不良反应或严重事件发生率的绝对差值。

（6）相对危险增高率（relative risk increase，RRI） 即为ARI被EER去除所获得商数值的百分数。

（7）治疗多少例患者才发生一例副反应（number needed to harm，NNH） 即1/ARI。

（8）相对危险度（relative risk，RR）、比值比（odds ratio，OR）。

（9）可信区间（confidence interval，CI）等。

三、评价证据的适用性

研究证据的适用性即外在的真实性，是指一种研究的证据具有普遍的代表性，能够推广应用到研究对象以外的人群。因为每个患者具体的病情特点、社会经济状况、面临的医疗环境和条件，以及临床药师的技能水平等，都可能有不同的差异。另外，在临床用药决策过程中，还需要考虑患者的价值观和期望值。研究证据的适用性涉及最佳证据如何应用于循证药学实践的问题，因而要高度重视证据的外部真实性。

第七节 循证药物评价与决策

循证药物评价（evidence-based drug evaluation）是指全面、系统地收集药物临床研究与使用的相关证据，通过对药物在使用过程中的安全性、有效性、经济性和适用性进行综合评价，从而提供关于该药物的全面综合证据，该评价贯穿药物研究全过程，是制作和合成药物相关证据的重要方法和手段。

一、循证药物评价的方法

（一）安全性评价

药物的安全性评价旨在全面提供药物安全性信息，包括药物在正常使用情况下出现的不良反应的发生率、关联强度、严重性等综合评价。药物安全性评价要同时考虑药物上市前和上市后的临床研究数据，从而综合判断其对患者的危害程度、不良反应作用的大小等。常用的研究方法有RCT、队列研究、病例-对照研究、不良反应监测、横断面研究、病例报告和系列病例报告等。

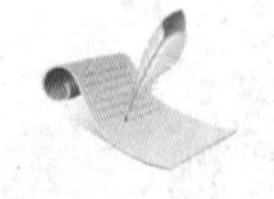

（二）有效性评价

药物的有效性评价是通过评价药物是否能有效降低不良反应发生率、提高患者的生存质量等来对药物的实际有效性进行全面、综合的评价。还可以进一度深入研究同类药物比较的疗效、药物对终点结局的影响程度、治疗同种疾病不同药物的疗效对比等。常用的研究方法有系统评价、RCT、队列研究等。

（三）经济性评价

药物的经济性评价是在确认药物的安全性和有效性之后，对不同药物的成本－效果进行综合分析。其作用不仅能优化药物和医疗资源的分配，还可以为医疗和保险目录的制定做参考。

（四）适用性评价

药物的适用性是指该药物对于患者的治疗是否适用以及患者用药依从性等方面的问题，可为药物的合理使用提供重要参考依据。

二、药品不良反应的循证分析与评价

在临床药学实践过程中，临床医护人员常会遇到各种用药安全问题，其中药品不良反应是用药安全的突出问题。为了向患者提供安全的治疗措施，需要严格评价医疗干预措施可能导致的不良反应，并评价医疗干预措施用于患者是否安全。

本节将通过下面这个案例来对药品不良反应的证据进行评价。

例 13－1 病史摘要：患者因腹胀伴呃逆、反酸恶心，行上消化道钡餐示胃窦占位，胃潴留。入院后行剖腹探查术，胃空肠吻合术，大网膜活检术及肝脏穿刺诊断为“胃窦低分化腺癌伴肝转移”；免疫组化：CK5/6（－）、P63（－）、CK7 灶性（＋）、HER－2（－）。术后患者恢复尚可，后转入肿瘤科行胃癌姑息术后化疗。

患者诊断为胃窦低分化腺癌伴肝转移 1^{+} 月，患者行第一周期贝伐单抗联合 mFOLFOX6 化疗，患者化疗后未发生严重不良反应；第二、三周期临床将奥沙利铂减量，氟尿嘧啶调整为卡培他滨口服，同时联合阿帕替尼口服进行 XELOX 化疗。本次入院为行第四周期 XELOX 化疗，入院前血常规同时使用了甲磺酸阿帕替尼。既往几周期化疗患者未出现明显不良反应，这个周期却出现了严重的血小板减少。患者同时使用了 3 种抗肿瘤药物，究竟哪一个引起血小板减少？减少的主要原因是什么？在出现血小板减少时，应该停药或如何处置？

（一）提出问题

针对这一案例，我们首先按 PICO 原则对问题进行分解，转换成如下形式：

P：肿瘤化疗；

I：使用奥沙利铂注射液；

C：未使用奥沙利铂注射液；

O：药品不良反应发生率，治疗及预防方案。

对检索到的文献通过逐篇阅读题目和摘要，根据题目排除重复文献，根据摘要内容排除初筛文献，根据正文的方法学评价及文献质量最终筛选出与临床疗效及安全性相关的系统评价 2 项，随机对照试验 2 项，综述 1 篇。

（二）不良反应研究证据的评价

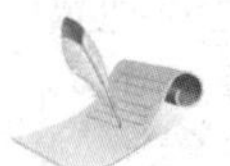

对上述检出的不良反应研究证据还应从以下几个方面进行评价，最后决定是否将其用于指

导临床用药实践。包括：①判断证据的真实性。不良反应的研究结果是否真实；有无客观指标测量，是否使用盲法？研究对象的随访时间是否足够长？研究的结果能否满足病因的推断标准？②药物与不良反应关联的强度是多少？使用医疗干预在多大程度上增加了不良反应发生的风险？③研究中的患者与本例的患者差异是否很大？这些不良反应研究结果是否适用于本例？有无可替代的用药方案？

通过对检索到的文献进行真实性、重要性和实用性的评价，可以得出该患者出现血小板减少与抗肿瘤药物奥沙利铂相关。因此，临床药师建议停用怀疑药物，并输注血小板以及给予促血小板生长因子进行治疗。本案例根据所检索的高级别证据，分析了引起患者血小板减少的药物及其机制，除却考虑骨髓抑制的原因，还考虑了免疫性和非免疫性等因素，以便对不同类型的血小板减少症采取不同的治疗措施。根据患者具体情况及检索证据，临床药师与医生共同制定了促血小板治疗方案，有效升高了血小板，保证了患者化疗的顺利进行，做出了适合的临床决策，并持续改进。

三、超说明书用药的循证分析与评价

中国药理学会《超说明书用药专家共识》中对超说明书用药给出明确的定义：药品使用中，将适应证、剂量、疗程、途径、人群与说明书不一致者判定为超说明书用药。由于药物使用过程中不断有新的发现、药物临床试验的局限性、药品说明书更新滞后等原因，超说明书用药在医疗行为中不可避免。我国对临床超说明书用药尚无明确立法，临床的使用也具有一定的争议，如果没有循证药学证据的超说明书用药则存在极大的风险，容易导致严重用药隐患。目前，我国超说明书用药大致可分为两种情况，一种是对已知疾病用药超过说明书所覆盖的人群、剂量、给药方式等，以儿童超说明书用药为最；另一种是对未知疾病探索、尝试使用已上市销售的药物进行治疗，主要发生在新发疾病，特别是新发传染性疾病。因此，为了保障患者安全用药权益，规避医疗机构和医生执业风险，支持使用有循证药学证据的超说明书用药则尤为重要。

循证药学的“有证查证用证，无证创证用证”的实践思路在临床合理用药、管理及决策领域已具备一定的理论和实践基础。因而，可以根据该理论进行超说明书用药循证药学证据的检索和评价。

可利用 GRADE 方法建立超说明书用药的循证评价方法和流程，并建立超说明书用药的分级管理系统，为医院超说明书用药的最终决策提供科学的证据，规范医院超说明书用药的管理。

（一）对已知疾病的超说明书用药的循证评价

对已知疾病的超说明书用药本节以伐地那非（vardenafil）治疗肺动脉高压（pulmonary arterial hypertension，PAH）超说明书用药为例。

例 13－2 伐地那非是 5 型磷酸二酯酶（PDE5）抑制药，国内说明书适应证为：治疗男性阴茎勃起功能障碍。广东省药学会发布的超药品说明书用药目录（2019 年版）收录了伐地那非用于治疗肺动脉高压。通过循证药学的方法为伐地那非超说明书用药进行循证评价，并提供循证药学证据。

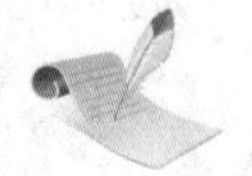

经文献检索后，共纳入 2 篇系统评价/Meta 分析。研究的试验组为伐地那非，对照组包括

安慰剂和其他阳性对照药。采用 A Measurement Tool to Assess Systematic Reviews（AMSTAR）量表对纳入文献进行质量评价，文献总体质量良好。评价包括：①安全性评价，Wang S 的研究报道了伐地那非和安慰剂相比可能增加不良事件的发生率。②有效性评价，2 篇系统评价/Meta 分析均纳入了 WHO-FC 改善、6MWD 改变和死亡率的作为结局指标，结果显示伐地那非对肺动脉高压有效。③适用性评价，临床实践结果显示，伐地那非可用于对肺动脉高压的治疗。

循证数据库 MICROMEDEXR 对该用法进行了推荐，有效性等级为 Class Ⅱa，推荐等级为 Class Ⅱb，证据等级为 Category B，说明该用法具有一定的循证药学证据支持。分析现有的文献资料，发现伐地那非与安慰剂相比可以改善肺动脉高压患者的 WHO-FC、6MWD 和死亡率等指标。伐地那非用于肺动脉高压的治疗具有良好的疗效，但是要注意患者胃肠道、和肌肉、关节等方面的安全性。未来需要更多的高质量研究，尤其是来自中国人群的研究，来证明伐地那非用于肺动脉高压患者的有效性和安全性。

（二）对未知疾病的超说明书用药的循证评价

本节对未知疾病的超说明书用药以新型冠状病毒肺炎（coronavirus disease 2019，COVID-19）的超说明书用药为例。

例 13-3 COVID-19 尚无特定的药物或疫苗，也没有药物或疫苗经过充分的安全性和有效性试验，国内外推荐的抗 COVID-19 药物多基于既往临床使用经验，以及严重急性呼吸综合征（severe acute respiratory syndrome，SARS）、中东呼吸综合征（middle east respiratory syndrome，MERS）期间药物治疗经验。自 COVID-19 暴发以来，国家卫生健康委员会制定并不断更新相关诊疗指南和用药指导，截至 2021 年 5 月，《新型冠状病毒肺炎诊疗方案》已更新至第八版（修订版），但仍然没有任何药物显示对于 COVID-19 的治疗特别有效，指南推荐了 5 种抗病毒药物，但均标明为试用。这 5 种抗病毒治疗药物用于治疗 COVID-19 在我国均属于超说明书用药。在治疗 COVID-19 的药物方案中，除上述推荐的 5 种西药外，中医药在防治新冠肺炎中也发挥了重要作用。指南推荐“三药三方”，虽然这些药已经批准的适应证与 COVID-19 有一定相通之处，但用于该疾病的治疗，仍属于超适应证用药。随着疫情得到较好控制，中药的临床疗效观察显示，总体有效率达到了 90% 以上。

在临床实践中，超说明书用药往往推动了某些老药新适应证的发现，属于新药研发的一个方法；疫情期间的同情用药为重症患者的治疗拓宽了途经，但小样本临床研究或同情用药，不足以生成能够提供明确建议的充分证据，仍需科学、规范、有序地开展药物临床试验研究，为 COVID-19 的治疗提供高质量的循证药学证据，为以循证药学为基础构建各机构合理用药管理体系提供依据。因而，随着寻找特效药和老药新用工作的推进，不少研究机构开展了 COVID-19 治疗药物的临床试验。截至 2020 年 3 月 8 日，检索中国临床试验注册中心和 Clinical trials. gov 共得到 436 项临床试验。筛选得出 181 项涉及药物治疗的临床试验，其中随机对照试验 107 项、真实世界研究 4 项、非随机对照试验 70 项。这 181 项临床研究中，5 项由其他国家所发起，176 项由中国研究机构发起。

合理的超说明书用药有积极的临床价值，对某些疾病或者某些特殊群体的治疗可能起到很好的促进作用。目前对于超说明书用药的证据质量和推荐意见分级尚无统一标准，各医疗机构的超说明书用药管理规定正在管理实践中不断完善。我国应借鉴国外的经验，考虑制定超说明书用药规章，建立起一整套的保障机制。

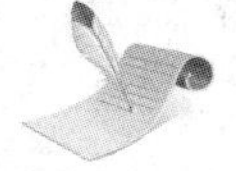

第八节 循证药学实践的范例

抗抑郁药盐酸帕罗西汀与酮洛芬肠溶胶囊剂联合用药的疗效评价

（一）实例

患者，男，55岁，近两个月出现忧愁、情绪低落、注意力不能集中和晨间早醒。临床诊断为严重抑郁发作，需要服用抗抑郁药盐酸帕罗西汀（一种选择性5-羟色胺再吸收抑制剂，SSRI），有报道称该药可能增加出血的风险。而该患者近5年因骨关节炎引起的疼痛，一直在服用酮洛芬肠溶胶囊剂（一种非甾体抗炎药，NSAID）。因担心同时服用SSRI和NSAID可能会增加患者上消化道出血的危险，建议医生换药，但如何让医生采纳你的建议？

（二）解析

1. 提出和构建临床问题 在对患者进行治疗时，需考虑药物的双刃性，即疗效和可能的副作用。针对上述病例，作为临床药师，需要回答的问题是：与不服用抗抑郁药的成年抑郁症患者相比，服用SSRI类抗抑郁药是否会增加严重胃肠道出血的风险。

2. 检索相关研究证据 针对上述临床病例，以PubMed检索资源为例，首先在PubMed主界面下侧点击“Clinical Queries”进入“Clinical Queries”检索界面，在“Search by ClinicalStudy Category”下方检索框输入”selective serotonin reuptake inhibitors AND gastrointestinal bleeding”，在“Category”下选择“Etiology”，在“Scope”下选择“Narrow”，检出34篇相关文献（检索时间：2013-06-27），浏览文献题目和摘要，逐一筛查，仔细阅读题名和摘要，选择Dalton SO等作者的研究回答上述临床用药问题。

3. 评价证据

（1）研究证据的真实性评价

①研究开始时，试验组和对照组是否具有相似的预后？将26005例成人上消化道出血患者分为3组，分别为单用SSRI组、非SSRI组和其他抗抑郁药物组，各组在年龄、性别和第一次用药时间等方面相似。同时对暴露因素以外可能影响结果的其他因素进行了校正，如目前使用NSAIDs情况和阿司匹林等。

②研究开始后，试验组和对照组是否仍然具有一致性？数据来源于丹麦药学流行病学处方数据库，建立数据库时，进行结局测量过程中（如诊断上消化道出血），大多数临床医生并未意识到上消化道出血与服用SSRI有关，那么对服用SSRI与否的患者观察其发生上消化道出血的方法就会一致。

（2）研究证据的重要性评价 效应的大小与精度。服用SSRI和非SSRI的患者出现上消化道出血的ADR（暴露在危险因素情况下上消化道出血发生率-未暴露在危险因素情况下上消化道出血发生率）及95% CI分别为3.6（2.7~4.7）和2.3（1.5~3.4），同时还比较了SSRI联合使用NSAIDs对上消化道出血的影响，其RD及95% CI为12.2（7.1~19.5）。该研究也报告了帕罗西汀RD及95% CI为3.2（0.4~11.4）。

（3）研究证据的适用性评价

①自己患者与研究人群是否相似？被评价文献的研究对象是17~104岁患者，并且排除了癌症，胃、十二指肠溃疡，吐血，黑粪症、食管静脉曲张、马洛里韦斯综合征、肝硬化和饮酒等。该患者是一位55岁的老年男性患者，有“重度抑郁”以及5年“骨关节炎”病史，长

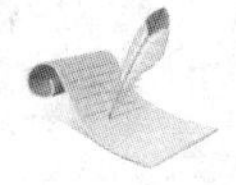

期服用非甾体抗炎药。由此看来，我们的患者情况与该研究的人群相似。

②自己患者发生疾病/不良反应的危险性如何？从研究结果可以看出，SSRI 与非 SSRI 抗抑郁药物相比，上消化道出血的危险性增加，尤其是当 SSRI 与非甾体抗炎药物联合使用的时候，上消化道出血的危险增加了数倍。

③是否应该终止该临床用药。虽然 SSRI 不增加胃肠道穿孔的危险，但会使上消化道出血的危险性增加，尤其是与非甾体抗炎药物联合使用时，上消化道出血的危险呈数倍的增加，而非 SSRI 抗抑郁药物，引起上消化道出血的危险较低。故不应该将 SSRI 作为该患者的一线药物。

（4）临床用药决策　根据该研究的结果，本病例中的患者因长期服用非甾体抗炎药，合并使用 SSRI 对上消化道出血有较大影响，所以应降三环类抗抑郁药作为该患者的首选抗抑郁药物。

本章小结

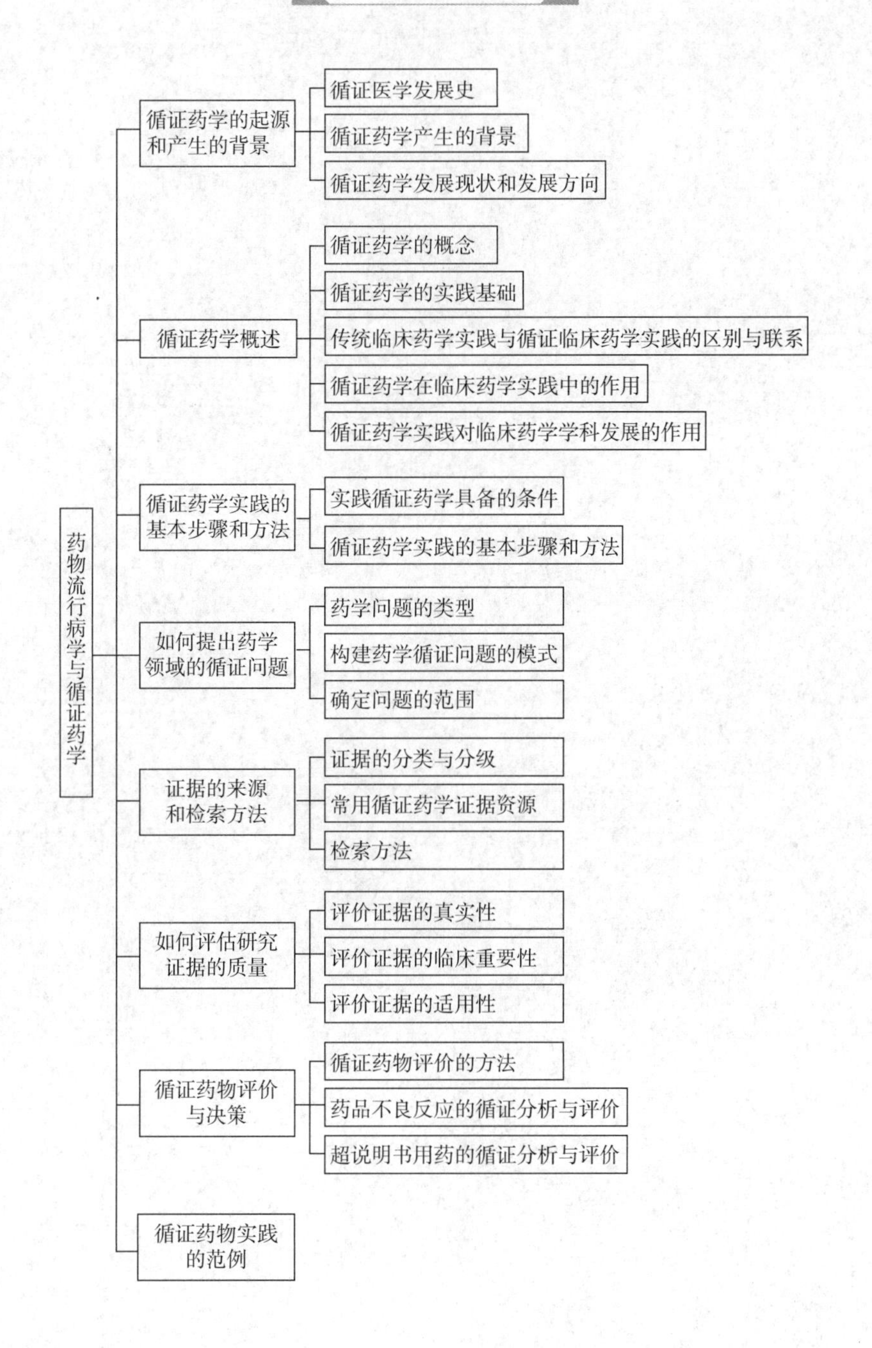

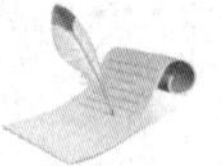

思考题

1. 循证药学与循证医学实践的基本步骤和方法有怎样的区别与联系？

2. 艾滋病母婴传播已成为全球艾滋病防治关注的热点。越来越多的临床试验和系统评价证实了齐多夫定（ZDV）、奈维拉平（NVP）单用预防HIV母婴传播的效果。但单一治疗可能会产生更难治疗的耐药性病毒。如果与拉米夫定（3TC）联合治疗可能会减少母亲产生抗药性的概率。根据这一现状，请提出相应的解决耐药性问题的治疗方案。

3. 不同来源的证据在循证药学实践中的意义。

4. 如何去评价一个预后研究证据的质量？

5. 对儿科中超说明书使用抗癫痫药如何进行循证药学评价？

（吴红燕　吕雄文）

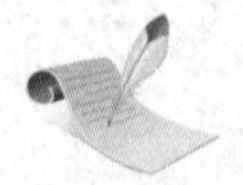

第十四章　药物流行病学的挑战及机遇

教学目标： 通过本章的学习使学生了解药物流行病学的发展历史和趋势、药物基因组学和遗传药理学研究的内容、大数据时代对于药物流行病学发展的影响、药物安全性监测和药物风险管理的新趋势以及药物流行病学在我国的挑战与机遇。

学习要求

熟悉　药物基因组学与遗传药理学研究的内容；药品风险效益评价系统的发展。

了解　药物流行病学的发展简史及发展趋势；我国药物流行病学的挑战与机遇。

第一节　药物流行病学的发展

一、美国和欧盟药品风险管理指南

2004 年，美国罗非昔布（Vioxx，万络）事件后，制药业和药物监管机构对上市后的药品风险与效益评价工作更加关注，进一步促进了对现行药品安全监管政策的改革。2005 年 FDA 发布了关于药品风险管理的三个最终指南，分别为：①上市前风险评估；②风险最小化行动计划（risk minimization action plans，RiskMAP）的制定与应用；③药物警戒质量管理规范与药物流行病学评估（Good Pharmacovigilance Practices and Pharmacoepidemiologic Assessment）。同年，欧盟亦颁发了药品风险管理指南。欧美的药品风险管理指南都明确阐述了如何应用药物流行病学的方法进行药品风险评估，这对药物流行病学的发展有着积极的推动作用。

指南中的药物警戒质量管理规范与药物流行病学评估对安全报告的推荐格式、规范以及监控医疗产品上市后使用的安全性问题提出了相应的建议，特别提到如何应用常规的药物流行病学方法如队列研究、病例 - 对照研究、病例交叉对照等评估药品的安全性。药物流行病学的研究结果可以用于特征性描述药品的一个或多个安全信号，也可以用于观察疾病发展史和药品使用情况。通过使用注册登记系统，建立者可以获得从自发性报告案例、文献报道等方面识别出的安全性信号，评价影响药品不良反应的不同因素，如剂量、服药时间、患者特征等。注册登记系统在收集医疗电子数据库无记录的数据或是需要多渠道收集的信息（如医生记录、医院总结、病理报告等）等方面应用广泛。指南中还提到对患者或医务人员所做的问卷调查可以用来评价他们对说明书标注的不良反应的熟悉程度，对药品风险管理方案的执行情况，以及在药品使用中是否按照药品说明书正确使用，是否将某些名称或外观相近的药品相混淆。

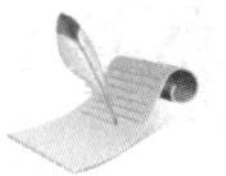

二、美国药品风险评估和减低策略

2007 年，美国颁发了食品和药品管理修正法案（Food and Drug Administration Amendments Act，FDAAA），同时提出上市后药品的风险评估与减低策略（Risk Evaluation and Mitigation Strategies，REMS）。FDAAA 对新药审批赋予了美国食品药品监督管理局（Food and Drug Administration，FDA）新的权力，在其认为必要的情况下可以要求药品生产企业提供 REMS，以确保药品或生物制品相关效益大于风险。FDA 还可以根据上市后药品更新的安全信息要求生产企业提供该产品的 REMS，更新的安全信息可能包括之前未识别或未标注的风险、与已知严重不良反应有关的新发现。生产企业提供给 FDA 的 REMS 资料包括 REMS 提案和 REMS 证明文件两部分，这两个文件的主体内容包括评估提交时间表、附加潜在要素、确保安全用药的要素以及实施系统等几个部分，其中确保安全用药的要素是 REMS 各部分中对申请者要求最为严格的一种。

REMS 旨在寻求管理药品的已知或潜在风险，其中包括一系列特定的措施：如由医师开具处方、记录患者的化验结果并进行用药监控，特定疾病登记等。对存在严重风险的药品，FDA 可以要求生产企业添加安全用药标签，解释安全问题，并且制定方案指导医疗人员正确使用。对于出现严重不良反应的药品，FDA 可以通过一系列措施限制其流通和使用。这些措施包括颁发特别使用资质、对医师和药师开展继续教育、仅限在医院使用、强制化验、对患者实施监测、登记注册以及向医师和其他医疗从业人员发布有关该药品相较于治疗同一疾病的其他药品存在更高风险的信号等。鉴于药品自身的特殊性，所有药品在某种程度上都存在安全问题，REMS 可以从早期对药品安全风险进行标明并提示医师和患者，同时在一定程度上可以帮助药品生产企业降低潜在的产品风险。FDAAA 颁布前，FDA 用于药品风险管理的是 RiskMAP，原有通过 RiskMAP 的产品，如今需要提高到以 REMS 作为用药指南。

三、药物肝毒性的监测和管理文件

药物肝毒性是致使药物被撤市、被限用或被拒批的最主要原因之一，药物造成的肝损伤是药物研发和安全管理的一个热点话题。2000 年 11 月，美国 FDA、美国药物研究和制造商协会（Pharmaceutical Research and Manufacturers of America，PhRMA）、美国肝病研究协会（American Association for the Study of Liver Diseases，AASLD）共同制定了药物肝毒性监测和管理文件。这份文件包含三部分内容：临床前安全评价、临床和审批阶段安全评价、上市后监测。

1. 药物肝毒性临床前安全评价 主要目的是发现药物可能产生的肝毒性，并利用相关信息评估药物能否进入临床试验阶段或是否需要在临床试验阶段对药物的肝毒性进行重点监测。

2. 临床和审批阶段药物肝毒性安全评价 对药物的肝毒性在临床试验中成功监测并依据研究结果做出正确审批决定的关键在于：①在临床试验阶段以适当的频率进行最佳的肝功能指标检测，及时检测到药物对肝损伤的信号（信号要具有敏感、具体、预测性好等优点），正确解释检测结果；②视具体情况采取必要措施，例如在药品说明书上标明药物损伤肝脏可能性，鼓励对药物肝毒性进行适当监测，或利用更大的临床试验人群来进一步评价药物的肝毒性。

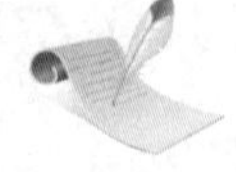

3. 上市后监测 新药上市以后用药人群的数目相较临床试验阶段更为庞大，人群类型更为复杂，这时一些在Ⅲ期临床试验中没有发现的问题会暴露出来。在药物上市后及时收集和分

析药物安全数据是对药物肝毒性进行安全监测的关键。当前上市药物肝毒性的监测系统包括：①自发性报告系统；②大样本用药信息数据库；③处方事件监测系统；④药物使用登记系统；⑤其他新发展的系统。

四、妊娠用药登记研究：美国 FDA 指南与案例分析

20 世纪 50 年代末至 60 年代初，沙利度胺致畸悲剧后，医药监管部门、药厂以及公共卫生机构加强了药物在妊娠期使用的管理。妊娠用药登记研究作为药物上市后安全研究的一种主要方法越来越广泛地用于监测药物对胎儿的致畸性和描述妊娠期用药的边际效益和风险。

2002 年 8 月，FDA 颁布了妊娠用药登记研究指南以规范妊娠用药登记研究的方法，以确保研究结果的科学性与可靠性。该指南在指导研究者如何进行妊娠用药登记研究方面具有广泛指导意义。根据 FDA 的定义，妊娠用药登记研究是一种主动性收集妊娠期药物使用情况以及妊娠结果的前瞻性观察研究。妊娠用药登记研究与其他几种药物上市后的安全性评价方法如出生缺陷登记、药品不良反应自发性报告的主要不同点是妊娠用药登记研究中育龄妇女在未知妊娠结果前参加研究，而其他几种方法是在已知不良妊娠结果后进行的确定风险因素的回顾性研究。妊娠用药登记研究从孕妇使用药物就开始追踪，一项研究可以收集多个妊娠结果。

妊娠用药登记研究可以监测药品不良反应信号，为进一步进行药物安全研究提供假设依据；监测动物实验、上市前临床试验、上市后不良反应病例所怀疑的药品不良反应；还可以用于识别影响不良反应结果的风险因素，如药物剂量、药物使用时间、服药者病理特征等。妊娠用药登记研究最适合于监测并证实可能的致畸物或从反面提供证据确定一种药物不是另一个“反应停”。妊娠用药登记研究的最终目标是提供可以用于改进药品说明书的用药信息，提供医疗工作者可以用于指导妊娠期妇女或有妊娠计划的妇女合理用药相关信息。

当药物有可能用于妊娠期妇女新的适应证或慢性疾病治疗时，FDA 大力推荐对该药物进行妊娠用药登记研究。妊娠用药登记研究的设计应服务于该项研究的目标，流行病学研究特别是观察性研究的设计原则都适用于妊娠用药登记研究。妊娠用药登记研究应该注重招募足够的参与对象并避免引入干扰因素，确立规范的实施步骤，以保证研究的顺利进行与研究结果的可靠。

五、药品安全哨点监测系统

FDA 在 2007 年出台的食品和药物管理修正法案中提出要建立上市后主动监测和分析要求，于 2008 年 5 月提出建立药品安全哨点监测系统倡议，满足 FDAAA 的要求。药品安全前哨系统计划旨在建立一个全国性的综合电子信息系统，用于监测医药产品安全以及完善已有的监管系统以跟踪药品的不良事件。

哨点监测系统将促进多样电子化医疗数据的收集与查询，如电子病历健康记录、医疗保险申报数据及疾病登记数据等，从而快速安全地评估可能存在的药品安全问题。FDAAA 能够利用不同的医疗数据源，建立上市后药品的风险识别和分析系统，以从多个数据源链接和分析医药数据信息。

药品安全前哨系统倡议是一项长期的努力，必须分阶段进行，FDA 与公共和私营企业合作的整合试点项目已在进行，其中有许多直接支持这种新的分布式数据系统已形成，并已公开确

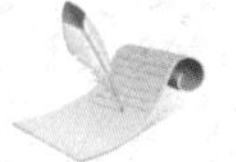

定建立药品安全前哨系统的短期和长期计划和目标。

六、美国与欧盟医疗结果观察合作计划

美国的医疗结果观察合作计划（observational medical outcomes partnership，OMOP）是一个旨在提高药品安全监测的多方合作项目。OMOP 主要由美国国立卫生研究院（National Institutes of Health，NIH）组织和管理，其参与者包括制药企业、FDA、其他联邦机构、学术界及非营利组织，利用已有的数据库资源开发并测试各种预测和评价药品安全的方法。

OMOP 提出了对于用药监测的科学方法和收集必要的医药健康数据的基础设施的需求，以保证利用关键的科学测试方法和数据资源，建立一个全国性的医药产品安全监控的特定技术架构和治理模型。OMOP 的最终目标是开发必要的技术测试方法，改进利用观测性数据的分析整理，从而最大限度地提高药品效益和降低药品的风险。OMOP 的数据来源如下：①GE 公司职工家属医疗数据库；②汤森路透公司的商业医保数据库和国家老年医保及医疗补助数据库；③MarketScan临床数据库；④印第安纳大学的 Regenstrief 医院病历数据库；⑤美国联邦健康集团的 i3 药品安全数据库；⑥美国 Humana 医疗保险数据库；⑦美国退伍军人事务部的住院及门诊患者数据库以及其他医疗健康数据库。

欧盟也有与 OMOP 类似的药物流行病学三方合作项目：欧洲药物流行病学治疗结果研究合作组织（The Pharmacoepidemiological Research on Outcomes of Therapeutics by a European Consortium，PROTECT）。PROTECT 起初是由欧盟医药管理局（European Medicines Agency，EMA）和葛兰素史克发起组织的，在欧洲范围内已有来自政府、企业和学术界 29 个成员加入这一组织。

七、我国药物流行病学的起源

我国药品不良反应监测工作起源于 20 世纪 80 年代，90 年代末进入飞速发展时期，最早于 1988 年在北京、天津等地区 14 家医院开始试点工作；1989 年成立了卫生部药品不良反应监察中心；1998 年，我国正式加入 WHO 药物监测合作计划，成为第 68 个成员国；1999 年卫生部药物不良反应监察中心并入国家药品监督管理局药品评价中心，更名为国家药品不良反应监测中心。目前已形成了一个由国家中心（包括中国人民解放军药品不良反应监测中心、新疆建设兵团药品不良反应监测中心、国家计划生育委员会避孕药具不良反应监测中心）以及 34 个省级中心构成的监测网络。

1999 年《药品不良反应监测管理办法（试行）》颁布，2001 年 12 月 1 日开始执行的《中华人民共和国药品管理法》中明确规定：国家实行药品不良反应报告制度，2004 年 3 月国家药品监督管理部门和原卫生部共同颁布了《药品不良反应报告和监测管理办法》。从 1999 年开始，我国不良反应病例报告数量迅速增加，在国际上处于领先地位，各地区不良反应报告的质量差异也在逐步缩小，药政和药监部门对突发事件的应急处理能力稳步提升、对数据的应用手段逐渐丰富。近年来我国的药品不良反应监测工作逐步迈出原有的药品不良反应监测范围，开始稳步向药品安全性监测工作渗透。根据我国《药品管理法》《关于药品上市许可持有人直接报告不良反应事宜的公告》（国家药品监督管理局公告 2018 年第 66 号），药品上市许可持有人是药品安全责任的主体，应当指定药品不良反应监测负责人，设立专门机构，配备专职人员，建立健全相关管理制度，直接报告药品不良反应，持续开展药品风险获益评估，采取有效的风

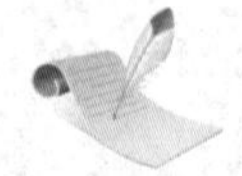

险控制措施。

药物流行病学研究方法在我国药品不良反应监测中的应用主要有如下两个方面。

1. 个例报告的关联性评价 对于个例报告的关联性评价的意义，国内乃至全球都有很大争议，有学者认为个例的评价是开展其他工作的基础，也有人认为逐例评价花费时间过多，更倾向于使用统计学方法在海量数据中寻找信号。目前的研究更倾向于两者的结合，首先确定关注条件，例如严重报告、非预期报告等，再挑选符合条件的病例进行关联性评价。

2. 药品群体不良事件的调查 《药品和医疗器械突发性群体不良事件应急预案》对药品和医疗器械突发性群体不良反应（事件）的定义：突然发生的，在同一地区，同一时段内，使用同一种药品或医疗器械对健康人群或特定人群进行预防、诊断、治疗过程中出现的多人药品和医疗器械不良反应（事件）。这是目前我国药品法规中对群体事件的唯一诠释。

八、我国药物流行病学研究进展

随着科技和经济水平的发展，我国临床研究人员的数量不断增加，越来越多的人开始尝试运用药物流行病学的方法进行与药物利用有关的研究，但在临床试验的支出、上市后研究的投入、对药物流行病学方法的熟练使用程度，以及总体发展水平，与发达国家相比仍存在较大差距。

（一）中国药物流行病学研究方法学指南

药物流行病学研究能够为医疗产品的安全性和有效性提供有益的信息，并被越来越多地应用于卫生保健系统、干预措施及健康相关行为的评价中。为了保证药物流行病学的研究质量，激励有益于患者和公众医疗健康的创新，世界各国医药卫生管理部门和学会组织分别基于本国国情颁布了相关的药物流行病学研究指南。为进一步促进药物流行病学研究的规范化，满足当前研究实践的需要，激励有益于患者和公众医疗健康的创新，中国药学会药物流行病学专业委员会结合我国的医疗卫生实践，于2019年颁布《中国药物流行病学研究方法学指南》，指南内容涵盖研究方案的制定、研究方案的实施、研究结果的发表、法律及伦理相关问题以及具体研究类型等，为政府监管部门、研究机构、药物生产企业等开展药物流行病学研究提供指引和参考。

（二）真实世界数据与研究技术规范

随着信息和数据科学技术的快速发展，全球临床医疗和卫生决策正在发生深刻变革。作为重要的新兴领域之一，真实世界数据（real-world data，RWD）与真实世界研究（real-world study，RWS），以及基于RWD所产生的真实世界证据（real-world evidence，RWE），已对医疗卫生决策的各个领域产生了广泛而深远的影响。在医保药物遴选和相关政策制定中，各国的医保决策部门正越来越多地使用RWE支持医疗产品的国家医保目录准入决策，一些国际临床指南机构也越来越多地使用RWE用于临床指南制作。此外，人工智能技术，尤其是学习技术引入医疗卫生领域，也促进了RWD在临床辅助决策领域的广泛使用。RWD与RWS的概念自2010年正式引入我国，在以药械监管、医保决策、医疗健康管理为代表的三个关键领域，RWE越来越成为政府部门、医疗卫生从业者和其他利益相关方共同关注的话题。但我国RWD和RWS目前仍处于早期发展阶段，面临诸多挑战和误区：①缺乏对RWD和RWS体系的顶层设计与构思；②在从源数据到研究型数据库的建设方面，缺乏规范、可行的技术标准；③基于

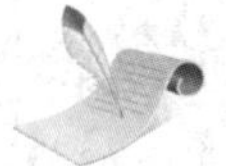

RWD 开展相关研究过程中，在研究设计和数据分析方面仍然存在众多误区（如不能设对照、不能随机、不合理地调整混杂和无限制地加入变量到预测模型等）；④对 RWE 的评价存在极端化的趋势。一部分人认为 RWE 等级高于传统随机对照试验（RCT）；另一部分人认为低于随机对照临床试验。这些问题很大程度上影响了高质量 RWD 的产生、高质量研究的开展、合理的 RWE 解释与使用，最终降低医疗卫生决策效率。为提高我国 RWD 与 RWS 的水平，更好地推进“健康中国2030”的国家战略，中国循证医学中心在2017 年7 月联合全国32 个科研院所的学术专家，成立了中国 RWD 与 RWS 联盟（China Real World Data and Studies Alliance，ChinaREAL），并与多个数据机构（如厦门市健康医疗大数据中心、宁波鄞州区域医疗数据等）建立数据合作伙伴关系。联盟以建立科学、审慎和可及的中国 RWD 和 RWS 生态系统为目标，同时邀请来自国家药品监督管理部门、国家医疗保障局的相关专家及在该领域的国内外资深学术专家提供相关指导。针对目前我国在 RWD 和 RWS 当中存在的关键问题，ChinaREAL 当前的首要任务是通过科学周密的顶层设计，建立 RWD 与 RWS 的系列技术规范以优化 RWD 体系，促进高质量 RWE 的生产与使用。为了促进我国高质量真实世界证据的生产与使用，中国真实世界数据与研究联盟（ChinaREAL）通过严格的方法和流程于 2018 年制作了首批真实世界数据与研究技术规范。

（三）使用常规收集医疗卫生数据开展观察性研究的报告规范

在药物流行病学的研究中，从电子医疗记录中常规收集的数据（包括初级卫生保健、注册登记和医疗保险数据库）是用以评估药物有效性和安全性的重要资源。目前已有针对使用常规收集数据（非随机对照试验来源）的研究报告规范，尤其是使用常规收集医疗卫生数据开展观察性研究（reporting of studies conducted using observational routinely collected health data，RECORD）和加强流行病学观察性研究（strengthening the reporting of observational studies in epidemiology，STROBE）的报告规范，但是均没有体现药物流行病学研究的复杂性。聂晓璐等得到 RECORD 指导委员会授权，将 RECORD 规范扩展为专门针对药物流行病学研究的版本（the reporting of studies conducted using observationalroutinely collected health data for pharmacoepidemiology，RECORD-PE），以此改善使用常规收集医疗卫生数据开展药物流行病学研究的报告质量。报告透明度的提升将有效促进研究团体同行间的成果交流，为患者提供更为详实的循证决策依据，并最终改善我国公共卫生环境。

第二节　药物流行病学的挑战与机遇

一、药物基因组学和遗传药理学

药物基因组学（pharmacogenomics）是研究人类基因如何影响个人对药物的反应，结合药理学和基因组学（基因及其功能的研究）的特征，为不同个体制定有效的、安全的药物剂量和治疗方案。对大部分药物而言，采用“一刀切”的方法给患者用药，并不适合每一个人。利用药物基因组学，可以针对单个患者的基因构成，分析、制定安全有效的给药方案，进而预测不同患者用药过程中可能发生的药品不良反应或临床受益。

遗传药理学（pharmacogenetics）是研究不同患者的遗传基因如何影响药物代谢和药物效

应。遗传基因会影响某些疾病的发生的概率，如非洲裔人比其他种族的人更可能患镰状细胞贫血；亚美尼亚、阿拉伯和土耳其人比其他民族的人更容易患地中海热。随着药物基因组学和遗传药理学的发展，药物流行病学的研究人员开始更多地关注基因遗传差异如何影响个体对药物的反应，这些遗传差异将被用于预测药物是否会对特定的人群有效，并帮助防止药品不良反应的发生。由于药物基因组学和药物遗传学的研究仍处于起步阶段，许多新的方法正在进行临床试验，未来，药物基因组学将可能会深入影响药物流行病学的研究，将会对包括心血管疾病、阿尔茨海默病、癌症、HIV（艾滋病）和哮喘等在内的慢性疾病的治疗产生影响。

药物基因组学研究的设计有多种选择，首先，上市前后 RCT 可用于研究特定基因学特征的患者是否对治疗有不同的反应，此外还可以确认以基因型为导向的治疗是否优于标准治疗。为了使试验尽可能高效，可以采用适应性的试验设计，允许在患者开始入组后，前瞻性地调整设计，这种设计采用累积的数据来决定如何在研究进行过程中调整研究方案，而不破坏试验的有效性和完整性，此外还可以减少暴露于不良/有害治疗的患者的预期数量。观察性研究是另一种选择，既可以是基于家庭的（使用双胞胎或兄弟姐妹），也可以是基于人群的（不相关的个体），家庭研究的最大优点在于避免了人群分层导致的偏倚，而基于人群的研究则可以用来评估药物和基因的相互作用。

二、大数据时代对药物流行病学发展的影响

近几年，我国及全球各国药物管理部门越来越重视对药品不良反应的主动监测，药品安全主动监测方法是传统的流行病学专题调查方法，如队列研究、病例 – 对照研究等，这些方法固然弥补了被动自发监测报告的局限，但其也存在一定的缺点，例如，前瞻性队列研究虽有很好的研究设计，但需要较大的样本量，目前大数据的应用为我们研究罕见药品不良反应/事件的发生频率带来了机遇。

社会的发展已经进入了医学信息时代，政府、学术部门、制药公司和其他学术组织通过整合多年的研究数据，建立了不同的电子数据库，如数字化医疗病历记录，医疗保险理赔数据等，每年都会有 TB（terabyte）级的数据甚至 PB（petabyte）级数据产生，这些数据可用，可搜索，可操作，已成为医药大数据，由此构成医药产业新的引爆点。

药物流行病学的专家们通过对医药大数据进行分析研究来帮助医疗卫生部门提高医疗服务质量，节省开支，并解决现实医疗问题。例如，研究人员可以通过数据挖掘，确定最有效的治疗方案以及有关药物的副作用或住院模式，获得帮助患者的方式和降低成本等有关方面的重要信息。

随着科技能力和认知水平的不断提高，医药大数据的开发利用推动了药物流行病学的发展，使其能够更准确地预测不良反应、更加合理有效地治疗疾病、并且大幅降低医疗保健成本。为了能够更好地利用医药大数据，医疗系统需要进行一些根本性的变化，整个医药行业的利益相关者都需要充分保护患者隐私，并制定相应的保障措施保护医疗信息的发布与研究。

大数据在药品主动监测中发挥以下作用：①便于前瞻性设计；②实现不同数据库不良事件的快速识别；③获得整体用药人群的数据以计算不良反应事件发生率；④选择对照，控制混杂，进行关联强度分析。2017 年起，北京大学公共卫生学院开始搭建中国队列共享平台，提供标准化数据模型和统计分析，目前该平台已覆盖了包括药品安全性研究在内的 30 多个国内大型的队列研究，未来还有更多队列研究加入，展示优质数据资源，扩大国际影响，不断促进

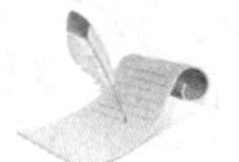

各队列研究之间的合作共赢，打造一流的国际合作研究平台。利用大数据的潜力为药物流行病学服务，建立大规模预测模型和仿真技术，分析预测药品不良反应/事件的发生及其可能产生的危害，从而达到提高人民大众的健康水平的目的。

三、药品风险效益评价系统的发展

在 FDAAA 中，药品风险管理的地位被进一步强化，FDA 得到授权可以强制性要求制药企业对特定药品建立并实施 REMS，这一举动标志着药品风险评价进入了一个新的时代。FDA 被赋予更多权利的同时，也促使其利用更多药品风险效益评价（risk-benefit assessment，RBA）手段，以确保其对药品研发、生产的整个流程进行合理的风险效益评估。在欧盟，EMA 所属药品委员会（The Committee for Medicinal Products for Human Use，CHMP）也承担着对药品进行风险效益评价的工作。2007 年，CHMP 修改其指南并发表了一份关于量化风险效益评价模型及方法的报告，虽然其中并未推荐某种具体的方法，但对一部分评价方法予以肯定，对某些医药风险和效益进行了明确描述，并提出风险和效益需要根据其相对重要性及现有证据进行权衡。此外，EMA 还建立了欧洲药物流行病学和药物警戒联络中心，主要负责开发计算药品风险效益的计算工具。

合理的风险效益评价可以为医疗系统提供相应的措施应对不良事件的发生，降低相应医疗诉讼发生的概率，提高医疗服务质量，缩减医疗系统开支。然而，现有的不良反应处理过程中尚不能产生明确、一致、量化的风险效益评价结果，虽然一些量化指标也在被药品监管部门使用，如质量调整生命年（QALYs）、需要治疗的人数（number needed to treat，NNT）等，但这些指标往往缺乏标准化以及确认的量化方法论的支持。有些风险效益评价方法已经被用于多个药品的临床决策，并开始发挥其作用，政府、企业和学术人员仍然在探讨这些 RBA 方法的科学性，这方面的研究将会是药物流行病学未来发展的一个亮点。

目前，风险效益量化评价的研究方法可分为三大类：流行病学评价方法、临床医学评价方法和经济学评价方法。

（一）流行病学评价方法

流行病学评价方法是指利用流行病学的研究方法对风险效益进行定义并量化分析，主要分为以下两种。

1. 流行病学风险效益评价方法 研究者通过量化方法对风险及效益进行分析，这些方法具有良好的理论和实践基础，已经被广泛应用并被医学界所接受。在风险方面，流行病学中基础量化指标是药品不良事件的发生率（incidence of adverse event），即特定时间内某一人群中新发生某项药品不良事件的数量除以同一时间内该药品暴露的人群数量。流行病学还利用相对风险（relative risk，RR）、归因风险（attributable risk，AR）等概念对风险进行量化分析。在效益方面，流行病学中的相应表述是降低不良反应的能力或治疗疗效指标的提高，例如相对风险下降（relative risk reduction，RRR）、绝对风险降低（absolute risk reduction，ARP），对观察性研究而言效益还可以是患者对治疗手段或药品依从性的提高。

此外，需治疗人数（NNT）和发现伤害所需人数（NNH）也是较为常用的风险效益量化评价指标。NNH/NNT 的值可以用于比较治疗组和对照组的风险效益关系，当 NNH/NNT > 1 时，说明在该情况下，为获得一定治疗效果（即效益）而导致不良反应人数更少。

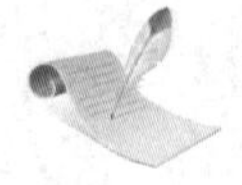

2. 相对调整需治疗人数和相对调整发现伤害所需人数　NNT 和 NNH 没有纳入患者的评价，从而影响其对风险－效益评价的应用范围。为解决这一问题，相对调整需治疗人数（relative-value-adjusted number needed to treat，RV-NNT）和相对调整发现伤害所需人数（relative-value-adjusted number needed to harm，RV-NNH）两个概念应运而生，这两个指标在原有基础上纳入了患者相对效用值（relative utility value），增强了方法的稳健性。相对效用值可以通过标准博弈法（standard-gamble method）或时间折中法（time-trade-off approach）获得。

类同于 NNH 和 NNT 的比值应用 RV-NNT 和 RV-NNH 也可以通过比值形式计算，表示治疗组与对照组的差别。当 RV-NNH/RV-NNT > 1 时，说明治疗组的风险－效益关系优于对照组。这一方法可以从理论上弥补 NNH/NNT 在患者评价方面的考量不足，同时能够将多种风险和效益整合后进行比较。

（二）临床医学评价方法

临床医学评价方法的实施充分依赖临床效果和疗效数据，风险和效益的界定都是以临床疗效作为指标。例如，最小临床效力（minimum clinical efficacy，MCE），通过权衡特定防治方案的风险和效益来改善临床疗效，通过比较新的防治方案与标准方案的效力，同时考虑无干预的对照组的不良事件发生率，找出值得开展防治方案以获得效益的最低限值，当新治疗方案的效力大于标准治疗方案，并且二者的不良反应风险之差小于两种治疗方案下疾病自身风险之差时，这种新治疗方案才能被接受。

（三）经济学评价方法

随着卫生经济学研究的发展，越来越多的经济学研究方法被应用于药品风险效益评价系统中，用于确定药物治疗的价值。药物经济学分析可用于处方集决策，药物经疾病状态管理，决定药物可否纳入治疗指南，有助于评估药物的价值。

1. 健康效益净增值（incremental net health benefit，INHB）　首先选择一种标准治疗方案，以标准方案为参照对新的治疗方案进行评价，并将风险效益之间的差异用 QALYs 的方式进行表述，对其中风险和效益的增量分别进行计算，最后净增值表示为效益的增量减去风险的增量。当效益的增量大于风险的增量时，新的治疗方案才可以被接受。

2. 无症状和毒性质量调整时间（quality-adjusted time without symptoms and toxicity，Q-TWiST）　Q-TWiST 是基于 QALYs 发展起来的一种风险－效益评价方法，使用由于不良反应或毒性所损失的 QALYs 减去通过药物或治疗而获得的 QALYs。这种方法假设患者在经历一系列健康状态下的生命质量是不同的，对不同治疗的成果根据患者自身对于疾病和治疗中临床效果的评价进行比较，并通过生存分析方法对各个疾病的平均持续时间和平均治疗调整生存时间进行估算。

Q-TWiST 将风险和效益通过时间维度进行整合，而 QALYs 则可以帮助患者对单一治疗方案进行决策，不同的 QALYs 测量方法也会对 Q-TWiST 的结果产生影响。

3. 风险－效益计划（risk-benefit plan，RBP）和风险效益接受极限值法（risk-benefit acceptability threshold，RBAT）　RBP 方法将风险－效益率定义为新旧治疗方法下单位效益增量与单位不良反应增量的比值，通过建立一个二维坐标轴的方法评价风险－效益。该方法作为一种理论模型，可以直观地对风险－效益进行综合评价，有助于向患者解释风险－效益关系。

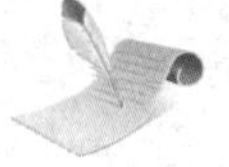

4. 多重标准决策分析（multi-criteria decision analysis，MCDA） MCDA 适合于需要对多种风险及效益综合考虑的情况。这里的风险包括不良反应发生率、因不良反应而造成的停药率、潜在药物相互作用、超适应证使用所带来的安全问题等；效益则是临床终点指标或其他效益指标。评价过程中应用决策树方法可以将风险及效益指标根据不同亚组、不同相互作用进行分类。风险标准可以多样化，例如不良反应（其中又可以分为发生率和停药率）、副作用、潜在性风险（包括长期性安全风险、非临床研究中发现的不良反应）以及相同药理类别药品所存在的不良反应等。MCDA 还可以通过合理的模型设计及相对权重分析来处理缺失数据和不确定性问题。

第三节 药物安全性监测和药物风险管理的时代发展

一、药品安全监管

现代药品安全监管应用多学科的研究方法记录、监测和评估药品不良事件，并计划可能的干预措施。它贯穿于药物研发的全过程，包括研究性新药（investigational new drug，IND）申报，Ⅰ、Ⅱ、Ⅲ期临床试验，新药申请（new drug application，NDA）的批准，上市后监测，甚至包括药品撤市后的追踪。药品安全监管采用流行病学方法，利用现代数据分析的工具，如药品不良事件自愿报告系统、电子病历、医疗保险申报数据、疾病注册登记等监测大量人群使用药物的效果，由传统的被动监测模式向主动监测模式的转型。被动监测依赖于自发报告系统来搜集和发现不良反应安全信号，分析监测疑似药源性疾病，严重的、罕见的、未知的不良反应监测尤受关注；主动监测是同时对多个观察性的医疗数据源进行分析，以更好地了解药品、生物制品以及医疗器械产品的实际效果和不良反应的系统过程。

药品不良反应自愿报告具有一定的局限性，报告中有很多混淆的信息是不完整或不准确的，这就使得在接受几种药物治疗的危重患者中，确定不良反应发生的因果关系变得十分困难。自愿报告还会受到观察偏倚的影响，以及没有对照组进行比较。

药品不良反应与监测系统中的医疗错误也会混淆在一起，一些医疗工作者可能在适应证、剂量、治疗时间等方面不恰当地开具药物处方，因此报告为药品不良反应的信息实际上可能是处方错误。

药师应该使用药物流行病学方法进一步研究特定的药物反应，而不是使用药品不良反应报告来制定药物指南和限制。例如，通过队列研究，将暴露于药物的受试者与未暴露于药物的受试者进行比较，研究药品不良反应，还可以进行病例对照研究以比较经历药品不良反应的受试者与未接触特定药物的受试者，收集与药物暴露相关的信息。

使用药物流行病学的研究方法能够量化药品不良反应的发生率以及识别与之相关的各种风险因素。最终，这些观察性研究的结果可用于制定机构内药物使用的指导方针和原则。

二、药物利用研究

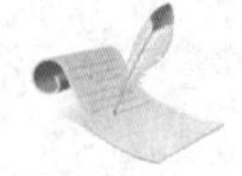

药物利用评价（drug use evaluation，DUE）是指设计一个有组织的、连续的并经过授权的质量保证方案，对药物使用的整个过程进行药学的、医学的和管理学的评价，进而发现相关问

题，对潜在的和实际存在的用药问题进行预防和干预的一种方法。开展 DUE 可以揭示药物使用的宏观模式和用药规律，进一步反映药物的消耗分布于疾病谱的关系，为基本药物的遴选以及相关药物政策的制定提供依据；其次，可以为临床医师提供科学、合理的用药标准，改善和规范医生开具治疗药品处方的行为；第三，可为临床药学服务提供所必需的文件，为药师提供一套系统的方法去分析、评价患者用药，更准确地为临床合理用药提出解释和建议，从整体上提升医疗服务质量；最后，加强多学科间的交流沟通以及其他医疗工作者对临床药学和 DUE 的理解，让更多人接纳和认可药师的专业知识和技能。

DUE 是根据预设的评价标准对用药模式进行评价，以对比用药指征、用药过程以及用药结果与预设的 DUE 标准是否一致。FDA 新批准的药物如果在Ⅲ期临床试验中出现严重的不良影响，通常选择通过 DUE 进行监测。

例如，当阿替普酶首次获得 FDA 批准时，许多从业者担心其在Ⅲ期临床试验中出现的出血，药师选择使用 DUE 监测阿替普酶的使用。DUE 的目标是监测阿替普酶的使用，以确保正确使用药物，并确定与阿替普酶相关的出血程度。DUE 类似于队列研究，对暴露于特定药物的受试者进行一段时间监测以确定不良反应的发生率。

三、医疗器械安全监管系统

医疗器械用于人类疾病的诊断、预防、监护和治疗，由于其直接作用于人体，在使用过程中，由于使用范围广、时间长等原因，可能存在诸多安全隐患，对使用者造成伤害。医疗器械不良事件是指获准上市的质量合格的医疗器械在正常使用的情况下，发生的或者可能发生的与预期使用效果无关的有害事件。医疗器械不良事件监测是指对医疗器械不良事件的发现、报告、评价和控制的过程。完善医疗器械不良事件报告和反馈体系，加强医疗器械不良事件监测是医疗器械安全监管体系中的一个重要环节。

美国是最早对医疗器械进行安全管理的国家，美国医疗器械上市后的风险管理工作主要由 FDA 下属机构，器械和放射健康中心（Center for Devices and Radiological Health，CDRH）负责。CDRH 结合 FDA 医疗器械风险管理过程模式要求，通过制定并实施上市前审批和上市后监测计划，使医疗器械从设计、上市使用到更新换代，组成了一个维护公众健康安全的统一体。FDA 建立了医疗器械不良事件报告系统，通过强制报告和自愿报告的方式来监测不良事件。一旦发现存在潜在的医疗器械安全问题，FDA 即进行风险交流，告知患者和临床医生。此外，生产制造商和销售商也会发布安全警示，由生产商主动或应 FDA 要求进行强制召回。

欧盟从 1988 年开始统一医疗器械管理问题，并颁布了一系列指令性文件。第三方通告机构作为医疗机构的审批主体，依据指令进行医疗器械上市审批，各成员国主管当局负责监管第三方通告机构以及对上市后安全负有主要管理责任的部门。欧盟根据指令中提出的警戒系统概念，以法规形式要求建立了由企业、主管当局、公告机构、使用人员以及其他相关人员共同参与的系统，通过对不良事件的报告和对所有报告事件进行评估并发布相关信息的手段达到保护患者及相关人员的目的。

我国于 2000 年颁布了《医疗器械监督管理条例》，这是我国对医疗器械进行管理的开始。目前我国的医疗器械上市后监管在国家层面主要由国家药品监督管理部门管理，我国的医疗器械上市后监管体系为地区管理及逐级汇总相结合的模式。2010 年开始，国家药品监督管理部门正式启用医疗器械不良事件检测系统进行不良事件上报及跟踪，上报主体可以为医疗器械制

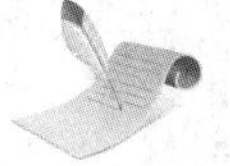

造商、供应商、个体以及各不良事件监测机构。国家药品监督管理部门负责对不良事件进行通报，并发布年度不良事件监测分析报告。与美国类似，我国也建立了上市后风险管理和交流机制，主要包括风险交流和强制性措施。风险交流主要通过公共渠道如网站、新闻广播、报纸、网络以及医疗器械召回信息等公布不良事件；同时，也通过警示、召回等强制性措施来解决与相关法规相违背的、涉及公共健康的问题。召回由制造商发起并定期向当地机构更新进展，并在召回完成后提交总结报告。

四、药品不良反应数据挖掘方法的挑战

在药物流行病学，特别是在药物警戒领域中，数据挖掘可以理解为在医药卫生相关的数据库中，应用传统的流行病学和统计学知识，描述、分析一定时间内，用药人群中可疑药物使用和不良反应发生的分布情况，进而探索两者之间可能存在的关联。常见药物流行病学数据挖掘方法有以下几种。

1. 报告比值比（reporting odds ratio，ROR） 该方法由荷兰药物警戒中心的 Lareb 实验室首先提出，该中心负责荷兰全国的药品不良反应自发报告系统的管理和开发，利用荷兰全国的药品不良反应自发报告系统，可以计算某一种不良反应的 ROR 及相应的 95% 可信区间。

2. 比例报告比（proportional reporting ratio，PRR） 在英国国家药品不良事件自发报告系统（黄卡系统）收集的药品不良事件报告的基础上，该方法用于探索可能的不良反应信号。通过对英国多个新上市药物有关的不良事件报告的分析，识别出一些与药物有关的不良反应信号。

3. 信息成分（information component，IC） ROR 和 PRR 都是利用简单的四格表法来进行比值失衡的测量。2002 年，世界卫生组织 Uppsala 监测中心（UMC）建立了一套新的药品不良反应信号的探索方法，称为贝叶斯判别可信区间递进神经网络模型（Bayesian confidence propagation neural network，BCPNN），它是在四格表的基础上应用贝叶斯判别原理，使得该模型具有前馈性的特点，随着数据库信息的增加和更新，该模型可以进行定期的自主学习和演绎推断，对过往的药品不良反应报告进行再评价，该特点使模型具有早期发现药品不良反应信号的能力。在探索药品不良反应信号中，IC 值的大小反映了可疑药物和可疑不良发生之间联系的强弱。

4. 相对比值比（multi-item gamma passion shrinker，MGPS） MGPS 是通过估计数据库中实际报道的不良事件的数量与预期发生数量的比值，来推断可疑药物和可疑不良事件之间联系的强弱，如果相对比值大于 1，提示可疑药物和可疑不良事件之间存在着某种方式的联系。早在 1999 年，美国统计学家就提出了 MGPS 法，该方法假设所估计的 RR 值是呈 2 项参数的 γ 泊松分布，而观察到的 RR 值是来自于对实际 RR 值的估计，通过最大近似法可以估算出这两个参数，从而得出 RR 值的前验分布。在该方法中，贝叶斯判别原理的应用可以进一步修正估计的参数，得出 RR 值的后验分布，最终通过对参数的不断修正，使假设的分布逼近真实的分布，从而使 RR 值的估计趋向稳定。而在 MGPS 相对比值法中，通过计算 EBGM（empirical bayes geometric mean，EBGM）来反映 RR 值的大小。目前，该方法已被 FDA 用来对药品不良反应数据进行挖掘，逐步取代了原有的 MGPS 方法。

5. 其他探索不良反应信号的数据挖掘技术 除了上述介绍的各种比值失衡测量法之外，其他可能的探索不良反应信号的方法还包括预测模型法（predictive modeling）和聚类分析法

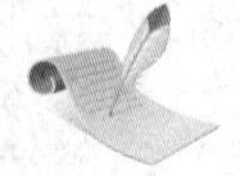

(clustering or database segmentation)。其中，预测模型法非常类似于统计学中的多元回归分析，通过建立模型，预测服药人群将来可能发生的结局，但是预测的结果往往会受数据库中一些异常值的影响。聚类分析法是通过比较不同记录报告间相同和不同的地方，对数据库中的记录进行分组和归类。目前为止，使用上述两种方法来探索药品不良反应发生信号的研究非常有限。

各种探索药品不良反应信号的定量方法对于不良事件的发现和判断具有一定的适用性和准确性。通过大型计算机系统可以在很短的时间内，处理大量的不良反应报告，但这些方法的不足在于探索药品不良反应无法综合患者的临床信息。进行药品不良反应信号的探索，还需要优化和完善数据库资源，提高自发报告系统数据库的质量。统一规范世界各国各个地区数据库中关于药品和不良事件的定义，从而保证各种数据库之间能够进行衔接，最大化地利用资源。平衡各种方法在探索信号方面的灵敏度，特异度，假阳性率和假阴性率，建立优化的信号背景比值，从而能更好地评价在各个方法中，不同类型的不良事件，不同的报告途径以及时间因素对比值测量的影响。

第四节 药物流行病学在我国的挑战与机遇

药物流行病学在我国的机遇和挑战主要表现在四个方面。其一，中国医疗卫生制度的改革和中国经济的稳步增长带来了快速增长的医药市场，促进了医药需求的增长，亦将促进医疗大数据的积累；其二，药品监管部门、医疗保险管理部门更加重视药物流行病学在科学评估药品风险 - 效益、治疗价值等方面的作用，这些在相关的政策和技术要求中均有体现；其三，药品生产企业已经了解并开始应用药物流行病学方法开展药品安全性、有效性研究，例如，用于药品上市后评价，用于中药民族药的创新研究；其四，政企学相结合的以药物流行病学为主要研究方法的研究团队或研究平台正在形成，这将极大地促进药物流行病学的实践和学科发展。

一、我国新的医疗保险改革带来的机遇

2012 年，我国 GDP 达 9.24 万亿美元，成为世界第二大经济体。其中，医药卫生总费用占 GDP 的比重不断增加，从 2000 年的 4.5% 提高到 2012 年的 5.4%。中国政府一直大力投资医疗改革，新农合人均财政补助从 2003 年 20 元起步增加到 520 元，增长了 25 倍；全国正如医疗卫生资金从 2009 年 4510 亿元增加至 2018 年 1.57 亿元，累计指出奖金 10 万亿元，年均增长 14.9%，比同期全国财政支出增幅高出 2.4 个百分点。随着我国城市职工医疗保险和农村医疗保障制度的建立以及信息技术的应用，我国的医疗信息数据开始日益受到广大学者的重视，如何更好地对这些数据进行分析，监测其相关产品或者相关研究领域的指标和结果，是我国药物流行病学发展的挑战和机遇之一。

我国的医疗信息资源非常丰富，常用大型医疗信息数据库如下。

（一）城镇及农村医疗保险或医疗保险理赔信息数据库

这些数据库由各省政府组织相关部门进行收集管理，其中包括参保人口统计、病例、用药情况、医疗支出等多种数据，是药物流行病学研究的良好样本。向参保人提供部分或全部免费的医疗服务，参保人的体格检查、患病、用药、用药后不良反应等详细情况都将录入数据库，以备存查。目前福建、上海、北京、重庆等地区都已建立相应信息数据库，并开始与企业及学

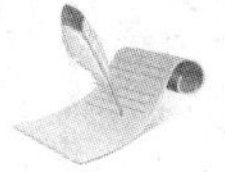

术界合作开发，进行相关流行病学研究。

（二）医院医疗记录数据库

由于我国医疗资源相对集中，各大城市的重点医院及医疗机构积累了大量患者的医疗信息数据，其住院患者用药和疾病情况数据库包含了住院患者的疾病、用药和药品不良反应等信息，这些数据作为重要的第一手资料，可以进行信息化整合并作为流行病学研究资源。医疗保险机构和医疗单位所建立的数据库多为事实数据型，如上海华东医院设计的“药品不良反应医院集中监测微机处理系统”。

（三）药品不良反应自发报告数据库

国家药品监督管理部门高度重视药品不良反应自发报告数据库，对该数据进行周期性数据挖掘，可从中发现潜在的药品不良反应。基于这些数据库的研究结果可以开展一系列风险管理措施，如变更产品说明书、组织患者用药教育项目、完善产品风险规避，甚至实施产品撤市。不良反应自发报告数据库中大量的信息数据，正是测试新型研究方法的良好平台。随着医疗改革的深入，大量人群参加医保并得到各种药物治疗，必然伴随药品不良反应数据的增加，如何合理使用这样数据，同样是我国药物流行病学发展的挑战和机遇。

（四）人口统计学数据

作为流行病学研究数据中的重要一环，人口统计学数据一直占据重要位置。中国作为目前世界上人口最多的国家，出生、死亡等各类数据都极为重要。如何合理使用这些资源是一个重大挑战，也成为摆在我国药物流行病学发展面前的问题之一。

二、药物流行病学教育和人才培养

药物流行病学研究需求增加的最主要原因是不断发生的药物安全事件。在过去的二十年中，曾有超过二十种药品在欧美市场被召回，其中不乏罗非昔布、西沙必利、曲格列酮、特非那定和西立伐他汀等年销售额超过 10 亿美元的重量级药物。面对严峻的药品安全问题，很多国家开始加强对药物安全的监管力度，在这个过程中，促进了药物流行病学的研究发展。而随着进入该领域的人数不断增加，相关的培训教育水平也得到提高，培养和研究药物流行病学的人才主要分布在各高等学校的医学院、公共卫生管理学院和药学院。全球各大制药企业也专门设立了药物流行病学研究部门。

20 世纪 80 年代，明尼苏达大学的暑期药物流行病学短期培训班由于没有足够的人报名有时会被取消，而近些年来，密执根大学公共卫生学院主办的药物流行病学暑期班则吸引了许多学生参加。目前，包括约翰霍普金斯大学在内的多所大学都相继开设了药物流行病学暑期短期课程，此外，国际药物流行病学协会（International Society for Pharmacoepidemiology，ISPE）也举办了一些短期培训班。在欧美有近 40 所大学招收药物流行病学专业的研究生，世界各国的监管部门扩大了机构内部的药物流行病学项目，越来越多的制药企业建立了单独的药物流行病部门并且增加了对学术界以及公司以外的药物流行病项目的投资，美国 FDA 建立一个新的、至少拥有 1 亿人口的数据资源以用于评估药物的潜在风险。

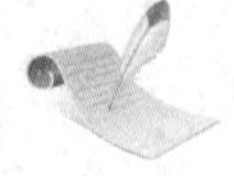

目前，欧美药物流行病学的人才培养和教育发展迅速，相比之下，我国接受过药物流行病学教育的研究专门人才还比较有限，而需要接受相关方面教育的人员并不局限于学术研究领

域，企业和政府机构的相关人员也应该具有一定的药物流行病学研究知识。为此，积极学习国际上药物流行病学的可行研究方法和手段就变得非常重要。

我国高等教育应重视药物流行病学的专业人才培养，一方面培养一批具有硕博学位的高质量人才，另一方面要通过开展短期培训班的方式加强对相关从业者进行知识传授。只有长期开展药物流行病学培训班，加强研究生的培养，才能为我国培养充足的药物流行病学研究和管理人才。

另外，药物流行病学的专业人员应积极参与国际相关领域的学术活动，这些会议都会提供短期培训，以ISPE或国际药物经济学学会（International Society for Pharmacoeconomics and Outcomes Research，ISPOR）为例，其年会正式开始前会设有为期1～3天的讲座，范围涉及研究方法、研究实例分析、数据库应用和研究软件介绍等多方面。这些讲座多数是由该领域较为知名的研究人员进行指导，通过交流合作共同建立医疗信息数据库和实际研究方法，并培养相关人才。

三、多领域多层次合作，协同发展

药物流行病学的研究方法还处在探索和发展阶段，其中最重要的发展集中在两方面：①药品不良反应研究范围的不断扩展，从原有的仅仅针对新药进行安全评价到目前对上市后药品安全、特定地域治疗模式、如何改进用药方式等多个方面；②从原有的单一利用自行采集的数据进行前瞻性队列研究（一般几百至几千例样本）到目前大规模地使用临床及保险病例数据（几十万至上百万例样本），这一发展不但使得药物流行病学的研究得到更多的数据来源，同时也使更多新的研究方法、统计方法得到应用。

这些数据来源和研究方法的拓展，突出了药物流行病学研究中多领域、多层次合作的必要性，既包括临床医学、药理学、生物、公共卫生、法律、流行病学和统计学等多个学术领域内的横向合作，也包括政府、企业和学术界之间的纵向联合。对于政府而言，三方合作的开展，能够尽快发现严重不良反应，并在不良反应突发时做出正确、及时的应对措施，以提高公众整体用药安全水平。对于企业而言，三方合作可以帮助其提高研发药品的安全性，进而从根本上保护巨额研发投入不至于蒙受由安全问题带来的损失。对于学术界的而言，三方合作提供了更多与政府和企业的交流机会，并且可以收集到更多不同来源的数据，这既包括由企业出资购买的大量医疗保险数据，也包括更多由政府管理的大量调研数据，使得更多新的研究方法和手段能够得以应用。

世界禽流感注册随访调研队列研究是药物流行病学领域三方合作的成功案例。WHO宣布H1N1禽流感爆发基本于2009年8月后结束，然而，公众对H5N1病毒的潜在危害以及世界范围内潜在爆发的危险性仍有担忧，因此有必要收集更多的流行病学信息以应对疾病突发的状况以及做出必要的应急预案。由于H5N1人类病例相对少且分散，对H5N1个案进行汇总分析成为难题，针对这一问题，由罗氏公司出资的禽流感注册随访数据库（The Avian/Pandemic Influenza Registry https：//www. avianfluregistry. org）于2010年正式建立，该数据库旨在对H5N1禽流感病毒人类患者的诊断、治疗及结果的观察性研究提供数据支持。数据收集来自中国（包括中国香港）、阿塞拜疆、孟加拉、柬埔寨、埃及、印尼、尼日利亚、巴基斯坦、泰国、土耳其和越南等12个国家的病例。截至2010年9月，该项研究已经在各国政府及医疗组织的帮助下收集了350例患者的完整资料，同时还有200余例尚不完整的来自其他来源的资料。该数据库

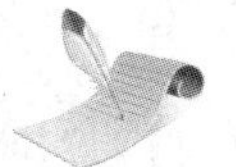

的目的在于提供实时的流行病学资料，以便医学界认识和理解实际情况下禽流感的临床治疗过程和现有治疗方法的疗效。随后医疗人员可以根据这些治疗资料对禽流感患者进行诊断和治疗。

另一个三方合作的成功范例是美国的医疗结果观察合作计划（OMOP）。OMOP 主要由美国国立卫生研究院（NIH）组织和管理，其参与者包括制药企业、FDA、学术界及其他联邦机构，主要应用已有的数据库资源开发并测试各种预测和评价药品安全分析的方法。

通过以上实例不难发现，正是由于政府、企业、学术界的三方合作才使这些项目得以顺利开展，并不断地为公众健康以及用药安全做出贡献，任何一方的缺失都将影响这些合作项目的开展。

我国大量医疗信息数据源所公开的数据极为有限，如何合理使用这些资源成为政府、企业、学术界的三方合作的一个重大挑战。作为政府应该合理整合掌握的信息数据，和学术研究机构进行合作，开展药物流行病学研究，这样不但可以提高我国公众的整体用药安全水平，也能为各种疾病诊疗规范的制定提供重要的科学依据。作为企业，有长期积累的对具体药物包括作用机制的实验室基础研究以及临床研究的信息，与相关研究机构共同合作对这些医疗信息数据进行分析，以促进药品合理使用，使患者在确保安全的前提下，得到最佳的治疗效果。

四、服务于传统中医药现代化的发展

在我国中医药现代化发展问题上，保障用药安全和提高临床疗效是极其重要的环节。药物流行病学研究对中医药安全有效性的评价是推动中医药走向世界的重要路径。利用药物流行病学的研究方法开展中药上市后安全性研究是解决这一问题有效的途径。

描述性研究是药物流行病学中最基本的研究方法之一，是药品上市后研究的起点，通过观察并详细记录与药品有关事件在人群、时间和地区的频率分布特征、变动趋势，并通过对比提供药品相关事件发生和变动原因的线索，为下一步研究打下基础。通过病例报告详细介绍某种罕见 ADR 的单个病例或少数病例，使医药学界注意到新出现的或严重的 ADR 及其表现，从而提出某种新的重要线索。利用医院集中监测，可获得详细、完善的用药信息，获得 ADR 的相对发生率和药品利用模式；缺点是数据代表性较差，缺乏连续性，花费较高。病例对照研究在中药 ADR 评价中具有独特优势，我国 ADR 监测中心每年接收到大量的中药 ADR 报告，如果采用传统的药物流行病学分析方法对其进行评价，寻找对照组将浪费很多时间和成本，而采用病例-对照研究在中药安全评价中可行性更高。队列研究的优点是在 ADR 结局之前确定用药组与非用药组，可减少偏倚发生，研究可信度高，并可获得与药品相关事件的发生率；局限性是前瞻性队列研究要消耗大量时间、精力和费用，且有伦理学原则的要求等。在中药上市后安全性研究中，可根据具体的情况选用合适的药物流行病学新方法，如病例-时间-对照设计、巢式病例-对照研究、病例-队列研究、病例-病例研究等。其中，巢式病例-对照研究为病例-对照研究与队列研究的有机结合，是目前较为适合于此类研究的药物流行病学方法之一。

中药上市后安全性研究资料的缺乏严重阻碍了我国传统医药的发展。药物流行病学在药品上市后的安全性研究中具有不可替代的作用。目前，我国中药上市后安全性研究尚处于初级阶段，大多局限于病例报告和文献综述，而针对可疑信号，应用药物流行病学研究方法深入探寻 ADR 与药物间的因果关系、ADR 的影响因素的研究较少。因此，正确、灵活地运用药物流行病学各种研究方法开展中药上市后的安全性研究前景广阔，必将会有更大的发展。

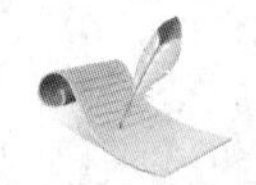

五、提高药品安全监管、合理用药及公共卫生政策水平

近年来，药物流行病学被越来越多地应用于药品研发和合理使用方面，集中体现在对药品进行上市后安全性和有效性评价，包括对药品使用方式及用药错误进行分析与评价。许多国家通过企业、学术领域和政府之间合作研究，不断地完善和发展这一领域，从法律、法规以及实践指南各个方面对公众用药安全和特定的用药方式进行有效的管理，并取得了一系列成就。

为了更加深入了解药物在实际使用时的安全性和有效性，很多制药企业加大药物流行病学的研究投入，通过上市后药物流行病学研究得到更多的数据来弥补临床研究的不足。同时，很多以创新药为主的企业，利用药物流行病学方法，寻找疑难病个体化治疗的科学依据。

众所周知，不良反应自发报告数据库作为安全监测的主要手段之一，仍存在着许多局限性。一方面不良反应案例本身的信息缺乏完整性（如病史，用药情况，不良反应具体情况等），而且存在大量的不良反应案例漏报；另一方面是无法估计用药总体人数，因此很难估计不良反应的发生率，也不易做出因果关系的判断。

进行药物流行病学及上市后安全评价，正是为了弥补单纯依靠“不良反应自发报告数据库”进行药物上市后安全监测的缺陷。药物流行病学研究应注意保证医疗信息资源的质量，其中包括数据收集整理人员的培训、各种诊断和处方的变量编码、个人信息保护、调研研究方法设计、数据库样本量确定等多方面。要努力减少可能的“利益冲突”。可采取一些必要的措施，如公布潜在的“利益冲突”，经济利益公开化，研究数据来源、统计分析方法以及最终结果的公开化等以力求避免。

药物流行病学不可能防止所有药物不良作用，但通过早期发现不良作用，尽早告知医疗卫生工作人员和民众，这必将有利于安全合理地使用药物。药物流行病学还可以通过更好地认识影响药物风险效益平衡的因素，以及对相关因素的管控，保证安全用药。

斯特罗姆博士（Dr. Brian Strom）曾说，药物流行病学不能防止下一次的药物灾难。但是，药物流行病学可以早期监测它的危险并最大限度地减少它对公众健康的负面影响，从而更好地利用药物的真正作用并防止其有害性，这正是我们努力的目标。

综上，我国药物流行病学研究总体尚处起步阶段，通过借鉴欧美等国的先进经验和研究方法，注意避免这些国家在实施过程中所走的弯路，找到适合我国药物流行病学研究及应用的发展途径。药物流行病学的未来发展需要多学科、多领域的相互合作，才能有光明发展的未来。

随着流行病学研究范畴的持续扩大与发展，新的用于药物流行病学研究的流行病学方法将会日益增多。预期在今后几年内，倾向评分（propensity scores）、工具变量（instrumental variables）、敏感性分析（sensitivity analysis）、随时间变化的分析（time-varying analysis）以及定量估算无法测量的混杂因素影响等方法将会被广泛应用。

随着数据资料在一般社会系统、特别是在卫生保健系统中的不断电子信息化及药物流行病学中越来越多地应用电子化数据库，许多新的电子化数据库将成为药物流行病学研究中的主要资料来源。为了增加样本量和研究人群的代表性，有些研究使用多个电子数据库来对药物的安全性进行评估。近年来，一些大项目开拓联合使用电子数据库的方法，如美国的医疗结果观察合作项目（OMOP），美国 FDA 药品安全哨点监测计划（sentinel initiative），加拿大的观察药效研究网络（Canadian network for observational drug effect studies，CNODES），欧洲的探索与理解药品不良反应项目（European exploring and understanding adverse drug reactions，EU-ADR），欧盟协会关于各个治疗领域药品不良反应的药物流行病研究（PROTECT）以及最新成立的亚洲药物流行病学研究网络（Asian pharmacoepidemiology network，ASPEN）等。联合使用多个国

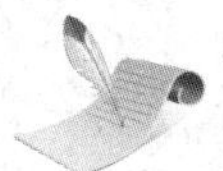

家、地区或医疗组织的电子数据库进行的药物流行病学研究将会日益增多。

随着药物流行病学在风险管理中作用的不断扩展，跨行业合作日益加强。监管部门对药物警戒和风险管理的法律法规的重视加强，药物流行病学在世界各国将会得到迅速发展。

本章小结

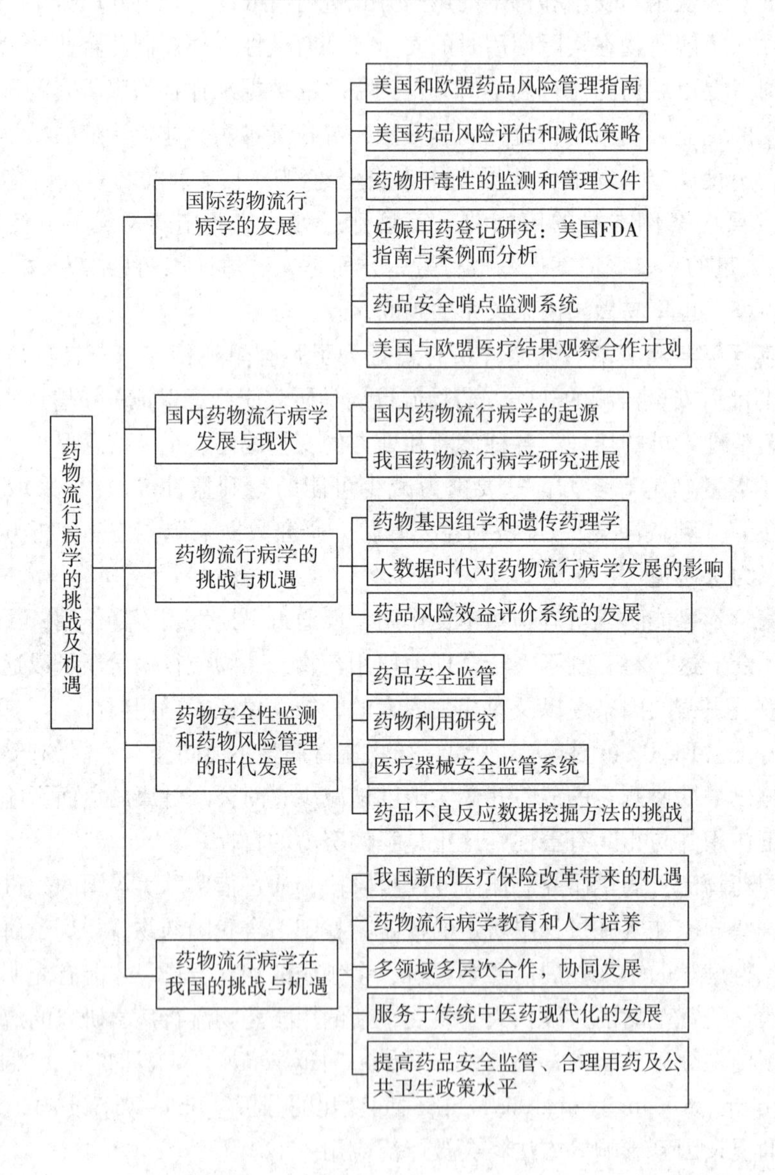

思考题

1. 欧美国家药物流行病学的发展给我国药物流行病学研究带来什么样的思考？
2. 药品风险效益评价系统的发展有哪些？
3. 什么是药品风险最小化行动计划？
4. 试述大数据时代对药物流行病学发展的影响。
5. 药物流行病学研究在药品安全监管中可以发挥怎样的作用？

（解雪峰）

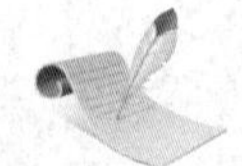

参考文献

[1] 曾繁典，郑荣远，詹思延．药物流行病学［M］．北京：中国医药科技出版社，2015.

[2] 王俊彦，程吟楚，周鹏翔．药物流行病学研究的设计原理与方法简介［J］．药物流行病学杂志，2021，30（5）：291-296.

[3] 周文．药物流行病学［M］．北京：人民卫生出版社，2007.

[4] 詹思延．临床流行病学［M］．2版．北京：人民卫生出版社，2018.

[5] 李晓松．卫生统计学［M］．8版．北京：人民卫生出版社，2017.

[6] 张文彤，董伟．SPSS统计分析高级教程［M］．3版．北京：高等教育出版社，2018.

[7] Brian L. Strom，Stephen E. Kimmel，Sean Hennessy. Pharmacoepidemiology［M］. 5th ed. Hoboken：A John Wiley & Sons Publication，2012.

[8] 李俊，刘克辛，袁洪．临床药理学［M］．6版．北京：人民卫生出版社，2018.

[9] 刘皋林，吕迁洲，张健．药源性疾病［M］．北京：人民卫生出版社，2019.

[10] 孙利华．药物经济学［M］．3版．北京：中国医药科技出版社，2015.

[11] POUDEL D R，ACHARYA P，GHIMIRE S，et al. Burden of hospitalizations related to adverse drug events in the USA：a retrospective analysis from large inpatient database［J］. Pharmacoepidemiol Drug Saf，2017，26（6）：635-641.

[12] Uetrecht J，Naisbitt D J. Idiosyncratic adverse drug reactions：current concepts［J］. Pharmacol Rev，2013，65（2）：779-808.

[13] BUDNITZ D S，LOVEGROVE M C，SHEHAB N，et al. Emergency hospitalizations for adverse drug events in older Americans［J］. NEJM，2011，365（21）：2002-2012.

[14] 合理用药国际网络（INRUD），中国中心组临床安全用药组，中国药理学会药源性疾病学专业委员会．中国用药错误管理专家共识［J］．药物不良反应杂志，2014，16（6）：321-326.

[15] 吕佩瑜，袁洪，周宏灏，等．细胞色素P450氧化酶的遗传变异与个体化药物治疗［J］．中国临床药理学与治疗学，2014，19（11）：1281-1287.

[16] Babu B. K.，Mathur R. K.，Ravichandran G.，et al. Genome wide association study（GWAS）and identification of candidate genes for yield and oil yield related traits in oil palm（Eleaeis guineensis）using SNPs by genotyping-based sequencing［J］. Genomics，2020，112（1）：1011-1020.

[17] Hsish Y.，Chan H.，Lin C.，et al. Antipsychotic use is inversely associated with gastric cancer risk：A nationwide population-based nested case control study［J］. Cancer Med，2019，8（9）：4484-4496.

[18] Thomsen I. P.，Kadari P.，Soper N. R.，et al. Molecular Epidemiology of Invasive Staphylococcus aureus Infections and Concordance with Colonization Isolates［J］. Journal of Pediatrics，

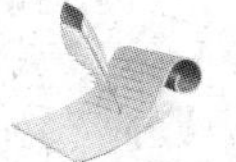

2019, 210: 173-177.

[19] Van Swelm R. P. L. , Kramers C. , Masereeuw R. , et al. Application of urine proteomics for biomarker discovery in drug-induced liver injury [J]. Critical Reviews in Toxicology, 2014, 44 (10): 823-841.

[20] Weeke P. , Mosley J. D. , Hanna D. , et al. Exome Sequencing Implicates an Increased Burden of Rare Potassium Channel Variants in the Risk of Drug-Induced Long QT Interval Syndrome [J]. Journal of the American College of Cardiology, 2014, 63 (14): 1430-1437.

[21] 康德英, 许能锋. 循证医学 [M]. 3 版. 北京: 人民卫生出版社, 2020.

[22] 王吉耀. 循证医学与临床实践 [M]. 4 版. 北京: 科学出版社, 2019.

[23] 刘胜男, 冀召帅, 刘璇等. 新型冠状病毒肺炎治疗中超说明书用药与同情用药 [J]. 医药导报, 2020, 39 (12): 1655-1660.

[24] 王增, 陈岷, 苏晓华. 循证药学在处理抗肿瘤药物不良反应中的应用实例 [J]. 药物流行病学杂志. 2017, 26 (2): 137-142.

[25] Strom BL, Kimmel SE, Hennessy S. Textbook of Pharmacoepidemiology [M]. 2rd ed. USA: John Wiley & Sons, Ltd. 2013.

[26] Babu B. K. , Mathur R. K. , Ravichandran G. , et al. Genome wide association study (GWAS) and identification of candidate genes for yield and oil yield related traits in oil palm (Eleaeis guineensis) using SNPs by genotyping-based sequencing [J]. Genomics, 2020, 112 (1): 1011-1020.

[27] 刘国恩, 胡善联, 吴久鸿. 中国药物经济学评价指南 [M]. 北京: 中国市场出版社, 2020.

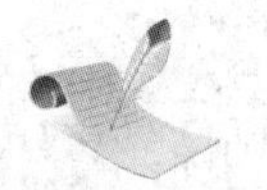